実践
臨床生殖免疫学

【編著】
柴原浩章
兵庫医科大学産科婦人科学講座主任教授

中外医学社

執筆者 (執筆順)

柴原	浩章	兵庫医科大学産科婦人科学主任教授 / 兵庫医科大学病院生殖医療センター長
善本	知広	兵庫医科大学免疫学主任教授
本原	剛志	熊本大学大学院生命科学研究部産科婦人科学
片渕	秀隆	熊本大学大学院生命科学研究部産科婦人科学教授
早川	智	日本大学医学部病態病理学系微生物分野教授
野島	道生	兵庫医科大学泌尿器科・腎移植センター教授
松井	聖	兵庫医科大学内科学リウマチ・膠原病科教授
佐野	統	兵庫医科大学名誉教授, 京都岡本記念病院院長
佐藤	裕公	大阪大学微生物病研究所遺伝子機能解析分野講師
伊川	正人	大阪大学微生物病研究所遺伝子機能解析分野教授
永松	健	東京大学産科婦人科学准教授
藤井	知行	東京大学産科婦人科学教授
根岸	靖幸	日本医科大学微生物学・免疫学講師
竹下	俊行	日本医科大学産婦人科学教授
米田	哲	富山大学産科婦人科講師
齋藤	滋	富山大学産科婦人科教授
山本	樹生	春日部市立医療センター病院長・産婦人科主任部長
鮫島	大輝	東京大学産科婦人科学
竹島	泰弘	兵庫医科大学小児科学主任教授
宮下真理子		東京大学産科婦人科学
甲賀かをり		東京大学産科婦人科学准教授
大須賀	穣	東京大学産科婦人科学教授
小林眞一郎		Koba レディースクリニック院長
吉野	修	富山大学産科婦人科准教授
小野	洋輔	富山大学産科婦人科
遠藤	俊明	札幌医科大学医学部産婦人科学非常勤講師, エナレディースクリニック
馬場	剛	札幌医科大学医学部産婦人科学講師
齋藤	豪	札幌医科大学医学部産婦人科学教授
河村	和弘	国際医療福祉大学医学部産婦人科教授, 高度生殖医療リサーチセンター長
河村	七美	国際医療福祉大学医学部高度生殖医療リサーチセンター
脇本	裕	兵庫医科大学産科婦人科学
繁田	実	府中のぞみクリニック府中リプロダクション医療研究所所長
長谷川昭子		英ウィメンズクリニック, 兵庫医科大学産科婦人科学
城田	京子	福岡大学医学部産婦人科学准教授
四元	房典	福岡大学医学部産婦人科学講師
宮本	新吾	福岡大学医学部産婦人科学主任教授
堀江	昭史	京都大学大学院医学研究科婦人科学・産科学講師

藤田　知子	東京大学医学部附属病院女性診療科・産科	
廣田　　泰	東京大学医学部附属病院女性診療科・産科講師	
橋本　朋子	京野アートクリニック副院長，京野アートクリニック高輪副院長	
京野　廣一	京野アートクリニック理事長，京野アートクリニック高輪院長	
塩谷　雅英	英ウィメンズクリニック理事長	
島　　友子	富山大学産科婦人科学講師	
曲　　　寧	東京医科大学人体構造学講師	
伊藤　正裕	東京医科大学人体構造学教授	
伊藤　千鶴	千葉大学大学院医学研究院機能形態学講師	
年森　清隆	千葉大学未来医療教育研究センター特任教授	
ナビルイード	大阪医科大学生命科学講座解剖学講師	
大槻　勝紀	大阪医科大学学長	
寺山　隼人	東海大学医学部基礎医学系生体構造機能学准教授	
坂部　　貢	東海大学医学部基礎医学系生体構造機能学教授	
千葉　公嗣	神戸大学大学院医学研究科腎泌尿器科学	
藤澤　正人	神戸大学大学院医学研究科腎泌尿器科学教授	
畑山　直之	愛知医科大学解剖学講師	
久慈　直昭	東京医科大学産科・婦人科教授	
伊東　宏絵	東京医科大学産科・婦人科講師	
西　　洋孝	東京医科大学産科・婦人科主任教授	
牛若　昂志	高知大学医学部産科婦人科学	
前田　長正	高知大学医学部産科婦人科学教授	
谷口　文紀	鳥取大学医学部生殖機能医学分野准教授	
原田　　省	鳥取大学医学部生殖機能医学分野教授	
福井　淳史	兵庫医科大学産科婦人科学講師	
田中佑輝子	京都府立医科大学産婦人科学	
北脇　　城	京都府立医科大学産婦人科学教授	
千島　史尚	日本大学医学部産婦人科学系産婦人科学分野准教授	
中島　隆広	日本大学医学部産婦人科学系産婦人科学分野	
仲尾　岳大	日本大学医学部産婦人科学系産婦人科学分野	
川名　　敬	日本大学医学部産婦人科学系産婦人科学分野主任教授	
平川東望子	大分大学医学部産科婦人科学	
奈須　家栄	大分大学医学部おおいた地域医療支援システム産婦人科分野教授	
楢原　久司	大分大学医学部産科婦人科学教授	
平野(柳)由紀	兵庫医科大学産科婦人科学	
鍋田　基生	つばきウイメンズクリニック理事長・院長	
杉浦　真弓	名古屋市立大大学院医学研究科産科婦人科学教授	
出口　雅士	神戸大学大学院医学研究科地域医療ネットワーク学特命教授	
山田　秀人	神戸大学大学院医学研究科産科婦人科学教授	
尾崎　康彦	名古屋市立大学大学院医学研究科高度医療教育研究センター産科婦人科学教授	

髙桑 好一	新潟大学医歯学総合病院総合周産期母子医療センター教授	
能仲 太郎	新潟大学医歯学総合病院産婦人科助教	
太田 邦明	福島県立医科大学医学部ふくしま子ども・女性医療センター・産婦人科学講座講師	
中川 浩次	杉山産婦人科新宿院長	
鈴木 寛正	自治医科大学産科婦人科学講師	
松原 茂樹	自治医科大学産科婦人科学主任教授	
桑田 知之	自治医科大学附属さいたま医療センター周産期科教授	
前川 正彦	徳島県立中央病院副院長	
苛原 稔	徳島大学大学院医歯薬学研究部産科婦人科学分野教授	
味村 和哉	大阪大学医学部産婦人科	
木村 正	大阪大学医学部産婦人科教授	
大口 昭英	自治医科大学産科婦人科学教授	
下屋浩一郎	川崎医科大学産婦人科学1教授	
清水 良子	慶應義塾大学医学部予防医療センター助教	
相澤(小峯)志保子	日本大学医学部病態病理学系微生物学分野准教授	
廣畑 直子	日本大学医学部病態病理学系微生物学分野	
原田佳世子	兵庫医科大学産科婦人科学講師	
田中 宏幸	兵庫医科大学産科婦人科学准教授	
澤井 英明	兵庫医科大学産科婦人科学教授	
村上 直子	長崎大学医学部産婦人科	
北島 道夫	長崎大学医学部産婦人科准教授	
増﨑 英明	長崎大学理事，長崎大学病院長	
横山 陽子	兵庫医科大学炎症性腸疾患学内科部門助教	
鈴木 達也	自治医科大学産科婦人科学准教授	
安達 知子	母子愛育会総合母子保健センター愛育病院院長	
野口 靖之	愛知医科大学産婦人科学准教授	
辻 芳之	神戸アドベンチスト病院婦人科 部長	
植田多恵子	産業医科大学産科婦人科学	
蜂須賀 徹	製鉄記念八幡病院産婦人科部長	
丸山 有子	今給黎総合病院新生児内科部長	
小林 浩	奈良県立医科大学産婦人科教授	
鳥谷部邦明	三重大学医学部産科婦人科学	
池田 智明	三重大学医学部産科婦人科学教授	
玉田 祥子	岡山大学大学院医歯薬学総合研究科産科・婦人科学	
平松 祐司	岡山大学名誉教授	
蝦名 康彦	神戸大学大学院医学研究科産科婦人科学准教授	
中嶋 一彦	兵庫医科大学感染制御学講師	
竹末 芳生	兵庫医科大学感染制御学主任教授	
須崎 愛	日本大学医学部内科系総合内科・総合医療診療分野准教授	

板橋家頭夫	昭和大学特任教授・昭和大学病院長
嵯峨　泰	自治医科大学産科婦人科学准教授
藤原　寛行	自治医科大学産科婦人科学教授
板持　広明	岩手医科大学医学部産婦人科教授
杉山　徹	高邦会高木病院女性腫瘍センター長／国際医療福祉大学教授
長谷川幸清	埼玉医科大学国際医療センター婦人科腫瘍科教授
藤原　恵一	埼玉医科大学国際医療センター婦人科腫瘍科教授
濱西　潤三	京都大学大学院医学研究科婦人科学・産科学講師
万代　昌紀	京都大学大学院医学研究科婦人科学・産科学教授
千住　覚	熊本大学大学院生命科学研究部免疫識別学准教授
波多野悦朗	兵庫医科大学肝胆膵外科教授
木須　伊織	慶應義塾大学医学部産婦人科学教室特任助教
阪埜　浩司	慶應義塾大学医学部産婦人科学教室准教授
青木　大輔	慶應義塾大学医学部産婦人科学教室教授
中西裕佳子	兵庫医科大学泌尿器科学
山田　祐介	兵庫医科大学泌尿器科学
山本　新吾	兵庫医科大学泌尿器科学主任教授
白蓋雄一郎	山口大学大学院医学系研究科産科婦人科学
杉野　法広	山口大学大学院医学系研究科産科婦人科学教授
鈴木　啓介	獨協医科大学越谷病院泌尿器科
岡田　弘	獨協医科大学越谷病院泌尿器科主任教授
小出　馨子	昭和大学医学部産婦人科学講座講師
関沢　明彦	昭和大学医学部産婦人科学講座教授
兵藤　博信	東京都立墨東病院産婦人科部長
久具　宏司	東京都立墨東病院産婦人科部長
小澤　伸晃	国立成育医療研究センター周産期・母性診療センター医長
熊澤　恵	大阪大学医学部産婦人科
伊藤　理廣	JCHO 群馬中央病院副院長
石丸　直人	明石医療センター総合内科医長
片倉　雅文	東京労災病院産婦人科
谷口　智子	東邦大学医療センター大森病院産婦人科助教
森田　峰人	東邦大学医療センター大森病院産婦人科主任教授
値賀　正彦	熊本大学大学院生命科学研究部産科婦人科学／ 国立病院機構熊本医療センター産婦人科
大場　隆	熊本大学大学院生命科学研究部産科婦人科学准教授
前川　亮	山口大学大学院医学系研究科産科婦人科学講座講師
筒井　建紀	独立行政法人地域医療機能推進機構大阪病院産婦人科主任部長
大八木知史	独立行政法人地域医療機能推進機構大阪病院産婦人科医長

巻頭言

　このたび「実践 臨床生殖免疫学」を上梓致しました.

　日常診療に携わる立場から，診断のための検査法，ならびに各々の疾患の病態あるいは治療法を考える上で，「免疫学」の知識が欠かせない場面に遭遇します．ところが多くの臨床家にとって，常日頃「免疫学」の領域は短時間では理解が困難で，つい敬遠されがちであることは否めません.

　「生殖免疫学」は男女両者の不妊症，あるいは妊娠・分娩をはじめ，感染症・腫瘍・移植等の幅広い領域を網羅しますので，一般産婦人科医にとってこれらの知識は全てではなくとも，その多くを習得する必要があります．ところが独学で「生殖免疫学」を学ぶことは，私も含め多くの方々にとって至難の業であり，何らかの指南書が必要とされていることを痛感してきました.

　そこでこのテキストでは各領域のトップランナーの先生方に，産婦人科医・泌尿器科医をはじめ，研修医，看護師，あるいは胚培養士など幅広い読者層をターゲットとし，各先生方のご経験をもとに，わかりやすい解説をお願いしました．すなわち読者が本書を手に取り読んでみて「生殖免疫のことがよくわかった」と言っていただけるよう，基本から最先端までの知識を網羅するようご執筆をお願いしました．なお「Ⅱ 10 治療経験」では，滅多に遭遇しないものの，いつかどこかで巡りあった時に，このテキストにある具体的症例を経験された先生方からのメッセージが，新たな患者さんを救う一助となることを期待しています.

　ところでご記憶されている読者もおられるかと思いますが，私の師である故・礒島晋三先生（前・兵庫医科大学教授）が 1996 年に『臨床生殖免疫』というテキストを出版されました．当時私も執筆陣の末席に名前を連ねさせていただきましたが，それから約四半世紀が経過し，礒島先生から薫陶を受けた私が，体裁こそ違え最新の生殖免疫学の知見をまとめたテキストを出版することになり，念願がかない感無量です．今後も生殖免疫学の研究がさらに日進月歩で進歩し，さほど遠くない日に，またどなたかが

この本を凌駕する生殖免疫学に関するテキストを出版され，それを私が手に取って読む日まで，元気に過ごしていたいと願っています．

このテキストとは independent なのですが，ちょうど私が日本生殖免疫学会の理事長を拝命しているさなかに，このテキストを出版する幸運にも恵まれました．日本生殖免疫学会では会員の裾野を広げるため，若い reproductive immunologist を多数養成することを，活動目標の一つに掲げています．その目標達成ために，このテキストが一助となることを望んでいます．

末筆になりましたが，ご多忙な中ご執筆いただきました先生方と，終始サポートしていただきました中外医学社の皆様方に心より感謝申し上げます．

平成 30 年 3 月

兵庫医科大学産科婦人科　柴原浩章

目次

I 総 論

1 生殖免疫学を理解するために 2

1 免疫学の必須基礎知識 （善本知広） 2

- A．はじめに …………………………………………………… 2
- B．リンパ器官・リンパ組織 ……………………………… 3
- C．免疫関連細胞 ……………………………………………… 4
- D．サイトカイン ……………………………………………… 5
- E．自然免疫 …………………………………………………… 8
- F．B 細胞免疫 ………………………………………………… 10
- G．T 細胞免疫 ………………………………………………… 11
- H．自然リンパ球 ……………………………………………… 12
- I．粘膜免疫 …………………………………………………… 14
- J．自己免疫 …………………………………………………… 17
- K．アレルギー ………………………………………………… 19

2 腫瘍免疫 （本原剛志　片渕秀隆） 23

- A．はじめに …………………………………………………… 23
- B．腫瘍免疫学の歴史 ………………………………………… 24
- C．腫瘍免疫に関与する免疫担当細胞：自然免疫および
  適応免疫機構 ……………………………………………… 25
- D．がん免疫療法の新たな潮流：免疫チェックポイント阻害薬 …… 27
- E．おわりに …………………………………………………… 31

1

目　次

3　感染免疫　　　　　　　　　　　　　　　（早川　智）　33

A. 感染症とは ……………………………………………………33
B. 常在菌叢と寛容 ………………………………………………33
C. 生体防御系の成り立ち ………………………………………34
D. 感染の検知 ……………………………………………………34
E. 自然免疫による感染体処理 …………………………………37
F. 自然免疫と獲得免疫の橋渡し ………………………………39
G. リンパ球の活性化とエフェクター機能の獲得 ……………39
H. 感染病原体の排除 ……………………………………………42
Ⅰ. 生殖免疫と感染免疫 …………………………………………45

4　移植免疫　　　　　　　　　　　　　　　（野島道生）　47

A. 移植免疫の特徴 ………………………………………………47
B. 移植免疫のメカニズム ………………………………………47
C. 臓器移植における免疫抑制療法 ……………………………53
D. 脱感作療法 ……………………………………………………57
E. 拒絶反応 ………………………………………………………57
F. 臓器による拒絶反応の違い …………………………………58
G. 本項のまとめ …………………………………………………59

5　自己免疫疾患と妊娠　　　　　　　（松井　聖　佐野　統）　61

A. はじめに ………………………………………………………61
B. 自己免疫疾患の妊娠・児への影響 …………………………61
C. 自己免疫疾患合併患者における妊娠の管理 ………………67
D. おわりに ………………………………………………………72

6　受精と免疫　　　　　　　　　　　（佐藤裕公　伊川正人）　75

A. はじめに ………………………………………………………75
B. 遺伝子改変マウスを用いた受精研究 ………………………75
C. 精巣上体での精子成熟 ………………………………………77
D. 雌性生殖路内通過 ……………………………………………78
E. 精子—卵子融合 ………………………………………………81
F. 卵子活性化 ……………………………………………………82

2

G．精子・卵子上の免疫関連因子 ･･････････････84

H．おわりに ･････････････････････85

7　免疫が関与する不妊症
―最近の話題から―

（柴原浩章）　87

A．［受精］IVM 由来卵子の受精における TLR の役割 ･････････87

B．［卵巣予備能］DHEA が DOR 女性の卵巣予備能を改善する
メカニズム ･･････････････88

C．［着床］「薄い」子宮内膜に対する G-CSF 療法の有効性 ･････89

D．［感染症］不妊外来でのジカウイルス感染症への留意点 ･･･････90

8　免疫学的妊娠維持機構

（永松 健　藤井知行）　93

A．はじめに ･････････････････93

B．母児間の免疫学的インターフェイス ･････93

C．絨毛細胞の免疫学的特性 ･･････94

D．脱落膜内の母体免疫担当細胞の特徴 ･･･････96

E．T 細胞の機能分化と母児免疫 ････････97

F．免疫寛容の誘導に関わる分子生物学的機構 ･･･････98

G．最後に ･････････････99

9　免疫が関係する流産

（根岸靖幸　竹下俊行）　101

A．概説 ･････････････101

B．母児間インターフェイスにおける免疫細胞群 ･･･････101

C．NK 細胞と流産 ･･････････102

D．自然免疫と流産 ･･････････103

E．新しい流産の原因 ･･････････104

F．まとめ ･････････････105

10　免疫が関係する早産

（米田 哲　齋藤 滋）　106

A．概説 ･･･････････106

B．特徴 ･･･････････108

C．予後 ･･･････････110

D．注意 ･･･････････111

E．予防 ･･･････････112

3

目　次

　　　　F．おわりに ……………………………………………………………113

11 | 免疫が関係する妊娠高血圧症候群 （山本樹生）115

　　　　A．妊娠高血圧腎症（PE）における免疫の関与の考え方 …………115
　　　　B．PE の病理学的所見と免疫の関与 ……………………………115
　　　　C．胎児，胎児由来物質の抗原性の問題 ………………………117
　　　　D．細胞性免疫・同種免疫学的検討 ……………………………118
　　　　E．流血中に出現する胎児，胎児由来物質の抗原に対する
　　　　　　免疫反応 ………………………………………………………120
　　　　F．PE と自己抗体 ………………………………………………121

12 | 免疫システムと陣痛発来 （鮫島大輝　永松 健）124

　　　　A．はじめに ………………………………………………………124
　　　　B．分娩発来に伴う炎症性メディエーターの変化 ……………124
　　　　C．分娩発来前の子宮頸管の熟化制御に関わる遺伝子群 ………125

13 | 母体から胎児への免疫の移行 （竹島泰弘）130

　　　　A．はじめに ………………………………………………………130
　　　　B．胎児期の抗体産生系の発達 …………………………………130
　　　　C．移行抗体による感染防御 ……………………………………131
　　　　D．移行抗体による病態 …………………………………………133
　　　　E．おわりに ………………………………………………………135

14 | 子宮内膜症と免疫 （宮下真理子　甲賀かをり　大須賀穣）137

　　　　A．子宮内膜症とは ………………………………………………137
　　　　B．子宮内膜症発症における宿主の免疫学的特徴 ……………138
　　　　C．子宮内膜症進展における慢性炎症の関与 …………………139
　　　　D．子宮内膜症が痛み・不妊症・悪性化をきたす免疫学的機序 ……141
　　　　E．免疫応答をターゲットとした子宮内膜症新規治療法の可能性 ……143
　　　　F．まとめ …………………………………………………………144

目 次

Ⅱ 各 論

1 女性不妊症・ART と免疫　146

1 精液アレルギー　（小林眞一郎）146

- A．はじめに ……………………………………………………146
- B．症状と診断 …………………………………………………147
- C．治療 …………………………………………………………147
- D．まとめ ………………………………………………………149

2 卵胞発育と排卵　（吉野 修　小野洋輔　齋藤 滋）150

- A．卵胞発育と血管網形成について ………………………150
- B．免疫担当細胞と卵胞発育の関係 ………………………151
- C．排卵と免疫担当細胞 ……………………………………152

3 多囊胞性卵巣症候群の病態への炎症・免疫の関わり　（遠藤俊明　馬場 剛　齋藤 豪）156

- A．炎症やサイトカインと PCOS との関係 ………………156
- B．PCOS を自己免疫の観点からみた場合 ………………159

4 早発卵巣不全　（河村和弘　河村七美）163

- A．はじめに ……………………………………………………163
- B．自己免疫性 POI と抗卵巣抗体
  （anti-ovarian antibodies：AOAs）………………………163
- C．自己免疫性 POI とリンパ球性卵巣炎 …………………164
- D．POI と自己免疫疾患 ………………………………………164
- E．自己免疫性 POI の不妊治療 ……………………………165
- F．おわりに ……………………………………………………166

5 抗精子抗体（精子不動化抗体）

（脇本 裕　柴原浩章　繁田 実）168

5

目　次

6　抗透明帯抗体

（長谷川昭子）174

- A．はじめに　174
- B．透明帯の構造　174
- C．ヒト透明帯の形態　175
- D．精子との相互作用　175
- E．抗透明帯抗体と不妊の関係　175
- F．動物実験による抗透明帯抗体の研究　176
- G．今後の展開　177
- H．おわりに　178

7　不良胚と抗セントロメア抗体

（城田京子　四元房典　宮本新吾）179

- A．はじめに　179
- B．ANA/ACA と ART 治療成績　179
- C．ANA/ACA と卵・胚発育に関する研究　180
- D．ANA/ACA と臨床　181
- E．セントロメアの生理学　181
- F．ACA と胚の細胞内構造　182
- G．今後の展望　183

8　着床障害と免疫

（堀江昭史）185

- A．はじめに　185
- B．着床と着床障害における免疫作用機序について　186
- C．HLA 発現　186
- D．サイトカインと Th1/Th2 バランス　186
- E．着床部における NK 細胞の役割　188
- F．まとめ　188

9　着床と低酸素誘導因子

（藤田知子　廣田泰）191

- A．不妊症と着床　191
- B．遺伝子改変マウスを用いた着床研究　191
- C．着床期子宮における子宮の酸素環境と低酸素誘導因子
  （HIF）の発現について　193

10 着床不全の新検査法　　　　　　　　（橋本朋子　京野廣一）196

A．はじめに …………………………………………………………196
B．方法 ……………………………………………………………197
C．結果 ……………………………………………………………198
D．Discussion ……………………………………………………199

11 着床率向上の免疫学的アプローチ　　　　　　　　　201

❶ PMBC- 着床不全を原因とする難治性不妊症患者に対する自己末梢血リンパ球を用いた免疫療法
…………………………………………………（堀江昭史）201

❷ SEET …………………………………………（塩谷雅英）206
A．はじめに …………………………………………………………206
B．2段階胚移植法 ……………………………………………206
C．子宮内膜刺激胚移植法（SEET 法）………………………207
D．SEET 法の成績 ……………………………………………207

❸ 精漿 …………………………………（島 友子　齋藤 滋）210
A．精漿とは ……………………………………………………210
B．精漿中の免疫作用物質 ……………………………………211
C．精漿の免疫寛容誘導 ………………………………………211
D．精漿の生殖医療に与える影響 ……………………………212

2 男性不妊症と免疫　　　　　　　　215

1 精子形成　　　　　　　　　　　　（曲 寧・伊藤正裕）215

A．はじめに …………………………………………………………215
B．精巣の構造と精子形成 ……………………………………215
C．免疫正常下でも異種の精子形成が精細管内で可能である ……217
D．おわりに …………………………………………………………218

目 次

2 精子機能　　　　　　　　　　　　　　（伊藤千鶴　年森清隆）220

- A．はじめに ……………………………………………………220
- B．精子抗原の種類 ……………………………………………220
- C．免疫系からの精子の防御システムの例 …………………223
- D．まとめ ………………………………………………………224

3 自己免疫性精巣炎　　　　　　　　　　　　　　（伊藤正裕）225

- A．はじめに ……………………………………………………225
- B．自己免疫性精巣炎（autoimmune orchitis）とは ……………225
- C．原因 …………………………………………………………225
- D．発症の機序 …………………………………………………226
- E．診断 …………………………………………………………228
- F．治療 …………………………………………………………228
- G．おわりに ……………………………………………………229

4 アルコール中毒と生殖細胞（ナビル イード　大槻勝紀）230

5 化学物質と精巣免疫　　　　　　　　　（寺山隼人　坂部 貢）234

- A．はじめに ……………………………………………………234
- B．精巣の免疫特権とサイトカイン …………………………234
- C．生殖免疫毒性学 ……………………………………………236

6 抗精子抗体　　　　　　　　　　　　　　　　（柴原浩章）239

- A．抗精子抗体とは ……………………………………………239
- B．男性側の抗精子抗体による不妊症の発症機序 …………239
- C．ImmunoSpheres® （IS）の実施法 …………………………240
- D．射出精子上の精子不動化抗体の検出法：直接法による
  精子不動化試験（D-SIT） …………………………………243
- E．抗精子抗体測定上の問題点 ………………………………244
- F．抗精子抗体を有する不妊男性の治療法 …………………244

7 精巣捻転症　　　　　　　　　　　　　（千葉公嗣　藤澤正人）247

- A．はじめに ……………………………………………………247

B．精巣捻転症が精子形成障害の原因となりうるメカニズム ……247
C．精巣捻転症と男性不妊症の実臨床 ………………………249
D．今後の展望 ………………………………………………250

8 精巣移植
（畑山直之　伊藤正裕）252

A．はじめに …………………………………………………252
B．細胞移植 …………………………………………………252
C．組織移植 …………………………………………………254
D．臓器移植 …………………………………………………254
E．おわりに …………………………………………………255

9 HIV 患者男性と生殖医療
（久慈直昭　伊東宏絵　西 洋孝）257

A．化学療法奏効中の感染確率 ……………………………257
B．血中ウイルス長期陰性例における自然性交による妊娠
　〜海外の勧告から〜 …………………………………258
C．精液洗浄によるウイルス除去 …………………………259
D．現在の精子洗浄技術の意義 ……………………………260
E．おわりに …………………………………………………261

3 子宮内膜症と免疫
264

Ⅰ HLA（ヒト白血球抗原）
（牛若昂志　前田長正）264

A．緒言 ………………………………………………………264
B．HLA の分類 ……………………………………………264
C．内膜症における HLA と腹腔内免疫応答 ……………266
D．HLA-C …………………………………………………266
E．HLA-G …………………………………………………267
F．抗原提示としての HLA ………………………………267
G．おわりに …………………………………………………268

目 次

2 インターロイキン　　　　（谷口文紀　原田 省）270

- A．はじめに ･･････････････････････････････････････270
- B．子宮内膜症とサイトカイン ････････････････････270
- C．IL-6 と子宮内膜症合併不妊 ･･････････････････271
- D．IL-8 による子宮内膜症細胞の増殖 ･･･････････272
- E．TNF-α-NF-κB と IL-6 および IL-8 産生 ･････272
- F．おわりに ･･････････････････････････････････････273

3 NK 細胞　　　　　　　　　　　　　（福井淳史）275

- A．NK 細胞と子宮内膜症 ･･････････････････････････275
- B．子宮内膜症患者腹水中 NK 細胞における活性性および
抑制性受容体発現とサイトカイン産生 ･････････276
- C．子宮 NK 細胞からみた不妊メカニズム ･･･････････277
- D．NK 細胞からみた子宮内膜症の治療戦略 ･････････278

4 制御性 T 細胞　　　　　　（田中佑輝子　北脇 城）281

- A．子宮内膜症と免疫 ･･･････････････････････････････281
- B．制御性 T 細胞（Treg）･･････････････････････････281
- C．activated Treg ･･････････････････････････････････282
- D．子宮内膜症と制御性 T 細胞 ････････････････････283
- E．子宮内膜症と activated Treg ････････････････････283
- F．子宮内膜症モデルマウス ･･･････････････････････283
- G．まとめ ･･284

5 子宮内膜症におけるレニン – アンジオテンシン系
（千島史尚　中島隆広　仲尾岳大　川名 敬）286

- A．はじめに ･･････････････････････････････････････286
- B．レニン – アンジオテンシン系 ･･････････････････286
- C．子宮内膜におけるレニン – アンジオテンシン系 ･････287
- D．子宮内膜症病巣におけるアンジオテンシン受容体の発現 ･･････288
- E．AT1 receptors の制御と子宮内膜症治療 ･････････289
- F．おわりに ･･････････････････････････････････････290

目次

6 子宮内膜症と STAT3 （平川東望子　奈須家栄　楢原久司）292

- A．STAT3 とは ……………………………………………292
- B．子宮内膜症と STAT3 ……………………………………293
- C．STAT3 阻害薬 ……………………………………………295
- D．おわりに …………………………………………………295

7 ロイコトリエン受容体 （平野由紀　柴原浩章）297

- A．はじめに …………………………………………………297
- B．ロイコトリエン（LT）……………………………………297
- C．ロイコトリエンと月経痛 ………………………………298
- D．ロイコトリエンと子宮内膜症 …………………………299
- E．月経痛に対する抗ロイコトリエン受容体拮抗薬の効果 ………300
- F．抗ロイコトリエン受容体拮抗薬の作用機序 …………………302
- G．おわりに …………………………………………………302

8 自己抗体性血清マーカー （鍋田基生）305

- A．はじめに …………………………………………………305
- B．子宮内膜症の新たな診断マーカーの検討 ……………305
- C．MALDI TOF-MS を用いた自己抗体性腫瘍マーカーの検索法 ‥306
- D．子宮内膜症特異的自己抗体の検索 ……………………306
- E．子宮内膜症患者における血清抗 PDIK1L 自己抗体と
  抗 Syntaxin5 自己抗体 ………………………………………308
- F．まとめ ……………………………………………………309

4 不育症と免疫 312

1 抗リン脂質抗体症候群 （杉浦真弓）312

- A．概説 ………………………………………………………312
- B．抗リン脂質抗体症候群の妊娠合併症 …………………313
- C．抗リン脂質抗体が流死産を起こす機序 ………………315
- D．抗リン脂質抗体症候群の検査所見 ……………………316
- E．産科抗リン脂質抗体の診断意義 ………………………317

目　次

	F．抗リン脂質抗体症候群の治療 ……………………………318
	G．抗凝固療法の安全性 ……………………………………319
	H．抗リン脂質抗体症候群診療の問題点 ………………………319

2 ┃ 凝固異常（血栓性素因）　（出口雅士　山田秀人）324

	A．概説 ………………………………………………………324
	B．血栓性素因と産科異常 …………………………………325
	C．本邦で問題となる血栓性素因 …………………………325
	D．生殖補助医療（着床不全）におけるヘパリン使用について …330

3 ┃ 具体的治療法の選択と注意点　332

❶ アスピリン………………………………（尾崎康彦　杉浦真弓）332

	A．概説 ………………………………………………………332
	B．アスピリンの薬理学的作用の特徴 ……………………332
	C．APS の診断基準を満たさない症例に対する治療法の実際 ……333
	D．アスピリン療法の実際 …………………………………334
	E．アスピリン療法の副作用と注意点 ……………………334

❷ ヘパリン…………………………………（尾崎康彦　杉浦真弓）336

	A．概説 ………………………………………………………336
	B．不育症患者に対する低用量アスピリン・ヘパリン療法 ………336
	C．当科における APS 不育症患者の治療法の実際 ………………336
	D．妊娠中の管理のポイント ………………………………337
	E．ヘパリン起因性血小板減少症（HIT）のモニタリング ………338
	F．周産期管理のポイント …………………………………339

❸ ステロイド………………………………（尾崎康彦　杉浦真弓）341

	A．概説 ………………………………………………………341
	B．ステロイドの薬理学的作用 ……………………………341
	C．ステロイドの副作用 ……………………………………342
	D．ステロイドの離脱症状 …………………………………343
	E．当科におけるステロイド治療法の実際 ………………343

❹ 大量免疫グロブリン⋯⋯⋯⋯⋯⋯⋯（山田秀人　出口雅士）　345
A．概説 ⋯⋯⋯⋯⋯⋯⋯⋯⋯⋯⋯⋯⋯⋯⋯⋯⋯⋯⋯⋯⋯⋯⋯⋯345
B．難治性習慣流産に対する妊娠初期大量免疫グロブリン療法 ⋯⋯346
C．治療抵抗性の抗リン脂質抗体症候群に対する大量免疫
　　グロブリン療法 ⋯⋯⋯⋯⋯⋯⋯⋯⋯⋯⋯⋯⋯⋯⋯⋯⋯⋯⋯⋯347

❺ イントラリピッド⋯⋯⋯⋯⋯⋯⋯⋯⋯⋯⋯⋯（福井淳史）　349
A．イントラリピッドとは ⋯⋯⋯⋯⋯⋯⋯⋯⋯⋯⋯⋯⋯⋯⋯⋯⋯350
B．適応 ⋯⋯⋯⋯⋯⋯⋯⋯⋯⋯⋯⋯⋯⋯⋯⋯⋯⋯⋯⋯⋯⋯⋯⋯350
C．投与方法 ⋯⋯⋯⋯⋯⋯⋯⋯⋯⋯⋯⋯⋯⋯⋯⋯⋯⋯⋯⋯⋯⋯350
D．投与時期 ⋯⋯⋯⋯⋯⋯⋯⋯⋯⋯⋯⋯⋯⋯⋯⋯⋯⋯⋯⋯⋯⋯351
E．治療成績 ⋯⋯⋯⋯⋯⋯⋯⋯⋯⋯⋯⋯⋯⋯⋯⋯⋯⋯⋯⋯⋯⋯351

❻ 柴苓湯⋯⋯⋯⋯⋯⋯⋯⋯⋯⋯⋯⋯⋯⋯（高桑好一　能仲太郎）　353
A．はじめに ⋯⋯⋯⋯⋯⋯⋯⋯⋯⋯⋯⋯⋯⋯⋯⋯⋯⋯⋯⋯⋯⋯353
B．抗リン脂質抗体陽性不育症に対する治療の経緯 ⋯⋯⋯⋯⋯⋯353
C．抗リン脂質抗体陽性不育症に対する柴苓湯を中心とした
　　治療の実際 ⋯⋯⋯⋯⋯⋯⋯⋯⋯⋯⋯⋯⋯⋯⋯⋯⋯⋯⋯⋯⋯354
D．おわりに ⋯⋯⋯⋯⋯⋯⋯⋯⋯⋯⋯⋯⋯⋯⋯⋯⋯⋯⋯⋯⋯⋯355

❼ ビタミンD⋯⋯⋯⋯⋯⋯⋯⋯⋯⋯⋯⋯⋯⋯⋯⋯（太田邦明）　358
A．妊娠成立のための免疫機序 ⋯⋯⋯⋯⋯⋯⋯⋯⋯⋯⋯⋯⋯⋯⋯358
B．ビタミンDの免疫制御作用 ⋯⋯⋯⋯⋯⋯⋯⋯⋯⋯⋯⋯⋯⋯⋯359
C．ビタミンDと不育症 ⋯⋯⋯⋯⋯⋯⋯⋯⋯⋯⋯⋯⋯⋯⋯⋯⋯360
D．まとめ ⋯⋯⋯⋯⋯⋯⋯⋯⋯⋯⋯⋯⋯⋯⋯⋯⋯⋯⋯⋯⋯⋯⋯361

❽ 夫リンパ球移植療法⋯⋯⋯⋯⋯⋯⋯（高桑好一　能仲太郎）　363
A．はじめに ⋯⋯⋯⋯⋯⋯⋯⋯⋯⋯⋯⋯⋯⋯⋯⋯⋯⋯⋯⋯⋯⋯363
B．妊娠の免疫的維持と原因不明習慣流産に対する
　　夫リンパ球移植療法の歴史 ⋯⋯⋯⋯⋯⋯⋯⋯⋯⋯⋯⋯⋯⋯⋯363
C．免疫療法の実際 ⋯⋯⋯⋯⋯⋯⋯⋯⋯⋯⋯⋯⋯⋯⋯⋯⋯⋯⋯364
D．免疫療法の成績 ⋯⋯⋯⋯⋯⋯⋯⋯⋯⋯⋯⋯⋯⋯⋯⋯⋯⋯⋯365
E．おわりに ⋯⋯⋯⋯⋯⋯⋯⋯⋯⋯⋯⋯⋯⋯⋯⋯⋯⋯⋯⋯⋯⋯366

目　次

⑨ タクロリムス　　　　　　　　　　　　　　　（中川浩次）　368
A．タクロリムスとは？　　　　　　　　　　　　　　368
B．妊娠中の使用に関して　　　　　　　　　　　　　368
C．妊娠と免疫　　　　　　　　　　　　　　　　　　368
D．実際の使用方法　　　　　　　　　　　　　　　　369
E．実際の使用成績　　　　　　　　　　　　　　　　369
F．おわりに　　　　　　　　　　　　　　　　　　　370

⑩ 抗 TNF-α 抗体　　　　　　　　　　　　　　（福井淳史）　372
A．抗 TNF-α 抗体製剤とは？　　　　　　　　　　　372
B．妊婦に対する抗 TNF-α 抗体療法の安全性　　　　373
C．不育症に対する抗 TNF-α 抗体療法　　　　　　　373
D．抗 TNF-α 製剤の具体的投与方法　　　　　　　　374

5 妊娠と免疫
383

1 血液型不適合妊娠
（鈴木寛正　松原茂樹）　383

A．概説　　　　　　　　　　　　　　　　　　　　　383
B．分類　　　　　　　　　　　　　　　　　　　　　383
C．管理　　　　　　　　　　　　　　　　　　　　　385

2 細菌性腟症
（桑田知之）　391

A．はじめに　　　　　　　　　　　　　　　　　　　391
B．BV の頻度　　　　　　　　　　　　　　　　　　391
C．BV の診断　　　　　　　　　　　　　　　　　　391
D．BV の治療　　　　　　　　　　　　　　　　　　393
E．妊娠中の BV　　　　　　　　　　　　　　　　　393
F．おわりに　　　　　　　　　　　　　　　　　　　394

3 子宮頸管炎
（前川正彦　苛原　稔）　396

A．概説　　　　　　　　　　　　　　　　　　　　　396
B．女性内性器の解剖と生理　　　　　　　　　　　　396
C．女性内性器と粘膜免疫　　　　　　　　　　　　　396

目 次

D．女性内性器の粘膜上皮における防御機構	……………	398
E．子宮頸管炎と上行性感染	…………………………	399
F．クラミジア感染症と妊娠	…………………………	399
G．淋菌感染症と妊娠	………………………………	400

4 胎児発育不全　　　　　　　　　　　（味村和哉　木村 正）402

A．胎児発育不全の評価，診断	………………………	402
B．FGR の原因	………………………………………	403
C．治療，周産期管理について	………………………	403
D．予後に関して	……………………………………	404
E．次回妊娠に向けて	………………………………	405

5 妊娠高血圧腎症　　　　　　　　　　　　　　（大口昭英）407

A．はじめに	…………………………………………	407
B．妊娠高血圧腎症の発症に免疫の関与を示唆する傍証	………	407
C．螺旋動脈のリモデリングと galectin-1	………	407
D．angiotensin II type 1 receptor autoantibody（AT_1-AA）	………	409
E．炎症と LIGHT	……………………………………	409
F．抗リン脂質抗体症候群と妊娠高血圧腎症リスク	……	410

6 前期破水　　　　　　　　　　　　　　　　（下屋浩一郎）412

A．概説	………………………………………………	412
B．病態	………………………………………………	412
C．診断	………………………………………………	414
D．管理（治療）	……………………………………	414
E．予後	………………………………………………	416
F．まとめ	……………………………………………	417

7 分娩後の子宮機能回復　　　　　　　（清水 良子　廣田 泰）419

8 歯周病　　　　　　（早川 智　相澤（小峯）志保子　廣畑直子）425

A．歯周病とは	………………………………………	425
B．歯周病と妊娠合併症	……………………………	426
C．妊娠中の歯科的介入の意義	………………………	427

15

目　次

9　産褥熱 （原田佳世子）430

- A．定義 430
- B．病因 430
- C．起因菌 430
- D．診断 432
- E．治療 432

10　乳腺炎 （田中宏幸）435

- A．定義 435
- B．誘因 435
- C．起炎菌 436
- D．検査 436
- E．治療 436

11　自己免疫疾患合併妊婦の無侵襲的出生前遺伝学的検査（NIPT） （澤井英明）439

- A．概説 439
- B．原理 439
- C．日本での NIPT 440
- D．判定保留と自己免疫疾患合併 440
- E．文献的考察 441
- F．当院の症例 442
- G．まとめ 444

12　自己免疫疾患患者の妊孕性温存 （村上直子　北島道夫　増﨑英明）445

- A．はじめに 445
- B．自己免疫疾患と卵巣予備能検査 446
- C．シクロホスファミドの卵巣毒性 446
- D．妊孕性温存の方法とそれらの特徴 447
- E．おわり 448

16

目　次

13　炎症性腸疾患合併妊娠　　　　　　　（田中宏幸　横山陽子）450

- A．はじめに ……………………………………………………………450
- B．妊娠が IBD に与える影響 …………………………………………455
- C．IBD が妊娠に与える影響 …………………………………………455
- D．IBD 合併妊娠の治療 ………………………………………………458

14　卵子提供後妊娠と免疫　　　　　　　　　　（鈴木達也）460

- A．卵子提供の現状 ……………………………………………………460
- B．卵子提供後妊娠のリスク …………………………………………461
- C．卵子提供後妊娠と免疫 ……………………………………………462
- D．おわりに ……………………………………………………………463

15　臍帯血バンク　　　　　　　　　　　　　　（安達知子）465

- A．はじめに ……………………………………………………………465
- B．造血幹細胞と造血幹細胞移植 ……………………………………465
- C．臍帯血幹細胞移植の種類 …………………………………………465
- D．3 種類の同種造血幹細胞移植の比較 ……………………………466
- E．適応疾患と成績 ……………………………………………………466
- F．日本の臍帯血バンクの状況 ………………………………………469
- G．再生医療への応用 …………………………………………………470
- H．おわりに ……………………………………………………………471

6　感染症と免疫　　　　　　　　478

1　婦人科感染症　　　　　　　　478

❶ クラミジア　トラコマティス（クラミジア）
………………………………………………………（野口靖之）478

- A．概説 …………………………………………………………………478
- B．女性性器クラミジア感染症の病態 ………………………………480
- C．性器クラミジア感染症の診断 ……………………………………481
- D．治療と予後 …………………………………………………………482

17

目　次

❷ マイコプラズマ・・・・・・・・・・・・・・・・・・・・・・・・・・・・・・・・・・・・・（辻 芳之）483
A．*Mycoplasma* の感染 ・・483
B．治療 ・・・485
C．生殖への関与（特に *Mycoplasma genitalium* 感染について）・・・486
D．治療（*Mycoplasma pneumoniae* のマクロライド高耐性化）・・・・487

❸ ウレアプラズマ・・・・・・・・・・・・・・・・・・・・・・・・・・・・・・・・・・・・・・（辻 芳之）489
A．不妊症と *Ureaplasma urealyticum* ・・・・・・・・・・・・・・・・・・・・・・・・489
B．まとめ，*Ureaplasma urealyticum* 検査，
　　治療の意義があるかについて ・・・・・・・・・・・・・・・・・・・・・・・・・・・・492

❹ 尖圭コンジローマ・・・・・・・・・・・・・・・・（植田多恵子　蜂須賀徹）494
A．病因 ・・・494
B．診断 ・・・494
C．感染の自然史 ・・・494
D．尖圭コンジローマ感染と免疫反応 ・・・・・・・・・・・・・・・・・・・・・・・・495
E．宿主の免疫と尖圭コンジローマ ・・・・・・・・・・・・・・・・・・・・・・・・・・495
F．治療 ・・・496
G．予防 ・・・496

2 ｜ 妊娠と感染症　498

❶ トキソプラズマ・・・・・・・・・・・・・・・・・・・・・・・・・・・・・・・・・・・（丸山有子）498
A．概説 ・・・498
B．トキソプラズマ原虫の生活環と宿主の免疫応答 ・・・・・・・・・・498
C．妊婦の管理 ・・・500
D．先天性トキソプラズマ症 ・・・・・・・・・・・・・・・・・・・・・・・・・・・・・・・・502
E．新生児管理 ・・・502

❷ 風疹・・（小林 浩）504
A．症状 ・・・504
B．診断 ・・・504
C．ワクチン接種の実際 ・・・・・・・・・・・・・・・・・・・・・・・・・・・・・・・・・・・・・504
D．ワクチン接種のポイント ・・・・・・・・・・・・・・・・・・・・・・・・・・・・・・・・505
E．妊婦の風疹についての診療対応の概略フロー図を示す ・・・・・・506
F．オリンピックまでに撲滅 ・・・・・・・・・・・・・・・・・・・・・・・・・・・・・・・・507

目 次

❸ サイトメガロウイルス……………(鳥谷部邦明　池田智明)　509
　A．はじめに …………………………………………………509
　B．サイトメガロウイルス（CMV）について …………………509
　C．感染の種類について …………………………………………509
　D．妊婦の後天性感染と児の先天性感染について …………510
　E．疫学について …………………………………………………510
　F．症状について …………………………………………………511
　G．検査と診断について …………………………………………512
　H．治療について …………………………………………………513
　I．感染予防について ……………………………………………513
　J．おわりに ………………………………………………………514

❹ 肝炎ウイルス………………………………(玉田祥子　平松祐司)　515
　A．はじめに …………………………………………………515
　B．妊娠と HBV …………………………………………………515
　C．HBV ワクチン定期接種 ……………………………………516
　D．妊娠と HCV …………………………………………………517
　E．出生児の管理について ………………………………………518

❺ 単純ヘルペスウイルス…………………………………(丸山有子)　519
　A．性器ヘルペスの病型分類と妊娠中の再発 …………………519
　B．産道感染〜新生児ヘルペスの発症 …………………………520
　C．新生児ヘルペスの頻度と病型分類 …………………………520
　D．新生児の HSV への免疫反応と多臓器不全 ………………521
　E．管理 ……………………………………………………………522

❻ パルボウイルス B19………………………(山田秀人　蝦名康彦)　525
　A．概説 ……………………………………………………………525
　B．病態 ……………………………………………………………525
　C．診断 ……………………………………………………………526
　D．母子感染 ………………………………………………………527
　E．パルボウイルス B19 初感染妊婦の周産期管理 ……………527
　F．胎児輸血 ………………………………………………………528
　G．母子感染対策 …………………………………………………529

19

目 次

❼ ジカウイルス……………………………(中嶋一彦　竹末芳生)　531
- A．ジカウイルスと感染経路 ……………………………………531
- B．臨床症状と診断 ………………………………………………532
- C．治療 ……………………………………………………………534
- D．感染予防 ………………………………………………………534

❽ HIV・AIDS………………………………(早川 智　須﨑 愛)　537
- A．HIV とは ………………………………………………………537
- B．抗 HIV 療法の進歩 ……………………………………………537
- C．治療のパラダイム変換 ………………………………………538
- D．早期治療の意義 ………………………………………………538
- E．予防的治療（treatment as prevention）…………………539
- F．HIV 非感染者への曝露前予防（PrEP）……………………540
- G．妊娠の HIV 感染に及ぼす影響 ………………………………541
- H．母子感染の予防 ………………………………………………541

❾ HTLV-1…………………………………………(板橋家頭夫)　543
- A．はじめに ………………………………………………………543
- B．HTLV-1 感染症とは …………………………………………543
- C．妊婦に対する HTLV-1 抗体スクリーニング検査とその対応 …546
- D．母子感染予防対策としての乳汁の選択 ……………………547
- E．キャリア妊婦から出生した児の対応 ………………………548
- F．おわりに ………………………………………………………549

7　腫瘍免疫
556

1　HPV（ヒトパピローマウイルス）ワクチン
(川名 敬)　556

- A．HPV 感染 ………………………………………………………556
- B．子宮頸癌と尖圭コンジローマを予防する意味 ……………557
- C．現行の HPV ワクチンによる疾患（CIN2-3）減少 …………558
- D．HPV ワクチン接種後の「多様な症状」の検討結果と対応 …559

2 | 分子標的治療薬 （嵯峨 泰　藤原寛行）563

- A．はじめに ……………………………………………………563
- B．IDO とその機能 ……………………………………………563
- C．IDO と腫瘍免疫 ……………………………………………563
- D．治療標的としての IDO ……………………………………564
- E．IDO 発現調節機構 …………………………………………564
- F．IDO の血管新生促進作用 …………………………………565
- G．IDO のバイオマーカー ……………………………………565
- H．IDO 阻害薬 …………………………………………………566
- I．おわりに ……………………………………………………566

3 | 免疫チェックポイント阻害薬 （板持広明　杉山 徹）568

- A．はじめに ……………………………………………………568
- B．免疫チェックポイント機構 ………………………………568
- C．B7/CTLA-4 経路阻害薬 ……………………………………568
- D．PD-1/PD-L1 経路阻害薬 …………………………………571
- E．おわりに ……………………………………………………572

4 | 免疫療法 （長谷川幸清　藤原恵一）573

- A．免疫療法とは ………………………………………………573
- B．がん免疫療法の歴史 ………………………………………573
- C．がん免疫療法の種類 ………………………………………574
- D．がん免疫療法と抑制性免疫環境 …………………………575
- E．新しい免疫療法のアプローチ ……………………………576
- F．おわりに ……………………………………………………577

5 | PD 1/PD-L1 経路阻害薬 （洞西潤三　万代昌紀）578

- A．概説 …………………………………………………………578
- B．PD-1/PD-L1 経路 …………………………………………578
- C．PD-1 経路を標的とした臨床試験（治験）………………580
- D．婦人科腫瘍に対する PD-1 経路阻害薬の臨床試験（治験）……581
- E．最後に ………………………………………………………585

目 次

8 移植免疫　587

1 臓器移植と HLA　（千住 覚）587

- A．はじめに ……………………………………………587
- B．HLA の構造および発現 …………………………587
- C．HLA による T 細胞への抗原提示 ……………588
- D．T 細胞のレパトアと HLA 不適合における強い拒絶反応の
  メカニズム ………………………………………588
- E．マイナー抗原 ……………………………………589
- F．拒絶反応と抗原提示細胞 ………………………590
- G．抗 HLA 抗体に起因する移植片拒絶 …………590

2 臓器移植と免疫抑制療法　（波多野悦朗）592

- A．概説 …………………………………………………592
- B．はじめに ……………………………………………592
- C．「移植後に妊娠しても心配ないですか？」……592
- D．「妊娠中に注意することは？」…………………594
- E．「免疫抑制剤の赤ちゃんへの影響はありますか？」………595
- F．おわりに ……………………………………………595

3 子宮移植　（木須伊織　阪埜浩司　青木大輔）597

- A．はじめに ……………………………………………597
- B．子宮性不妊症の現状 ……………………………597
- C．子宮移植とは ………………………………………598
- D．海外の臨床応用の現状 …………………………598
- E．わが国の子宮移植研究の現状 …………………600
- F．子宮の移植免疫 ……………………………………601
- G．おわりに ……………………………………………601

4 腎移植と妊娠　（中西裕佳子　山田祐介　野島道生　山本新吾）603

- A．はじめに ……………………………………………603
- B．妊娠出産による同種免疫感作 …………………603
- C．CKD 患者と妊娠出産リスク ……………………604

D．腎移植後の妊娠適応基準 ……………………………………604
　　E．妊娠時における免疫抑制剤の選択 ……………………………605
　　F．胎児リスク ………………………………………………606
　　G．母体リスク ………………………………………………607
　　H．移植腎機能 ………………………………………………607
　　I．おわりに …………………………………………………609

9　ワクチン　612

1　避妊ワクチン　（長谷川昭子）　612

　　A．はじめに …………………………………………………612
　　B．ホルモンを抗原とする避妊ワクチン …………………………612
　　C．配偶子を抗原とするワクチン …………………………………613
　　D．おわりに …………………………………………………615

2　クラミジア・トラコマティス感染予防ワクチンの現況　（平野由紀　柴原浩章）　617

　　A．はじめに …………………………………………………617
　　B．Ct 感染に対するワクチン開発の歴史 ………………………617
　　C．新たな Ct 感染予防ワクチンの開発 …………………………620
　　D．おわりに …………………………………………………622

10　治療経験　626

1　不妊症　626

❶　異好抗体　（臼蓋雄一郎　杉野法広）　626
　　A．概略 ………………………………………………………626
　　B．症例 ………………………………………………………627
　　C．結語 ………………………………………………………628

目　次

❷ **精巣腫瘍と無精子症**　　　　　　　　　　（鈴木啓介　岡田 弘） 630
- A．概説 …………………………………………………………630
- B．精巣腫瘍について ……………………………………………630
- C．精巣腫瘍における妊孕性治療戦略 ………………………631
- D．化学療法と無精子症 …………………………………………631
- E．放射線治療と無精子症 ……………………………………633
- F．両側精巣腫瘍と無精子症 …………………………………633

2 | 合併症妊娠　　　　　　　　　　　　　　　　　　635

❶ **本態性血小板血症**……………………………（小出馨子　関沢明彦） 635
- A．ET と周産期合併症 …………………………………………636
- B．ET 合併妊娠の管理方針 …………………………………638

❷ **全身性エリテマトーデス**…………………（兵藤博信　久具宏司） 639

❸ **抗リン脂質抗体症候群**…………………………………（小澤伸晃） 640

❹ **分類不能型免疫不全症**………………………（熊澤恵一　木村 正） 645
- A．定義 …………………………………………………………645
- B．概念 …………………………………………………………645
- C．症状・特徴 …………………………………………………646
- D．診断 …………………………………………………………646
- E．治療法 ………………………………………………………647

❺ **ヘパリンカルシウム療法と好酸球**…………（伊藤理廣） 648
- A．はじめに ……………………………………………………648
- B．好酸球増多症候群について ………………………………649
- C．治療方法 ……………………………………………………649
- D．ヘパリンカルシウム療法と好酸球増多 …………………649
- E．結論 …………………………………………………………651

3 | その他　　　　　　　　　　　　　　　　　　　652

❶ **TSS**………………………………………………………（石丸直人） 652

24

❷ STSS/TSLS················（片倉雅文　谷口智子　森田峰人）653
- A．はじめに ··653
- B．疾患概念，疫学，診断 ·······························653
- C．治療 ···655
- D．まとめ ···655

❸ 非典型溶血性尿毒症症候群···········（値賀正彦　大場 隆）657
- A．疾患概念 ···657
- B．頻度 ···657
- C．病因・病態 ···657
- D．診断 ···658
- E．鑑別診断 ···658
- F．治療 ···659
- G．予後 ···659

❹ 家族性地中海熱·····························（前川 亮　杉野法広）660
- A．はじめに ···660
- B．家族性地中海熱（FMF）について ···············660
- C．結語 ···662

❺ 抗 NMDA 受容体脳炎··············（筒井建紀　大八木知史）663

❻ 抗ロイコトリエン受容体拮抗薬·（平野由紀　柴原浩章）666
- A．はじめに ···666
- B．CPT 成因とその治療法 ·······························666
- C．CPT と抗ロイコトリエン受容体拮抗薬 ·······667
- D．おわりに ···667

索引 ··669

I

総　論

生殖免疫学を理解するために

1 免疫学の必須基礎知識

A はじめに

　我々の体は，病原体の侵入に対して抵抗性を示し，感染に罹るのを防ぐ機能である生体防御（免疫応答）を備えている．この病原体に対する免疫応答には，侵入後数時間と応答時間の早い，生まれつき生体に備わった自然免疫と，生体反応によって数日かけて誘導される獲得免疫がある．前者の自然免疫では，上皮細胞などの物理的バリアや上皮細胞から分泌される抗菌ペプチドに加え，マクロファージやNK細胞などの免疫担当細胞の作用によって病原体は排除される．ここ20年間に，大阪大学審良静男博士の研究によって，自然免疫のメカニズムと重要性が明らかになった．マクロファージは自然免疫センサーの膜タンパクであるToll様受容体（Toll-like receptor：TLR）を発現し，これを介して病原体が発現する分子構造（病原体関連分子パターン；pathogen associated molecular patterns：PAMPs）を認識して速やかに反応する．さらに最近では，3つのグループに分類される自然リンパ球（innate lymphoid cell）が登場し，自然免疫に重要な役割を演じていることが明らかになりつつある．一方，獲得免疫では，病原体の情報が樹状細胞の主要組織適合遺伝子複合体（major histocompatibility complex：MHC）クラスを介してT細胞に伝達され，T細胞はさまざまなT細胞サブセット（Th1細胞，Th2細胞，Th17細胞，制御性T細胞，細胞傷害性T細胞など）に分化する．そして，これらT細胞サブセットから産生されるさまざまなサイトカインの作用によって，細胞性免疫（T細胞免疫）や液性免疫（B細胞免疫）は調節される．このとき，T細胞サブ

セットと抗体を産生するB細胞は侵入した抗原（病原体やアレルゲン）に対してきわめて高等な司令塔として働く．ここで重要な点は，生体は非自己（排除すべき相手）と認識された抗原（病原体，組織，がん細胞など）に対して特異的な抗体やT細胞サブセットを誘導して，これを排除する．しかし，自己（保存すべき自分自身の組織）として認識される自分の体の組織や器官に対しては，決して免疫応答を起こさないように調節されている．これが自己免疫寛容である．しかし何らかの原因で，自己免疫寛容が破綻すると，抗体やT細胞は誤って自分の体の組織や器官を外敵（非自己）として認識し，攻撃する．その結果発症するさまざまな疾患の総称が，自己免疫疾患である．自己抗原に対して抗体（自己抗体）やT細胞（自己反応性T細胞）が必要以上に反応した結果生じる過敏反応であることから，自己免疫疾患は広義のアレルギー反応に分類される（II，III，IV型アレルギー反応）．一方，アレルゲン（花粉，ハウスダスト，食物など）に対する特異的なIgE抗体が関与する過敏反応が狭義のアレルギー反応，すなわち，I型アレルギー反応あるいはアナフィラキシー反応である．

　免疫応答を説明すると上記のようになる．しかし，免疫学の進歩は著しい．医学部学生に対する講義内容も毎年更新している状況である．ましてや，卒業後何年か経過された臨床医または医療現場の皆様にとっては，前記の文章中に初めて聞く用語が多々あるのではないかと推察する．本項では，個々の詳細な内容は成書にお譲りし，日々の臨床にも役立つような最新の「免疫学の必須基礎知識」を説明したい．

B リンパ器官・リンパ組織

　免疫担当細胞（リンパ球［T細胞，B細胞，NK細胞］，マクロファージ，樹状細胞など）が1つの組織を形成したものを，リンパ器官あるいはリンパ組織という．一次リンパ組織（リンパ球の発生や分化に関与する組織）と，二次リンパ組織（一次リンパ組織から供給されたリンパ球が集合した組織）に二分され，これらの器官・組織で成熟した免疫担当細胞は循環系（血行性，リンパ行性）を介して全身に移動する．

　一次リンパ組織として，B細胞が増殖・分化する骨髄と，骨髄から移行した未熟なリンパ球がT細胞に増殖・分化する胸腺がある．一方，

〔I 総論〕1. 生殖免疫学を理解するために

二次リンパ組織として，リンパ節，脾臓と粘膜関連リンパ組織の3つに分類される．リンパ節はB細胞が抗原刺激とT細胞からの補助刺激を受けて，抗体産生細胞に分化する場である．脾臓は静脈血に対するフィルター作用を行うリンパ臓器であり，その構造と機能はリンパ節のそれと類似している．ただし，脾臓は全身的な防御に働くのに対し，リンパ節は局所の防御に働く．3つ目の粘膜関連リンパ組織（mucosa associated lymphoid tissue：MALT）は粘膜（気道，消化管，生殖器など）に付属するリンパ臓器である．皮膚が外部環境の侵入を防ぐ隔壁であるのに比べて，粘膜は病原体の曝露を受けやすい．そのため，粘膜は特有の免疫組織であるMALTを備えている．MALTはさらに，付属する臓器に応じて鼻咽頭（nasopharynx associated lymphoid tissue：NALT），気管支（bronchus associated lymphoid tissue：BALT），腸管（gut associated lymphoid tissue：GALT）と生殖器（reproductive tissue associated lymphoid tissue：RALT）などの特有のリンパ組織を形成する．腸管関連リンパ組織（GALT）は，後述の粘膜免疫の項で説明する．

C 免疫関連細胞

免疫関連細胞として，単球・マクロファージ，樹状細胞，顆粒球とリンパ球があり，ほとんどは血液系の細胞で，骨髄で分化する．骨髄内では，造血幹細胞は，まず，骨髄系前駆細胞とリンパ系前駆細胞に分化する．骨髄系前駆細胞は，単球・マクロファージ，樹状細胞と顆粒球（好中球，好酸球，好塩基球，マスト細胞）に分化する．一方，リンパ系前駆細胞は，B細胞，T細胞とNK細胞に分化する．なお，血液検査項目にある白血球とは，単球，好中球，好酸球，好塩基球とリンパ球の5種類である．マスト細胞は，粘膜や結合組織内に存在し，末梢血には認められない．

マクロファージは，白血球の約5％を占める単球が組織内に侵入した細胞で，分布する臓器によって異なるよび名がある（肝臓：クッパー細胞，肺：肺胞マクロファージ，中枢神経：グリア細胞，骨：破骨細胞など）．また，マクロファージはその機能から2つのサブセット（M1とM2）に分類される．M1マクロファージは，リポポリサッカライド（LPS）などの刺激により誘導され，さまざまな炎症性サイトカイン

1/ 免疫学の必須基礎知識

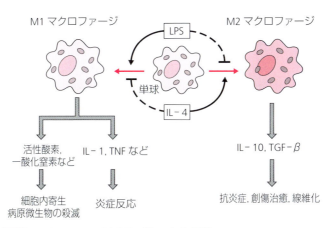

図1 マクロファージのサブセットと役割

(IL-1, TNF) や免疫賦活因子（活性酸素など）を産生し，細胞内寄生病原微生物の殺滅や組織傷害を誘発する．一方，M2マクロファージはIL-4などによって誘導され，炎症の終息に働く抗炎症性サイトカイン（IL-10など）や，創傷治癒に働く血管内皮細胞・線維芽細胞増殖因子を産生する 図1．

D サイトカイン

サイトカイン（cytokine）は，細胞が作る（cyto-）生理活性物質（-kine）という意味で，標的細胞に発現する特異的受容体に結合して，きわめて微量で（10^{-10}〜10^{-12}M）生理機能を発揮する糖タンパク質である．サイトカインにはインターロイキン（interleukin）とよばれる細胞外情報伝達分子も含まれる．インターロイキンとは，白血球（leukocytes）の間（inter）で作動する因子（kin）という意味である．必ずしも白血球と白血球の間をとりもつ因子でなくても，新しいサイトカインが発見されると，発見された順に名前が付けられる．現在interleukin 38（IL-38）まで報告されている．各サイトカインに関する詳細な機能は成書に譲り，ここではサイトカインの特徴と分類について説明する．

〔I 総論〕1. 生殖免疫学を理解するために

a 機能の多様性の例

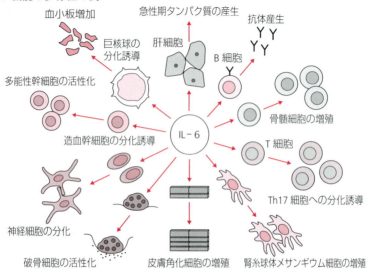

b 機能の重複性の例

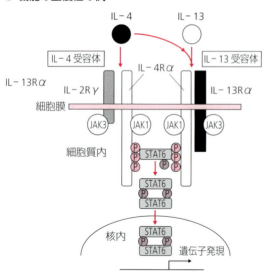

図2 サイトカインの二大特徴

1 サイトカインの特徴 図1

　サイトカインの二大特徴として，機能の多様性（pleiotropism）と機能の重複性（redundancy）があげられる．機能の多様性とは，1つのサイトカインが複数の生理作用を発揮する（1→多）ことである．その理由は，サイトカインは多様な標的細胞に作用して多様な応答を示すためである．例えば，IL-6 は B 細胞の分化因子として発見された．ところが，IL-6 は T 細胞の分化や活性化にも関わる．さらに，肝細胞に作用して炎症時の急性期タンパク（CRP など）を産生し，腎糸球体におけるメサンギウム細胞の増殖，血小板増多作用や，造血幹細胞に作用してさまざまな血球細胞を分化誘導する作用をもつ 図2a．一方，複数の異なるサイトカインが同じ作用を発揮することを機能の重複性という（多→1）．その理由は，異なるサイトカインでも同じ受容体を共有するためである．例えば，IL-4 と IL-13 はどちらも B 細胞を刺激して IgE 産生を誘導する．これは，IL-4 受容体と IL-13 受容体が同じコンポーネント（IL-4Rα）を共有し，同じ細胞内シグナル伝達分子である STAT6 を共有するからである 図2b．

2 サイトカインの受容体の構造と分類

　サイトカインの受容体は，特徴的な構造を基準にいくつかのファミリーに分類される．ほぼすべてのサイトカインは，各受容体ファミリーに対するリガンドとして分類される 図3．

①Ⅰ型サイトカイン受容体：細胞外ドメインに一定間隔に並んだ4つの

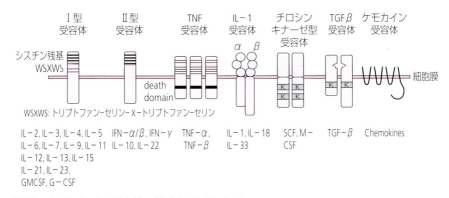

図3　サイトカイン受容体の構造とサイトカイン

〔Ⅰ 総論〕1. 生殖免疫学を理解するために

システイン残基をもち，膜近傍部に WSXWS（トリプトファン-セリン-X-トリプトファン-セリン；X は任意のアミノ酸）モチーフをもつ．

② Ⅱ 型サイトカイン受容体：インターフェロン（IFN）受容体ファミリーで，細胞外ドメインのシステイン残基の繰り返し構造など，Ⅰ 型サイトカイン受容体に類似するが，WSXWS モチーフはもたない．

③ 腫瘍壊死因子（TNF）受容体：細胞外ドメインに多数のシステイン残基を，そして細胞内領域に death domain をもつ．

④ IL-1 受容体：特徴的な免疫グロブリン様構造をもつ．これらの受容体は細胞内領域にキナーゼ活性をもたないため，会合（アダプター）分子を介してシグナルを伝える．

⑤ チロシンキナーゼ型受容体：細胞内領域にチロシンキナーゼドメインをもつ．

⑥ TGF-β 受容体：細胞内領域にセリン / スレオニンキナーゼドメインをもつ．

⑦ ケモカイン受容体（7 回膜貫通型受容体）：7 回膜貫通ドメインをもち，G タンパク共役型の受容体である．

E 自然免疫

1 自然免疫とは

自然免疫とは，我々が生まれながらにしてもっている，進化的にも保存された生体防御（免疫応答）である．獲得免疫系でみられる T 細胞・B 細胞受容体遺伝子の再構成や，抗原特異的リンパ球の増殖を介さず，感染のごく初期から機能する．一方，抗原特異的なクローン増殖や

表1 自然免疫と獲得免疫の違い

	自然免疫	獲得免疫
関与する細胞	T 細胞，B 細胞以外	T 細胞，B 細胞
活性化に要する時間	短い（〜数時間）	長い（〜数日）
受容体	生殖系列にコード	遺伝子再構成が必要
病原体認識機構	パターン認識	抗原特異的に認識
進化的保存	高度に保存	脊椎動物のみ

8

免疫記憶は（基本的には）起こらない（表1：自然免疫と獲得免疫の違い）[1].

病原体に対する自然免疫系は，次の3つのシステムからなる．①外界との物理的バリア（皮膚や粘膜が防御壁として働く），②液性成分（皮膚や粘膜は病原体で刺激されると，ディフェンシンなどの抗菌ペプチドを分泌する）と，③自然免疫細胞（好中球，マクロファージ，樹状細胞とNK細胞）である．このうち③では，好中球とマクロファージ（貪食細胞ともよばれる）は，細菌を貪食して殺菌する．また，マクロファージと樹状細胞は，パターン認識受容体で病原体を認識して炎症性サイトカイン（IL-1，IL-6，TNFなど）やケモカインを産生し，これに反応して病原体の侵入部位に集まった好中球は，病原体を貪食して排除する．

2 自然免疫による病原体のパターン認識

病原体の多くは，我々哺乳類にはない特定の分子構造の繰り返したパターンをもつ．このような病原体に特異的な分子構造は，病原体関連分子パターン（pathogen associated molecular patterns：PAMPs）とよばれ，パターン認識受容体（pattern-recognition receptor：PRR）とよばれる自然免疫系の病原体認識受容体群で認識される[1].

代表的なパターン認識受容体として，以下の4つがある．

① Toll様受容体（Toll-like receptor：TLR）：細胞外あるいはエンドソーム（細胞外の物質を取り込んで形成される一重の生体膜からなる小胞）内のPAMPsを認識する．例えば，グラム陰性細菌の細胞壁を構成するリポポリサッカライド（LPS）はTLR4，RNAウイルスの一本鎖RNAはTLR7およびTLR8で認識される．

② NOD様受容体（NOD-like receptor：NLR）：細胞質内で主に細菌のPAMPsを認識する．

③ RIG-1様受容体（RIG-1-like receptor：RLR）：細胞質内でウイルスが複製する際合成される二本鎖RNAを認識する．

④ 膜型C型レクチン受容体：貪食細胞の表面に発現するマンノース受容体（細菌が発現するマンノースを認識）やdectin-1（真菌特有のβグルカンを認識）は病原体を認識して貪食する．

F B細胞免疫

　B細胞は病原体の抗原に対して特異的な抗体を産生する．その抗体が病原体の抗原に結合することで病原体や病原体からの毒素，または病原体に感染した細胞を破壊する．そのため，ある抗原に対する抗体をもったヒトの血清を注射することで，いまだ抗体をもたないヒトに感染に対する免疫応答（生体防御）を与えることができる．このように，抗体によってもたらされる免疫応答を液性免疫という．それに対して，抗体の関与の少ない，主としてT細胞によって行われる免疫応答を細胞性免疫という．しかし，液性免疫の抗体を作るのにはT細胞からの助け（サイトカインと副刺激）が必要で，細胞性免疫もT細胞が産生するさまざまな液性因子（サイトカイン）によって行われる．そのため，現在は，液性免疫，細胞性免疫というよび名よりも，それぞれB細胞免疫，T細胞免疫と直接的な表現が用いられている[2] 図4．

　病原体に対して産生された抗体（IgMとIgG）によって，病原体は以下の4つの作用を受けて排除される[3] 図5．

① 中和　抗体によって病原体が組織や細胞に感染するのを阻害，または病原体が出す毒素に結合することで，その働きをなくしてしまう．

② オプソニン化　病原体に結合し，マクロファージまたは好中球の貪食を促進する物質をオプソニンといい，その作用をオプソニン化という．オプソニンとして重要な抗体はIgGである．IgGと結合した病原体は，IgGのFc部分を介してFc受容体を発現しているマクロファージまたは好中球に結合し，貪食される．

③ 抗体依存性細胞傷害作用　病原体感染細胞に発現する抗原にIgGが結合すると，NK細胞はFc受容体を介してIgGのFc部分に結合し，

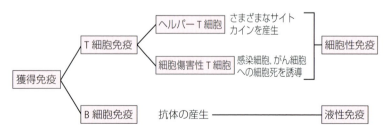

図4　獲得免疫を構成するT細胞免疫とB細胞免疫

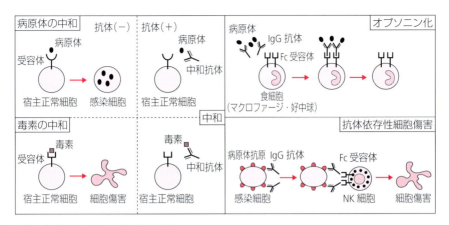

図5 抗体による病原体排除機構

活性化される．その結果，NK細胞の細胞傷害作用（パーフォリン・グランザイム，Fas-Fasリガンドによるアポトーシスの誘導）によって感染細胞は死滅する．

④ **補体の活性化** 病原体に抗体が結合すると，抗体のFc部分に立体的構造変化が生じ，補体系（古典的経路：C1〜C9）が活性化する．

なお，補体の生理活性として，1) 細胞膜破壊（C5〜C9の作用で細胞膜に孔を作る），2) オプソニン化（補体受容体を介した貪食細胞の活性）と，3) 炎症反応の惹起（C5aによるマスト細胞からのヒスタミン放出によるアナフィラキシーや，好中球の炎症局所への遊走作用）が重要である．

G　T細胞免疫

前項で述べた通り，その発現に抗体の関与の少ない，主としてT細胞によって行われる免疫応答をT細胞免疫とよぶ．ヘルパーT細胞（CD4$^+$T細胞）と細胞傷害性T細胞（CD8$^+$T細胞）による免疫応答がある．

ナイーブCD4$^+$T細胞は，3つの刺激，1) MHCクラスIIを介して抗原提示細胞に提示される抗原刺激，2) 抗原提示細胞上のCD80/CD86分子とT細胞上のCD28分子の相互作用と，3) 適切なサイトカインの刺激を受けると，活性化し，さまざまなT細胞サブセット（Th1,

〔Ⅰ 総論〕1. 生殖免疫学を理解するために

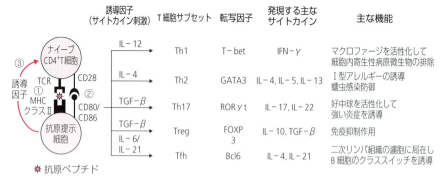

図6 T細胞サブセットとその特徴

Th2, Th17, Th22, 濾胞性T, 制御性T細胞など）に分化する．各T細胞サブセットは，固有の転写因子，サイトカイン産生と生理機能を発揮する 図6．

一方，CD8⁺T細胞は，MHCクラスⅠを介して抗原提示細胞に提示される外来抗原（ウイルス感染細胞，同種移植細胞，腫瘍細胞などの抗原）を認識し，細胞傷害性T細胞（cytotoxic T lymphocyte：CTL）に分化する．CTLは前述のNK細胞と同様，パーフォリン・グランザイム，Fas-Fasリガンドによるアポトーシスの誘導によって，抗原（細胞，組織）を破壊する．

H 自然リンパ球

近年，既存のT細胞やB細胞，顆粒球などに発現している特徴的な細胞表面抗原がすべて陰性の新しいリンパ球（自然リンパ球：innate lymphoid cell：ILC）が相次いで発見された．これら細胞群は骨髄由来のリンパ球前駆細胞から分化誘導される．前項の獲得免疫のヘルパーT細胞サブセット（Th1，Th2，Th17/Th22細胞）に対応したサイトカイン産生，転写因子と生理機能のパターンから，ILCはgroup 1, group 2, group 3の3つのグループに分類された[4] 図7．T細胞サブセットと同様，さまざまな疾患との関連が報告されつつあり，現在の免疫学で非常に注目を集めている領域の1つである．

① group 1 ILC：NK細胞と，IFN-γを産生し転写因子としてT-betが

1/ 免疫学の必須基礎知識

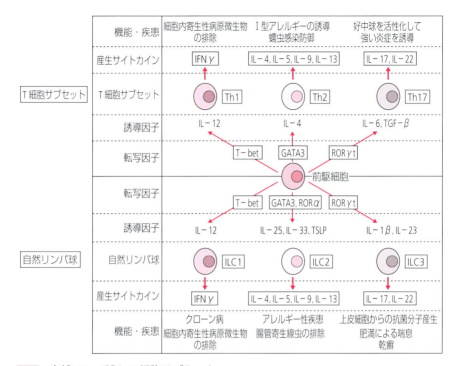

図7 自然リンパ球とT細胞サブセット

関与するILC1が含まれる．ILC1はIFNγを介してマクロファージを活性化することで細胞内寄生性病原微生物に対する生体防御に関与する．

② group 2 ILC：ナチュラルヘルパー（natural helper：NH）細胞など，発見者によってさまざまな名称が付けられたが，2013年ILC2と呼称することが提唱された[4]．ILC2の分化誘導には転写因子のGATA3とRORαが関与する．ILC2はIL-25またはIL-33に反応して大量のIL-5とIL-13を産生する結果，好酸球炎症と杯細胞からのムチン産生を誘導することで，腸管寄生線虫に対する感染防御やアレルギー疾患の発症に関与する．

③ group 3 ILC：IL-17とIL-22を産生し，転写因子としてRORγtが関与するILC3が含まれる．ILC3はIL-17/IL-22を産生することで主に粘膜や皮膚の恒常性維持に関与する．

〔I　総論〕1. 生殖免疫学を理解するために

I　粘膜免疫

　消化管，呼吸器，泌尿生殖器，皮膚などの粘膜における免疫応答を粘膜免疫という．これらの臓器はいずれも外界に接しており，常に微生物の侵入に曝されている．しかし，特に消化管においては，経口摂取した有益な食物抗原や常在細菌叢（腸管には少なくとも 1,000 種類以上の細菌が棲息し，その大半が常在細菌叢で無害）対して腸管粘膜は無用な免疫反応を起こさないように調節されている．また，リンパ器官（脾臓，リンパ節，骨髄）以外の臓器では，腸管に最も多くのリンパ球が存在する[5]．

　以下，腸管免疫を自然免疫応答と獲得免疫応答に区分して説明する．

1　自然免疫応答

　腸管免疫における自然免疫として，以下の 5 つが重要な役割を担っている．

a. 腸管特異的な液性因子

　腸管上皮細胞から産生されるさまざまな液生因子（タンパク質）の作用で，病原微生物の侵入を阻止する．代表的な液生因子として，ムチン，α-ディフェンシン，C 型レクチンがある（表2：腸管特異的な液

表2　腸管特異的な液性因子

名称	産生細胞	機能
ムチン	杯細胞	腸管上皮細胞の接着分子に結合し，30〜500 nm の層を形成し，さまざまな刺激によって産生量や性状を変え，病原微生物の侵入を阻止するタンパク質
α-ディフェンシン	パネート細胞**	病原微生物の細胞膜リン脂質を傷害するタンパク質
C 型レクチン*	小腸上皮細胞	グラム陽性菌の細胞壁にあるペプチドグリカンに結合して，細菌感染を阻止する抗菌作用をもつタンパク質

*regenerating islet-derived protein Ⅲγ（REGⅢγ）
**小腸絨毛の陰窩底（crypt）に局在する細胞

性因子).

b. パターン認識受容体

「自然免疫」の項で説明した通り，病原性細菌は構成成分として，LPS（グラム陰性菌細胞壁外膜の構成成分），CpG DNA（細菌由来のDNA），フラジェリンタンパク質（鞭毛の構成成分）などの病原体関連分子パターン（PAMPS）を発現する．腸管に侵入した病原性細菌のPAMPSによって，腸管上皮細胞は細胞上のToll様受容体，または細胞内のNOD様受容体は刺激され，活性化する．その結果，以下のような作用で生体防御機能を発揮する．

(1) 腸管上皮細胞のタイトジャンクション（隣り合う上皮細胞を強く結合する膜タンパク質）を強化する．
(2) 腸管上皮細胞の運動性と増殖能を亢進する．

c. 上皮細胞間リンパ球

粘膜上皮内 図8 には，特殊な上皮細胞間リンパ球（intraepithelial lymphocytes: IEL）が存在する．その特徴は，ヒトでは約80％がCD8$^+$T細胞で，他のリンパ器官に比較してT細胞受容体（抗原受容体）は$\gamma\delta$鎖発現細胞が10〜40％と多い．その結果，通常のT細胞（$\alpha\beta$鎖を発現するCD4$^+$またはCD8$^+$T細胞）と異なり抗原受容体の多様性がきわめて低く，NK細胞のように抗原受容体からの刺激を介さずに感染細胞を殺傷し，初期防御（自然免疫）作用をもつ．また，抗原受容体の多様性が低いため，食物抗原や常在細菌叢に対してむやみに反応しない．

d. 樹状細胞，マクロファージ

腸管上皮細胞下の粘膜固有層 図8 に存在する樹状細胞とマクロファージは，以下のような他のリンパ組織に存在するそれぞれの細胞とは異なる作用をもち腸管免疫の恒常性を維持する．

(1) マクロファージは病原微生物を貪食し，抗炎症性サイトカイン（IL-10）を産生する．
(2) 細胞表面のTLR4発現は低く，常在細菌叢に過剰に反応しない．

〔I 総論〕1.生殖免疫学を理解するために

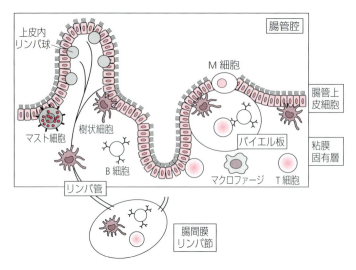

図8 腸管関連リンパ組織の構造

2 獲得免疫応答

　腸管特有のリンパ組織を腸管関連リンパ組織（GALT）といい，図8に示す粘膜固有層（リンパ球や樹状細胞/マクロファージが豊富に存在），パイエル板（小腸粘膜に存在する2次リンパ濾胞で，ヒトの小腸には数十個から200個程度存在），M細胞（パイエル板の天蓋部分に存在するドーム状構造の特殊な細胞で，抗原取り込み粘膜固有層に運搬する）と，腸間膜リンパ節（腸間膜に100〜1500個存在）の4つの装置から構成される[5]．

　腸管粘膜における獲得免疫の特徴として，以下の3つがあげられる．

① B細胞免疫：管腔表面に分泌されるIgAによって病原微生物の侵入を阻止する．

② T細胞免疫：Th2細胞およびTh17細胞が産生するサイトカインは生体防御機能を発揮する．

③ 制御性T細胞：小腸の粘膜固有層には，他のリンパ組織に比較して約2倍FoxP3$^+$制御性T細胞が存在し，食物抗原や常在細菌叢に対して無用な免疫反応を起こさないように調節している（FoxP3は制御性T細胞の分化・機能発現・分化状態の維持すべてにおいて必須の役割を担う転写因子である）．

1/ 免疫学の必須基礎知識

J 自己免疫

　免疫系は自己と非自己を識別する．病原体などの非自己に対して，B細胞とT細胞は獲得免疫系の司令塔として免疫応答を誘導する結果，これを排除する．一方，B細胞とT細胞はその分化過程で自己の正常な組織は攻撃しないという寛容状態になり，自己抗原に対して応答しないように制御されている．このように，B細胞あるいはT細胞が特定の抗原に対して反応性を失っていることを免疫寛容（トレランス）という．これによって免疫系は生体の恒常性を維持する．しかし，何らかの原因によりこの機構に破綻が生じ，生体にとって不都合な応答が起こる場合がある．自己の成分（自己抗原）に対する免疫寛容が破綻し，免疫系が自己を攻撃するようになったものが自己免疫反応であり，これによって発症する疾患が自己免疫疾患である[6]．

1　免疫寛容

　自己抗原に対する免疫寛容は，中枢性と末梢性とに分けられる 図9 ．中枢性免疫寛容では，中枢リンパ組織（胸腺，骨髄）において自己抗原特異的な未成熟リンパ球は自己抗原を認識すると，アポトーシスによる除去と，B細胞の場合はリンパ球の抗原特異性の変化（レセプター編集）が誘導される．もし一部の自己抗原反応性リンパ球が末梢組織に移行し自己抗原と遭遇すると，リンパ球は機能的な不応答（アナジー）状態となるか，アポトーシス（クローンの排除），または制御性T細胞の作用によって排除される．これが末梢性免疫寛容である．

2　自己免疫疾患の分類と発症機序

　自己免疫疾患は，アレルギーの分類（CoombsとGellの分類・後述のアレルギーを参照）に準じて分類され，自己抗体が原因になって起こる病態（Ⅱ型とⅢ型）と自己反応性T細胞によって起こる病態（Ⅳ型）とに大別される（ 表3 ：自己免疫疾患の分類）．アレルギーの分類との違いは，自己抗原に対して免疫反応が起こる点である．
　Ⅱ型自己免疫疾患は，組織あるいは臓器特異的な自己免疫疾患で，3種類の自己抗原，①細胞表面抗原，②細胞外マトリックス抗原と，③ホルモンなどの生理活性物質あるいはその受容体，があげられる． 表4 と

〔I 総論〕1. 生殖免疫学を理解するために

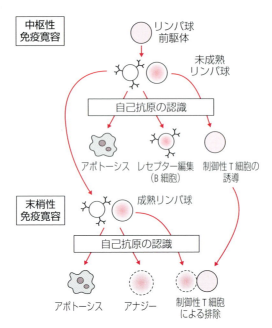

図9　中枢性と末梢性の免疫寛容

表3　自己免疫疾患の分類

型	免疫学的機序	組織傷害のメカニズム
II	細胞表面・細胞外マトリックス抗原に対する自己抗体（IgM, IgG）	オプソニン化による貪食，補体による細胞融解，好中球の遊走と活性化による炎症
	生理活性物質あるいはその受容体に対する自己抗体（IgG, IgM）	受容体シグナルの機能異常（亢進あるいは低下）
III	血液中の抗原とその自己抗体（IgG, IgM）による免疫複合体	補体と好中球の活性化による炎症
IV	自己反応性Th1細胞による遅延型過敏反応	炎症反応の誘導
	自己反応性CD8＋細胞（CTL）による細胞傷害	標的細胞の細胞傷害，破壊

　図10に代表的なII型自己免疫疾患と，その発症機序を示した．
　III型自己免疫疾患は，血液中の抗原とそれに対する自己抗体によって形成される免疫複合体が血管壁に沈着し，その部位で補体あるいは好中球の活性化を誘導し，炎症を惹起する．免疫複合体病ともよばれる．

1/ 免疫学の必須基礎知識

Ⅱ型自己免疫疾患

ⓐ 自己免疫性溶血性貧血　　ⓑ グッドパスチャー症候群　　ⓒ 重症筋無力症

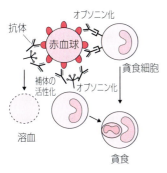
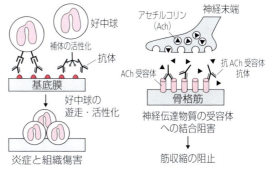

オプソニン化による赤血球の貪食と細胞膜融解（溶血）

肺胞と腎糸球体の基底膜に共通する抗原に対する自己抗体による組織傷害

自己抗体によるアセチルコリン受容体への結合阻害による筋力低下

図10 自己抗体による細胞・組織傷害

　DNA あるいは核内タンパクなどに対する自己抗体が血流中で免疫複合体を形成し，小動脈，腎糸球体や関節滑膜に沈着して，血管炎，腎炎や関節炎を発症する全身性エリテマトーデス（SLE）が代表的疾患である．

K　アレルギー

　アレルギーとは，広義には抗原が抗体あるいは感作されたT細胞と必要以上に反応した結果生じる，生体にとって有害な過敏反応である．この場合，抗原は外来または自己の抗原であってもよい．自己抗原に対する過敏反応が，前項で説明した自己免疫疾患であり，アレルギー分類に示すⅡ型，Ⅲ型，Ⅳ型アレルギーに含まれる．一方，狭義には，アレルギーとはIgEが関与した全身性または局所性の急激に起こる即時型過敏反応であり，アレルギー分類に示すⅠ型アレルギーあるいはアナフィラキシー反応を指す．この反応を惹き起こす抗原をアレルゲンとよび，代表的な疾患として，喘息，アレルギー性鼻炎，アトピー性皮膚炎

〔I 総論〕1. 生殖免疫学を理解するために

表4 組織あるいは臓器特異的な自己免疫疾患の例（Ⅱ型）

疾患名	自己抗原	メカニズム	病態
細胞表面・組織に特異的な自己抗体が原因となる疾患例			
自己免疫性溶血性貧血	赤血球膜抗原	オプソニン化による赤血球の貪食と細胞膜融解（溶血）	溶血性貧血
自己免疫性血小板減少性紫斑病	血小板インテグリン	オプソニン化による血小板の貪食	点状出血
尋常性天疱瘡	表皮細胞間接着分子（デスモグレイン）	自己抗体による表皮細胞からのタンパク分解酵素の活性化	水疱
水疱類性天疱瘡	表皮基底膜抗原	表皮基底膜の接着分子に対する抗体による傷害	痒性紅斑，水疱
抗好中球細胞質抗体（ANCA）による血管炎	好中球の顆粒タンパク	好中球の脱顆粒とそれによる炎症	血管炎
グッドパスチャー症候群	肺胞と腎糸球体の基底膜に共通する抗原	補体あるいはFc受容体を介した好中球の活性化による炎症	肺出血・腎炎
生理活性物質あるいはその受容体に対する自己抗体が原因となる疾患例			
重症筋無力症	アセチルコリン受容体	自己抗体によるアセチルコリンの受容体への結合阻害	筋力低下
グレーブス病	TSH受容体	自己抗体によるTSH受容体の活性化	甲状腺機能亢進症
悪性貧血	胃壁細胞の内因子*	自己抗体による内因子とビタミンB_{12}の結合阻害	貧血

(*内因子: ビタミンB_{12}に結合してその吸収を助ける)

や食物アレルギーなどがある．

　IgEによる即時型アレルギーの発生機序を 図11 に示す．①アレルギー素因（アトピー）のヒトでは，抗原（アレルゲン）に感作されるとTh2細胞が誘導される．②Th2細胞由来のIL-4と細胞表面抗原CD40リガンドはB細胞を刺激し，アレルゲン特異的なIgE産生を誘導する．また，Th2細胞はIL-5とIL-13を産生し，好酸球の増多と炎症部位への集積を起こす．③IgEは好塩基球やマスト細胞の表面にある高親和

1/ 免疫学の必須基礎知識

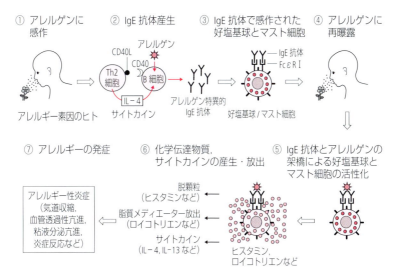

図11 I型アレルギーの概略

性IgE受容体（FcεRI）に結合する．次に，④アレルゲンに再曝露されると好塩基球やマスト細胞上のIgEがアレルゲンで架橋される．⑤IgE分子の架橋によってFcεRI自体も架橋され好塩基球やマスト細胞は活性化される．⑥活性化された好塩基球やマスト細胞は種々の化学伝達物質（ヒスタミンやロイコトリエンなど）とサイトカイン（IL-4, IL-13など）を放出し，さまざまな組織傷害（アレルギー性炎症），例えば，気道収縮，血管透過性亢進，粘液分泌亢進，炎症反応などを惹き起こす．

◀文献▶

1) Abbas AK, Lichtman AH, Pillai S, editors. Innate Immunity. In: Cellular and Molecular Immunology, 8th ed. Philadelphia: ELSEVIER; 2014. p.51-86.
2) 熊ノ郷淳, 阪口薫雄, 竹田 潔, 他, 編. 免疫学コア講義 改訂4版. 東京: 南山堂; 2017. p.129.
3) Abbas AK, Lichtman AH, Pillai S, editors. Effector Mechanisms of Humoral Immunity. In: Cellular and Molecular Immunology, 9th ed. Philadelphia: ELSEVIER; 2018. p.275-98.
4) Spits H, Artis D, Colonna M, et al. Innate lymphoid cells--a proposal for uniform nomenclature. Nat Rev Immunol. 2013; 13: 145-9.

〔Ⅰ 総論〕1. 生殖免疫学を理解するために

5) Abbas AK, Lichtman AH, Pillai S, editors. Specialized Immunity at epithelial barriers and in immune privileged tissue. In: Cellular and Molecular Immunology, 9th ed. philadelphia: ELSEVIER; 2018. p.299-324.

6) Abbas AB, Lichtman AH, Pillai S. editors. Immunologic Tolerance and Autoimmunity: Cellular and Molecular Immunology, 9th ed. philadelphia: ELSEVIER; 2018. p.325-50.

〈善本知広〉

2/ 腫瘍免疫

A はじめに

　がんの三大標準治療である外科療法，放射線療法，そして抗がん化学療法はそれぞれ著しい進展を遂げているものの，がんの完全治癒はいまだ困難な現状であり，がんに対する新規治療戦略の開発は喫緊の課題といえる．このような背景のなか，近年におけるさまざまな基礎的解析を礎石とした腫瘍免疫学（Immuno-oncology）の発展と免疫抑制阻害薬を用いた多くの臨床試験の結果を受けて，がん免疫療法（cancer immunotherapy）の開発が急速に進められている．特に，免疫応答を負に制御する CTLA-4 や PD-1 などの免疫チェックポイント分子を標的とした治療は，悪性黒色腫や非小細胞肺癌，さらにはホジキンリンパ腫などに対してきわめて優れた抗腫瘍効果を示し，がん治療における 1 つのパラダイムシフトを引き起こした[1].

　これまでに，婦人科領域のがん免疫療法において承認された薬剤はないものの，本邦で 2011 年 9 月より医師主導型治験として，再発・進行卵巣癌症例に対する抗 PD-1 抗体を用いた第 II 相臨床試験が行われた結果，世界に先駆けて卵巣癌に対する抗 PD-1 抗体の有効性と安全性が示された．これらの臨床試験の結果は，革新的な免疫抑制阻害薬というツールを通じて，卵巣癌における有望な新規治療戦略へと展開されることが期待されている．

　以上の背景を鑑みるに，婦人科がんを含めたさまざまな悪性腫瘍において，腫瘍免疫学を基盤としたがん免疫療法への期待は今後ますます高まることが予想され，がんと免疫系との相互作用における多種多様な分子機構を理解することの重要性は論をまたない．本項では，まず腫瘍免疫学のこれまでの歴史的背景を踏まえたうえで，腫瘍免疫における免疫担当細胞のそれぞれの役割について概説する．さらに，がん免疫療法を取り巻く新しい潮流として，近年注目されている免疫チェックポイント阻害薬について，それに関わる免疫病態，そして作用機序と抗腫瘍効果に関してその詳細を述べる．

〔I 総論〕1. 生殖免疫学を理解するために

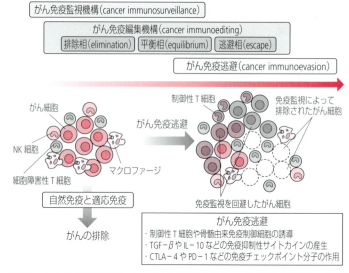

図1 がんの進展過程における免疫系の関与：免疫監視機構と免疫編集機構
がん細胞は，がん微小環境において多面的な免疫抑制機構を獲得し，免疫監視機構から逃避する．

B 腫瘍免疫学の歴史

　がん免疫療法の歴史は，1891年の「Coley's toxins」の開発がその嚆矢とされている．アメリカの外科医 W. B. Coley は，丹毒を発症したがん患者において腫瘍の退縮がみられたことを手懸かりとし，菌毒素を主体とした Coley's toxins を開発し，進行がん患者に対する免疫療法の有効性を世界で初めて示した．その後，20世紀初頭にドイツの細菌学者 P. Ehrlich は，動物モデルを用いて継代可能ながん細胞株を樹立するとともに，免疫系が機能することでがんを排除し生体を防御するという学説を発表した．1950年代に入ると，オーストラリアのウイルス学者 F. M. Burnet らによって，生体内では遺伝子変異が常に起こり異常細胞が出現するものの，その段階で免疫系によって認識され排除されるという「がん免疫監視機構（cancer immunosurveillance）」が提唱され図1，近代腫瘍免疫学が緒に就いた．さらに，21世紀に入って間もなく R. D. Schreiber らによって，免疫系はがん細胞の増殖を制御しつつ，その結

2/ 腫瘍免疫

果としてより免疫原性の低いがん細胞の進展を促進するといった分子メカニズムが明らかにされ，これらのがんの進展における一連の過程は，「がん免疫編集（cancer immunoediting）」という概念に発展し現在に至っている 図1 ．これらの過程は3つに大別されるが，それぞれ①がん細胞が自己の免疫系によって排除される排除相（elimination），②排除相において残存したがん細胞と免疫系が拮抗している平衡相（equilibrium），そして③がん細胞が免疫監視機構をくぐり抜けて増殖を回避する逃避相（escape）に分けられる．つまり，がん細胞が腫瘍を形成し顕在化した状態とは，すでに免疫抑制環境を形成し，免疫逃避immunoevasion の状態にあるといえる 図1 ．

C 腫瘍免疫に関与する免疫担当細胞：自然免疫および適応免疫機構

腫瘍免疫学の進歩によって，がん免疫監視機構に関わるそれぞれの免疫細胞の相互作用ならびに分子レベルでの病態の解明が進められており，これらの研究の成果はがん免疫療法を含む臨床応用に向けた枢要な第一歩となっている．生体のがん免疫系において，種々の免疫担当細胞は自然免疫ならびに適応免疫機構に関与しており，それぞれの細胞の精緻な連携によって生体に生じた異常細胞の排除を行っている．

1 自然免疫（innate immunity）

自然免疫を担当する免疫細胞には，ナチュラルキラー（NK）細胞，ナチュラルキラーT（NKT）細胞，そしてマクロファージなどがある．これらの細胞はT細胞受容体のような多様性を示す抗原受容体を有せず，抗原認識能は限定的である．

NK細胞は細胞内に細胞障害顆粒を豊富に含んだ大型の細胞である．がんの発生初期段階において，NK細胞はがん細胞を迅速かつ直接的に認識しそれらを破壊すると同時に，種々のサイトカインを分泌し免疫系を活性化する．活性化したNK細胞は，IFNγを分泌することで，T細胞やマクロファージなどの免疫系の活性化に関わっている．

NKT細胞はその名称に由来するように，NK細胞とT細胞の受容体を共発現しており，抗原提示細胞によって提示されたMHCクラスI分子様のCD1d分子に結合した糖脂質抗原を認識し活性化する．活性化

〔Ⅰ　総論〕1. 生殖免疫学を理解するために

したNKT細胞は，自ら細胞障害顆粒のパーフォリンやグランザイムなどのエフェクター分子を産生し，直接的な細胞障害活性を示す．さらに，NKT細胞は種々のサイトカインやケモカインを大量に産生して，NK細胞や細胞障害性T細胞を活性化するとともに，樹状細胞との相互作用を通じて，自然免疫から適応免疫への橋渡しを行うことで，間接的な抗腫瘍効果にも関与している．

　マクロファージは機能的にM1とM2に分類されており，互いに相反するサイトカインによって調節されている．M1マクロファージは，TNF-α，IL-1β，そしてIL-6などの炎症性サイトカインならびにケモカインの分泌に関わり，抗原提示細胞としてMHCクラスⅡ分子と抗原をTリンパ球に提示して活性化させる．その結果，好中球などの炎症細胞を病巣部へと誘導し炎症を惹起する（古典的活性化（classical activation））．その一方で，M2マクロファージは抑制性サイトカインであるTGF-βやIL-10などの産生に関与しており，抗腫瘍効果によって死滅した異常細胞の破片を貪食し，炎症の終息ならびに組織修復の役割を担っている（代替的活性化（alternative activation））．特に，腫瘍組織に浸潤する腫瘍関連マクロファージ（tumor-associated macrophage: TAM）は，主にM2マクロファージが関与しており，がん微小環境における免疫抑制ならびに腫瘍の増殖を促進している．

2　適応免疫（adaptive immunity）

　適応免疫系は，腫瘍免疫にとって最も重要なT細胞を主体とした免疫応答である．これらの機構は，T細胞が抗原提示細胞によって提示されたがん抗原を認識することが起点となり（起動相（priming phase）），活性化したT細胞は多様な免疫細胞と協調してがん細胞を攻撃する（効果相 effector phase）．

　樹状細胞は，突起を長く伸ばした形態的な特徴から命名され，生体を恒常的に監視する最も強力な抗原提示細胞として機能する．樹状細胞は，NK細胞によって破壊された細胞断片を貪食した後，がん抗原を分解しがん抗原ペプチドとしてT細胞に提示する．

　T細胞は造血幹細胞から分化しT細胞前駆細胞となり，一次リンパ節である胸腺において増殖する．未熟なT細胞である胸腺細胞はT細胞受容体を編成し，胸腺内で正と負の選択を受けて，細胞障害性T細

胞, ヘルパー T 細胞, あるいは制御性 T 細胞などに分化して機能する. 細胞障害性 T 細胞は, MHC クラス I 分子に提示されたがん抗原ペプチドを T 細胞受容体によって認識することで活性化される. 活性化した細胞障害性 T 細胞は, パーフォリンやグランザイム, IFNγ, TNF-α などを産生すると同時に, Fas リガンドを介してがん細胞を攻撃する. ヘルパー T 細胞は MHC クラス II 分子に提示されたがん抗原ペプチドを認識して活性化される. 活性化されたヘルパー T 細胞は, IL-2, IL-4 や IFNγ などを産生し, 細胞障害性 T 細胞の活性化の補助ならびに B 細胞の分化と抗体産生を促進する. 制御性 T 細胞は, 自己に対する過剰な免疫を抑制する機能を有する. つまり, 自己寛容や免疫恒常性の維持に深く関与しており, その機能の破綻は自己免疫性疾患の発症につながることが知られている. 特に, 制御性 T 細胞は, 種々の免疫チェックポイント分子 (CTLA-4, PD-1, TIM-3) を発現しており, 生体のがんに対する免疫応答を負に制御する.

　B 細胞は, 液性免疫の中心的な役割を果たしており, 抗原特異的な抗体である免疫グロブリンを産生することによって生体防御の一翼を担っている. 一次リンパ組織である骨髄において造血幹細胞から初期段階の分化を終え未熟 B 細胞となった後, B 細胞は骨髄から二次リンパ組織である脾臓やリンパ節に移動して成熟し, 最終的に抗体産生細胞である形質細胞へと分化する. B 細胞は抗原特異的受容体と MHC クラス II 分子を併せもち, 抗原提示細胞としてヘルパー T 細胞に抗原を提示する機能を保持している.

D　がん免疫療法の新たな潮流: 免疫チェックポイント阻害薬

　近年, がんの生物学や発がん機構に関するさまざまな知見が集積された結果, 炎症や感染を背景とした遺伝子の発現変化や変異の蓄積などによって, がんが発症することが明らかにされている. そして, これらのメカニズムによって生じたがん細胞において, 特異的に発現する変異タンパク質に由来する変異ペプチドが作用することで, がん細胞は「非自己」として免疫系に認識されることになる. そのため理論上では, 非自己性を有するがん細胞は, すべて宿主免疫機構によって排除されることになるが, がん細胞はがん免疫微小環境において, 制御性 T 細胞や骨

〔Ⅰ　総論〕1. 生殖免疫学を理解するために

髄由来免疫抑制細胞の誘導，TGF-β や IL-10 などの免疫抑制性のサイトカインやケモカインの産生，さらには T 細胞上に発現する CTLA-4 や PD-1 などの免疫チェックポイント分子の働きによって，多面的な免疫抑制機構を獲得し巧みに免疫監視機構から逃避しながら進展していく 図1 .

　近時，がん免疫療法は飛躍的な進歩を遂げており，がんと免疫系の相互関係における分子生物学的な特性を標的としたさまざまな新規薬剤を用いた臨床試験が行われている．その中で，最近注目されている免疫チェックポイント阻害薬は，がん細胞による宿主免疫を回避する分子機構の阻害，いわゆる「免疫抑制の解除」によって，がん細胞の非自己性を免疫系に再度認識させることで，抗腫瘍効果を発揮する． 表1 に主な免疫チェックポイント阻害薬とその開発状況を示す．

1　CTLA-4 阻害薬

　免疫チェックポイント分子である CTLA-4 は，T 細胞活性化の初期において主にリンパ組織での抗原提示に関与している．*CTLA-4* 遺伝子は，1987 年に世界で初めて P. Golstein らによってクローニングされた[2]．CTLA-4 は CD28 受容体ファミリーのメンバーであり，活性化した T 細胞や制御性 T 細胞表面に発現しており，抗原提示細胞の表面上のリガンドである CD80 や CD86 分子と結合し T 細胞の活性化を抑制する．従来，CTLA-4 は過剰な免疫応答の制御に関わることが知られていたが，動物実験による解析において，CTLA-4 の機能阻害が活性化した T 細胞を抑制し，結果としてがん細胞に対する免疫応答を増強させることが見い出された．

　以上の解析結果をうけて，新しい免疫抑制阻害薬として完全ヒト型抗 CTLA-4 抗体イピリムマブ ipilimumab が開発された．進行した悪性黒色腫に対する第 III 相臨床試験において，イピリムマブ単独群，腫瘍抗原である gp100 ペプチドワクチン単独群，そしてイピリムマブと gp100 併用群の 3 群間でのランダム化比較試験が行われた結果，イピリムマブ単独群およびイピリムマブと gp100 併用群では統計学的な有意差をもって全生存期間の改善が示された．これらの大規模臨床試験の結果から，2011 年 3 月に米国食品医薬品局（Food and Drug Administration: FDA）は，「切除不能または転移性悪性黒色腫」に対する新規治療薬と

2/ 腫瘍免疫

表1 主な免疫チェックポイント阻害薬（抗 CTLA-4 抗体，抗 PD-1 抗体，抗 PD-L1 抗体）とその開発状況

分類	治療薬	承認状況（国内）	対象疾患	開発段階 国内	開発段階 海外
CTLA-4 阻害薬	イピリムマブ ipilimumab	承認	悪性黒色腫	販売	販売
		未承認	非小細胞肺癌，小細胞肺癌，腎細胞癌，頭頸部癌	第Ⅲ相	第Ⅲ相
PD-1 阻害薬	ニボルマブ nivolumab	承認	悪性黒色腫，非小細胞肺癌，腎細胞癌，ホジキンリンパ腫	販売	販売
		未承認	頭頸部癌	申請	販売
		未承認	尿路上皮癌	第Ⅲ相	申請
		未承認	胃癌，食道癌，胃食道接合部癌，小細胞肺癌，肝細胞癌，膠芽腫，悪性胸膜中皮腫	第Ⅲ相	第Ⅲ相
		未承認	卵巣癌，中枢神経系原発リンパ腫／精巣原発リンパ腫	第Ⅰ/Ⅱ相	第Ⅰ/Ⅱ相
		未承認	子宮頸癌，子宮体癌，胆道癌および軟部肉腫	第Ⅰ/Ⅱ相	-
	ペムブロリズマブ pembrolizumab	承認	悪性黒色腫	承認	販売
		未承認	非小細胞肺癌，ホジキンリンパ腫	申請	販売
		未承認	頭頸部癌	第Ⅲ相	販売
		未承認	膀胱癌，乳癌，胃癌，多発性骨髄腫，食道癌，大腸癌	第Ⅲ相	第Ⅲ相
PD-L1 阻害薬	アテゾリズマブ atezolizumab	未承認	非小細胞肺癌，尿路上皮癌	第Ⅲ相	販売
		未承認	小細胞癌，乳癌，腎細胞癌	第Ⅲ相	第Ⅲ相
	デュルバルマブ durvalumab	未承認	非小細胞肺癌，膀胱癌，頭頸部癌	第Ⅲ相	第Ⅲ相
		未承認	胃癌	第Ⅱ相	第Ⅱ相
		未承認	肝臓癌	第Ⅱ相	第Ⅱ相
	アベルマブ avelumab	未承認	メルケル細胞癌	第Ⅱ相	申請
		未承認	膵癌，胃癌，腎細胞癌，卵巣癌，膀胱癌，頭頸部癌	第Ⅲ相	第Ⅲ相

JCOPY 498-06088

〔I 総論〕1. 生殖免疫学を理解するために

してイピリムマブを承認した．その後，本邦においては 2015 年 7 月に「根治切除不能な悪性黒色腫」を適応として承認取得に至っている．

婦人科がん領域においては，プラチナ感受性の再発卵巣癌に対して，イピリムマブの安全性および有効性に関する第 II 相臨床試験が進行中であり，その解析結果が待たれる．

2 PD-1 阻害薬

PD-1 は T 細胞活性化後期に機能する免疫チェックポイント分子であり，主に炎症局所において細胞障害性 T 細胞が標的細胞を攻撃する際に作用することが知られている．1992 年に京都大学の本庶らによって *PD-1 遺伝子*はクローニングされた[3]．PD-1 は CD28 受容体ファミリーに属する I 型膜貫通タンパクであり，活性化した T 細胞および B 細胞，NK 細胞，単球や樹状細胞に発現している．PD-1 欠損マウスを用いた解析の結果から，PD-1 は生体内において免疫反応を負に制御していることが確認されている．すなわち，T 細胞表面上に存在する PD-1 は，抗原提示細胞上に発現するリガンドである PD-L1 と結合することで，制御性シグナルを伝達し，T 細胞の増殖やサイトカイン産生，そして細胞障害活性を阻害する．

これらの基礎的解析の検証を背景として，完全ヒト型抗 PD-1 抗体であるニボルマブ（nivolumab）が新たに開発され，2006 年より米国において進行性の悪性黒色腫，非小細胞肺癌，腎細胞癌に対する臨床試験が開始となった．そして，2014 年に世界に先駆けてわが国において，ニボルマブは「根治切除不能な悪性黒色腫」に対する新規治療薬として承認され，2015 年には非小細胞肺癌においても追加承認された．現在では，腎細胞癌やホジキンリンパ腫においても承認がなされており，その他にもさまざまながん腫に対する臨床試験が進行している．

婦人科領域では，京都大学が中心となって，2011 年 9 月より医師主導型治験として，「プラチナ抵抗性再発・進行卵巣癌に対する抗 PD-1 抗体を用いた免疫療法に関する第 II 相試験」が施行された．その結果，先述のように世界で初めて卵巣癌に対するニボルマブの抗腫瘍効果ならびにその安全性が明らかにされており，現在多施設共同の企業治験へと展開されている[4]．また，国内において子宮頸癌ならびに子宮体癌を対象とした第 II 相試験も進行中である．

3　PD-L1 阻害薬

　PD-L1 は PD-1 受容体のリガンドの 1 つであり，PD-1 に結合することで T 細胞の活性化を抑制する．PD-L1 の発現は，抗原提示細胞，T 細胞や B 細胞に発現しており，炎症刺激によってその発現が誘導される．また PD-L1 は，がん細胞表面においても発現がみられ，悪性黒色腫や腎細胞癌，膀胱癌，胃癌，膵臓癌，そして卵巣癌の各腫瘍組織での発現が確認されている．特に卵巣癌におけるこれまでの報告をみると，PD-L1 高発現の症例群では，全生存率および無増悪生存率において統計学的な有意差をもって予後不良であることが明らかにされている[5]．さらに，多変量解析による解析の結果から，種々の免疫抑制因子の中で唯一 PD-L1 の発現は卵巣癌の独立した予後不良因子であることが証明されている[5]．つまり，PD-1/PD-L1 経路は，卵巣癌の免疫チェックポイント機構においてきわめて重要な役割を果たしている可能性が考えられる[5]．

　本庶らの研究グループは，動物実験において PD-L1 阻害薬による抗腫瘍効果を示し，これらの治療効果が PD-1 シグナルの抑制によることを証明した．爾来，さまざまな PD-L1 阻害薬の開発が精力的に進められている現状にある．現在開発中の抗ヒト PD-L1 抗体としては，アテゾリズマブ（atezolizumab），デュルバルマブ（durvalumab），アベルマブ（avelumab）などがあり，卵巣癌を含めたさまざまな悪性腫瘍に対する第 III 相試験が進行中である．その中で，アテゾリズマブは 2016 年に FDA によって，尿路上皮癌ならびに非小細胞肺癌に対する承認が得られている．

E　おわりに

　2015 年 1 月に当時の米国大統領であった Barack Obama は，一般教書演説の中で，個別化医療（personalized medicine）をさらに進展させた「Precision Medicine Initiative」について論及するなど，現在米国においては将来的な個別化医療の実現に向けた体制づくりが国家レベルで強力に推し進められている．そのような背景において，腫瘍免疫学を基盤としたがん免疫療法は，手術療法，放射線療法，そして抗がん化学療法に続く「第四のがん治療」として脚光を浴び，飛躍的な進歩を遂げて

いる．特に，がん免疫逃避機構に関わる免疫チェックポイント分子を標的とした治療は，従来のがん標準治療法を凌駕する成績が示されており，すでにいくつかの悪性腫瘍においては標準治療としての地位を確立しつつある．その一方で，一部のがん腫を除きその全体的な奏効率は10〜30％と決して高いとはいえず，従来の細胞障害性の抗がん剤や分子標的治療薬とは異なる免疫系に特徴的な有害事象がみられるなど，いまだ解決すべき課題を多く抱えている．

今後は，将来的な個別化医療を見据えて，それぞれのがん腫や個々の患者に最適な治療法を選択するために，症例個々の免疫病態を予測する新たなバイオマーカーの開発がきわめて重要な役割を果たすものと考えられる．これまでの腫瘍免疫学を礎としたがんと免疫系の相互作用における緻密で精巧な分子機構のさらなる解明が，有望な新規薬剤の開発ならびに免疫療法を含む集学的な治療戦略の構築を通じて，がんの完全治癒に繋がることを期待してやまない．

◀ 文献 ▶

1) Mellman I, Coukos G, Dranoff G. Cancer immunotherapy comes of age. Nature. 2011; 480: 480-9.

2) Brunet JF, Denizot F, Luciani MF, et al. A new member of the immunoglobulin superfamily--CTLA-4. Nature. 1987; 328: 267-70.

3) Ishida Y, Agata Y, Shibahara K, et al. Induced expression of PD-1, a novel member of the immunoglobulin gene superfamily, upon programmed cell death. EMBO J. 1992; 11: 3887-95.

4) Hamanishi J, Mandai M, Ikeda T, et al. Safety and antitumor activity of anti-PD-1 antibody, nivolumab, in patients with platinum-resistant ovarian cancer. J Clin Oncol. 2015; 33: 4015-22.

5) Hamanishi J, Mandai M, Iwasaki M, et al. Programmed cell death 1 ligand 1 and tumor-infiltrating CD8[+] T lymphocytes are prognostic factors of human ovarian cancer. Proc Natl Acad Sci USA. 2007; 104: 3360-5.

〈本原剛志　片渕秀隆〉

3 感染免疫

微生物は我々の皮膚や粘膜表面に数多く共生し，常在菌叢を形成している．常在菌はビタミンKや乳酸など有用な物質を産生し，また胆汁酸を代謝するなど我々の生存に必須ではあるが，宿主の抵抗力が低下したり，物理的バリアが低下すると組織に侵入する．これを検知して身体を微生物の侵入増殖から守るのが感染免疫の働きである．多くの感染性病原体は正常な粘膜防御機構を破壊して組織に侵入する機構を有するが，菌交代現象による弱毒菌や薬剤耐性菌も正常な菌叢を破綻させ，宿主に重篤な感染症をもたらすことがある．感染症を予防する最も確実な方法は適切なワクチンの開発であるが，これには感染免疫の理解が必須である．

A 感染症とは

感染症は何らかの病原体（細菌，真菌，原虫，ウイルス，プリオン）が宿主に感染して発症する疾患であり，病原体の増殖や産生する毒素による宿主組織の障害と宿主の生体反応によって各々の疾患に特異な病態が形成される．感染する病原体の種類と宿主の応答により，疾患像と予後が著しく異なるが，病原体の毒性に加えて宿主側の免疫応答の理解が重要である．

B 常在菌叢と寛容

ヒトの皮膚や消化管は無数の微生物叢に覆われる．大部分は無害であるのみならず，我々の身体を病原微生物から守る働きがある．粘膜下に分布する免疫細胞はこれらの常在微生物に対して，寛容が成立している．また，消化管では常在菌を宿主とする多くのバクテリオファージが存在して複雑な生態系を形成している．また，ヒト細胞を宿主とする少数のウイルスが存在し，常在ウイルス叢（ウイローム）を形成している．かっては無菌と考えられてきた子宮内にも少数の常在菌が存在し，血中にも常に少量のウイルスが循環していることが明らかになった．

〔Ⅰ　総論〕1. 生殖免疫学を理解するために

C 生体防御系の成り立ち

過去10年の間に感染免疫学でもっとも進歩したのは前述のマイクロバイオームの意義ならびに自然免疫の働きである．T細胞やB細胞に代表される獲得免疫に比べ，特異性は低いが即効性の高い自然免疫が感染性病原体に反応するが，その後の獲得免疫とクロストークして生体防御系を支えることになる．

D 感染の検知

粘膜面に存在する大多数の微生物は非病原性であるが，宿主の抵抗力が低下したり，物理的バリアが破綻すると組織に侵入しようとする．

1　液性因子による検知

抗菌ペプチド　体表に分布する上皮や外分泌腺は10〜数十アミノ酸残基よりなるさまざまな抗菌ペプチドを分泌する．これらは塩基性アミノ酸に富み，陽性荷電しているため陰性荷電している細菌の細胞膜に結合しやすい．さまざまな種類のデイフェンシンやSLPIが発見されており，グラム陰性菌，陽性菌，真菌に抗菌活性がある．頸管粘液中にも多く分泌され，子宮内への雑菌の侵入を妨げるが，排卵期に特に多い．母乳や唾液中のラクトフェリンは鉄をキレートするが，ラクトフェリンが胃粘膜で切断されて生じるラクトフェリシンは抗真菌作用がある．

補体　補体系は無脊椎動物から進化のうえで保存され，高度に発達した生体防御系である．10種類以上の血清タンパクからなるカスケードであるが，中心となるC3の分解に3つの経路が存在する．レクチン経路では炎症によって肝臓で誘導されるCRPやMBPが各々細菌表面のフォスファチジルコリンやマンノースを認識して活性化する．活性化CRPにC1が結合して高次構造が変化し，C1sにプロテアーゼ活性が生じる．マンノースはMBPを介してMASPを活性化し，これもプロテアーゼ活性を誘導する．これらが，C2, C4を限定分解し，C3転換酵素を誘導する．これに対し，古典経路では標的に結合したIgG抗体やIgM抗体がC1に結合して活性化を誘導する．さらに副次

3/ 感染免疫

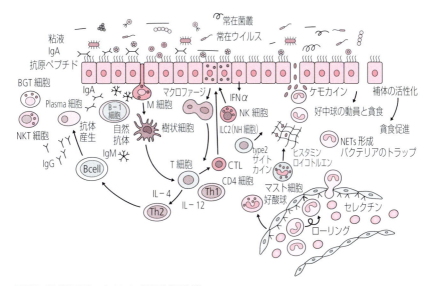

図1 粘膜局所における感染防御機構

経路ではC3自身の自然分解により生じ，一定レベルの活性化レベルを維持する．古典経路では獲得免疫による活性化が必須であり，進化のうえでは最も新しいが，病原特異的な認識を既に存在した補体系に結び付ける適応進化である．いずれの系でも活性化したC3bによって微生物表面でC5, C6, C7, C8による連鎖反応を誘導し，C8が細胞膜を傷害する．ナイセリアではさらにC9の活性化が必須である．iC3b補体が結合した微生物は，食細胞上のCD11bやCD11cに認識されて貪食されやすくなるがこれをオプソニン活性という．

2 細胞表面分子による検知

食細胞は異物を貪食するが，その時点で簡単な自己・非自己認識を行う必要がある．

レクチン 貪食細胞はCa^{++}存在下に糖鎖に結合する性質をもつタンパク（C型レクチン）を表面に発現し，微生物を認識する．細菌のもつマンノースやフコースを認識するマンノース受容体や，真菌のβグルカンやαマンナンを認識するdectin-1, dectin-2が重要である．マンノース受容体の1つであるDC-SIGNはLewis抗原やICAM-2, 3,

〔Ⅰ　総論〕1．生殖免疫学を理解するために

HIV の gp120 にも結合する．

TLR　ショウジョウバエの発生で背腹軸を決定する Toll に類似したレセプター（Toll like receptor：TLR）として発見された．ショウジョウバエでは真菌感染に対する抗菌ペプチド誘導因子として作用するが，哺乳類でも 10 種類が同定され，表 4 に示すようなリガンドと結合する．TLR1, 2, 4, 5, 6, 10, 11 は細胞表面に発現して細菌や原虫を認識し TLR3, 7, 8, 9 は細胞内のエンドゾームに発現してウイルスを認識してインターフェロンを誘導する．一部のウイルスは細胞表面の TLR によって直接認識を受ける．

3　細胞内分子による検知

NOD　前述の細胞内 TLR に加えて，NOD-1, NOD-2 はペプチドグリカンを認識して多量体化し，CARD を介して RICK を活性化し，NF-kB の活性化を誘導する．

インフラマソーム　NOD 類似レセプター（NOD like receptor）ファミリーとよばれる一群の分子は同様に活性化するが，RICK を介した NF-kB の活性化の代わりに ASC を介してカスパーゼ I を活性化し，IL-1β や IL-18 の活性化を誘導する．同様に IPAF はフラジェリンを認識して活性化し，クライオピリンはウイルス RNA や細菌毒素を認識して活性化し，IL-1β や IL-18 を誘導する．これら炎症性サイトカインを活性することから，これらの分子集合体をインフラマソームと総称する．

　RLR と AIM2 による非自己核酸の認識：RIG-I や MDA-5, LGP-2 などの RLR（RIG-I receptor family）は細胞内で複製を開始したウイルス RNA を認識し，NF-kB や IRF を活性化する．その認識機構は完全には明らかでないが，二本鎖 RNA やキャップ構造の有無を認識していると考えられる．これに対し，AIM2 は 50 塩基対以上の異種 DNA を認識し，カスパーゼ 1 を介して炎症性サイトカインを誘導するとともにカスパーゼ 3 を介して細胞死を誘導する．

4　細胞変性・細胞死の認識

　マクロファージは病原微生物のみならず，死細胞や変性細胞の除去に作用するが，その認識には細胞膜の変性が関与する．細胞を構成する脂

質二重膜はホスファチジルコリンが外層にホスファチジルセリンとホスファチジルイノシトールは内層に偏在するがアポトーシスにより内層のPSが露出し，貪食の対象となる．この場合は危険シグナルは誘導されないが，ネクローシスの場合にはHSP-70やHSP-90，IL-1α，IL-33，HMGB1などの危険信号alarninが放出されて炎症を誘導する．

E 自然免疫による感染体処理

1 食細胞の動員と貪食

上皮細胞に細菌が付着すると，CCL5やCXCL8などのケモカインが誘導される．また細菌を貪食したマクロファージや樹状細胞は炎症性サイトカインと各種のケモカインを誘導して好中球と単球を炎症局所に誘導する．補体の分解産物C3aやC5a，細菌由来のホルミルペプチドも好中球遊走因子である．血中を循環する好中球は膜型C型レクチンの1つであるLセレクチンとPSGL-1という糖鎖リガンドを発現し，各々血管内皮のアドレシンとPセレクチンを認識し，結合と解離を繰り返すことで血管内をローリングしている．炎症部位ではTNFαやロイコトリエンB4，C5a，ヒスタミンなどの作用によって血管内皮が活性化してEセレクチンが誘導され，さらにケモカインによって血管外に遊走するとともにインテグリンの活性化を生じ，貪食能が亢進する．好中球は異物を貪食し，細胞内のリソゾームと融合し殺菌を行う．しかし，この殺菌過程に抵抗性の細菌（リステリアや結核など）も存在する．マクロファージの貪食殺菌能は比較的弱いが，IFNγによって亢進する．

2 NETs形成

好中球は感染部位に遊走して活性化し，細菌を貪食して活性酸素で細菌を殺す．その際に核内のクロマチンを細胞外に放出し，neutrophil extracellular traps：NETsを形成する．NETsは蜘蛛の巣状となり局所に留まって細菌を捉え，細菌は好中球やマクロファージに貪食されやすくするとともにNETsそのものにも殺菌作用がある．この過程はネクローシスやアポトーシスとは異なるタイプの細胞死であるということからNETosisと名付けられている．NETosisに重要な蛋白質シトルリン化はペプチド脱イミノ酵素（PAD4）の遺伝子改変マウスではNETs形

〔Ⅰ 総論〕1. 生殖免疫学を理解するために

成が強く抑制されて易感染性になることから，感染防御に関与すること
が明らかになった．NETs は血小板をトラップして活性化し，血栓形成
に重要な働きをしていることやがん転移，自己免疫疾患の発症にも関与
する．

3 インターフェロン応答

1954 年に長野泰一と小島保彦により，ウイルス感染によって非特異
的に誘導され，非感染細胞をウイルス抵抗性にする因子として発見さ
れ，1957 年に Alick Isaacs によって Interferon と命名された．インター
フェロンには抗ウイルス作用の強い type I IFN（IFNα，IFNβ）と免
疫調節作用の強い type II IFN（IFNγ）があるがともに感染防御に重
要な役割を果たす．

4 NK 細胞の認識と活性化

NK 細胞はウイルス感染細胞や変異細胞の除去に重要な役割を果た
す．NK 細胞の発現する NKG2D の二量体は活性化シグナルを伝達する
受容体であり，ストレス細胞に発現する MIC-A や MIC-B を認識して
細胞傷害性を発揮する．一方，宿主の正常な MHC class I は NK 細胞
の活性化を抑制しているが，これが発現低下すると傷害性が誘導され，
IFN によってさらに増幅を受ける．

5 NK 細胞のサブファミリー

NK 細胞にはさまざまな分化段階があり，ヒトの末梢血では $CD56^{dim}$
$CD16^+$ が多いが，脱落膜や腸管粘膜では $CD56^{bright}CD16^-$ の population
が多い．前者に比べて後者は細胞傷害性が弱く，その代わりに IFNγ
や IL-10 産生能が高い．近年，新たな粘膜型 NK 細胞として IL-22 を
産生する NK22 細胞が注目されている．

6 NK 細胞のメモリー

2009 年獲得免疫系でみられる「免疫記憶」をもつ NK 細胞が報告さ
れた．サイトメガロウイルス感染マウスにおいて早期にウイルス感染細
胞を排除できるとされるがその分子機序は不明であり，一般化できるか
どうかは今後の課題である．

3/ 感染免疫

F 自然免疫と獲得免疫の橋渡し

1 樹状細胞と抗原提示

　自然免疫で排除できない病原体は獲得免疫系による排除を受けるが，その際に自然免疫系による処理を受ける．この過程で重要なのがプロフェッショナル抗原提示細胞である樹状細胞の働きである．樹状細胞は上皮細胞の間隙にあって管腔に触手を伸ばし，抗原を補足する．パイエル板や扁桃が抗原捕捉器官として重要である．腸管細胞のドーム表面に存在する特殊な上皮細胞（M 細胞）はトランスサイトーシスで病原微生物を取り込み基底側の樹状細胞にこれを受け渡す．微生物を捕捉した樹状細胞は TLR リガンドや炎症性サイトカインによって「成熟」し，カドヘリンの発現低下やケモカインレセプター CCR7 発現増強，サイトカイン産生誘導がみられる．そしてリンパ組織特異的な CCL21 の働きでリンパ管リンパ節に移行する．リンパ節では CCL19 によって T 細胞領域に移行するが，その間に抗原は分解されて 8-11 ペプチドとなり，class II MHC のみならず class I MHC に提示される（クロスプレゼンテーション）．

2 NKT 細胞，γδT 細胞，B-1 細胞

　粘膜には NK 細胞のマーカーをもちながら，CD3 を発現し T 細胞受容体の可変部位に VDJ 組換えを起こす NKT 細胞や VαVβ レセプターの代わりに VγVδ レセプターを有する γδT 細胞が存在する．これらは胸腺で分化して粘膜局所に移行するものと粘膜局所で分化増殖するものがあり，いずれも脂質抗原や多糖抗原，HSP-90 などのストレスタンパクを認識する．また，CD5 陽性の B-1 細胞は T 細胞非依存的に自然抗体を産生する．これらの細胞は進化のうえで自然免疫から獲得免疫が分化してきた初期の過程に相当するものであり，粘膜防御に一定の役割を果たすと考えられる．

G リンパ球の活性化とエフェクター機能の獲得

　ナイーブ T 細胞は樹状細胞が提示する MHC・抗原ペプチド複合体を T 細胞受容体で認識し，さらに樹状細胞の発現する B7 ファミリーに

〔I 総論〕1. 生殖免疫学を理解するために

よって共刺激受容体 CD28 に刺激が入ることで活性化し，エフェクター T 細胞となる．T 細胞はその機能によって下記に分類される．

1 Th1 細胞

CD4 細胞が活性化時に IL-12 の刺激を受けて分化する．転写因子 T-bet が分化に必須であり，IL-2, IFNγ, GM-CSF, TNFα, CCL2 など type1 サイトカインを産生し細胞性免疫を賦活する．ケモカイン受容体としては CCR5, CXCR3, CXCR6 を発現し CD40L や FasL などアポトーシス誘導タンパクを産生する．

2 Th2 細胞

CD4 細胞の活性化時に IL-4 の作用を受けて分化する．IL-3, IL-4, IL-5，（IL-6 を含める場合もある），IL-9, IL-10, IL-13 を産生して液性免疫を賦活化する．ケモカイン受容体として CCR4, CCR8 を発現し特徴的な転写因子は GATA3 である．

3 Th17 細胞

比較的最近に発見された T 細胞分画で，ナイーブ T 細胞が TGFβ と IL-6 の作用で分化し IL-17, IL-22, IL-25 を産生する．その活性化には IL-23 が重要である．関節リウマチや多発性硬化症などの自己免疫疾患に深く関わるが，感染免疫では緑膿菌やカンジダなどの難治性感染症の防御に作用する．ケモカインレセプターは CCR6 を発現し，転写因子 RORγt とアリルハイドロカーボン受容体（AhR　いわゆるダイオキシン受容体）を発現するが，後者の生理的リガンドは不明である．マウス消化管ではセグメント細菌がこれを誘導するが，ヒトでは完全には同定されるに至っていない．

4 Treg 細胞

坂口志文らによって発見された免疫応答を抑制する CD4T 細胞で，免疫寛容を司るインターロイキン -2 受容体α鎖である CD25 分子を構成的に発現する．ナイーブ T 細胞が TGF-β によって活性化することによって分化し，マスター転写因子として FoxP3 を発現する．抑制性サイトカインである IL-10 や TGF-β を産生し，あるいは直接接触によ

る免疫抑制を行う．FoxP3 誘導には TCR 刺激によるエピジェネティク調節を受けるという．Treg は胸腺内において自己反応性 T 細胞と共に産生される内在性 Treg 細胞（nTreg）と，TGF-β の存在下における抗原刺激により末梢血中のナイーブ T 細胞から分化誘導される誘導性 Treg 細胞（iTreg）に分けられる．Foxp3 発現は前者においてより安定しているが，後者には Qa-1a 拘束性 CD8$^+$Treg が含まれ，かって多田富雄の提唱したサプレッサー T 細胞の一部が該当する可能性がある．制御性 T 細胞は自己免疫疾患や感染による過剰な組織破壊から生体を守るうえで重要である．

5 Tr1 細胞

CD4 細胞の一部は IL-27 や IL-10 の存在下で FoxP3 陰性，c-Maf 陽性 ICOS 陽性の Tr1 細胞に分化し，免疫応答を負に制御する．IL-10 と IL-21 を産生するがその生理的意義は不明な点が多い．

6 Tfh 細胞

ナイーブ T 細胞がマウスでは IL-6，ヒトでは IL-12 の作用を受けて分化し，IL-12 を高発現する．転写因子 Bcl-6 を高発現し，CCR7 と CXCR5 を発現し，CD40L，ICOS 陽性である．Th1，Th2 サイトカインを共に分泌し，胚中心に局在し抗体産生を調節する．

7 細胞傷害性 T 細胞

ウイルス感染細胞や変異細胞の除去の主役となるのは CD8 陽性の細胞傷害性 T 細胞（CTL）である．細胞傷害活性をもたないナイーブ CD8 陽性 T 細胞の TCR に APC の MHC-class I と共に提示された異物の抗原ペプチドを認識し，同時に共刺激分子からのシグナルが入ることで活性化する．活性化には CD4 陽性 Th 細胞よりも強い補助刺激を要求し，樹状細胞および同一の APC に結合した CD4T 細胞の B7 分子の発現，または IL-2 を必要とする．CTL は細胞傷害物質であるパーフォリン，グランザイム，グラニュライシンなどを細胞内顆粒に蓄え，CCR5 依存性に標的に到達し，これらの傷害物質や FasL を放出して感染細胞を傷害する．CTL の一部はメモリー T 細胞となって，細胞傷害活性をもったまま宿主内に残り同じ異物に曝露された場合に速やかに反

〔I 総論〕1. 生殖免疫学を理解するために

8 B細胞の分化と抗体産生

　B細胞は細胞表面に発現する膜型 IgM に抗原が結合することで活性化し，可用性の IgM 抗体を分泌する．活性化 B 細胞では CCR7 の発現が増強してリンパ節の胸腺依存域に移動し，活性化した T 細胞と会合する．B 細胞は膜型の IgM 抗体を介して結合した抗原をエンドサイトーシスで取り込み，MHC class II に提示することで同一抗原を認識するヘルパー T 細胞が活性化する．活性化 T 細胞は CD40L（CD40L（CD154）を発現して B 細胞の CD40 を刺激するというポジティブフィードバックが働く．活性化 B 細胞は Bcl-6 を発現して濾胞樹状細胞の周囲に CXCL13 によって引き寄せられる Tfh 細胞とともに胚中心を形成する．Tfh 細胞の CD40L や ICOS，IL-21 によって B 細胞の分化と増殖が促進されるが，クラススイッチによる抗体分子種の変換に加えて，体細胞変異により，抗原に対してより親和性の高い抗体産生細胞が誘導される．B 細胞の一部は形質細胞に分化し，より大量の抗体を産生する．

H 感染病原体の排除

1 粘膜表面での水際防御

　健常な皮膚は感染症に対する抵抗性が強いので，病原体が我々の身体に侵入する門戸となるのは粘膜が多い．粘膜表面は粘液中の常在菌叢に加えて抗菌ペプチドや分泌型 IgA が存在して病原菌やウイルスを不活化する．シェーグレン症候群における粘液分泌の減少，BV や性交損傷により腟粘膜に微細損傷があると，感染への脆弱性が増強する．バリアをかいくぐって侵入した病原体は食細胞による処理を受け，感染細胞は NK 細胞や NKT 細胞など特異性の低い細胞性免疫による排除を受ける．針刺し事故や輸血による感染や昆虫媒介感染症ではいきなり病原体が血中に侵入するため，血管内皮細胞や網内系がターゲットとなる．

2 T細胞による感染細胞の破壊

　活性化 T 細胞はケモカインにより感染局所に集簇する．抗原を貪食

したマクロファージや樹状細胞に呈示された抗原を認識して接着し，パーフォリンやグランザイムで感染細胞を破壊する．この過程でTh1型の応答が重要であるが，Th17細胞は好中球を動員し貪食を促進するとともに，骨髄での単球や顆粒球造血を促進する．完全に処理できない場合はCCL2を介して単球，マクロファージが病巣を取り囲み，肉芽腫を形成する．Th2細胞の分泌するtype IIサイトカインは好塩基球，好酸球，マスト細胞を増殖・活性化させ，IgE抗体依存性にヒスタミンやロイコトリエンを放出することで粘液分泌を増加し，また平滑筋を収縮させて病原体を粘膜から除去するように働く．Th17細胞の分泌するIL-17には複数種が存在するが，IL-17EはTh2サイトカインを強く誘導する．

3　抗体による中和

　抗体は異物（抗原）を分解することはできないが，補体の活性化やマクロファージ，好中球などの貪食細胞を活性化して異物を排除する．抗体定常領域のクラスにより活性が異なる．IgMは，五量体構造を取っている．IgMモノマーの抗原特異性は低いが，五量体になり，Fab領域が多く1つにでも抗原が結合するとFc部分の構造が変化して補体を活性化しやすくなるなどのメカニズムで，補体活性化能が強い．IgGは4つのサブクラスに分かれる．IgG1とIgG3が高い補体結合活性を有するが，IgG2, 4は低い．血中で最も多いIgG1はADCC活性やCDC活性などのエフェクター機能が最も高い．IgG2欠損症やIgG3欠損も感染脆弱性があることからいずれも何らかの役割を果たしている．胎盤透過性の高いのはIgG4である．移行抗体は胎児・新生児防御の役割を果たすと同時に不必要な補体の活性化を招かない．IgAは粘膜免疫において重要な役割を果たす．涙，唾液，鼻汁，気管支粘膜，腸管粘膜，尿などに多く含まれて，ヒトのからだの中にある免疫グロブリンの60%はIgAである．組織切片で腸管粘膜下の抗体産生細胞はほとんどがIgAを産生し，二量体を形成している．粘膜上皮細胞のレセプターを介して上皮細胞内を通過し管腔内に分泌される．なお，最近三量体，四量体があることが報告され，さらに抗原親和性が高くウイルスの変異にも対応できるなど，きわめて効率的な粘膜免疫を司っていることが判明した．

〔Ⅰ 総論〕1. 生殖免疫学を理解するために

4 抗体依存性の感染増強

　抗体はウイルスに結合しても必ずしも不活化しないことがある. すなわち異なったサブタイプのデング熱の間では, 抗体が結合しても感染力は喪失せず, 逆に Fc レセプターを介したウイルスの血管内皮への侵入により, 抗体依存性の感染増強をきたすことが知られている. これが二度目の感染でデング熱が重症化（デング出血熱）となることの機序であり, デング熱の流行地域で同じフラビウイルスに属するジカ熱が経胎盤感染をきたしやすい機序の1つと考えられている.

5 免疫記憶の成立とワクチン

　感染性病原体が身体の中から除去されても, 一部の B 細胞と T 細胞は記憶細胞として残存する. これには IL-7 や IL-15 などのサイトカインが必須であるが, 抗原分子（病原体）が残る可能性は低く, 胸腺上皮や腸内細菌の類似抗原が記憶細胞の維持に関わるのではないかと推定されている. 抗体産生誘導には感染のほかにワクチンが有効である. ワクチンには細菌やウイルスの病原性を弱めた生ワクチンと, 病原体の一部を用いた不活化ワクチンや成分ワクチンがある. 前者の方が免疫原性は高いが, ワクチンによる副反応や復帰変異のリスクがある. 後者の場合, 免疫原性が弱いのでブースター効果を狙う複数回投与やアジュバンドの併用が行われる.

6 血清療法と抗体療法・分子標的薬による免疫調節

　1890 年エミール・ベーリングと北里柴三郎による破傷風, ジフテリア抗血清療法の開発は毒素産生菌に対する画期的な治療法となった. しかし, 異種動物に由来する血清は免疫原性が高く反復投与は困難である. その意味で, さまざまな慢性感染症に対して開発されたマウスモノクローナル抗体も無効であった. 近年ヒト型モノクローナル抗体による感染制御として, RS ウイルス F タンパクに対するパリビズマブやモタビズマブの感染予防効果が明らかにされた. さらに, 致死率の高いエボラ出血熱に対し, ウイルス表面の抗原を認識するモノクローナル抗体カクテル（ZMab）が有効とされている. 一方では, 自己免疫疾患やがんに対する分子標的薬や抗体医薬は, TNFα など炎症と感染防御に作用するサイトカインの機能をブロックするので感染脆弱性を誘導する.

I 生殖免疫と感染免疫

1 妊婦における感染症

　妊娠したからといって，免疫応答が非特異的に低下することはないが，Th2 優位 Treg 優位となるので細胞内寄生菌に対する抵抗性は減弱する．粘膜のうっ血や循環血漿量増加，増大する子宮による横隔膜上昇，消化管滞留時間の増加，尿管の圧迫などにより気道，消化管，尿路の感染が増加する．子宮外の感染でも炎症性サイトカインを介して早産や妊娠高血圧症候群の誘因となるので，感染が明らかな場合は積極的に抗菌薬を投与する．感染巣と起因菌を確定（少なくとも推定）し，適応となる薬剤を選択する．不明熱や CRP 上昇，明らかなウイルス感染に抗菌薬を投与すべきではない．特に妊娠初期は慎重投与する．

2 胎盤関門

　胎盤は物理的に胎児循環と母体循環を分別するのみならず，Fcγ レセプターを介した母体血中の IgG 抗体や，薬物やホルモンの選択的な取り込み，あるいは局所における分解など機能的関門が存在する．母体血中の病原体も，多くは胎盤で防御されるが，梅毒や風疹，ジカ熱，サイトメガロウイルスなど子宮内感染をきたす疾患も少なくない．絨毛羊膜炎や微小血栓などなど胎盤関門の破綻をきたす病態では HIV，HTLV-1 などの子宮内感染のリスクが高まる．ごく最近，母体消化管内の乳酸菌が単球を介して羊水内に translocation し，胎児の時点で消化管菌叢を形成する可能性が報告されたが，その経路や免疫回避機構は不明な点が多い．

3 性感染症

　性は生物が多様性を担保するために，複数個体のゲノム情報を合わせて感染症に対する抵抗性を獲得するために進化した．その一方，情報の交換過程に乗じて，新たな宿主に感染しようとする微生物が現れた．長い時間をかけてより多くの宿主に感染するため，性感染症は一般に無症状かつ弱毒化の方向に進化しているが，近年，性の自由化とグローバル化に伴って，地域内流行した性感染症や薬剤耐性が世界的に拡大している．性感染症に対しては HPV と HBV を除いて有効なワクチンが存在

〔I 総論〕1. 生殖免疫学を理解するために

せず，淋菌感染症のように薬剤耐性が生じやすいので感染門戸となる泌尿生殖器や口腔の局所免疫を理解したうえでの予防対策が重要である．

◀文献▶

1) Abbas AK. Lichtman AH, Pillai S. Cellular and Molecular Immunology, 9th. Philadelphia: Elserier; 2017.
2) Playfair J, Bancroft G. Infection & Immunity, 4th ed. Oxford: Oxford University Press; 2013
3) 清野 宏, 編. 臨床粘膜免疫学東京: シナジー; 2011.
4) 小安重夫, 野本明男, 光山正雄, 他. 免疫・感染生物学. 東京: 岩波書店; 2011.
5) Nature Reviews of Immunology. 〈http://www.nature.com/nri/index.html?foxtrotcallback＝true〉
6) Nature Reviews of Microbiology. 〈http://www.nature.com/nrmicro/index.html〉

〈早川 智〉

4 移植免疫

A 移植免疫の特徴

　免疫は生物として自己同一性を維持するための機能である．感染細胞や腫瘍細胞は自己細胞であっても異常なタンパクを産生するため非自己と認識される．これらを含む体内に侵入した非自己細胞を認識し排除する一連の機能が免疫である．非自己細胞が産生したペプチドはMHC class I 分子に提示され，自己のTリンパ球のT cell receptor（TCR）がMHCと結合することにより非自己のペプチドを認識する．

　現在における移植は同種移植（allogenic transplantation または allotransplantation）であり，移植における免疫反応も基本的には同種であるが非自己の細胞を認識して排除しようとする機序が働く．

　同種移植では非自己であるドナー MHC を認識することにより免疫が活性化される．MHC にはクラスI分子とクラスII分子があり，クラスIはすべての有核細胞に発現しておりクラスIIは食細胞の表面にのみ発現している．移植免疫は MHC のアロタイプ（個体により MHC 分子の一部の箇所が相違すること）が異なる場合に起こる免疫応答であり，グラフトの MHC 分子（アロ抗原という）がレシピエントの免疫系により攻撃される．この反応を拒絶反応という．一方でグラフトにTリンパ球が含まれている場合には逆方向の免疫反応が起こり，これを移植片対宿主反応（GVHD）とよんでいる．レシピエントの MHC がグラフトのTリンパ球にとってアロ抗原として認識されることによりレシピエント細胞が広範囲に攻撃を受け宿主が命を落とすこともある．本項では拒絶反応を起こす固形臓器移植における免疫反応を中心に述べる．

B 移植免疫のメカニズム

1 HLA とは

　自己と非自己の細胞を区別するための遺伝子群を主要組織適合遺伝子複合体（major histocompatibility complex：MHC）とよび，ヒトにおける MHC（HLA）は 1952 年に Dausset が頻回輸血を受けた患者の血

〔I 総論〕1. 生殖免疫学を理解するために

清中に白血球を凝集させる抗体を見い出したことにより発見された．その抗体が認識する抗原をヒト白血球抗原（human leukocyte antigen: HLA）と命名した．HLA 抗体は妊娠歴のある女性にも認められている．HLA 抗原は第6染色体の短腕領域に存在し，HLA のうち class I 抗原は A, B, C の遺伝子座を構成している class I 抗原は α 鎖と β2 ミクログロブリンからなる構造をもち，すべての有核細胞および血小板の細胞膜に発現している．HLA-class II 抗原は DR, DQ, DP により構成され，抗原提示細胞（単球，マクロファージ，樹状細胞，B 細胞）のみに発現しており α 鎖と β 鎖の構造をもっている．class I と class II の間に class III 領域が存在し，class III は補体遺伝子をコードしている[1]．

HLA はヒトの遺伝子の中で最も多型性に富んでおり自己と非自己を区別する機能を担っている．免疫応答の際の抗原提示に直接関与しており，臓器移植における拒絶反応の標的となる．

2 HLA 抗原の認識とアロ免疫反応

ドナーの抗原をヘルパーTリンパ球（Th）に提示するメカニズムとして APC の表面に発現している MHC 分子上に抗原ペプチドが提示されるが，クラス I は APC の細胞内由来の抗原を提示し，クラス II は APC が貪食した抗原の一部を提示する．

臓器移植の場合には移植臓器内に残存するドナー由来の抗原提示細胞（APC）がレシピエントの Th0 に結合する直接認識とレシピエントの APC が Th0 にドナー抗原を提示する間接認識がある．

直接認識ではドナー APC の class I 分子に CD8 陽性 T 細胞が結合し，class II 分子には CD4 陽性 Th0 が結合する．Th0 は Th1 に分化して IL-2 を産生し，CD8 陽性細胞は細胞傷害性 T 細胞（Tc）に分化する．IL-2 は Th1 と Tc を増殖させる．T 細胞の IL-2 受容体は通常低親和性であるが，活性化により α 鎖の発現が増加し IL-2 に対する感受性が増大する．このために活性化した Tc が選択的に増殖する．

間接認識ではドナー細胞から遊離したドナー HLA 抗原をレシピエントの APC である樹状細胞が細胞内に取り込み MHC 上に抗原ペプチドを発現させる．間接認識した Th0 は IL-10 の作用で Th2 に分化し，Th2 はドナー抗原を class II に提示している B 細胞と結合してドナー抗原に対する抗体産生能を有する B 細胞の増殖と形質細胞への分化を誘

導する.

　抗原提示を受けた T 細胞（リンパ球）が活性化されるが，その活性化には T 細胞受容体（T cell receptor：TCR）からの主刺激に加えて，CD28 や CD40 などの接着分子を介した共刺激（costimulatory signal）による 2 つのシグナルが必須である．CD28 分子（リガンドは CD80（B7-1）/CD86（B7-2））を介したシグナルは T 細胞の活性化に，また CD40L（CD40 と結合）からのシグナルは B 細胞，単球や樹状細胞の活性化に重要である．さらに，こうした受容体を有しないマクロファージや好酸球も，各々 IFNγ や IL-5 を介して拒絶に関与するといわれている.

　以上のような 2 つのシグナルを受けて，CD4 分子を有する Th0 は活性化され，さらに IL-12 や IFNγ の影響下に Th1 へと分化し，増殖に重要なサイトカインである IL-2 を分泌する．一方，CD8 分子を有する T 細胞も同様に活性化され IL-2R（受容体）の発現が促されて，Thl から分泌された IL-2 により，Tc が誘導される．また，Th1 細胞も活性化 Tc と同様に，IL-2R を発現し autocrine のメカニズムで TOR（target of rapamycin）を介して細胞周期を回して増殖を促す．一方，Th0 は IL-4 の影響下に Th2 へと分化させ，さらに Th2 細胞は IL-4，IL-5，IL-6，IL-10 や IL-13 を分泌して，B 細胞の増殖を促して液性免疫を誘導する．また，好酸球の産生も促す．したがって，Th1 細胞が拒絶反応を促進するのに対して，Th2 細胞は免疫寛容誘導に関与すると考えられている[2].

3　細胞性拒絶反応と液性（抗体関連）拒絶反応

　上述のようにドナーのアロ HLA 抗原が認識され，Th の関与を経て拒絶反応が起こる．CD8 陽性細胞を介した Tc が直接移植臓器を攻撃する細胞性拒絶反応と B 細胞が産生したドナー抗原に特異的な抗体（DSA）による抗体関連拒絶反応に分けられる．直接認識でドナー APC と Th が結合して産生された Tc が MHC 不一致のドナー細胞を直接障害することができるメカニズムとして間接認識からも Tc が産生されること，直接認識で約 10% の Tc がドナー細胞に反応することが説明されている．拒絶反応の臨床像については後述する.

〔Ⅰ　総論〕1. 生殖免疫学を理解するために

4　HLA タイピング

被験者の HLA を明らかにするには血清学的検査法と DNA 検査法がある.

a. 血清学的検査

被験者のリンパ球と HLA 特異性が既知の抗血清を試験管内で反応させ, リンパ球表面に発現した被験者の HLA 抗原との反応性により HLA 型を決定する. リンパ球細胞障害試験（LCT）が用いられる. LCT は, HLA 既知の抗血清と被験者リンパ球を混和し, さらにウサギ補体を加え反応させる. 試薬の HLA 抗血清とリンパ球表面の HLA 抗原が結合すると補体反応が活性化され, リンパ球が死滅する. 死滅したリンパ球の割合から各抗血清との反応性を判定し, 反応パターンから HLA 型を判定する. 血清学的検査法の欠点は被験者リンパ球の viability と細胞数, および補体結合反応の強度によって偽陽性, 偽陰性が生じ, タイプミスの可能性があることである. また, HLA-DPB は抗体が検出されないため血清タイピングによる同定は不可能である.

b. DNA 型検査（DNA タイピング）

DNA を用いて HLA の対立遺伝子（アリル）を決定する検査法で, PCR を用いて行う. PCR-SSO 法, PCR-SSCP 法, PCR-RFLP 法など複数の検査法がある. 現在は PCR に用いる probe の特異性が確保されているので検査結果は HLA allele の塩基配列を正確に反映する. 一方で HLA が多型性に富むため, すべての allele を網羅した probe を検査に用いることが費用と時間の面から問題となる. そこで多くの臨床検査では限られた HLA についてのみ allele タイピングを行い, それ以外は類似の構造をもつ遺伝子をグループとして同定する group typing が使用されている[3].

5　移植免疫における HLA 検査の意義の変化

臓器移植前の HLA タイピングではドナーおよびレシピエントそれぞれの HLA-A, B, DR 計 6 種類の抗原を調べ, その適合度（言い換えるとミスマッチ抗原の数）を調べる. 20 年以上前には HLA ミスマッチ数が拒絶反応発生率および移植腎生着率に強い影響を及ぼしていたため,

HLA 適合度が移植前の評価として非常に重要な要素であった．しかし，免疫抑制剤の発達した現在では，HLA が全く適合していない夫婦間の移植でも適合例と遜色ない生着率が示されており，HLA 適合度は以前ほど重要視されなくなっている[4]．

その一方で近年の臓器移植において抗 HLA 抗体による抗体関連拒絶反応が移植臓器の生着に大きな影響を及ぼすことが明らかとなっており，HLA タイピングは次項に述べる抗 HLA 抗体の検出との関連で重要度を増している[5]．

6 抗 HLA 抗体と検出法

ドナー HLA に対するレシピエント血清中の抗 HLA 抗体は抗体関連拒絶反応を起こすことにより移植腎の予後を左右する強い腎障害をきたす可能性がある．

まず，移植前にあらかじめ産生された抗体（既存抗体：preformed DSA）は移植直後に超急性拒絶反応を起こす可能性があることが指摘されてきた．既存抗体産生の原因は妊娠，頻回輸血，過去の移植などにより，非自己の HLA 抗原が免疫系に曝露したことで抗体が産生され，その抗体がドナー HLA 抗原と交差反応を示すことによる．抗体陽性化率は，過去の移植，妊娠，頻回輸血，の順に高いといわれている[6,7]．

また，移植後産生されたミスマッチ抗原に対する抗体（*de novo* DSA）が慢性拒絶反応の原因となる可能性も指摘されている[5]．

抗ドナー抗体を検出する方法は下記のように多数あり，現在はそれぞれの特徴を考慮して併用している施設が多い[8]．

①リンパ球交差試験（LCT 法または CDC 法）

ドナーの T および B リンパ球に対する抗体が，患者血清中に存在するか否かを確認する検査法で，従来から最も広く行われてきたが，ドナーリンパ球数と viability によって結果が不安定であること，感度が低いことが欠点としてあげられる．

②flow cytometry（FCM）法

ドナーリンパ球と患者血清を反応後に FITC 標識抗ヒト IgG（2 次抗体）を添加して flow cytometry を行いドナー T 細胞，B 細胞の蛍光強度により抗体を検出する．CDC 法よりも感度が高い．

③single antigen beads 法

〔Ⅰ 総論〕1. 生殖免疫学を理解するために

種々の HLA 抗原を小さなビーズに付着させたものに患者血清を反応させ，抗体の有無を確認する．

④ ICFA（immunocomplex capture fluorescence analysis）法

ドナーリンパ球と患者血清を反応させ，それに抗 HLA 抗体で被覆したビーズを添加して抗原抗体複合体を検出する方法である．検査時間が最も短い点も長所と考えられている．

①，②はドナーリンパ球への反応をみる検査法であるため，どのドナー抗原に対する抗体なのか特異性が不明であること，抗 HLA 抗体以外のドナー抗原に対する抗体にも反応する可能性があること，また，ドナー採血が必須であることが欠点となる．③は非常に感度が高いこと，検出された抗体の特異性が判明することが長所であるが，ドナーに対する反応を調べるためにはすべてのミスマッチ抗原についての検査が必要となり，検査が高価なことが欠点である．また，感度が高いことが却って臨床的に影響しない抗体を検出する問題点も指摘されている．④は最近実用化された方法で，①②のような cell-based な面と③と同様の bead-based な手法を組み合わせており，評価が定まるのに時間が必要であると思われる[7]．

これらの抗体検出検査は移植直後に超急性拒絶反応による graft loss を避けるため移植前に必須の検査であり，死後の腎提供による献腎移植では検査に要する時間が短いことが求められる．

7 ABO 血液型不適合移植における免疫反応

A 型から B 型への移植など，血液型不適合の組み合わせでの生体腎移植は近年一般治療として浸透し，生体腎移植件数の 20〜35% を占めている．移植後の成績も血液型適合移植とほぼ同等と報告されている．血液型不適合では赤血球をはじめとする細胞表面に発現している A，B 抗原に対してレシピエント血清中に既存の ABO 自然抗体が反応して抗体関連拒絶反応が発生する．ABO 抗体は出生時にはみられないが，環境中の細菌やウイルスなどの A 型抗原および B 型抗原様因子に反応して生後半年までに抗 A，抗 B 抗体を自然に産生する．

血液型不適合移植における抗体関連拒絶反応予防策として，レシピエント血清中に既存の血液型抗体を除去すること，B リンパ球や形質細胞における抗体産生を抑制すること，この 2 点が脱感作療法として行われ

ている．最近の知見では血液型抗原には亜型として血管内皮表面にある
ABO血液型抗原と体細胞表面に発現しているABO組織型抗原があり，
この2種類は構成している結合タンパクが異なることが判明した．この
抗原の構造の相違により，血清中に存在する既存のABO抗体は血液型
抗原に反応して抗原抗体複合体を形成するが，組織抗原に対する反応性
が弱いことが明らかとなった．したがって抗体関連急性拒絶反応は既存
のABO抗体では起こりにくく，移植後に産生されたABO組織抗原に
対するABO抗体（de novo抗体）により発生するため，抗体関連拒絶
反応の予防はBリンパ球系によるde novo ABO組織型抗体の産生を抑
制する薬剤治療が主役となり，血漿交換による既存抗体除去の意義は副
次的なものと考えられるようになった[10]．

　リツキシマブは，マウスとヒトのキメラ型抗CD20モノクローナル
抗体であり，B細胞表面のCD20抗原に結合して抗体依存性細胞介在性
細胞傷害作用あるいは補体依存性細胞傷害作用などにより，血液中，脾
臓，リンパ節に存在するpro-B細胞から成熟B細胞までを特異的に傷
害することが知られている．

　ABO血液型不適合生体腎移植において，リツキシマブを含む脱感作
療法を行うことにより，抗体産生担当細胞である形質細胞の前駆細胞で
あるB細胞を減少させ，抗体産生を抑制し，移植後の抗体関連型急性
拒絶反応を抑制することが重要である．

C 臓器移植における免疫抑制療法

　臓器移植における免疫抑制は，移植黎明期には副腎皮質ホルモン単剤
あるいは代謝拮抗薬であるアザチオプリンとの併用で，免疫反応を全般
的に抑える治療しかなかったため拒絶反応発生率が高く，一方では重篤
な感染症発生率が高かった．しかし，移植免疫のメカニズムが解明され
るとともに免疫反応の種々の段階を抑制する，それぞれ作用機序の異な
る複数の薬剤が開発され臨床応用されるようになった．現在ではこれら
の薬剤の特徴を活かし，副作用を最小限にとどめる目的で複数の免疫抑
制剤を併用する方法が標準となっている．

　代表的な薬剤を以下に示すが，薬剤の組み合せ，投与量，投与スケ
ジュールは施設や国によって異なる場合が多い．

〔Ⅰ　総論〕1. 生殖免疫学を理解するために

1　免疫抑制療法の現状（腎移植の場合）

　　移植免疫における T リンパ球系と B リンパ球系の双方を抑制することが必要で，特に移植直後の急性期には主に T リンパ球系の抑制が，維持期は B リンパ球系の抑制が重要である．また，移植後早期の免疫抑制をそのまま継続すると免疫不全による易感染性が強くみられ，サイトメガロウイルスやニューモシスチスによる日和見感染をはじめとする感染症が頻発し重症化するリスクも上昇する．そのため世界中の移植施設では導入時免疫抑制から維持期免疫抑制へ徐々に薬剤を減量する投薬スケジュール（免疫抑制プロトコール）を作成し，臨床経過をみながらプロトコールに従って投薬量の調整を行っている．

　　2000 年頃までは Tc 由来の急性細胞性拒絶反応発症率が高かったが，カルシニューリン阻害薬，ミコフェノール酸モフェチルに加えて IL-2 受容体の抗体であるバシリキシマブが導入されて以後は細胞性拒絶反応の発症率が著明に低下した．一方で血液型不適合，夫婦間移植，二次移植など移植前に感作され抗ドナー抗体が陽性のレシピエントに対する移植が増加したことと，抗体を検出するクロスマッチ検査の精度が向上して抗ドナー抗体の存在が明確になったことにより，移植後の抗体関連拒絶反応がクローズアップされることになった．移植前の抗ドナー抗体，あるいは移植後の抗体関連急性拒絶反応に対し，脱感作療法として種々の治療が実施されているが十分に克服したとはいえない状況である．前項で述べたリツキシマブと血漿交換に加え，最近では γ グロブリン療法（IVIG 療法）の有効性が報告されており，国内での臨床試験が行われている[5, 11]．

　　また，明確な抗体関連拒絶反応を経験しない場合でも抗ドナー抗体が移植後に産生された場合（*de novo* 抗 HLA 抗体）に長期の移植腎予後が不良であるという報告が数多くみられ，十分な抗体産生の抑制が長期移植腎生着につながると考えられている[5, 11, 12]．

2　免疫抑制剤

a. カルシニューリン阻害薬

　　免疫抑制の主役として 1980 年代から使用されてきた．シクロスポリンとタクロリムスの 2 剤がある．作用機序は Th における IL-2 産生を抑制する．シクロスポリンはシクロフィリンと結合し，タクロリムスは

FKBP と結合してカルシニューリンを阻害し，NF-AT の活性化が抑制され IL-2 産生を抑制する．2 剤とも体内血中濃度が低ければ免疫抑制効果が不十分で，高ければ薬剤特有の副作用あるいは感染症リスクの上昇をもたらすので，標準的な治療域の血中濃度を設定し，内服中の薬剤血中濃度を測定して投与量に反映させる手法がとられている（target drug monitoring：TDM）．

- シクロスポリン（ネオーラル®）　副作用：腎毒性，高脂血症，高血圧，多毛．
- タクロリムス（グラセプター®，プログラフ®）　副作用：腎毒性，糖尿病，高血圧，脱毛

b. 代謝拮抗薬

骨髄におけるリンパ球の産生を抑制する．カルシニューリン阻害薬と併用して用いる．2000 年以前にはアザチオプリンまたはミゾリビンが使用されていたが，現在は大部分の患者がミコフェノール酸モフェチルを使用している．ミコフェノール酸とミゾリビンは核酸合成経路のうちリンパ球に特異的な *de novo* 経路を抑制するが，アザチオプリンはサルベージ経路と *de novo* 経路の両方を抑制するため好中球減少をきたしやすい．

- ミコフェノール酸モフェチル（セルセプト®）　副作用：下痢，白血球減少，脱毛，催奇性．
- ミゾリビン（ブレディニン®）　副作用：白血球減少，脱毛，高尿酸血症，催奇性．
- アザチオプリン（イムラン®，アザニン®）　副作用：骨髄抑制強い，今は使用されることが少ないが催奇性がないので妊娠した患者には使用される．

c. mTOR 阻害薬

細胞内結合タンパクである FKBP12（FK-506 binding protein-12）と結合して複合体（everolimus/FKBP12）を形成し，さらにこの複合体は細胞周期の G1 期から S 期への誘導に関与する主要な調節タンパクである mTOR（mammalian target of rapamycin）に結合してその機能を阻害することにより，T 細胞の増殖を抑制し，免疫抑制作用を示す細胞増

〔Ⅰ 総論〕1. 生殖免疫学を理解するために

殖を抑制することにより慢性的な組織障害を抑制する．腎毒性がみられないのでカルシニューリン阻害薬を減量してエベロリムスを追加する投与法が好まれている．2012年から使用開始されている．
- エベロリムス（サーティカン®）　副作用：創傷治癒遅延，口内炎，尿蛋白，高脂血症，浮腫．

d. 副腎皮質ステロイド

強い抗炎症作用をもち，リンパ球の遊走も抑制する．維持免疫抑制として内服するが，多彩な副作用があるため近年の免疫抑制プロトコールではできるだけ早期に漸減して中止，または少量のみ継続する場合が多い．急性細胞性拒絶反応ではステロイドパルス療法として拒絶反応治療の第1選択薬となる．
- プレドニゾロン，メチルプレドニゾロン（プレドニン®，メドロール®）副作用：糖尿病，高血圧，高脂血症，胃潰瘍，骨粗鬆症，白内障，肥満，にきび．

e. 抗CD25モノクローナル抗体

IL-2受容体阻害薬でIL-2が急性拒絶反応の予防に有効である．移植当日と4日目に静注する薬剤だが，急性細胞性拒絶反応を40〜60日抑制することができる．
- バシリキシマブ（シムレクト®）副作用：アレルギー．

f. 抗CD20モノクローナル抗体

Bリンパ球のモノクローナル抗体で，抗体産生の主体であるBリンパ球を選択的に障害する．ABO血液型不適合生体腎移植や抗ドナー抗体陽性患者に使用されている．
- リツキシマブ（リツキサン®）副作用：遅発性白血球減少，アレルギー．

g. 抗胸腺細胞グロブリン

Tリンパ球による細胞性急性拒絶反応に適応がある．ステロイドパルス療法よりも有効性が高い．
- ATG（サイモグロブリン®）副作用：アレルギー，血清病

56

h. デオキシスパーガリン

急性拒絶反応治療薬 7～10 日間点滴で使用する.

- グスペリムス（スパニジン®）副作用: 投与時のほてり感, 白血球減少, 血小板減少.

D 脱感作療法

ドナーの HLA あるいは血液型などの抗原に対して抗体が存在し感作歴が疑われるレシピエントに対し, 脱感作療法を行う.

E 拒絶反応

拒絶反応は移植臓器に対する細胞性, 液性の免疫反応であるため, 移植腎の血管, 糸球体, 間質, 尿細管における炎症により血管内皮や尿細管上皮細胞の障害, 浮腫, 血行障害が発生し移植腎機能障害を引き起こす. 具体的には移植腎の腫大, 疼痛, 腎機能の低下, 移植腎血流の低下, 尿量減少, 尿蛋白の増加, 発熱や血液反応を含めた炎症反応などがみられ, エコーガイド下の移植腎針生検では拒絶反応の種類と程度により移植腎へのリンパ球浸潤, 微小血栓, 間質出血などの所見がみられる.

拒絶反応の診断は臨床所見に加えて生検の組織像を診断基準に照らして行う. 移植臓器の病理組織診断基準は Banff 分類と称され, 2 年毎に更新されている. 拒絶反応は発症時期と病態によって呼称が異なるが, 下記のうち 3 の急性細胞性拒絶反応以外は抗体の関連が示唆されるものである. 2000 年以前と比較すると導入時免疫抑制が強力になったため, どのタイプの拒絶反応がどの時期に発生するかという定型的発生パターンが不明瞭になっているのも最近の拒絶反応の特徴といえる[13].

1 超急性拒絶反応

既存の抗ドナー抗体による最も激しい抗体関連拒絶反応で, 重症では移植当日から血栓を形成し血流が途絶, 移植腎は廃絶することが多い. 種々の治療よりも移植腎に起こる反応の方が早く激しいため, 治療よりも予防に重点が置かれる. すなわちクロスマッチテストによる抗体の検

〔Ⅰ　総論〕1. 生殖免疫学を理解するために

出で移植前に脱感作を行うか，移植を中止するかの判断が必要となる．

2　急性抗体関連拒絶反応

現在の移植医療で大きな課題となっている．移植後1週間以内に発症することが多く，急激な尿量減少で回復までの間に透析を必要とすることも稀ではない．生検では腎の小動脈，糸球体などの血管炎，間質出血を伴うことが多く，傍尿細管毛細血管（peritubular capillary：PTC）の炎症と補体 C4d 沈着が特徴とされる．

3　急性細胞性拒絶反応

移植後1週～数カ月で発症しやすいが，遅発性の場合もある．ドナー抗原を標的とした Tc が移植腎の間質，尿細管，血管内皮，糸球体などに浸潤する．ステロイドパルスが有効であるが，ステロイド抵抗性の場合には抗胸腺細胞グロブリン（ATG：サイモグロブリン®）や塩酸グスペリムス（スパニジン®）を使用する．

4　慢性拒絶反応

現在もほとんど克服されていない慢性移植腎障害の一因である．慢性期ではこの免疫反応の他，薬剤，特にカルシニューリン阻害薬の慢性腎毒性，移植後腎炎の再発，高血圧や糖尿病による腎障害などが複雑に関与していることが多く，免疫学的治療が急性期のように奏効しない場合が多い．腎障害の進行が緩慢であるが，抗体関連拒絶反応が関与していれば腎機能予後は不良であると報告されいている．

F　臓器による拒絶反応の違い

ドナーとレシピエント間の組織適合度が同じであっても，臓器（組織）の種類によって，拒絶の程度が異なることが知られている．拒絶反応が起こりやすい順に皮膚＞膵臓・小腸＞＞心臓＞腎臓＞肝臓とされており，基礎研究により各臓器（組織）のもつ免疫原性の違いがその原因であることが明らかとなっている[14]．

G まとめ

　移植腎の 5 年生着率は 95%，10 年生着率でも 85%以上となり，免疫抑制療法の進歩により短期中期の腎移植成績は非常に良好なものとなった．長期生着患者も増加しており，当院での生体腎移植，献腎移植の 1 例目のレシピエントはそれぞれ移植後 34 年経過した現在も良好な腎機能を維持している．しかしながら 20 年以上の超長期生着はまだ限られた患者でしか達成されておらず，抗体関連拒絶反応をはじめとした免疫反応と免疫抑制剤の腎毒性などの非免疫学的腎障害の両方が依然として課題となっている．移植という同種間の免疫反応の研究から，今日まで多くの免疫学の進歩が得られた．今後は抗体関連拒絶反応のさらなる克服にとどまらず，免疫寛容やヒトとは抗原の構造が異なる異種移植への研究が継続，発展して行くことが期待される．

◀文献▶

1) 小川公明. HLA の基礎知識 2. MHC. 2016; 23: 185-92.

2) 寺岡　慧. 腎移植の免疫反応. In: 腎移植の全て. 高橋公太，編. メジカルビュー社，東京; 2009. p.242-53.

3) 小川公明. HLA の基礎知識 3. MHC. 2017; 24: 38-45.

4) Opelz G, Döhler B. Effect of human leukocyte antigen compatibility on kidney graft survival: comparative analysis of two decades. Transplantation. 2007; 84: 137-43.

5) 田邊一成. 移植医療と組織適合性　腎移植における抗 HLA 抗体の役割. MHC. 2007; 14: 107-16.

6) TK Ayna, AÖ koçyiğit. Detection of anti-HLA antibodies by flow cytometer, flow cytometry-select topics, M. Sc. Ingrid Schmid (Ed), InTech. 2016; DOI: 10.5772/62553. Available

7) 寺岡　慧，甲斐耕太郎. 腎移植における液性拒絶反応. 日腎会誌. 2005; 47: 497-507.

8) 田中秀則. 臨床検査における抗ドナー抗体について. 移植. 2016, 51: 429-37.

9) 木下明子，橋本光男，他. Bead-based assay による新しい第三世代のリンパ球クロスマッチ法（ICFA 法）. 今日の移植, 2011; 24: 278-81.

10) 高橋公太. ABO 血液型不適合腎移植　なぜ超急性拒絶反応は発生しないのか. Organ Biology. 2011; 18: 11-32.

11) KaLn A, Ling M, et al. Desensitization Protocols and their outcome. Clin J Am Soc Nephrol. 2011; 6: 922-36.

12) Everly MJ, Rebellat LM, Hasch CE, et al. Incidence and impact of de novo

〔Ⅰ 総論〕1. 生殖免疫学を理解するために

donor-specific alloantibody in primary renal allografts. Transplantation. 2013; 95: 410-7.
13) 両角國男, 武田朝美. 移植腎病理診断の基礎と Banff 分類の変遷. 移植. 2014; 49: 1-5.
14) 伊藤壽記. 各臓器移植についての拒絶反応の解説・移植の新しい治療法の紹介 第 2 回 膵臓移植における免疫学的特異性. MHC. 2009; 16: 229-41.

〈野島道生〉

5／自己免疫疾患と妊娠

A　はじめに

　　自己免疫疾患とは全身性自己免疫疾患と臓器特異的自己免疫疾患に分かれる．全身性自己免疫疾患には関節リウマチや全身性エリテマトーデスに代表される膠原病といわれる疾患群である．一方，臓器特異的自己免疫疾患とは各臓器を認識する自己抗体による臓器障害が起こる疾患群である．代表的な疾患としては橋本病（慢性甲状腺炎）や原発性胆汁性胆管炎などがある．本項では全身性自己免疫性疾患を中心に取り上げる．最近では，全身性自己免疫性疾患の膠原病類縁疾患に含まれていた疾患群のなかで成人スチル病などは，自己抗体の産生や自己反応性T細胞が確認できないことから，自己炎症症候群として分類されている．その中で先天性遺伝性疾患の代表である家族性地中海熱は他項でも取り上げられるので自己炎症症候群については他項に譲る．

　　自己免疫疾患と妊娠を考えると，①自己免疫疾患があることで妊娠に与える影響はどうか，②自己免疫疾患を有する妊婦はどのように管理していくかの2つの問題がある．そこで，本項ではこの2つに分けて解説をしたい．

B　自己免疫疾患の妊娠・児への影響

1　関節リウマチ

　　関節リウマチは女性（女性：男性比＝4：1）に多く，年齢は30〜50歳代で発症する病気であり，関節滑膜の炎症で始まり，軟骨・骨破壊を起こす慢性炎症性疾患である．原因ははっきりしていないが，遺伝的要因と環境要因の複合的要因によって発症すると考えられている．さらに，関節症状のみならず，全身症状として肺（間質性肺炎），腎障害，アミロイドーシス，全身性血管炎などを起こしてくる．一般的には関節症状が先行して関節外症状が出現してくることが多い．検査所見ではリウマトイド因子や抗CCP抗体が陽性となり，炎症反応がみられる．また，関節X線写真では骨びらんや骨破壊がみられ，早期診断には関節

〔Ⅰ 総論〕1. 生殖免疫学を理解するために

エコーや関節 MRI 所見が重要である．近年，生物学的製剤の導入で寛解にもち込むことができるようになっている．妊娠年齢で発症するため，妊娠や出産に影響がでてくることは十分考えられる．そこで以下に妊孕性とその低下の原因について述べた．

a. 関節リウマチ女性患者の妊孕性

関節リウマチの発症年齢は 30〜50 歳代で発症するため，妊娠年齢にかかっており，妊娠・出産に影響がある．コホート研究から妊娠前に関節リウマチと診断された女性では妊娠するまでに 12 カ月を超えた女性が多く，不妊治療を受けた女性も多かったことから，妊孕性の低下がみられる[1]．近年，関節リウマチのコントロールが生物学的製剤の発達により，寛解にもち込むことができるようになり，最近のデータをみると寛解の関節リウマチの患者においては妊孕性の低下はない[2]．

b. 妊孕性の低下の原因

関節リウマチ女性患者で妊娠計画から 1 年以内に妊娠できなかった患者の頻度を疾患活動性で層別化して比較したところ，高疾患活動性群は 67%，中疾患活動性群は 43%，低疾患活動性群は 37%，寛解群は 30%で，高疾患活動性の関節リウマチ女性患者における不妊症の頻度が寛解女性の約 2 倍と高かった．また，プレドニゾロン（prednisolone：PSL）の投与量で層別化したところ，不妊症の頻度は PSL＞7.5 mg/ 日投与患者で 66%，PSL 2.5〜7.5 mg/ 日投与患者で 43%，PSL 投与なしの患者で 36% とステロイド投与量が多くなるほど妊孕性が低下していた．また，多変量解析で関節リウマチ女性患者の不妊症に関連する要因を検討した結果，加齢，未経産，高疾患活動性，非ステロイド性抗炎症薬（non-steroidal anti-inflammatory drugs：NSAIDs）使用，PSL 使用がリスク要因としてあがった[3]．一方，喫煙，関節リウマチの罹病期間，リウマトイド因子陽性，抗 CCP 抗体陽性，サラゾスルファピリジン（salazosulfapyridine：SASP）使用，メトトレキサート（methtrexate：MTX）使用歴は妊孕性低下と関連がなかった 表1 ．ただし，妊孕性については上記のデータがあるが，MTX については催奇形性があることは明らかであり，妊娠管理の項でも言及する．

62　　　　　　　　　　　　　　　　　　　　　　　　JCOPY 498-06088

5/ 自己免疫疾患と妊娠

表1 関節リウマチ女性患者の妊孕性とその要因

妊孕性を低下させる要因	妊孕性低下と関連ない要因
加齢	喫煙
未経産	罹病期間
高疾患活動性	リウマトイド因子陽性
NASAIDs 使用	抗 CCP 抗体陽性
プレドニゾロン使用	サラゾスルファピリジン使用
	メトトレキサート（MTX）使用

(Brouwer J, et al. Ann Rheum Dis. 2015; 74: 1836-41[3]) よりまとめた）妊孕性では影響を受けていないが，MTX については催奇性があることは明らかになっている.

c. 関節リウマチが胎児に及ぼす影響

　関節リウマチ女性患者では早産や胎児発育遅延の頻度が高い．関節リウマチ女性患者の4人に1人は早産で，正常人女性の10人に1人に比べると頻度が高い[4]．さらに早産と低出生体重児は重症の関節リウマチ女性患者やステロイド治療を受けている女性に多い傾向があった[5]．

2　全身性エリテマトーデス（systemic lupus erythematosus: SLE）

　SLE は全身性の自己免疫疾患の1つであり，関節リウマチを除いて最も多い疾患である．男女比は女性（女性：男性比＝9：1）に多く，年齢は20〜40歳代で発症する病気であり，10歳代から発症がみられることから，妊娠年齢と一致している疾患であるため，妊娠への影響も含めた疾患管理が必要な病気である．原因ははっきりしていないが，遺伝的要因と環境要因の複合的要因によって発症すると考えられている．遺伝的要因に紫外線・感染やウイルスなどの環境要因が引き金となって自己抗体を産生し，これらが自己の皮膚や血管，臓器を攻撃することにより慢性炎症を引き起こすことによって発症すると考えられている．そのため症状も多臓器にわたって出現することが多い．例えば，全身症状（発熱，全身倦怠感，易疲労感，食思不振など），関節症状，皮膚症状（日光過敏症，蝶形紅斑，レイノー症状，デイスコイド皮疹，口内炎，脱毛など），臓器障害（腎障害：ループス腎炎，神経症状：中枢神経ループスなど，消化器病変：ループス腸炎，肺病変：間質性肺炎，肺胞出血など，泌尿器病変：ループス膀胱炎，心病変：心筋炎，肺高血圧，漿膜

〔I 総論〕1. 生殖免疫学を理解するために

炎，血液異常など）がみられる．検査所見としては，自己抗体の抗核抗体陽性をはじめ，抗DNA抗体や抗Sm抗体が陽性，その他にも多種の自己抗体（抗SS-A抗体，リウマトイド因子，抗U1-RNP抗体など）が陽性となる．また，活動性に応じて補体が低下するので，C3, C4, CH50の測定が有用である．血液異常では貧血や白血球数と血小板数の低下がみられる．疾患活動性があれば，妊娠や出産において多大な影響を及ぼすので妊娠前に十分なコントロールが必要であり，妊娠・出産を考えた薬剤を使用してのコントロールも重要である．また，SLEの約40％の患者に抗リン脂質抗体症候群（anti-phospholipid syndrome: APS）を合併するため，不妊，流産，胎児発育遅延の原因となるため十分な管理が必要である．

a. SLE女性患者の妊孕性

SLEの女性患者は妊孕性については正常人女性と変わらないことが報告されていた．実際，SLEの女性患者からのホルモンレベルと卵胞数を超音波で数えた所見から正常人との平均の有意差はなかった[6]．しかしながら，SLEの疾患活動性が高く，特にループス腎炎の治療にアルキル化薬（シクロホスファミド）を使用した例では薬剤量や年齢によって生理不順や卵巣機能不全などが起こり，妊孕性の低下が認められる[7]．また，一般女性と同様に，SLEを合併している女性では，生活習慣で加齢・タバコやアルコールについては妊孕性の低下が認められる 表2．

b. SLEの妊娠・胎児への影響

SLEの妊娠・胎児への影響についてはSLEの疾患関連要因が影響する．特にSLEの疾患活動性がまず上昇する．妊娠中のSLEの悪化や再燃は胎児死亡，子癇前症・子癇，子宮内胎児発育不全を誘発し，関連リスクが2.1倍にもなることが知られている[7]．特に，ループス腎炎合併症例では妊娠合併症が5.3倍[7]，妊娠中の腎炎悪化の場合は9.0倍にもなる[7]．また，胎児への影響も胎児死亡や早産となることが多い[7]．そして，クレアチニンの上昇を伴う末期の腎臓の臓器障害を合併した場合は，妊娠すること自体が難しくなってくる[7]．また，SLEは自己抗体を多種産生することが多い．特に，シェーグレン症候群の疾患マーカーで

5/ 自己免疫疾患と妊娠

表2 SLE 患者の妊娠・胎児への影響とその要因

リスク要因	SLE の病態	妊娠関連合併症
疾患関連要因	SLE　活動性・再燃	胎児疾病・死亡率（妊娠中絶，子癇，早産，胎児発育不全） 妊娠中の悪化・再燃（RR 2.1）
	ループス腎炎	合併症なし（OR 5.3），腎病変悪化（RR 9.0），胎児死亡，早産
	補体低下，抗 DNA	SLE 活動性悪化，妊娠中絶，早産
	末期臓器病変	Cre 上昇を伴う腎機能の悪化は妊娠継続困難にする．
	抗 Ro/SS-A 抗体	新生児ループス，先天性 A-V ブロック
	妊娠合併症既往	APS（＋）：妊娠合併症のリスク増加
	静脈血栓症	APS（＋）：妊娠死亡率のリスク増加
	抗リン脂質抗体	妊娠と胎児のリスク増加（ループスアンチコアグラント陽性，多種の抗リン脂質抗体陽性と抗体の高タイターの患者） 妊婦リスク：血管血栓症，子癇前症，胎児リスク：胎児発育遅延，早産，胎児死亡
	SLE	APS（＋）：妊娠中罹患率（OR 6.0）
一般的要因	高血圧症	子癇前症，早産，胎児発育不全のリスク増加
	脂質異常症	TG 上昇：静脈血栓症，Cho 上昇：動脈血栓症のリスク増加
	糖尿病	—
	甲状腺症	早産
	タバコ，酒	—
	妊娠年齢	—

(Andreoli L, et al. Ann Rheum Dis. 2017; 76: 476-85[7] より改変引用した)

　ある抗 SS-A 抗体陽性の場合，新生児ループス[7]や先天性房室ブロック[7]を起こすことが知られている．

　SLE 患者の妊娠は，一般女性と同様に，高血圧の合併があれば子癇前症，子癇，子宮内胎児発育遅延，脂質異常症の合併があれば中性脂肪の増加で静脈血栓症，高コレステロール血症では動脈血栓症のリスクが増加することが知られている **表2**．

〔Ⅰ 総論〕1. 生殖免疫学を理解するために

c. 抗リン脂質抗体症候群

抗リン脂質抗体症候群（anti-phospholipid syndrome：APS）は抗リン脂質抗体と関連する自己免疫血栓症および妊娠合併症と定義されている．抗リン脂質抗体はリン脂質やリン脂質に結合するタンパクの複合体に結合する自己抗体であり，血栓症を誘発する対応抗原としてβ2グリコプロテインⅠやプロトロンビンが知られている．APSの血栓症に特徴的な点は静脈だけでなく動脈に血栓を起こすことである．このことから，脳梗塞，一過性脳虚血発作，習慣性流産や子宮内胎児発育不全を起こすことが知られている．他の疾患の合併がないAPSを原発性APSとよんでいる．SLE患者の約40％にAPSの合併があり，妊娠・胎児への種々の影響が報告されている．過去の妊娠で妊娠合併症があれば妊娠合併症のリスクが増加する．また，血管血栓の既往がある場合，妊娠合併症のリスクが増加する．そして，抗リン脂質抗体でループスアンチコアグラント陽性[7]で抗リン脂質抗体が多種類認める場合や抗リン脂質抗体の値が高い場合は，母体側に血管血栓症や子癇前症，胎児側には胎児死亡，早産，子宮内胎児発育不全などのリスクが増加する[7]．また，SLEにAPSを合併するだけで妊娠合併症のリスクは6倍に増加する[7]表2．

3 その他の自己免疫疾患

a. シェーグレン症候群

シェーグレン症候群は腺症状と腺外症状を伴う自己免疫疾患で，単独疾患の場合を原発性シェーグレン症候群，SLEや関節リウマチ，その他の自己免疫疾患に合併する場合を二次性シェーグレン症候群とよんでいる．腺症状は主に，唾液腺の分泌低下，涙腺でドライアイがみられ，分泌腺の機能低下を特徴とする．腺外症状としては，慢性甲状腺炎の合併，間質性肺炎，原発性胆汁性胆管炎，間質性腎炎などを特徴としており，悪性リンパ腫の発症率も一般人よりも高い．男女比は女性（1：14）が多く，年齢のピークは50歳代にあるが，子供から80歳まで幅広く発症する．妊孕性低下は認めないが，妊娠に対して，流産や胎児死亡の率が一般女性より高く，また，妊娠後期に肺高血圧症を合併することがある[8]．疾患マーカーとして抗SS-A抗体，抗SS-B抗体が陽性になることが知られているが，これらの抗体で新生児ループスや先天性房室ブ

ロック（congenital heart block：CHB）を起こすことが知られている[8]．抗 SS-A 抗体陽性患者では約 10% に新生児ループス，約 2%に CHB の発症がある[7, 8]．抗 SS-A 抗体陽性患者で前児が CHB を起こした既往のある場合，次児の発症率は約 16%，抗 SS-A 抗体陽性患者で CHB 児を出産した既往のない場合，CHB 発症率は 0.2〜2%であった[7]．

b. 炎症性腸疾患（inflammatory bowel disease：IBD）

IBD はクローン病と潰瘍性大腸炎の 2 つの疾患を合わせた呼称である．IBD は従来，腸管の臓器特異的自己免疫疾患と考えられていたが，自己抗体や自己反応性 T 細胞が検出されなかった．そのため，クローン病は自己炎症性症候群の 1 つと考えられた．近年，腸内フローラの解析からある特定の腸内細菌叢が IBD の発症に関わっていることが明らかになった．腸管内のバリアの破綻により，Toll 様受容体を介してサイトカインの誘導が起こり，Th 17 細胞の活性化により慢性持続性炎症を誘発することから腸内炎症が持続することが明らかになってきている．妊娠・胎児に対する影響は，IBD 患者では帝王切開の率は 43%と高かったが，先天性奇形や NICU に収容される率に関しては一般女性と差はなかった．また，IBD の疾患活動性が高い患者は，早産や低体重児，NICU に収容された率が高かった[9]．最近では，治療に免疫抑制剤や生物学的製剤が使われているので妊娠管理の観点から重要である．妊娠管理については他項を参照して頂きたい．

C 自己免疫疾患合併患者における妊娠の管理

1 関節リウマチ

関節リウマチの活動性は妊娠期に入ると疾患活動性が低下したり，寛解に入ることが報告されている[10]．しかしながら，出産後は，疾患活動性が妊娠前に戻ることが多く，出産後は妊娠前に投薬していた抗リウマチ薬を用いてコントロールすることが望ましい．ただし，母乳にて育児を行う場合は使用する薬剤を検討する必要がある．

a. 妊娠を許容できる条件

妊娠中に使用可能な薬剤の治療で，3〜6 カ月間病状が安定した状態

〔Ⅰ 総論〕1. 生殖免疫学を理解するために

であり，特に，腎・心・肺に重大合併症がないことが条件となる[11]．妊娠中に使用可能な薬剤については薬剤管理 表3 にまとめているので参照いただきたい．

b． 妊娠の管理

関節リウマチの疾患活動性は DAS28, SDAI, CDAI などの総合的活動性指標を用いている．これらの指標は関節腫脹と圧痛数，患者 visual analog scale（VAS）や医師 VAS，CRP，ESR の炎症所見などを用いた総合的活動性指標で低疾患活動性〜寛解であることが望ましい．また，妊娠前に抗 SS-A 抗体をスクリーニングしておくことが必要である．関節リウマチにシェーグレン症状群が合併することが多く，また，シェーグレン症候群の症状がなくても，抗 SS-A 抗体が陽性になる症例もある．この場合，抗 SS-A 抗体陽性例では先天性房室ブロックを起こす恐れがあるのでスクリーニングしておく必要がある．また，妊娠中は生理的に貧血となり，赤沈が亢進することに留意する必要がある．

c． 妊娠中の薬剤の管理

関節リウマチの痛みに対して NSAIDs が使われるが，胎児の動脈管収縮が起こるので妊娠後期は禁忌である．また，関節痛に対して，発症初期や薬剤変更により効果がでるまでの間に即効性の鎮痛作用があるステロイド薬の使用が関節リウマチ診療ガイドラインにも推奨されている[12]．

ステロイド薬（プレドニゾロン）の催奇形性はなく，胎盤通過性が低いので推奨される．用量としては 10〜15 mg/ 日までで管理するのが望ましい．抗リウマチ薬の代表的薬剤はメトトレキサート（MTX）であり，アンカードラックとして約 70% の関節リウマチ患者に使われている．しかしながら，流産率の増加や催奇性があるため，妊娠中は禁忌である．タクロリムスは一般的には使用しないが，ステロイド単独ではコントロールが困難な場合は妊娠中でも投与は許容される．レフルミドは動物実験で催奇性があるため禁忌になっている[11]．ヒトに対する報告では大きなリスクは示されていないものの安全性は確立していない．スルファサラジンは 2 g/ 日以下で安全性が確立している[11]．トファシチニブは報告が少なく妊娠前に中止すべきである[11]．また，生物学的製剤は

5/ 自己免疫疾患と妊娠

表3 自己免疫疾患に使われる薬剤と妊娠

① 関節リウマチの妊娠中に使用が許容される薬剤

関節リウマチ　薬剤	コメント
プレドニゾロン	10〜15 mg/ 日までで管理をする
タクロリムス	一般的には使用しないが，ステロイド単独ではコントロールできない場合許容される.
スルファサラジン	2 g/ 日以下の服用では安全である.
エタネルセプト	胎盤移行が少ない.
アダリムマブ	妊娠末期まで使用した場合，出生した児に生ワクチンを接種する場合，注意を要する.
ゴリムマブ	妊娠末期まで使用した場合，出生した児に生ワクチンを接種する場合，注意を要する.
セルトリズマブペゴル	胎盤移行が少ない.

メトトレキサート（MTX）は関節リウマチのアンカードラッグであるが，催奇性があり，妊娠中は使用できない．また，生物学的製剤では，インフリキシマブは MTX が併用となるため妊娠中は使用できない．また，TNF 阻害薬以外の生物学的製剤では，アバタセプトとトシリズマブでは限られた報告において大きなリスクは示されていないものの，安全性は確立していない.

② SLE の妊娠中に使用が許容される薬剤

SLE　薬剤	コメント
プレドニゾロン	10〜15 mg/ 日までで管理をすることが望ましい
タクロリムス	一般的には使用しないが，ステロイド単独ではコントロールできない場合許容される.
シクロスポリン	一般的には使用しないが，ステロイド単独ではコントロールできない場合許容される.
アザチオプリン	ステロイド単独ではコントロールできない場合許容される. 2 mg/kg 以下であれば安全とされる.
ヒドロキシクロロキン	使用可能である．むしろ，妊娠中に使用することで再燃のリスクを下げるなどよい結果をもたらす報告もある.

ループス腎炎でよく用いられるシクロホスファミドについて妊娠中は禁忌である．また，ミゾリビン，ミコフェノール酸やシクロホスファミドが妊娠中は使用できない.

〔Ⅰ 総論〕1. 生殖免疫学を理解するために

TNF阻害薬とそれ以外ではアバタセプトとトシリズマブが関節リウマチに使われている．TNF阻害薬ではインフリキシマブはMTXとの併用が必須となるので，他剤（エタネルセプト，アダリムマブ，ゴリムマブ，セルトリズマブペゴル）への変更が推奨される．また，催奇性がない報告は多数あるので妊娠中の使用は可能である[11]．妊娠末期まで使用した場合，胎盤移行による影響が考えられるため，出生した児に生ワクチンを接種する際には注意を要する．アバタセプトとトシリズマブは限られた報告において大きなリスクは示されていないものの，安全性は確立していない[11]．

2　SLE

SLEは，疾患活動性がある状態では妊娠継続や胎児への影響が大きい．また，疾患活動性がある状態では妊娠期間中に疾患活動性が悪化・再燃する頻度が上昇することが明らかになっている．妊娠前に，患者と相談して疾患活動性をできるだけ抑えて妊娠することが望ましい．

a．妊孕性低下の予防

SLE患者がループス腎炎を併発した場合の治療薬としてアルキル化薬（シクロホスファミド）を用いられた場合，卵巣機能不全を誘発する可能性がある．そのため，欧州では21歳未満で発症したSLE患者に対してシクロホスファミド投与前にゴナドトロピン放出ホルモンアナログ（GnRH-a）が22日間投与しまたは続けて投与することが推奨されている[7]．

b．妊娠を許容できる条件

SLE患者の妊娠については，妊娠中使用可能な薬剤で疾患がコントロールされており，寛解が十分な期間維持されてから妊娠をすることが望ましい．また，特にループス腎炎を合併している患者では，活動性腎炎がある場合，妊娠高血圧腎症・早産・低出生体重児といった妊娠合併症との関連があり，全身疾患活動性と独立して評価する必要がある[7]．慢性腎臓病がある患者では妊娠合併症のリスクが上がることは知られており[13]，ループス腎炎を合併している場合，糸球体濾過量（glomerular filtration rate：GFR）区分で，G1（eGFR>90 mL/min/1.73 m^2）・G2 （eGFR 60〜89 mL/min/1.73 m^2）・妊娠中使用可能な薬剤で腎炎が安定していることが望ましい．GFR 区分で G3（eGFR 30〜59 mL/min/1.73 m^2），G4（eGFR 15〜29 mL/min/1.73 m^2），G5（eGFR＜15 mL/min/1.73 m^2）の患者については妊娠することのリスクを十分説明したうえで，患者の意思を尊重する．

c. 妊娠中の薬剤の管理

　SLE のコントロールのために妊娠中使用できる薬剤はプレドニゾロン（10〜15 mg/ 日），ハイドロキシクロロキン，シクロスポリン，タクロリムスである．ハイドロキシクロロキンは半年に 1 度，眼合併症の有無をチェックしながら，総積算量を超えないように使用することが望ましい．特に，ループス腎炎の治療で用いられているミゾリビン，ミコフェノール酸やシクロホスファミドが妊娠中は使用できない．さらに，高血圧治療薬であるアンジオテンシン II 受容体拮抗薬（ARB）またはアンジオテンシン変換酵素（ACE）阻害薬を使用している場合，妊娠中は使用できないので妊娠成立までに降圧薬を変更する必要がある．

3　抗リン脂質抗体症候群（APS）

　原発性 APS と SLE に合併した二次性 APS がある．過去において APS の臨床所見（血栓症や流産の既往）がない抗リン脂質抗体陽性者が SLE を合併していない場合は，アスピリン療法やヘパリン療法は推奨されていない．

a. 妊娠前の管理

　APS のスクリーニングは，ループスアンチコアグラントをチェックする．陽性の場合，抗カルジオリピン抗体（IgG 型または IgM 型），抗カルジオリピン β 2GPI 抗体を測定する．複数回測定して陽性であるかどうか判断する．複数回陽性であれば，流産，死産，妊娠高血圧腎症のリスクが増加する[14]．

b. 妊娠中の管理

　過去に 3 回以上流死産を繰り返した症例や 1 回以上 10 週以降の流死産の既往のある症例には低用量アスピリン療法とヘパリン療法の併用を

〔Ⅰ　総論〕1. 生殖免疫学を理解するために

行う[15]．基礎疾患に SLE がある場合には，過去に APS の臨床所見（血栓症や流産の既往）がなくても，ループスアンチコアグラント陽性またはループスアンチコアグラント陽性と抗カルジオリピン抗体，抗カルジオリピン β2GPI 抗体複数高値陽性の場合は，低用量アスピリン療法とヘパリン療法の併用を行うことが望ましい[15]．

4　抗 SS-A 抗体陽性患者

a. 妊娠前の管理

　上述したように，抗 SS-A 抗体はシェーグレン症候群の疾患マーカーであるが，SLE や関節リウマチなどの自己免疫疾患に合併することが多い．このため，自己免疫疾患が基礎疾患にある場合，一度は必ず，妊娠前には抗 SS-A 抗体をスクリーニングしておく必要がある．

b. 妊娠中の管理

　抗 SS-A 抗体陽性患者において CHB の早期発見を目的として，CHB の発症の最も多い 16〜26 週には毎週，その後は 34 週までは 2 週間毎に超音波検査を施行することが示された[16]．PR 間隔を計測することで Ⅰ, Ⅱ度の房室ブロックを発見し，ステロイド投与によって Ⅲ度への進行を抑制する可能性が示された．ステロイド薬を使うメリット・デメリットも考慮し，十分説明する必要がある．Ⅲ度になると不可逆的であるので Ⅱ度ブロックでステロイド薬の投与を行うことが必要である．Ⅰ度ブロックに関しては自然軽快をする症例もあるのでステロイド薬の副作用が大きいと考えられている．

D　おわりに

　自己免疫疾患の代表的疾患である関節リウマチと SLE を取り上げた．特にこれらの疾患は患者数も多く，妊娠年齢で発症しており，よく研究されているため，臨床データがある．しかしながら，これらの疾患以外にも，全身性強皮症，多発性・皮膚筋炎，血管炎症候群などがあるが患者数が少なく十分な検討がなされていない．いずれの疾患も，疾患活動性がコントロールされており，妊娠期間中も使える薬剤でコントロールされていることが必要である．また，臓器病変がある場合は，臓器の機

能がどの程度侵されているかが問題となる．妊娠に耐えられる機能が維持されているかどうかを考える必要がある．これが1つの妊娠許容条件と考える．自己免疫疾患の治療も，以前はステロイド薬だけであったが，免疫抑制剤や生物学的製剤が使えるようになり，低疾患活動性から寛解維持できるようになってきた．以前では妊娠を諦めていた女性も妊娠を安全に管理できるようになってきた．これには，薬剤の添付文書で一律妊婦には使用できないとの注意書きがあったが，妊娠年齢に発症する疾患を扱う専門医と産科婦人科専門医の努力で少しずつ妊娠・出産を安全にサポートできるようになってきた．薬剤については，「日本産科婦人科学会が作成した産婦人科診療ガイドライン産科編2017」，「国立生育研究センター：妊娠と薬情報センター」を参照して頂きたい．また，本年（2018年）3月末に，厚生労働省科学研究（難治性疾患等政策研究事業）「全身性エリテマトーデス（SLE），関節リウマチ（RA），若年性特発性関節炎（JIA）や炎症性腸疾患（IBD）罹患女性患者の妊娠，出産を考えた治療指針」が発刊されたので，参照して頂きたい．

◀ 文献 ▶

1) Nelson JL, Koepsell TD, Dugowson CE, et al. Fecundity before disease onset in women with rheumatoid arthritis. Arthritis Rheum. 1993; 36: 7-14.
2) Ostensen M. Rheumatoid arthritis: The effect of RA and medication on female fertility. Nat Rev Rheumatol. 2014; 10: 518-9.
3) Brouwer J, Hazes JM, Laven JS, et al. Fertility in women with rheumatoid arthritis: influence of disease activity and medication. Ann Rheum Dis. 2015; 74: 1836-41.
4) Cassina M, Johnson DL, Robinson LK, et al. Pregnancy outcome in women exposed to leflunomide before or during pregnancy. Arthritis Rheum. 2012; 64: 2085-94.
5) de Man YA, Hazes JM, van der Heide H, et al. Association of higher rheumatoid arthritis disease activity during pregnancy with lower birth weight: results of a national prospective study. Arthritis Rheum. 2009; 60: 3196-206.
6) Morel N, Bachelot A, Chakhtoura Z, et al. Study of anti-Müllerian hormone and its relation to the subsequent probability of pregnancy in 112 patients with systemic lupus erythematosus, exposed or not to cyclophosphamide. J Clin Endocrinol Metab. 2013; 98: 3785-92.
7) Andreoli L, Bertsias GK, Agmon-Levin N,. et al. EULAR recommendations for women's health and the management of family planning, assisted reproduction,

〔I 総論〕1. 生殖免疫学を理解するために

pregnancy and menopause in patients with systemic lupus erythematosus and/or antiphospholipid syndrome. Ann Rheum Dis. 2017; 76: 476-85.

8) Gupta S, Gupta N. Sjögren Syndrome and Pregnancy: A Literature Review. Perm J. 2017; 21. 16-47.

9) Kavanaugh A, Cush JJ, Ahmed MS, et al. Proceedings from the American College of Rheumatology Reproductive Health Summit: the management of fertility, pregnancy, and lactation in women with autoimmune and systemic inflammatory diseases. Arthritis Care Res (Hoboken). 2015; 67: 313-25.

10) Ince-Askan H, Hazes JM, Dolhain RJ. Identifying clinical factors associated with low disease activity and remission of rheumatoid arthritis during pregnancy. Arthritis Care Res (Hoboken). 2017; 69: 1297-303.

11) Krause ML, Makol A. Management of rheumatoid arthritis during pregnancy: challenges and solutions. Open Access Rheumatol. 2016; 8: 23-36.

12) 日本リウマチ学会, 編, 関節リウマチ診療ガイドライン 2014. 大阪: メディカルレビュー社; 2014. p.47.

13) 日本腎臓病学会, 編. 腎疾患患者の妊娠診療: ガイドライン 2017, 東京: 診断と治療社; 2017. p.20-1.

14) de Jesus GR, Mendoza-Pinto C, de Jesus NR, et al. Understanding and managing pregnancy in patients with lupus. Autoimmune Dis. 2015; 2015: 943490.

15) 平成 27 年度日本医療研究開発機構生育疾患克服等総合研究事業 「抗リン脂質抗体症候群合併妊娠の治療及び予後に関する研究」 研究班. 抗リン脂質抗体症候群合併妊娠の診療ガイドライン. 東京: 南山堂; 2016. p.40-4.

16) Friedman DM, Kim MY, Copel JA, et al. Prospective evaluation of fetuses with autoimmune-associated congenital heart block followed in the PR Interval and Dexamethasone Evaluation (PRIDE) Study. Am J Cardiol. 2009; 103: 1102-6.

〈松井 聖 佐野 統〉

6 / 受精と免疫

A はじめに

　受精の不全をみつけその原因を探るためには，受精のメカニズムについてよく知る必要がある．しかしながら，ヒト卵子を健常な状態で研究するには数的・倫理的な制約が大きく，また，雌性生殖路内で起こる精子・卵子の変化を正確に捉えることは技術的にも難しい．一方で，体外受精をはじめ卵管内で起こる現象のほとんどは試験管内で再現できるようになった．その後開発された顕微授精法も併せて，現在の不妊治療の大きな力となっている．これらは，数多くの先人たちの努力によって成し遂げられた偉業であり，2010 年のノーベル生理学・医学賞は世界初の試験管ベビーを誕生させた英国 Robert G. Edwards 博士に授与されている．

　本項目では，これまでに得られた基礎生物学的な知見から受精のメカニズムについて解説する．また，近年では遺伝子改変マウスを用いた個体レベルの研究が進んでおり，興味深いことに，試験管内で得られた結果と生体内で得られた結果に矛盾が生じる例もみつかっている．これは，不妊疾患（生体内）を診断する際と，生殖補助医療（試験管内）の際で注意するポイントにも違いが出る原因になり得る．ここでは，それらの点についても注意して解説したい．

B 遺伝子改変マウスを用いた受精研究

　精巣で作られた精子は，精巣上体にて貯蔵され，雌性生殖路に射出された後，受精能獲得（capacitation）とよばれる生理的変化を遂げつつ子宮，卵管へと上る．卵管の膨大部に辿り着いた精子は，卵丘細胞層と透明帯によって囲まれている卵子と出会い受精する 図1 ．この過程で，精子は頭部にある先体という細胞内小器官を開口分泌（先体反応）させて最終的な成熟を迎える．他にも，透明帯を通過する際には超活性化（hyperactivation）といわれる通常とは異なる鞭毛運動を示す．これらの素過程の原理と順番は，我々ヒトを含む哺乳類で基本的に共通してい

〔I 総論〕1. 生殖免疫学を理解するために

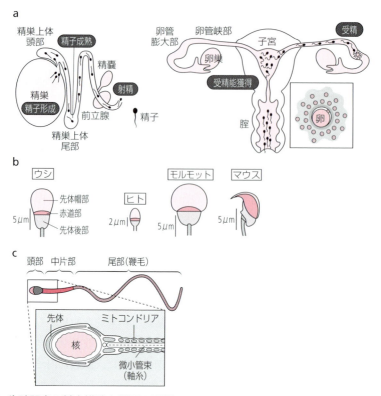

図1 生殖器官の基本構造と精子の形態
a: 受精の素過程
精子は精巣で形態形成され，精巣上体で成熟し貯蔵される．精漿液とともに射精された精子は，受精能獲得・先体反応・超活性化などの変化を遂げながら子宮・卵管へと移動する．卵子は排卵後にヒアルロン酸で含まれた卵子卵丘細胞複合体として卵管膨大部にとどまる．

b: 哺乳類の精子
大きさや形態は異なってみえるが，基本的な構造は同一である．精子の頭部は複数の膜区画をもち，区画ごとに局在するタンパク質が異なる．先体反応で先体帽部の細胞膜が失われた後，赤道面で卵子膜と融合できるようになる．

c: 精子の構造
尾部（鞭毛）の中心にある軸糸で微小管すべり運動が起こることで遊泳する．中片部にはミトコンドリアがコイル状に巻き付いている．
(伊川正人, 監. 受精メカニズム新論争 〜ドグマの再構築〜 細胞工学. 2014; 33: 362, 367[2])

6/ 受精と免疫

る.

　また，遺伝子の破壊（ノックアウト：KO）や外来遺伝子の発現（トランスジェニック：TG）といった遺伝子改変マウスを用いた研究からも，受精に関わる因子（遺伝子）の働きや重要性が，ヒトを含む哺乳類間で非常に共通していることが明らかになってきた．以後，精子・卵子の形成後から受精卵の発生開始までに焦点を絞り，素過程ごとの解説と，基礎研究によって明らかになってきた因子に関する最新の知見，そしてそれらの免疫との関わりについて紹介する．

C　精巣上体での精子成熟

　精子は精巣で形態的にはほぼ完成し，その後精巣上体を通過する間に成熟し，受精できるようになる．精巣上体は，精巣に近い方から頭部・体部・尾部とに分けることができ，マウスの場合は精巣で精子が作られるのに約35日かかるのに対し精巣上体移行には約10日かかる．精巣上体は比較的シンプルな上皮細胞1層からなる長い管が折りたたまれた構造をしているが，特に頭部の上端部では生殖が盛んな時期に上皮細胞層が肥厚する．また，精巣上体の内腔では epididymosome とよばれる分泌小胞が，通過する精子と上皮細胞との物質運搬を仲介すると考えられている．精巣上体を移行する間に起こる精子の変化は精巣上体成熟（epididymal maturation）とよばれ，精子が受精能力を獲得する重要なステップである．具体的には，精子からの水分の除去（脱水），タンパク質のリン酸化の亢進や鞭毛中片部の可塑性の増加が認められ，結果として精子は十分な運動性を確保する．

　カルシウム依存性の脱リン酸化酵素であるカルシニューリンは全身で発現し，T細胞の活性化においては，転写因子である NFAT（nuclear factor of activated T cells）の脱リン酸化を介してインターロイキン2などの発現を誘導する．そのため，カルシニューリン阻害薬であるシクロスポリン A（CsA）や FK506 は免疫抑制剤として用いられる．一方，精巣で発現するカルシニューリンは，他の臓器での遺伝子発現は認められない．我々は，精子カルシニューリン KO マウスの精子が中片部で鞭毛屈曲に著しい難を示し，卵の透明帯を通過できずに不妊となることを報告した 図2．カルシニューリン阻害薬を野生型動物に2週間投与し

77

〔Ⅰ 総論〕1. 生殖免疫学を理解するために

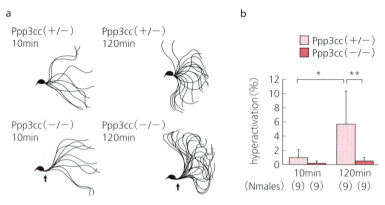

図2 精子カルシニューリン（Ppp3cc）の精子における役割
a：KOマウスの鞭毛運動
IVF培地において受精能獲得させる前（10分後）と後（120分後）の鞭毛軌跡．通常精子（+/-）では運動の活性化がみられるが，KO精子（-/-）では，矢印で示す中片部が硬いために，鞭毛全体を使った遊泳が認められない．
b：KOマウスの超活性化
超活性化はヒアルロン酸層や透明帯の通過に貢献している．遊泳精子の運動パターンを分析した結果，KO精子は超活性化様の運動ができなかった．
(Miyata H, et al. Sperm calcineurin inhibition prevents mouse fertility with implications for male contraceptive. Science. 2015: 350: 442-5[1] より転載)

ても，同様の屈曲不全を示し不妊となるが，投与中止の1週間後には症状が回復した．精子カルシニューリンに対する特異的阻害薬がみつかれば男性避妊薬の開発につながるかもしれない[1]．

他にも，精巣上体特異的に発現する遺伝子の中には，精子表面タンパク質の変化を及ぼすものが報告されており（Rnase10など），精巣上体での精子成熟は興味深い知見が得られつつある．

D 雌性生殖路内通過

雌性生殖路内に射出された精子（〜数百万匹，ヒトはその10倍程度）は子宮から卵管へと進むが，卵管に近づくにつれ数が劇的に減る．またその間，精子はcapacitationを経て，受精に必要な先体反応や超活性化

を起こせるように変化する．ミトコンドリア（精子中片部の主な構成要素）や先体の中に蛍光タンパク質を発現させた TG マウスの精子を使った解析から 図3a，受精が起こるタイミング（交尾後 4 時間後程度）には，卵と同数程度の精子しか卵管膨大部に到達していないことが見出された．一般的に一度に多数の精子が卵子に接触し得る体外受精とは大きく異なる．

　試験管内と生体内とで表現型の違いを示す例として，カルメジン（精巣でだけ発現する小胞体シャペロンタンパク質）をはじめとした，十数個の不妊遺伝子 KO マウスで共通してみられる表現型を紹介したい．当初，カルメジン KO マウスの不妊の原因は精子の透明帯結合不全であると考えられた．しかし，近年，同様の表現型を示すこれらの精子は卵丘細胞層を残した卵子と受精できることがわかった．さらに上記の蛍光精子イメージング解析から，本当の不妊原因は子宮卵管移行部（uterotubal junction：UTJ）の通過不全であると結論づけられた 図3[2]．またカルメジン KO 精子と野生型精子を同時に産生・射出するキメラ動物を用いた解析では，驚いたことに野生型精子だけが UTJ を上れることもわかっている．これは，UTJ 通過の際に，正常精子の選別が行われることを示している．これらの KO マウス精子はほとんどのケースで ADAM3 タンパク質を欠損していたが，ヒトでは ADAM3 は偽遺伝子であることから，ヒトで同様のメカニズムが存在するか解析が待たれる．

　興味深いことに，一般的には自然免疫系として貢献する抗微生物ペプチド群と精子機能に関する報告もある．ディフェンシンは 18-45 アミノ酸ほどの短いアミノ酸配列をもち，体内に侵入した微生物の細胞膜に結合して膜透過性を変えたりすることで防衛の機能を果たす．しかし，β ディフェンシンには，精巣上体で強く発現するものが多く，これらが精巣上体中で精子膜上に付加されると，精子の運動性や先体反応率，あるいは生殖路内（またはそれを模した基質中）の通過を補助するという報告もある[3]．生殖路内の通過においては，サル精子を用いた研究でも同様の現象が確認されている．

〔Ⅰ 総論〕1. 生殖免疫学を理解するために

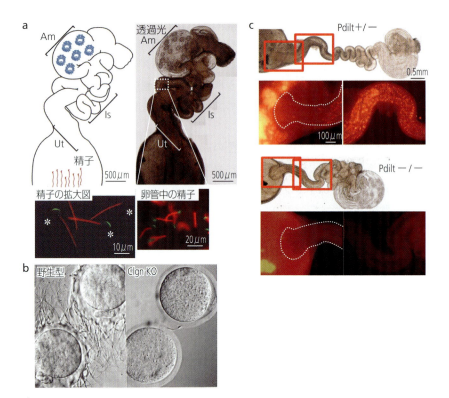

d KOマウスが「透明帯結合不全」と「卵管移行障害」により障害雄性不妊を示す遺伝子

遺伝子	局在	KO精子の表現型 ADAM3タンパク質の存在	透明帯結合能力	子宮→卵管移行能力	ヒトオーソログ	参考文献
Ace	精子	局在異常	なし	なし	あり	Krege JH, et al. Nature. 1995; 375: 146–148 Yamaguchi R, et al. Biol Reprod. 2006; 75: 760–766
Adam1a	小胞体	消失	なし	なし	なし	Nishimura H, et al. J Biol Chem. 2004; 279: 34957–34962
Adam2	精子	消失	なし	なし	あり	Cho C, et al. Science. 1998; 281: 1857–1859
Adam3	精子	消失	なし	なし	なし	Shamsadin R, et al. Biol Reprod. 1999; 61: 1445–1451 Yamaguchi R, et al. Biol Reprod. 2009; 81: 142–146
Calr3	小胞体	消失	なし	なし	あり	Ikawa M, et al. J Biol Chem. 2011; 286: 5639–5646
Clgn	小胞体	消失	なし	なし	あり	Ikawa M, et al. Nature. 1997; 387: 607–6011
Pdilt	小胞体	消失	なし	なし	あり	Tokuhiro K, et al. PNAS. 2012; 109: 3850–3855
Pmis2	精子	消失	なし	なし	なし	Yamaguchi R, et al. Mol Biol Cell. 2012; 23: 2671–2679
Press37	精子	消失	なし	なし	あり	Shen C, et al. Biol Reprod. 2013; 88: 1–11
Rnase10	精巣上体	消失	なし	なし	あり	Krutskikh A, et al. FASEB J. 2012; 26: 4198–4209
Tex101	精子細胞	消失	なし	なし	あり	Fujihara Y, et al. PNAS. 2013; 110: 8111–6
Tpst2	ゴルジ体	消失	なし	なし	あり	Marcello MR, et al. J Biol Chem. 2011; 286: 13060–13070
Pgap1	小胞体	存在	なし	なし	あり	Ueda Y, et al. J Biol Chem. 2007; 282: 30373–30380
Ly6k	精子細胞	存在	なし	なし	あり	Fujihara Y, et al. Biol Reprod. 2014; , in press

6/ 受精と免疫

図3 精子移行傷害と透明帯結合不全

a: マウスの子宮・卵管と蛍光精子

Am: 卵管膨大部, Is: 卵管峡部, Ut: 子宮卵管接合部, 下は子宮. 蛍光精子（精子の拡大図）は, 中片部（ミトコンドリア）が赤, 先体部が緑に観察できる. 先体反応後（*）は頭部の蛍光が消失する. 卵管越しでも両方の蛍光が観察できる（右下）.

b: カルメジン KO マウス精子と透明帯結合

カルメジン KO 精子を, 卵丘細胞を除去した卵子に対して媒精した様子. KO 精子は透明帯への結合が著しく減る.

c: 蛍光精子を用いた卵管移行の観察

蛍光によって, 雌性生殖器内の精子の有無を判定できる. 点線部は子宮に突き出したUTJ を示す. 卵管移行不全を呈する場合（下: Pdilt 遺伝子 KO 精子）では, 卵管内への精子移行（赤色蛍光）がみられない.

d: 欠損（KO）マウスが卵管移行不全による雄性不妊を示す遺伝子

（a: Ikawa M, et al. J Clin Invest. 2010: 120: 984-94 より一部改変
b: Ikawa M, et al. Nature. 1997 387: 607-11 より改変
c: Ikawa M, et al. J Biol Chem. 2011; 286: 5639-46 より改変
d: 伊川正人, 監. 受精メカニズム新論争　〜ドグマの再構築〜. 細胞工学. 2014; 33: p382 より転載）

E 精子―卵子融合

　　精子は卵管膨大部において卵丘細胞層と透明帯を通過する. その際に起こる精子鞭毛運動の超活性化は, 粘性の高い卵丘細胞層の中で推進力に必要と考えられている. また, 精子の先体反応は卵子との融合に先立つ必須の条件であり, 長らく, 先体反応を誘起するのは透明帯だと信じられてきた. しかし前述した蛍光精子マウスの解析から, 受精する精子のほとんどは卵管の膨大部に入る直前に先体反応を終えていることが明らかになった. ヒト精子の融合能力を判定する手法として, 透明帯を除いたハムスター卵子に媒精し融合の有無・数を検定するハムスターテストがある.

　　精子上の膜タンパク質 IZUMO1 はマウス精子と卵子の融合を阻害する抗体 OBF13 の抗原として同定された. IZUMO1 は, イムノグロブリンスーパーファミリーに属し, 1 回膜貫通型の比較的シンプルな構造をもつ. 我々は IZUMO1 の KO マウスを作製し, KO 精子は全く卵子と融合できないことを見い出した. さらに蛍光ラベルした IZUMO1 の

〔I 総論〕1. 生殖免疫学を理解するために

TGマウスを使った実験から，先体反応の際にIZUMO1が先体膜から細胞膜に露出することを観察したが，IZUMO1の挙動は先体反応が融合の前提として必要だという考えとよく一致する．他方，IZUMO1の受容体として卵子上のJUNOが同定された[4]．JUNOはFolate Receptor（葉酸受容体）4ともよばれ，免疫寛容を司る制御性T細胞（Treg細胞）のマーカーとして知られていたが，JUNO KOマウスの卵子は完全に精子と融合不全となる以外に表現型が報告されていない．また，ヒトIZUMO1/JUNOの間でも高い結合能が確認されており，ヒトでも同様に重要と考えられる．

他にも，卵子側の重要な因子として，CD9やCD81があげられる．いずれもKOマウス卵子が精子と融合しにくくなることで知られている．CD9，CD81ともに特殊な4回膜貫通型タンパク質（テトラスパニンファミリー）に類し，卵子表面の微絨毛に多く局在する．細胞が分泌する小胞（エクソソーム）にも多く含まれていることからも，膜融合に直接関与するというよりは卵子を囲むエクソソーム群の構成を変える，あるいは卵子表面の微絨毛を変化させるというような間接的な関与も考えられる．

F 卵子活性化

卵子活性化とは，細胞分裂周期を停止していた卵子が精子からの刺激を受けて周期を再開させることを意味し，第2極体の放出や雌雄前核の形成で成否を判断できる．これまでに研究されたすべての種では，受精後に卵細胞質のCa^{2+}濃度を上昇させることで卵子活性化する．ヒトを含む哺乳類では，数時間にわたって急峻な上昇と下降を繰り返す反復性のCa^{2+}濃度変化（Ca^{2+}振動）が卵子活性化に重要とされており 図4a，この振動の回数の減少と活性化不全には相関が認められている．たとえ体外受精や顕微授精により受精卵を得ることができたとしても，卵子活性化に不全がある場合は人為的に活性化を促さない限り産仔は得られない．

卵子活性化誘導刺激には長い間議論が生じていて，Oscillin，Phospholipase C（PLC），PAWPなどの精子タンパク質（sperm borne oocyte activating factor：SOAF）が誘導するという説の他に，精子との接

6/ 受精と免疫

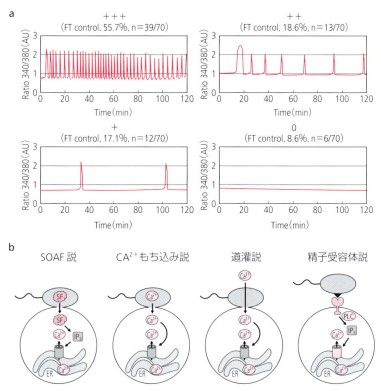

図4 卵活性化と Ca²⁺振動
a: ヒト精子による（マウス卵子の）Ca²⁺振動の誘導
凍結融解したヒト精子をマウス卵子に ICSI して卵子細胞質の Ca²⁺動態を記録した様子．Ca²⁺の振動（スパイク）数によって 0〜＋＋＋に分類されている．活性化不全による不妊が認められる患者の精子を用いると，有意に Ca²⁺振動数の減少がみられた．
b: 卵子活性化誘導刺激の諸説
卵子小胞体（ER）は，Ca²⁺を貯蔵しており，IP₃ 感受性チャネルを通じて細胞質に Ca²⁺を放出する．Ca²⁺もち込み説，道灌説では，精子を通じて Ca²⁺が入ることを想定している．一方，SOAF 説，精子受容体説では，それぞれ精子由来あるいは卵子内在の PLC が IP₃ を産生することを前提としている．
(a: Vanden Meerschaut F, et al. Diagnostic and prognostic value of calcium oscillatory pattern analysis for patients with ICSI fertilization failure. Hum Reprod. 2013; 28: 87-98 より
b: Machaty Z. Signal transduction in mammalian oocytes during fertilization. Cell Tissue Res. 2016; 363: 169-8 より改変)

〔I 総論〕1. 生殖免疫学を理解するために

触や精子がもち込んだ Ca^{2+} 自体が刺激になるという説や，精子を介して新たに外から Ca^{2+} を取り込むという説などもあったが，いずれも決定的な証拠は示されなかった 図4b．しかし，精子の頭部に特異的に含まれる PLC zeta 1（PLCz1）タンパク質を卵子内に注入するだけで受精時と同じような波形の Ca^{2+} 振動を起こせることが示された．同様の実験結果が PAWP でも示されたが，再現性に疑問が生じており，また我々が作成した Pawp KO マウスの精子は全く問題なく卵子活性化できた．これらの成果から，PLCz1＝SOAF，という見解で落ち着きつつある．PLCz1 は卵子のように非常に Ca^{2+} 濃度の低い環境でも脂質を分解してイノシトール３リン酸（IP_3）を産生できる．IP_3 は小胞体に貯蔵された Ca^{2+} を放出させる働きがあるので，これによって小胞体からの放出と取り込みが規則的に続き Ca^{2+} 振動を起こすとされる．ヒトにおいても PLCz1 の両遺伝子座に機能不全点変異をもつ患者において卵活性化不全による不妊が確認されているが，精子奇形性との相関も指摘されており，検証が求められている．

　人為活性化の手法には複数あるが，どれも卵子内に Ca^{2+} イオンを取り込ませることが目的である．実際には，Ca^{2+} を含む培地中で卵子に電気刺激を与えたり，イオノフォアを介して卵子の細胞中へ Ca^{2+} イオンを流入させるものであり，刺激に対して基本的には単発の Ca^{2+} 上昇となる．これに対して，塩化ストロンチウム（$SrCl_2$）処理は複数回の Ca^{2+} 上昇を起こすことができるが，SOAF 刺激とは異なるメカニズムで起こることが示された[5]．いずれの方法でも産仔が得られることは報告されているが，PLCz1 の卵子への注入は，現在最も生理的条件に近い Ca^{2+} 振動を起こす方法といえる．精巣から鞭毛が伸張する前の円形精子細胞を取り出して顕微授精しても産仔が得られるが，そのためには人為活性化が必要になることから，人為活性化にかかる期待は大きい．

G 精子・卵子上の免疫関連因子

　精子や卵子上には，免疫系からの防御に関わる因子がいくつか存在する．精子にとっては免疫系の細胞が多く存在する子宮内で，排除の標的とならない工夫が必要だというのは想像に難くない．また，卵子も感染や異種精子の侵入を防ぐ機構をもっていても不思議でない．ここでは精

子・卵子に発現している免疫関連因子のうち，受精メカニズムへの関与が考えられる例について紹介する．

補体系は自然免疫の一翼を担う重要な機構で，液性因子である補体関連因子が外敵（細菌など）の細胞膜に集合し攻撃を加え排除する．補体制御因子は，その補体因子の集合・活性化を防ぐことで自己細胞を補体から守る役割を果たす．精子・卵子上には，membrane cofactor protein（CD46），decay accelerating factor（CD55）や，membrane inhibitor of reactive lysis（CD59）などのタンパク質の存在が確認されている．このうち，CD46 タンパク質は IZUMO1 と同様に先体膜に局在することや，抗体がハムスターテストを阻害したことなどから融合への関与が期待された．しかし我々が作成した KO マウスで受精率の低下はみられなかった．また，CD59 タンパク質については，KO マウスが精子形成不全と精子運動不全を示したものの，補体を人為的に欠損させても回復がみられなかったことから，補体制御とは異なるメカニズムがあると考えられている．

前述したディフェンシンによる生殖路内通過補助も免疫系の制御に関わっている可能性があるが，ほかにも関連を示唆する因子がある．精漿液は主に精嚢腺液と前立腺液からなるが，このうちマウス精嚢腺液にはSVS（seminal vesicle secretary）タンパク質群が含まれており，腟栓（交尾後に腟をふさぐ蝋状の凝集物）を形成する働きがある．このうちSVS2 の KO 雄マウスでは，腟栓の形成に異常があるだけでなく，雌性生殖路内において有意に精子の生存性が低下することが示唆されている．ヒトは腟栓を形成しないが，相同性の高い遺伝子は発見されている．

H おわりに

試験管内での再現実験と細胞学的・生化学的解析の時代から，TG, KO マウスを用いた解析により，受精メカニズムが分子レベルで明らかにされようとしている．さらに最近では，ゲノム編集技術の登場により益々，遺伝子改変マウスの作成が容易になる中，シーケンス価格の低下によりゲノムワイド関連解析も普及しつつある．今後は，これら次世代技術の組み合わせによる塩基レベル・アミノ酸レベルでの解析を通じ

〔Ⅰ 総論〕1. 生殖免疫学を理解するために

て，受精メカニズム解明さらにはヒト不妊症の原因究明が進展すること
が期待される．

◀文献▶

1) Miyata H, Satouh Y, Mashiko D, et al. Sperm calcineurin inhibition prevents mouse fertility with implications for male contraceptive. Science. 2015; 350: 442-5.

2) 伊川正人, 監. 受精メカニズム新論争 ～ドグマの再構築～. 細胞工学. 2014; 33: 361-421.

3) Dorin JR, Barratt CL. Importance of beta-defensins in sperm function. Mol Hum Reprod. 2014; 20: 821-6.

4) Bianchi E, Doe B, Goulding D, et al. Juno is the egg Izumo receptor and is essential for mammalian fertilization. Nature. 2014; 508: 483-7.

5) Carvacho I, Lee HC, Fissore RA, et al. TRPV3 channels mediate strontium-induced mouse-egg activation. Cell Rep. 2013; 5: 1375-86.

〈佐藤裕公　伊川正人〉

7/ 免疫が関与する不妊症―最近の話題から―

抗精子抗体の存在により発症する男女の不妊症，抗透明帯抗体による女性の不妊症，あるいは抗リン脂質抗体症候群による不育症などに関する詳細な解説は他項に譲る．本項では日常遭遇しうる難治性の不妊症などとして取り扱われるいくつかの病態に対する診療へのアプローチとして，免疫が関与する最近の話題を紹介する．

A [受 精] IVM 由来卵子の受精における TLR の役割

通常の生殖補助医療（assisted reproductive technology：ART）にかわる選択肢として，一部の PCOS（多嚢胞性卵巣症候群）の女性に対し OHSS（卵巣過剰刺激症候群）の発症を回避する目的で体外成熟（in vitro maturation：IVM）を行うことがある．ところが IVM はいまだ低受精率であるために，臨床的には限定的に行われているだけである．この IVM 由来の卵子における顆粒膜細胞機能の変化は，いまだ明らかにされていない．

一方，顆粒膜細胞内の免疫システムの構成メンバーである TLRs（Toll-like receptors）の発現が，受精に影響すると考えられている[1]．最近 BDF1 マウスを用いて，IVM 由来の卵子の TLR4 遺伝子発現と受精率への影響につき，IVM 由来卵子と体内成熟卵子の間で比較した論文があり紹介する[2]．

両群の顆粒膜細胞を回収し，定量的リアルタイム PCR で Tlr4 の発現レベルを検討した．免疫細胞化学的手法とウエスタンブロットで TLR4 のタンパク発現レベルを検討した．TLR4 受容体機能は抗 TLR4 阻害抗体を用いた実験と，LPS（lipopolysaccharide）による TLR4 受容体の活性化により確認した．

その結果，IVM 群では体内成熟群と比べ，受精率（65.42％ vs 95.91％，$P<0.05$）・胚盤胞到達率（32.39％ vs 89.05％，$P<0.001$）とも大幅に低下した．また IVM 後の顆粒膜細胞では，TLR の mRNA 発現とタンパクレベルが減少していた．抗 TLR4 阻害抗体の添加により，IVM 群では体内成熟群と比べ受精率（44.72％ vs 88.05％，$P<0.01$）・

〔Ⅰ　総論〕1. 生殖免疫学を理解するために

胚盤胞到達率（39.05% vs 91.1%，P＜0.05）は劇的に減少した．対照的にTLR4リガンドであるLPSの存在下では，IVM群では体内成熟群と比べ受精率が有意に増強された（83% vs 63%，P＝0.005）が，胚盤胞到達率に差はなかった．

　IVM後には顆粒膜細胞でのTlr4の発現が低下すること，LPSによりTLR受容体の活性化により受精率が向上することから，IVM由来卵子の低受精率は，TLR発現とそれに続くサイトカイン産生の変化が原因である可能性があると結論している．今後はIVM由来卵子が受精する際に，TLR4がどのような役割を果たしているのかをつきとめることが期待される．

Ⓑ [卵巣予備能] DHEAがDOR女性の卵巣予備能を改善するメカニズム

　一般に若年女性の1〜2%が，無月経の持続，FSH値の上昇，E_2値の低下を特徴とする早発卵巣不全（premature ovarian insufficiency：POI）に陥る．このPOIに類似する状態として，卵巣予備能低下（diminished ovarian reserve：DOR）がある[3]．DORの女性では月経周期は順調であるが，抗ミュラー管ホルモン（anti-Müllerian hormone：AMH）などの卵巣予備能検査の異常低下が特徴である．卵巣予備能が著しく低下するDORは，不妊症の大きな一因となる．ARTにおいては卵巣刺激に対する低反応，高いキャンセル率，低受精率などのため，妊娠率は非常に低い．DORやPOI，あるいは早発閉経などの疾患群の病因の1つに，自己免疫異常の関与が指摘されている[4]．

　DORの女性にdehydroepiandrosterone（DHEA）を補充したところ，卵巣刺激に対する反応性が改善したことが2000年に報告された[5]．DHEAはC19 androgenic steroidで，主に副腎から分泌され，年齢の増加とともに分泌量は減少する．その後のメタアナリシスの結果からも，DHEAの補充によりDOR女性の採卵数は有意に増加することが報告されている[6]．しかしながらDHEAが卵巣予備能を改善するメカニズムは明らかにされていなかった．最近Zhangらは，DORの女性においてDHEAが卵巣予備能を改善するメカニズムとして，卵巣内において免疫反応の調節に関わる可能性につき総説を発表している[7]．

DHEA の使用はこれまでに多くの領域で記述されてきたが，その理由の多くは，DHEA の免疫制御機能を考慮したものである．DHEA はヒトの神経内分泌細胞に効果があり，炎症促進および抗炎症のシグナルのバランスを取ることにより，免疫制御に重要な役割を果たしている．すなわち DHEA はコルチゾールと反対に，炎症促進性の免疫機能を有する．DHEA に対するコルチゾールの比（コルチゾール/DHEA）は年齢とともに増加し，これは免疫機能の低下と関連する．DHEA の補充はこのような状況の改善に有用である．

卵巣における免疫反応のレベルは，年齢や卵巣予備能と並行して変化する．卵胞と黄体両者の発育や退行の制御により，視床下部―下垂体―卵巣軸をあらゆるレベルで制御することと関連し，免疫系と免疫細胞としての卵巣の相互作用が実在する．POI や DOR では卵巣の免疫異常と密接に関連することから，DHEA は卵巣予備能の改善に有効かもしれない．DHEA を下流の性ステロイドホルモンに転換することは，卵巣において DHEA が免疫反応を調節することを許容する可能性がある．

DHEA はまた Th1 免疫反応を増強し，Th1/Th2 の反応バランスを調節する．マウスで DHEA を補充すると，T リンパ球浸潤を選択的に増加することができる．その結果，卵巣組織における $CD4^+T$ リンパ球の減少と，$CD8^+T$ リンパ球を増加させる．DHEA はこのように $CD4^+$/$CD8^+$ T 細胞比のバランスを調節する．

C [着床]「薄い」子宮内膜に対する G-CSF 療法の有効性

ART により妊娠が成立するための条件として，卵胞発育，受精，着床が重要なポイントである．このうち着床に関しては，胚の質が良好であることはもちろん，子宮内膜が適切に発育することが望ましい．しかしながら「薄い」子宮内膜はしばしば ART 成績を低下させることが指摘されてきた．

Gleicher らは granulocyte colony-stimulating factor（G-CSF）がこの「薄い」子宮内膜に有効であると初めて報告した[8]．G-CSF とは好中球由来の顆粒球の増殖と分化を刺激するサイトカインで，がん化学療法中の好中球減少症の治療薬として投与されている．彼らは過去の標準的な IVF で子宮内膜の発育が不良（<6.9 mm）であった 4 名に対し，エス

〔I　総論〕1. 生殖免疫学を理解するために

トロゲンや血管拡張剤による従来から行われてきた治療法を試みた後，G-CSF の子宮内投与を行った．その結果，4 名すべてにおいて子宮内膜厚が改善し，胚移植後に妊娠した．その後，彼らは前方視的に 21 名の不妊女性に G-CSF の子宮内投与を行った[9]．その結果，平均子宮内膜厚は投与前の 6.4 mm から 9.3 mm に増加し，良好な臨床的妊娠率を得た．

最近 Xie ら[10] は，「薄い」子宮内膜の女性に対する G-CSF 療法の有効性について，メタアナリシスの結果を報告している．それによると11 論文から 683 名の患者に対する検討結果から，G-CSF の子宮内投与により，子宮内膜厚を有意に改善し〔mean difference［MD］＝1.79，95% confidence interval（CI）: 0.92-2.67〕，臨床的妊娠率も有意に改善し（risk ration［RR］＝2.52，95% CI: 1.39-4.55）．着床率も有意に改善した（RR＝2.35，95% CI: 1.20-4.60）．同時に「薄い」子宮内膜という理由での治療キャンセル率も有意に低下していた（RR＝0.38，95% CI: 0.25-0.58）．

生殖系においては G-CSF は顆粒膜細胞から産生され，卵胞発育や排卵に貢献している．また胚盤胞への発育や，metalloproteinase-2 の増加により栄養芽細胞の浸潤，また胎盤形成を促進する．既に GM-CSF を添加した培養液が市販され，反復流産患者への使用が試みられている[11]．また反復着床不全の患者に対し，G-CSF の子宮内灌流が有効であるとする報告もある[12]．G-CSF の子宮内膜への直接効果は明らかではないが，着床過程に重大な免疫因子の関与するメカニズムが示唆される．G-CSF は貪食や酸化プロセスの促進に重要な役割を果たし，子宮内膜血管のリモデリング，局所免疫制御，細胞接着のように，胚の着床のために主要な子宮内膜の遺伝子発現にも影響している[13]．

「薄い」子宮内膜に対する G-CSF 療法については，そのメカニズム，適応，投与量，投与期間など検討課題が，まだ多く残されているといえる．

D [感染症] 不妊外来でのジカウイルス感染症への留意点

妊娠中にジカウイルスに感染した女性から，胎児の小頭症や先天的な脳奇形が報告されている．そこで妊娠を望み不妊治療中のカップルの診

療に際し，米国生殖医学会（ASRM）ではジカウイルス感染症に関する
ガイドラインを発表しているので[14]，参考までに記載する．

①ジカウイルスの rRT-PCR 結果が陽性の場合，直ちに不妊治療を中止
すべきである．

②カップルの両者とも rRT-PCR の再検が陰性で，かつ最終の陽性結果
から少なくとも 6 カ月以上経過するまで，不妊治療は再開すべきでは
ない．

③検査を受けていない場合，あるいは rRT-PCR が陰性の場合，カップ
ルの両者とも rRT-PCR の再検結果が陰性となるまで，また配偶子の
採取時期から少なくとも 8 週間経過するまでは，配偶子あるいは胚の
凍結，および隔離を考慮すべきである．

④ジカウイルスの感染歴がない男性は，ジカウイルスの流行地域に旅行
する前に精子凍結を考慮すべきである．

◆文献▶

1) Liu Z, Shimada M, Richards JS. The involvement of the Toll-like receptor family in ovulation. J Assist Reprod Gen. 2008; 25: 223-8.

2) Hosseini S, Dehghani-Mohammadabadi M, Ghafarri Novin M, et al. Toll-like receptor4 as a modulator of fertilization and subsequent preimplantation development following in vitro maturation in mice. Am J Reprod Immunol. 2017 Jun 13. doi: 10.1111/aji.12720. [Epub ahead of print].

3) Sharara FI, Scott RT Jr, Selfer DB, et al. The detection of diminished ovarian reserve in infertile women. Am J Obstet Gynecol. 1998; 179: 804-12.

4) 柴原浩草，森本眞晴，脇本　裕他．自己免疫性卵巣炎（早発卵巣不全，早発閉経）．In. 免疫症候群　第 2 版．別冊日本臨牀．東京：日本臨牀社；2015．p. 223-7.

5) Casson PR, Lindsay MS, Pisarska MD, et al. Dehydroepiandrosterone supplementation augments ovarian stimulation in poor responders: A case series. Hum Reprod. 2000; 15: 2129-32.

6) Narkwichean A, Maalouf W, Campbell BK, et al. Efficacy of dehydroepiandrosterone to improve ovarian response in women with diminished ovarian reserve: A meta-analysis. Reprod Biol Endocrinol. 2013; 11: 44.

7) Zhang J, Qiu X, Gui Y, et al. Dehydroepiandrosterone improves the ovarian reserve of women with diminished ovarian reserve and is a potential regulator of the immune response in the ovaries. BioScience Trends. 2015; 9: 350-9.

8) Gleicher N, Vidali A, Barad DH. Successful treatment of unresponsive thin endometrium. Fertil Steril. 2011; 95: 2123. e13-7.

〔Ⅰ 総論〕1. 生殖免疫学を理解するために

9) Gleicher N, Kim A, Michaeli T, et al. A pilot cohort study of granulocyte colony-stimulating factor in the treatment of unresponsive thin endometrium resistant to standard therapies. Hum Reprod. 2013; 28: 172-7,

10) Xie Y, Zhang T, Tian Z, et al. Efficacy of intrauterine perfusion of granulocyte colony-stimulating factor (G-CSF) for infertile women with thin endometrium: A systematic review and meta-analysis. Am J Reprod Immunol. 2017; e12701.

11) Santjohanser C, Knieper C, Franz C, et al. Granulocyte-colony stimulating factor as treatment option in patients with recurrent miscarriage. Arch Immunol Ther Exp. 2013; 61: 159-64.

12) Wurfel W. Treatment with granulocyte colony-stimulating factor in patients with repetitive implantation failures and/or recurrent spontaneous abortions. J Reprod Immunol. 2015; 108: 123-35.

13) Tanha FD, Shahrokh Tehraninejad E, Ghazi M, et al. The role of G-CSF in recurrent implantation failure: a randomized double blind placebo control trial. Int J Reprod Biomed. 2016; 14: 737-42,

14) American Society for Reproductive Medicine. Guideline for providers caring for women and men of reproductive age with possible Zika virus exposure. ⟨http://www.asrm.org/uploadedFiles/ASRM_Content/News_and_Publications/News_and_Research/ASRM/Announcements/2016-01/ASRM_ZikaGuidance.pdf⟩ Updated September 15, 2016.

〈柴原浩章〉

8 / 免疫学的妊娠維持機構

A はじめに

　母体の免疫系からみると胎児は父系由来の抗原を発現する半同種移植片（semi-allograft）である．そのため，胎児が母体の免疫システムから攻撃されることなく妊娠が維持されるという現象は，50年以上前から免疫学的なパラドックスとして研究の対象となってきた．本項では，妊娠維持に関わる免疫学的メカニズムについて過去から最近の話題まで幅広い視点から解説を行う．

B 母児間の免疫学的インターフェイス

　ヒト胎盤の解剖学的構造をみると，母体側の免疫担当細胞と直接接触する胎児由来の細胞は絨毛細胞であることがわかる　図1　．合胞体栄養膜細胞（syncytiotrophoblast：ST）は絨毛表面を覆って，絨毛間腔に還流する母体血とのガス・栄養の交換の役割を担っている．そのため，STは母体血液中の白血球と恒常的に接することになる．また，胎盤の形成過程において子宮壁内に浸潤し，子宮壁血管構造の再構築を行う一群の絨毛細胞は絨毛外絨毛細胞（extra-villous trophoblast：EVT）とよばれている．EVTはその浸潤過程において脱落膜内に豊富に存在する母体免疫担当細胞と対峙することとなる．そのため，絨毛細胞と母体細胞との細胞間応答が妊娠維持機構の鍵を握ると考えられてきた．

　さらに，胎盤内の細胞の新陳代謝に伴い死細胞片，エクソソーム，マイクロパーティクルといったさまざまな胎児由来物質が母体血液中に流出していることが明らかとなってきている．そこに含まれる父系抗原が子宮−胎盤外に存在する全身的な母体の抗原提示細胞に捕捉されて免疫反応を引き起こす可能性もある．胎児由来抗原は妊娠終了後も持続している可能性として，Microchimerism という現象が知られている．これは，妊娠を契機として母体内で胎児由来細胞が排除されることなく妊娠終了後も生着し続けるというものである．Microchimerism として確認される細胞数は非常に少ないものの，この事実は妊娠中には子宮以外の

[I 総論] 1. 生殖免疫学を理解するために

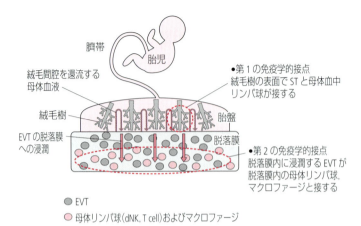

図1 母体免疫担当細胞と絨毛細胞の接点

子宮 - 胎盤系において胎盤内の絨毛樹の周囲を還流する母体血液中のリンパ球は合胞体栄養膜細胞（ST）と直接接する．また，子宮壁に浸潤する絨毛外絨毛細胞（EVT）は母体リンパ球・マクロファージと脱落膜内で共存する．

組織であっても胎児由来細胞に対する免疫寛容が成立させる機構が存在することを示唆している．

C 絨毛細胞の免疫学的特性

　同種移植片の拒絶反応では自己と異なる主要組織適合抗原（major histocompatibility antigen：MHC）に対して反応する宿主側T細胞集団が活性化してクローン増殖を生じて移植片細胞が攻撃を受ける．胎児 - 胎盤は父系MHCアリル遺伝子を有する移植片の性質を有するため，母体免疫担当細胞と直接に接する絨毛細胞におけるHLA（human leukocyte antigen，ヒトにおけるMHC）の発現パターンを理解することが妊娠維持機構を紐解く第1歩となる．

　一般的な体細胞ではclass I HLA（HLA-A，-B，-C）が発現しており，抗原提示細胞ではそれに加えてclass II HLA（HLA-DP，-DQ，-DR）が発現している．それと比較して絨毛細胞はその機能分化によって固有の特殊なHLA発現パターンを有する[1]．STの細胞表面にはHLA発現が全く欠落している．そのためSTでは絨毛間腔を還流する

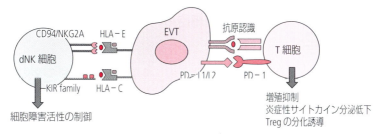

図2　EVT と脱落膜リンパ球の細胞間応答とその作用
絨毛外絨毛細胞（EVT）は HLA-E および HLA-C を発現して，脱落膜ナチュラルキラー細胞（dNK 細胞）上の CD94/NKG2A 複合体，KIR ファミリー受容体との相互作用により dNK 細胞の細胞障害活性の制御に関わる．また，T 細胞に対しては抑制性の共刺激シグナル経路である PD-1：PD-L1/L2 相互作用により T 細胞活性化を抑制する．

　母体血中の T 細胞とのアロ反応が回避されている．一方で EVT は class Ⅱ HLA および HLA-A, -B の発現がないが，HLA-C, -E, -G の発現が確認されている[2, 3]．HLA-E, -G は非古典的 class Ⅰ HLA に分類される分子であるが，それは多型性に乏しい．また HLA-C は HLA-A, -B よりアロ抗原性が低い．さらに，HLA-C および HLA-E は natural killer 細胞との相互作用が主要な機能とされている．HLA-G を細胞表面に発現する細胞は非常に限定されており生理的状況では胸腺細胞および絨毛細胞だけと考えられている．EVT に発現する HLA-G はかつて免疫寛容にかかわる可能性が注目されて研究が進められてきたが，近年では dNK 細胞および脱落膜マクロファージに対して血管新生因子の産生を促す働きが HLA-G の主要な機能と推測されている．こうした EVT の HLA 発現の特殊性が脱落膜内の T 細胞とのアロ反応を惹起しない要因となっていると推測されている 図2．
　しかしながら経産婦では抗 HLA 血清がしばしば確認される．これは母体が妊娠中に父系 HLA に感作されていることを示している．そのため，絨毛細胞の HLA 発現パターンの特殊性以外にも免疫寛容成立のメカニズムが存在することが考えられる．

〔Ⅰ 総論〕1. 生殖免疫学を理解するために

D 脱落膜内の母体免疫担当細胞の特徴

　排卵後の子宮内膜ではエストロゲン，プロゲステロンの作用によって脱落膜化とよばれる機能的変化が生じて胚の着床に有利な環境が形成される．この脱落膜内には間質細胞に加えて豊富な免疫担当細胞が集積することが知られている．妊娠初期の脱落膜内のリンパ球の大多数は$CD56^{bright}CD16^-$の decidual natural killer 細胞（dNK 細胞）である．残りは T 細胞であり B 細胞はきわめて少数である．この dNK 細胞の比率は妊娠の進行とともに減少し，妊娠後期では T 細胞の比率が dNK 細胞を上回る．抗原提示細胞は$CD14^+HLA-DR^+$のマクロファージが中心的サブセットであり，成熟樹状細胞は少数である．末梢血中の natural killer（pNK）細胞は$CD56^{dim}CD16^+$のサブセットが中心であり$CD56^{bright}CD16^-$のサブセットは少数であることを考えると，脱落膜内の NK 細胞を含めたリンパ球は特殊な構成状態であることがわかる[4]．こうした末梢血中でのマイナーサブセットの脱落膜内への集積にはケモカインシステムによる誘導機構が推測されている．CXCL9，CXCL10，CXCL11，CXCL12 などのケモカインが脱落膜間質細胞や絨毛細胞から産生される．一方でそれに対応した CXCR3，CXCR4 などのケモカイン受容体が dNK 細胞に確認されており[5]，脱落膜の発するケモカインシグナルが末梢血中から特定の NK 細胞集団を選択的によび寄せている可能性がある．一方で，脱落膜内の前駆細胞から機能分化して dNK 細胞が局所で産生されているという説も提案されており dNK 細胞の起源に関する結論は出ていない．

　NK 細胞は活性化に伴い granzyme や perforin を放出して細胞障害活性を発揮する．この NK 細胞の活性化は対象細胞の表面リガンドと NK 細胞受容体の相互作用によって決定される．NK 細胞受容体には活性型，抑制型が存在し，両者の刺激のバランスによって NK 細胞の活性が制御される．dNK 細胞についても一般的な NK 細胞と同様に細胞障害性を発揮する能力を有しているにもかかわらず，EVT が dNK 細胞の細胞障害活性を生じさせることなく調和的な免疫環境を誘導するメカニズムについて多くの研究が行われてきた．EVT が発現する HLA-E を認識する抑制型 NK 受容体である CD94/NKG2A を dNK 細胞が発現しており，EVT が dNK 細胞からの攻撃を回避する重要な機序となってい

る可能性がある. killer cell immunoglobulin-like receptor（KIR）は HLA-C を認識する NK 細胞受容体である. 胎児の HLA-C のアロタイプと母体の KIR のハプロタイプの組み合わせが妊娠高血圧症候群や反復流産の発症リスクと関連するという報告がある. これは, EVT 上の HLA-C と dNK 細胞上の KIR の相互作用が胎盤形成, 妊娠維持に関与することを示唆している.

E T 細胞の機能分化と母児免疫

　抗原提示細胞上の class II MHC- 抗原複合体と T 細胞受容体の相互作用および周囲のサイトカイン環境に応じて, ナイーブ T 細胞から細胞性免疫を司るヘルパー 1 型 T 細胞（Th1）と液性免疫を誘導するヘルパー 2 型 T 細胞（Th2）とに機能分化が生じるという 2 極的なエフェクター T 細胞の概念は古くから知られてきた. そして, 妊娠女性においては Th2 優位なサイトカイン環境が子宮内のみならず全身的にも誘導されて, 妊娠維持に寄与している. 一方で妊娠中には Th1 系サイトカインの働きが抑制されており, それを証明するように自己免疫疾患の中でも Th1 系が主導的な病態形成となっている慢性関節リウマチでは妊娠中には自然軽快することが多い. しかし, 近年は制御性 T 細胞（Treg）, Th17, 濾胞性 T 細胞（Tfh）などの新たな T 細胞サブセットが次々に同定されてきたことに伴って, T 細胞の Th1 から Th2 へのパラダイムシフトの概念を超えて多元的な T 細胞の機能分化に基づいた妊娠免疫現象の理解が必要とされている. なかでも Treg は妊娠維持に深く関与していることが種々の研究の結果から支持されている[6]. Treg は Foxp3 をマスター遺伝子として機能分化し, IL-10 や TGF-β を豊富に産生して T 細胞活性化を抑制することで, 自己免疫寛容の維持に重要な役割を担う. 妊婦では脱落膜内および末梢血中で Treg の比率は上昇しており, 妊娠マウスでは胎児抗原特異的な Treg が脱落膜内で増加している. マウスモデルを用いた研究では, $CD4^+CD25^+$Treg が存在しない状態では, syngeneic（母体−胎仔の MHC が一致）な交配では胎仔に異常は生じない一方で, allogeneic（母体−胎仔の MHC が不一致）な交配においては胎仔発育が障害された. これらの事実は Treg の機能が胎児に対する母体の免疫寛容の誘導を促進していることを示して

〔Ⅰ　総論〕1. 生殖免疫学を理解するために

いる．これらのエフェクターT細胞に関する議論はCD4陽性T細胞を中心としたものであるが，最近はCD8陽性T細胞の中にもCD4+Tregと類似してアロ反応抑制機能を発揮するサブセットが存在することが知られCD8+Tregと称されている．脱落膜内のT細胞ではCD4陽性細胞よりもCD8陽性細胞が優勢であり，CD8+Tregの特徴を有する細胞の割合が高いことが明らかになっている[7]がこれらの細胞が母児免疫応答において担う役割については未解明の点が多い．

F 免疫寛容の誘導に関わる分子生物学的機構

　脱落膜内のリンパ球では細胞表面に活性化マーカーが強く発現しており，ナイーブT細胞よりも抗原認識後のメモリーT細胞が優勢となっている．こうしたことから，脱落膜内では母体リンパ球は休眠しているのではなく，胎児由来抗原を認識したうえで免疫寛容が誘導されることで，調和的な母児間の免疫環境が形成されていることがわかる．脱落膜リンパ球の細胞障害性を抑制し，免疫寛容を誘導する分子生物学的機構の中で妊娠維持機構との関連が示されてきた主要な分子機構として，programmed death-1（PD-1）共刺激分子シグナル，indoleamine-2, 3-dioxygenase経路，Fas-Fasリガンド経路，galectin-1シグナルなどがあげられる．なかでも抑制性共刺激シグナルであるPD-L1：PD-1相互作用はがん免疫との関連において注目されている[8]．共刺激とは，T細胞がT細胞受容体-CD3複合体を介して抗原認識を行う際に，抗原提示細胞から同時に伝達される第2のシグナル経路である．抗原提示細胞は活性化に伴い共刺激リガンドCD80，CD86の発現を増強し，T細胞に発現するCD28と結合することでT細胞の活性化を増強する．CD80/CD86：CD28は代表的な正の共刺激シグナル経路である．一方で活性化したT細胞ではPD-1受容体の発現が誘導される，このときPD-1の特異的リガンドである，PD-L1あるいはPD-L2を発現する細胞との細胞間応答が生じるとT細胞の機能が負の制御を受ける．このように周囲の細胞から抗原提示と同時に受ける正負の共刺激シグナル伝達によって，抗原認識後のT細胞の挙動が調節される．多くのがん細胞ではPD-L1が発現しており，それがキラーT細胞の活性化を抑制して腫瘍の進展に有利な働きを生じている．また，PD-1はTregに高発

現しており腫瘍細胞とのPD-L1を介したシグナル伝達が末梢性Treg
を誘導して腫瘍細胞の排除が阻止されていることも推定されている．実
際に，PD-1：PD-L1/PL-2経路の遮断による抗体療法がさまざまなが
ん治療に大きな前進をもたらしており，このシグナル経路が免疫寛容に
おける要となっていることを裏付けている．子宮‐胎盤系の母児境界面
に目を向けると，脱落膜内のT細胞は大部分がPD-1陽性であり，一
方でEVTはPD-L1，PD-L2を同時に発現している[9]．さらに脱落膜マ
クロファージにはPD-L1の発現がありこれは末梢血中単球にはない特
性となっている[10]．in vitroにおける実験では，EVT上のPD-L1はT
細胞のサイトカイン産生を抑制することが確認されている．さらに
PD-L1シグナルを抗体投与により遮断するとallogeneicな妊娠マウス
において，妊娠に伴うTregの誘導が減弱し，胎仔拒絶の増加が生じ
る[11]．つまり，PD-1を介したシグナル経路は腫瘍免疫と同様に，母児
免疫においても免疫寛容成立の鍵となっていると推測される．

G 最後に

　免疫学的視点からみた妊娠維持機構の要点として，①絨毛細胞の発現
する特殊なMHC発現パターンがアロ反応を回避していること，②絨
毛細胞との相互作用によりdNK細胞の細胞障害活性が抑制されている
こと，③脱落膜T細胞の構成として免疫寛容の誘導に働くサブセット
が集積していること，④複数の免疫抑制，免疫寛容の分子機構により胎
児を排除する免疫反応が制御されていること，があげられる．妊娠維持
はこのように幾重もの仕組みによる堅牢な免疫制御のうえに成立してい
ることがこれまでの知見から示されている．これは，生殖現象が種の保
存において最重要の課題であることを考えれば理にかなっている．

◀文献▶

1) Redline RW, Lu CY. Localization of fetal major histocompatibility complex antigens and maternal leukocytes in murine placenta. Implications for maternal-fetal immunological relationship. Lab Invest. 1989; 61: 27-36.

2) Fujii T, Ishitani A, Geraghty DE. A soluble form of the HLA-G antigen is encoded by a messenger ribonucleic acid containing intron 4. J Immunol. 1994; 153:

〔Ⅰ 総論〕1. 生殖免疫学を理解するために

5516-24.

3) King A, Boocock C, Sharkey AM, et al. Evidence for the expression of HLA-C class I mRNA and protein by human first trimester trophoblast. J Immunol. 1996; 156: 2068-76.

4) Nagamatsu T, Schust DJ. Review: The immunomodulatory roles of macrophages at the maternal-fetal Interface. Reprod Sci. 2010; 17: 209-18.

5) Hanna J, Wald O, Goldman-Wohl D, et al. CXCL12 expression by invasive trophoblasts induces the specific migration of CD16- human natural killer cells. Blood. 2003; 102: 1569-77.

6) Aluvihare VR, Kallikourdi SM, Betz AG. Regulatory T cells mediate maternal tolerance to the fetus. Nat Immunol. 2004; 5: 266-1.

7) Koch SD, Liss E, van Lier AW, et al. Alloantigen-induced regulatory CD8[+] CD103[+] T cells. Hum Immunol. 2008; 69: 737-44.

8) Freeman GJ, Long AJ, Iwai Y, et al. Engagement of the PD-1 immunoinhibitory receptor by a novel B7 family member leads to negative regulation of lymphocyte Activation. J Exp Med. 2000; 192: 1027-34.

9) Petroff MG, Chen L, Phillips TA, et al. B7 family molecules are favorably positioned at the human maternal-fetal interface. Biol Reprod. 2003. 68: 1496-504.

10) Nagamatsu T, Schust DJ, Sugimoto J, et al. Human decidual stromal cells suppress cytokine secretion by allogenic CD4[+] T cells via PD-1 ligand interactions. Hum Reprod. 2009; 24: 3160-71.

11) Guleria I, Khosroshahi A, Ansari MJ, et al. A critical role for the programmed death ligand 1 in fetomaternal tolerance. J Exp Med. 2005; 202: 231-7.

〈永松 健　藤井知行〉

9 免疫が関係する流産

A 概説

　免疫が関係する流産は，抗リン脂質抗体症候群に代表される自己免疫異常による流産と，移植片の拒絶メカニズムが作動する同種免疫異常に大別される．自己免疫異常による流産は他項に譲り，本項では主に同種免疫異常による流産に関する知見を概説する．

　「胎児」は半分父親由来の遺伝情報をもつ，いわゆる半同種異型（semi-allogeneic）であり，母体にとって異物となる．そのような異物を妊娠期間中母体内にとどめるためには，母体免疫を抑制する，いわゆる免疫寛容が求められ，なおかつ感染などさまざまな外的要因から胎児を守る免疫系も保持されなければならない．妊娠中にはこのような絶妙な免疫バランス，すなわち胎児特異的免疫寛容状態が成立している必要があり，流産はこれら免疫バランスの破綻によって生じる可能性がある．

B 母児間インターフェイスにおける免疫細胞群

　生体の免疫系は大きく獲得免疫と自然免疫に分けられる 図1．前者は進化した生命体に存在するシステムで，主にタンパク抗原を認識し，一度侵入した細菌，ウイルスを記憶する．そして次の感染時にはB細胞，T細胞により抗体産生，細胞傷害性を発揮し，これらを排除する．異物化してしまった自己細胞，すなわちがん細胞の排除も担う．また制御性T細胞（Treg: regulatory T細胞）はT細胞の制御を行う．この獲得免疫系は主に体内，血液中に存在する免疫系である．一方，自然免疫は侵入してきた異物に対して迅速に反応，その排除を行う免疫系であり，樹状細胞，マクロファージ，好中球などがそれら役割を担う原始的な防衛システムである．この免疫系は，病原体の菌体成分，鞭毛，核酸，糖，脂質，糖脂質などさまざまな物質を認識する．これらの細胞は主に体表面，粘膜表面に多く配置されており，生体の最初の防御壁となる．

　母児間インターフェイスである脱落膜では，父親抗原を有する異物で

〔I 総論〕1. 生殖免疫学を理解するために

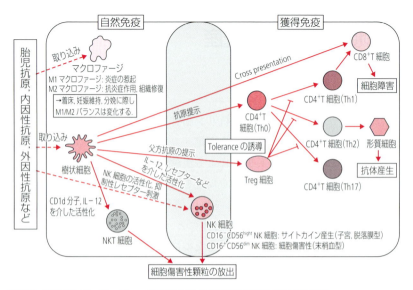

図1 母児間インターフェイスにおける自然免疫系と獲得免疫系

　ある胎児組織・細胞は，これら母体の獲得免疫，自然免疫いずれの免疫学的攻撃からも守られなければならない．母体子宮内膜に侵入する絨毛外絨毛細胞（extravillous cytotrophoblast）には古典的HLA-class I が存在せず，獲得免疫系のT細胞の認識から逃れることがわかっている．HLA-class I を表出していない細胞は，母体NK細胞の標的となり得るが，絨毛外絨毛細胞は古典的HLA-class I の代わりに免疫系の抑制因子である非古典的MHC-class I 分子（HLA-G, HLA-Eなど）を表出し，NK細胞からの攻撃にも逃れているといわれている．最近では絨毛外絨毛細胞とNK細胞間でのHLA-G分子のやり取り（HLA-Gサイクル）等の報告もあり[1]，現在もいかに胎児が母体免疫監視機構から逃れるかについての研究が続けられている．

C NK細胞と流産

　NK細胞は妊娠の維持，流産，また子宮内膜症と大きな関係があり，これまで多くの研究者によって解析がなされている．末梢血NK細胞活性高値と不育症の関連については相反する報告もあるが，最近のメタ

解析では不育症群の NK 細胞活性は対照群に比し有意に高いと報告された[2]. NK 細胞は $CD16^+CD56^{dim}$ NK 細胞と $CD16^-CD56^{bright}$ NK 細胞の 2 種の分画が存在する. 前者は血液中に多く存在, 強力な細胞傷害性を有し前感作なしに腫瘍や感染細胞を攻撃する. 一方後者は子宮, 脱落膜（特に妊娠初期脱落膜では 60〜70% を占める）に多く存在し, サイトカイン, 液性因子の重要な産生源であり, 細胞傷害性は低い. このように子宮内膜, 脱落膜中に特徴的な機能をもった $CD16^-CD56^{bright}$ NK 細胞が存在すること, 末梢血 NK 細胞活性の上昇が流産, 反復流産症例で認めるということは, NK 細胞が妊娠の維持, 流産の発症に関与している可能性を示唆するものである.

D 自然免疫と流産

　従来免疫学は T 細胞, B 細胞が担う獲得免疫が主な研究対象であった. しかしながら近年, この獲得免疫だけでなく, 異物に迅速に反応する自然免疫の重要性が指摘されており, 生殖免疫学の分野でも重要な位置を占めるようになってきた. その担い手は強力な抗原提示能提示能を有する樹状細胞（dendritic cell）, 強い貪食能を有するマクロファージ, 好中球, その割合は少ないながらも即時に大量なサイトカイン分泌を行う NKT（natural killer T）細胞, $\gamma\delta$ T 細胞などである. 獲得免疫系のヘルパー T 細胞はその産生するサイトカインにより Th1（IL-12, IFNγ などの pro-inflammatory cytokine 産生）と Th2（IL-4, IL-10 など anti-inflammatory cytokine 産生）に分類されるが, その微妙なバランスは免疫の司令塔である樹状細胞によってコントロールされる. また樹状細胞自身, 炎症性サイトカインである IL-12 や抗炎症作用サイトカイン IL-10 を産生し, 妊娠の維持とその破綻に預かる. 一般に妊娠の維持には母体が Th2 傾向をもつことが要求されるが, 何らかの原因により Th1 に傾くと, 流早産やその他炎症に基づく産科合併症を引き起こすといわれている. 現在では IL-17 産生細胞の Th17 も含めた Th1/Th2/Th17 バランスの重要性が指摘されている[3]. このように自然免疫, 特に樹状細胞は獲得免疫系への橋渡しの機能も有し, 妊娠の維持に重要である.

　この樹状細胞は, 現在では妊娠のあらゆる期間において重要な働きを

〔I 総論〕1. 生殖免疫学を理解するために

有する．樹状細胞は抗原の取り込みと抗原提示，さまざまなサイトカイン，ケモカインの産生源となり，免疫系をコントロールする．外来抗原を取り込み MHC-class II を介して CD4$^+$ T 細胞への抗原提示，ウイルス感染，がん細胞など変異した自己抗原の MHC-class I を介する CD8$^+$ T 細胞への抗原提示のほか，cross presentation 経路による外来抗原の MHC-class I を介した抗原提示，各種レセプター，サイトカインを介した NK 細胞の制御，Treg 細胞の制御，CD1 分子群を介した脂質，糖脂質の表出と NKT 細胞の活性化などその機能は多彩である．胚の着床や脱落膜の形成には樹状細胞が必要であり，マウス実験では，妊娠中の樹状細胞の除去は流産を引き起こすことも報告されている[4]．またヒト子宮内膜においても，微細な内膜損傷は樹状細胞，マクロファージなどの自然免疫系細胞の集積を促進させ，着床率をあげるという報告もある[5]．一方，樹状細胞の untimely な活性化は流産を引き起こし得る．マウス樹状細胞にはいくつかの亜分画が存在するが，このうち cross presentation 能を有し生体を Th1 に傾ける CD205$^+$ 樹状細胞を，α-galactosylceramide（α-GalCer）という糖脂質抗原で刺激をすると NKT 細胞の活性化とともに流産が惹起させることが示されている[6]．このように自然免疫系の細胞，特に樹状細胞は妊娠の維持に時に必要，時に流産の原因にもなり得，今後も重要な細胞群の一つと考えられる．

E 新しい流産の原因

　最近新しい概念による早産としてカテゴライズされる無菌性炎症の原因として，HMGB1（high-mobility group box-1），IL-1α，尿酸，胎児由来 DNA 断片などのいわゆるアラーミン（alarmin），または DAMPs（damage-associated molecular patterns）の存在があげられるが，最近このアラーミン群が流産も引き起こす可能性が指摘されている．まだ報告は少ないものの，これらアラーミン産生と着床，流産の発症についての報告が散見される[7]．アラーミンはさまざまな要因による細胞傷害，組織損傷によって生じる内因性の物質であり，生体に炎症を惹起し得る物質として，流早産の他妊娠高血圧症候群，子宮内胎児発育不全，胎盤機能不全，また生殖免疫だけでなく，敗血症，血管内皮傷害や神経変性の分野など，その関連範囲が広げられている．そしてこのア

9/ 免疫が関係する流産

ラーミン，DAMPs を認識するのは主に樹状細胞など自然免疫系に多く発現している TLRs（Toll-like receptors），RAGE（receptor of advanced glycation endproduct），NLR（NOD-like receptor）をはじめとする PRRs（pattern recognition receptors）であり，これらと自然免疫についての機能解析は，今後原因不明の流産発症メカニズム解明において重要な位置を占める可能性がある．

F　まとめ

自己，非自己由来の抗原認識，反応する自然免疫，獲得免疫のバランスは妊娠の維持に重要であり，その破綻は流産に帰結する．生殖免疫学による原因不明な流産のメカニズム解明は，流産に対する将来の新たな治療法開発の手がかりとなる．

◀文献▶

1) Tilburgs T, Evans JH, Crespo AC, et al. The HLA-G cycle provides for both NK tolerance and immunity at the maternal-fetal interface. Proc Natl Acad Sci USA. 2015; 112: 13312-7.

2) Seshadri S, Sunkara SK. Natural killer cells in female infertility and recurrent miscarriage: a systematic review and meta-analysis. Hum Reprod Update. 2014; 20: 429-38.

3) Saito S, Nakashima A, Shima T, et al. Th1/Th2/Th17 and regulatory T-cell paradigm in pregnancy. Am J Reprod Immunol. 2010; 63: 601-10.

4) Plaks V, Birnberg T, Berkutzki T, et al. Uterine DCs are crucial for decidua formation during embryo implantation in mice. J Clin Invest. 2008; 118: 3954-65.

5) Dekel N, Gnainsky Y, Granot I, et al. The Role of Inflammation for a Successful Implantation. Am J Reprod Immunol. 2014; 72: 141-7.

6) Ichikawa T, Negishi Y, Shimizu M, et al. alpha-Galactosylceramide-activated murine NK1.1（+）invariant-NKT cells in the myometrium induce miscarriages in mice. Eur J Immunol. 2016; 46: 1867-77.

7) Nadeau-Vallee M, Obari D, Palacios J, et al. Sterile inflammation and pregnancy complications: a review. Reproduction. 2016; 152: R277-92.

〈根岸靖幸　竹下俊行〉

[I 総論] 1. 生殖免疫学を理解するために

免疫が関係する早産

A 概説

　早産とは，妊娠22週0日から妊娠36週6日までに何らかの理由により分娩となった状態であり，自然早産と人工早産に分けられる．自然早産とは，自然に陣痛が発来し分娩となるのに対し，人工早産とは，胎児適応，あるいは，母体適応により分娩が必要であることを意味し，前者が約7〜8割と多い．わが国における早産率は，およそ5.6%であり，米国における早産率の約12%に比し明らかに低く，世界的にみても低率である．本項では，自然早産について述べる．

　表1に示すように自然早産の原因は多岐にわたるため，早産のリスクがある症例に対しては，個々，適切に対応しなければならないといえる．その最も重要な早産リスク因子は，子宮内の炎症を意味する組織学的絨毛膜羊膜炎（子宮の脱落膜の炎症に加えて胎盤の絨毛や卵膜の炎症）であるとされている[1]．組織学的絨毛膜羊膜炎が重度になると，早産に至るばかりでなく，その炎症自体が胎児に波及し，胎児炎症反応症候群（fetal inflammatory response syndrome：FIRS）を発症するリスクが上昇する[2]．これらの過度の炎症は，組織障害を引き起こし，胎児・新生児に重篤な病態をきたす 図1 ．具体的な疾患として，短期的には，新生児慢性肺疾患，脳室周囲白質軟化症，壊死性腸炎，頭蓋内出血など

表1　早産の分類と原因

分類	主な原因
自然早産	既往歴：前回妊娠で早産，頸管無力症の既往，子宮頸管円錐切除の既往 現症：細菌性腟症，無症候性細菌尿，泌尿器系感染，絨毛膜羊膜炎（卵膜炎），歯周病，妊娠中期の頸管長の短縮，頸管無力症，やせ妊婦，ART妊娠，若年妊娠 子宮容積の増大：多胎妊娠，羊水過多 生活習慣：喫煙，低収入
人工早産	母体合併症：重篤な妊娠高血圧腎症，常位胎盤早期剥離，前置胎盤による出血，不育症，重篤な母体合併症，抗リン脂質抗体症候群 胎児機能不全：胎児発育不全

10/ 免疫が関係する早産

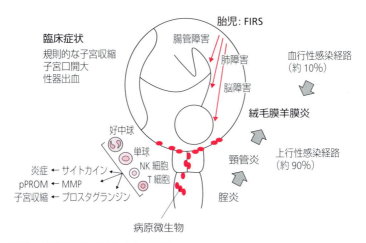

図1 自然早産発症のメカニズム

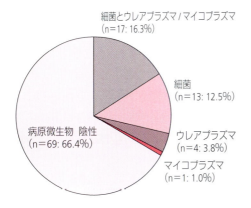

図2 未破水切迫早産の入院時羊水中病原微生物の割合

があり，長期的には，在宅酸素療法を要する重度呼吸障害，歩行障害，学習障害，精神発達障害などがあり，何らかのハンディキャップを背負うリスクがある．すなわち，子宮内炎症が存在するために，自然早産のリスクが上昇し，さらに，新生児予後をも不良とするリスクがある．自然早産のリスクが高いケースでは，子宮内の炎症の程度，および，その炎症を惹起する原因検索に努める必要がある．

この子宮内炎症の原因は，子宮内病原微生物，子宮内血腫，胎便，ウイルス感染などが考えられているが，原因不明であることも多い．最近

〔I 総論〕1. 生殖免疫学を理解するために

の研究報告を参考にすると 図2 [3, 4]，子宮内炎症の約3～5割が子宮内病原微生物に起因していることが推測される．この子宮内への病原微生物の侵入経路として，腟炎，頸管炎，絨毛膜羊膜炎と上行性に感染が成立する経路（約9割）と，歯周病などの血行性感染経路（約1割）があると考えられている 図1．よって，子宮内病原微生物が原因である場合には，炎症が引き起こすリスク（早産，FIRSなど）と同時に感染が引き起こすリスク（新生児敗血症など）があることを念頭に管理しなければならない．病原体が侵入すると，まず好中球，単球が集結し，病原体を排除するが，この際，サイトカイン，matrix metalloproteinase（MMP），プロスタグランジンを産生する．サイトカインは，炎症反応を惹起し，MMPは，卵膜破綻を引き起こし前期破水（PROM）の原因となる．プロスタグランジンは，子宮収縮を引き起こし，早産の原因となる．

　正常妊娠では，免疫学的寛容が誘導されており妊娠が維持され，胎児が成長する．自然早産では，何らかの理由で惹起された子宮内炎症が主な原因となり，免疫学的寛容を誘導する制御性T細胞の機能が障害され，母子間免疫学的寛容が破綻することで切迫早産の特徴が出現する．特に，わが国では，切迫早産（規則的な子宮収縮，子宮口の開大，性器出血）と診断された際には，妊娠期間の延長を目的に，子宮収縮抑制剤の静脈内投与（tocolysis治療）が行われ，長期の入院管理となりやすい特徴がある．子宮内病原微生物陽性例や重度の子宮内炎症が存在している例では，強力なtocolysis治療により，かえって新生児予後が悪くなる可能性，また，反対に軽症例（子宮内炎症がほぼない例）であるにも関わらず長期入院，過剰な治療にも陥りやすい特徴があることには注意したい．

B 特徴

　自然早産した分娩週数と組織学的絨毛膜羊膜炎には大きな関連があり，分娩週数が早期であるほど，重度の組織学的絨毛膜羊膜炎を伴っていることがわかっている[1, 5]．この特徴を考慮すると，早期に分娩となった早産児であるほど，児の未熟性の問題があると同時に，胎児炎症反応症候群のリスクが併存していることになる 図3．また，在胎32週

10/ 免疫が関係する早産

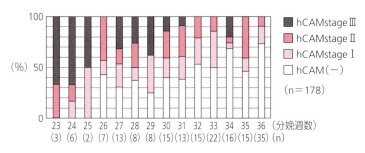

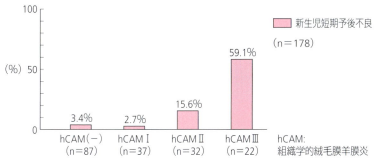

図3 分娩週数と組織学的絨毛膜羊膜炎重症度，および，新生児短期予後不良例の割合

(Yoneda S, et al. Am J Reprod Immunol. 2015; 73: 568-76[5])

未満の早産児では，炎症を惹起するサイトカイン産生は亢進しているが，炎症を制御するサイトカインの産生が十分でなく，炎症が長期に及ぶことも指摘されている．

さらに，早期の早産ほど子宮内病原微生物の存在が高率であり[4,6]，妊娠30週未満の自然早産例では，細菌とウレアプラズマの重複感染の頻度が高く，重度の炎症を惹起する特徴があることもわかってきた[6]．特に，一般細菌とウレアプラズマ混合感染では，羊水中のIL-8値が約30倍にまで増加する．マウスの実験系でウイルス感染とウレアプラズマ感染の混合感染でも高率に早産となることが知られている[7]．このため複数の Toll like receptor（TLR）の刺激が，強い炎症を誘発する原因と考えられる．すなわち，ウレアプラズマでは，TLR2/6が刺激され，グラム陽性菌ではTLR4が，グラム陰性菌ではTLR1/2が刺激され，ウイルス感染では，TLR3，TLR7，TLR9が刺激されるので，これら複数の病原菌により強い炎症が惹起される．妊娠30週未満の早期の切迫

〔Ⅰ 総論〕1. 生殖免疫学を理解するために

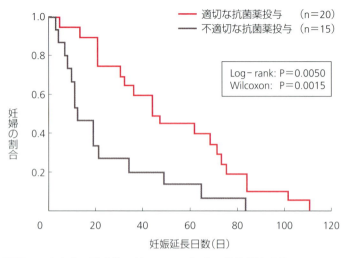

図4 子宮内病原微生物陽性であった場合の抗菌薬治療効果
(Yoneda S, et al. Am J Reprod Immunol. 2016; 75: 440-50[3])

早産症例では，子宮内感染のリスクも考慮した管理が求められる．

C 予後

　いったん切迫早産の症状（規則的な子宮収縮，子宮口開大，性器出血）が出現してからの医療介入では，残念ながら早産を完全に予防することはできない．その理由は，前述のごとく，子宮内環境の破綻がトリガーとなって，はじめて臨床症状が出現するからである．組織学的絨毛膜羊膜炎は，治療することで，正常の絨毛膜羊膜に戻ることはないため，炎症の原因を根本的に治療できるかどうかが妊娠期間の延長，あるいは，新生児予後改善へつながる治療上のポイントである．

　現時点では，切迫早産と診断されてから予後を改善するような治療法は確立されていないが，子宮内病原微生物の存在例では，早期の適切な抗菌薬治療が妊娠期間を延長 図4 したとする報告[3]や，重度子宮内感染例では早期の娩出が児の長期予後を改善させたとする報告がある[8]．このような子宮内環境を把握したうえでの治療戦略は，今後，新生児予後の改善につながる可能性はある．

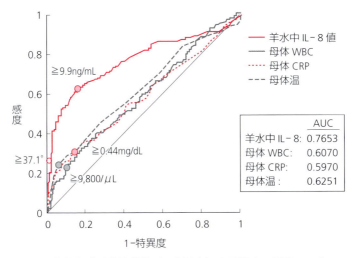

図5 組織学的絨毛膜羊膜炎（Ⅰ度以上）を予測する早産マーカー
(Yoneda S, et al. Am J Reprod Immunol. 2015; 73: 568-76[5])

D 注意

　子宮内の炎症は，従来，母体の血液学的検査（白血球 15,000/μL 以上）や母体発熱（38.0 度以上），あるいは，臨床症状（母体・胎児頻脈，子宮の圧痛）などで評価がなされてきた．しかしながら，これらの情報のみでは，子宮内環境を十分に理解することはできず，羊水から得られる情報が最も重要であることがわかっている[5]．図5 に示すように，羊水中のサイトカイン（IL-8 値）は，子宮内の炎症の程度を最も正確に反映しており，また，その臨床症状を加味すれば，おおよその分娩時期を予測することも可能である[9]．

　また，子宮内病原微生物の評価は，従来の培養法では不十分であり，PCR 検査法による評価が最も正確である．羊水中スラッジ（経腟超音波検査にて内子宮口付近に認められる一塊となった輝度の高い集積像）が認められた場合には，妊娠予後が不良であるとの報告[10]も散見されているおり，菌塊であったとする一報告[11]があるが，十分な症例数を根拠とするものではないため，注意が必要である．我々のこれまでのデータでは，スラッジ陽性群では，羊水中IL-8値は高値となるが，必

〔Ⅰ 総論〕1. 生殖免疫学を理解するために

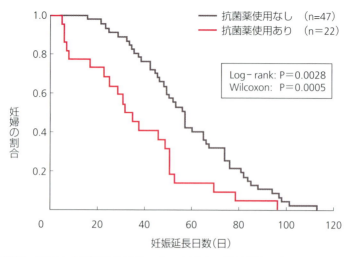

図6 子宮内病原微生物陰性であった場合の抗菌薬使用効果
(Yoneda S, et al. Am J Reprod Immunol. 2016; 75: 440-50[3])

ずしも感染を伴っていないことがわかっている．そのため，スラッジを認める場合，抗菌薬を安易に投与すべきではない．特に，切迫早産に対する抗菌薬使用は，母体感染症には有効であるとされるが，新生児死亡，発達障害の頻度が有意に増加，予後をかえって悪化させるとするCochraneのデータベース[12]があること，また，子宮内病原微生物陰性（無菌性）の切迫早産例に抗菌薬を投与するとかえって妊娠期間が短縮図6したとの報告[3]も参考にすると，根拠のないあいまいな経験的抗菌薬投与は慎むべきと思われる．

　羊水検査（母体腹部より直接穿刺針により羊水を採取）は，いまだ保険収載のない検査であり，侵襲性を伴うため，そのリスクを上回ると考えられるような症例に対して行われるべきである．今後は，どのような症例に，どの時期に，羊水検査の有益性が見出されるのかさらなる研究成果が望まれる．

E 予防

　疫学的には，ノルウェーのある地域ではプロバイオティクス乳製品の

摂取量が多い妊婦の早産率は有意に低いとの報告があり[13]，乳製品を摂取した際の腸内細菌叢と妊娠維持機構に何らかの関連性があるものと予想される．また，腸内細菌の一種であるクロストリジウム属は，妊娠維持に必要な制御性 T 細胞（胎児の免疫学的寛容に関与）を誘導し自然早産予防との関連性を示す動物実験報告[14]，および，妊婦で腸内のクロストリジウム属が減少している場合，自然早産しやすいとの報告[15] がある．これらの報告を参考にすると，クロストリジウム属を含む整腸剤や，乳製品などの発酵食品が早産予防に役立つ可能性も考えられ今後の研究成果に期待したい．

また，早産歴の有する妊婦や妊娠 24 週頃までに頸管長が短縮した妊婦に対して，黄体ホルモン治療が早産を減らしたとする報告も増えている[16]．その明確な機序はまだわかっていないが，少なからず子宮内炎症が惹起されることにより切迫早産症状が出現するという基本的な特徴を考慮すると，黄体ホルモンのもつ抗炎症作用（炎症性サイトカイン産生抑制，制御性 T 細胞の増加）が，早産率減少に関与していると思われる．

F おわりに

子宮内病原微生物の存在，子宮内の炎症が主な原因である自然早産は，単に妊娠期間延長を目的とした tocolysis 治療のみではなく，適切な抗菌薬投与，抗炎症治療，腸内細菌叢の改善などの新戦略が根本的治療になりえる可能性があることに注目し，今後の研究成果を待ち望む．

◀文献▶

1) Hoeven KH, Anyaegbunam A, Hochster H, et al. Clinical significance of increasing histologic severity of acute inflammation in the fetal membranes and umbilical cord. Pediat Pathol Lab Med. 1996; 16: 731-44.

2) Yoon BH, Park CW, Chaiworapongsa T. Intrauterine infection and the development of cerebral palsy. BJOG. 2003; 110: 124-7.

3) Yoneda S, Shiozaki A, Yoneda N, et al. Antibiotic therapy increases the risk of preterm birth in preterm labor without intra-amniotic microbes, but may prolong the gestation period in preterm labor with microbes, evaluated by rapid and high sensitive PCR system. Am J Reprod Immunol. 2016; 75: 440-50.

〔I　総論〕1. 生殖免疫学を理解するために

4) Romero R, Miranda J, Chaiworapongsa T, et al. Prevalence and clinical significance of sterile intra-amniotic inflammation in patients with preterm labor and intact membranes. Am J Reprod Immunol. 2014; 72: 458-74.

5) Yoneda S, Shiozaki A, Ito M, et al. Accurate prediction for the stage of histological chorioamnionitis before delivery by amniotic fluid IL-8 level. Am J Reprod Immunol. 2015; 73: 568-76.

6) Yoneda N, Yoneda S, Niimi H, et al. Polymicrobial amniotic fluid infection with Mycoplasma/Ureaplasma and other bacteria induces severe intra-amniotic inflammation associated with poor perinatal prognosis in preterm labor. Am J Reprod Immunol. 2016; 75: 112-25.

7) Cardenas I, Means RE, Aldo P, et al. Viral infection of the placenta leads to fetal inflammation and sensitization to bacterial products predisposing to preterm labor. J Immunol. 2010; 185: 1248-57.

8) Maki Y, Furukawa S, Kodama Y, et al. Amniocentesis for threatened preterm labor with intact membranes and the impact on adverse outcome in infants born at 22 to 28 weeks of gestation. Early hum devlop. 2015; 91: 333-7.

9) Yoneda S, Shiozaki A, Yoneda N, et al. Prediction of exact delivery time in patients with preterm labor and intact membranes at admission by amniotic fluid interleukin-8 level and preterm labor index. J Obstet Gynecol Res. 2011; 37: 861-6.

10) Hatanaka AR, Mattar R, Kawanami TE, et al. Amniotic fluid "sludge" is an independent risk factor for preterm delivery. J Matern Fetal Neonatal Med. 2016; 29: 120-5.

11) Romero R, Kusanovic JP, Espinoza J, et al. What is amniotic fluid 'sludge'? Ultrasound Obstet Gynecol. 2007; 30: 793-8.

12) Flenady V, Hawley G, Stock OM, et al. Prophylactic antibiotics for inhibiting preterm labour with intact membranes. Cochrane Database Syst Rev. 2013; CD000246.

13) Myhre R, Brantsæter AL, Myking S, et al. Intake of probiotic food and risk of spontaneous preterm delivery. Am J Clin Nutr. 2011; 93: 151-7.

14) Atarashi K, Tanoue T, Shima T, et al. Induction of colonic regulatory T cells by indigenous *Clostridium* species. Science. 2011; 331: 337-41.

15) Shiozaki A, Yoneda S, Yoneda N, et al. Intestinal microbiota is different in women with preterm birth: Results from terminal restriction fragment length polymorphism analysis. PLoS One. 2014; 9: e111374.

16) Jarde A, Lutsiv O, Park CK, et al. Effectiveness of progesterone, cerclage and pessary for preventing preterm birth in singleton pregnancies: a systematic review and network meta-analysis. BJOG. doi: 10.1111/1471-0528.14513.

〈米田 哲　齋藤 滋〉

11 / 免疫が関係する妊娠高血圧症候群

妊娠高血圧症候群は日本において高血圧を中心とする症候群として定義されているが，病態を簡単に説明するため蛋白尿を伴う高血圧である妊娠高血圧腎症（preeclampsia：PE）にしぼり解説する．

A 妊娠高血圧腎症（PE）における免疫の関与の考え方

妊娠高血圧腎症（PE）と免疫を考える場合，①移植免疫学的な観点での妊娠高血圧腎症を捉える場合，胎児を semiallograft と考え，これに対する免疫反応が生ずるとの移植免疫学的な点で妊娠高血圧腎症を考える場合と，②移植免疫以外の免疫学的観点で考える場合がある．PEでは妊娠後期に高血圧，蛋白尿が出現する，PE の病態を免疫学的に考えると，なぜ妊娠初期に PE が出現しないのか，また，習慣流産患者はなぜ PE を発症しないのかとの疑問もある．

B PE の病理学的所見と免疫の関与

1 胎盤床の螺旋動脈への絨毛細胞浸潤の減少

正常妊娠では胎盤床の螺旋動脈への絨毛細胞が浸潤し（endvascular trophoblast invasion），血管壁の筋層部分が消失し，血管抵抗の低下と血管感受性物質への反応性低下が生ずる．しかし，PE では胎盤床の組織検索で子宮胎盤血管への絨毛細胞の浸潤が減少する[1]．螺旋動脈への絨毛の浸潤障害は，あたかも胎児成分の母体への進入を免疫的に阻止しているかのようにも考えられる．この現象に免疫系が関与している可能性があるが，免疫学的にはいくつか説明がある．正常妊娠では，macrophage は decidua parietalis に比し decidua basalis において数が多い．活性化 macrophage は絨毛の apoptosis を誘導し，TNF-α，indolamine 2, 3-dioxygenase（IDO）の分泌によりこの apoptosis が生じる．preeclampsia 胎盤では正常妊娠胎盤に比し螺旋動脈周囲へのmacrophage の数が増加している，このため apotosis が増加し絨毛の浸潤障害に関与している可能性がある 図1 [2]．

〔I 総論〕1. 生殖免疫学を理解するために

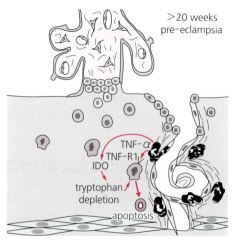

図1 妊娠高血圧腎症における macrophase の関与
(Kaufman, et al. Biol Reprod. 2003; 69: 1-7)

　他方，正常妊娠では，extravillous trophoblast には HLA の class 1 抗原である HLA-G 抗原が発現され natural killer（NK）細胞や T 細胞の killer inhibitory receptor（KIR）に作用し細胞障害性を抑制する．しかし，PE 胎盤では HLA-G 抗原の発現が悪く，NK 細胞や T 細胞の細胞障害抑制が十分に働かなくなり絨毛細胞が侵入できない可能性がある[3]．

2　胎盤でのアポトージスの増加と免疫細胞

　PE 患者胎盤では正常妊娠胎盤に比しアポトーシスの増加が報告されている．in vitro では macrophage が extravillous trophoblast のアポトーシスを生ずるので macrophage の意義を強調している[2]．アポトーシスの原因が，母体の CD8 陽性 T 細胞やマクロファージなどの免疫細胞によるものなのか，PE では胎盤虚血となるので，胎盤虚血に対する胎児の自己防衛反応なのか検討する予知がある．

3　胎盤床で絨毛細胞の減少と免疫細胞

　PE では子宮内胎児発育遅延を有する患者の胎盤床で絨毛細胞の減少が認められる．また，免疫組織学的に CD56 陽性子宮 NK 細胞と CD8

陽性 T 細胞の増加が認められ，CD56 陽性子宮 NK 細胞の増加は子宮内胎児発育遅延に，CD8 陽性 T 細胞の増加は PE の症状に関連していた[4]．

4 後脱落膜血管の acute atherosis と免疫の関与

PE では脱落膜血管の acute atherosis，筋層内血管の中膜の hyperplasia が高頻度に生ずる．acute atherosis は腎移植拒絶反応で生ずる血管変化と類似する．atherosis は PE 胎盤の脱落膜の動脈に生ずる変化であり，血管壁の fibrinoid 壊死，内膜の肥厚，血管内腔の狭窄に加え，血管壁への脂質を含む細胞の出現がある．これはマクロファージが脂質を取り込んだ状態であり，この変化は成人の動脈硬化に認められる変化に類似している．マクロファージの周囲には抗体や補体の存在が証明されており免疫系の関与が考えられる．一方，acute atherosis の形成には 8-isoprostane でみる限り oxidative stress に関連していなかったとしている[5]．PE では免疫が関与する胎盤の形成障害が起こり，母体側の血管変化が生理的に完成されない可能性がある．

C 胎児，胎児由来物質の抗原性の問題

PE は胞状奇胎や腹膜妊娠（Piering，1993）でも報告され，胎児の体自身より絨毛に関連した抗原が関与し，発症には子宮内に胎児が存在する必要はない．PE での流血中への絨毛の流出増加は，Attwood（1961），Jaameri（1965）らによって報告されている．これらの報告は，絨毛が抗原として子宮以外の場所で 免疫反応を惹起する可能性があり，inflammatory response の原因ともなる証拠となる．

双胎胎児性別（胎児抗原）から検討した PE の発症病因に対して日本人での検討がある．

胎児抗原の増加に関しては DDtwin は単胎より頻度が高いので肯定的である．HY 抗原の増加に関しては female female DDtwin が最も PE の頻度が高く，male male DDtwin が最も頻度が低いので否定的である．MHC 不適合説に関しては DD twin は MD twin 同等の出現率なので否定的としている[6]．

〔Ⅰ　総論〕1.生殖免疫学を理解するために

1　絨毛の抗原性

villous trophoblast は class 1, class Ⅱ とも組織適合性抗原は発現しないが, extravillous trophoblast, invasive trophoblast は HLA-G (class I), HLA-C, HLA-E を発現している. 絨毛表面では HLA は表出されていないが, 脱落膜に進入する invasive trophoblast では HLA-G (Class 1 抗原) が表出されている. PE において HLA-G mRNA の発現低下が報告されている[7].

また流血中の HLA-G 抗原にも変化が生じており soluble HLA-G は PE で低下が報告されている. soluble HLA-G は CD8$^+$や CD4$^+$T 細胞の反応を抑制や, NK 細胞に結合し innate immunity を変化させ, 血管内皮細胞の増殖を抑制することが考えられる[8].

D　細胞性免疫・同種免疫学的検討

細胞性免疫・同種免疫学的検討では, 正常妊娠は Th1, Th2 バランスでは Th2 優位であるが, PE では Th1 優位となり, NK 細胞傷害活性が亢進している. また, 正常妊娠では制御性 T 細胞が同種移植免疫反応を抑制しているが, PE では制御性 T 細胞の数が低下しており同種移植免疫反応が起こりやすい[9, 10].

1　子宮 NK 細胞と PE

子宮 NK 細胞の欠如が PE の病因となるという説がある. 最近のヒト脱落膜 NK 細胞 (dNK cell) の研究では, dNK cell は絨毛の侵入を促進する IL-8 や interferon-inducible protein-10 (IP-10) などのサイトカインを産生する. また子宮 NK cell は VEGF や PlGF などの angiogenic factor や endothelial cell mitogenic factor を分泌することが知られている. Croy らは NK 細胞欠如マウスでは妊娠時脱落膜の形成不全が生じるとし, これを PE の初期の胎盤変化と同様な変化と考え, PE の病因との関係を報告している 図2 [11]. 習慣流産患者の脱落膜において子宮 NK 細胞の減少を報告しており PE との関係が検討される必要がある[11].

2　PE と HLA

PE 患者の夫婦間および母児間では, 正常血圧妊娠患者に比し class I

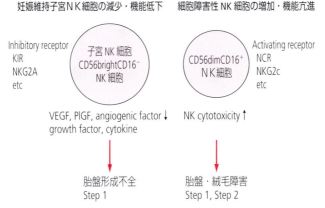

図2 妊娠高血圧腎症におけるNK細胞の変化

ではHLA-A, HLA-B, classIIではHLA-DR4抗原の共通性が高いとの報告があるが，また精漿の曝露の程度など，他の因子の関与も影響しているので，さらなる検討が必要される[12, 13]．

3　HLA抗原とPE　母児間の適合性

　NK細胞はHLA-Cを認識するkiller cell inhibitory receptor (KIRs) をもっており，HLA-Cのある種のtypeはNK細胞機能を抑制する一方，別のtypeはNK活性を強める方向に働く，KIRsは抗原であるHLA-C1よりHLA-C2に強く結合する．KIRsはまた2つのグループがありAグループはNK細胞機能を抑制にBグループは促進に働く．PEではBのtypeよりAのtypeの頻度が高い．もし胎児がC2であればその効果は強い．trophoblastがより子宮NK細胞を刺激すると胎盤形成がよく，PEの頻度が低い．母体のKIRがAAで胎児がC2抗原をもつとPEになりやすい．この理由として子宮NK細胞は最も強く抑制され刺激がなくなり胎盤形成が抑制されることによる 図3．しかし，この傾向はallograftとしての胎児に対する免疫反応よりむしろ胎盤を形成する生理的機能と考えられるとしている点が重要である[14]．

〔I 総論〕1. 生殖免疫学を理解するために

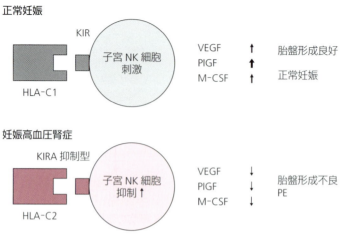

図3 妊娠高血圧腎症における HLAC と KIR との関連
KIR: killer inhibitory receptor
VEGF: vascular endothelial growth factor
PlGF: placenta growth factor
M-CSF: macrophage colony stimulating factor

E 流血中に出現する胎児, 胎児由来物質の抗原に対する免疫反応

● Inflammatory response 説

　流血中には絨毛の一部 (trophoblast microparticle: TM) が循環しており, PE では TM の量が増加している. これに対し免疫系, 特に自然免疫系が応答している. この応答は正常妊娠でも生じるが PE では流血中の絨毛塊の増加に対して過剰に反応している. TM は in vitro では末梢血単核球の TNF-α, IL-12, IL-18 や IFNγ の産生を促し, また培養血管内皮細胞を障害する. Redman らは, 胎盤で低酸素状態が進行し, 流血中に sFlt-1 やジンチチウム細胞塊などの因子を放出し, 血管内皮は機能不全に陥り, 全身の炎症反応 (inflammatory response) が生じ, 高血圧, 蛋白尿などの PE の臨床症状を生じるとの説を提唱している. 妊娠高血圧腎症は 2 つの stage があるとし, stage 1 では早期の胎盤形成の障害 (poor placentation) が生ずる, 続いて stage 2 では胎盤で低酸素状態が進行し, 流血中に sFlt-1 やジンチチウム細胞塊などの因

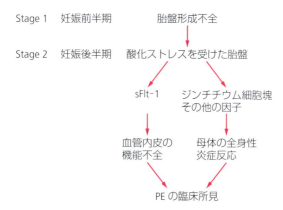

図4 妊娠高血圧腎症（PE）の発症機転
（Redman, et al. Science. 2005; 308: 1592-4[15] 引用改変）

子を放出し，血管内皮は機能不全に陥り，全身の炎症反応が生じ，高血圧，蛋白尿などのPEの臨床症状を生じる 図4 [15]．

F PEと自己抗体

　PEではさまざまな自己抗体・抗絨毛抗体の報告がある．自己抗体の出現では，抗核抗体，抗血管内皮細胞抗体，抗リン脂質抗体，アンジオテンシンIIタイプIレセプター抗体などある．抗リン脂質抗体はPEの病態を悪化させる．抗血管内皮細胞抗体は血管内皮細胞に対する傷害活性をもっているし，抗リン脂質抗体は絨毛のTLR2, 4に作用してIL-6, IL-8などの炎症性サイトカインを産生しPEのinflammatory responseに関与する[16]．さらにangiotensin II type I receptor agonistic autoantibody（AT1-AA）は，AT1-receptorと結合し，過剰刺激する自己抗体である．antiangiogenic proteinであるsFlt-1およびendoglinやpro-inflammatory cytokine（TNF-α，IL-6など）の過剰産生，plasminogen activator inhibitor-1（PAI-1），tissue factor（TF），nuclear factor-κB（NF-κB）を活性化させること，さらにnicotinamide-adenine dinucleotide phosphate（NADPH）oxydaseの増加，reactive oxygen species（ROS）産生，酸化ストレスなどを増加させたりすることで胎盤形成・機能異常を引き起こし，PEの発症・病態悪化に関係す

〔I 総論〕1. 生殖免疫学を理解するために

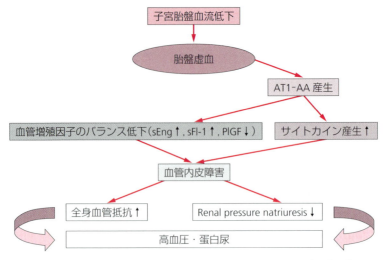

図5 angiotensin II type I receptor agonistic autoantibody（AT1-AA）による妊娠高血圧腎症の病態形成（仮説）
sEng: soluble endoglin
sFlt-1: soluble fms like thyrosine kinase-1
PlGF: placenta growth factor
(小林 祐介, 新屋 芳香, 高橋 英幹, 他. AT$_1$-AA と妊娠高血圧症候群. 周産期医学; 2014: 44. 1445)

る図5 [17]．

◀文献▶

1) Browsen IA, Robertson WB, Dixon HG. The role of the spiral arteries in pathogenesis of preeclampsia. Obstet Gynecol Annu. 1972; 1: 177-91
2) Reister F, Frank HG, Heyl W, et al. The distribution of macrophages in spiral arteries of the placental bed in pre-eclampsia differs from that in healthy patients. Placenta. 1993; 20: 229-33.
3) Le Bouteiller P, Pizzato N, Barakonyi A, et al. HLA-G, pre-eclampsia, immunity and vascular events. J Reprod Immunol. 2003; 59: 219-34.
4) Stallmach T, Hebisch G, Orban P, et al. Aberrant positioning of trophoblast and lymphocytes in the feto-maternal interface with pre-eclampsia. Virchows Arch. 1999; 434: 207-11.
5) Harsem NK, Roald B, Braekke K, et al. Acute atherosis in decidual tissue: not associated with systemic oxidative stress in preeclampsia. Placenta. 2007; 28:

958-64.

6) Shiozaki A, Matsuda Y, Satoh S, et al. Impact of fetal sex in pregnancy-induced hypertension and preeclampsia in Japan. J Reprod Immunol. 2011; 89: 133-9.

7) Goldman-Wohl DS, Ariel I, Greenfield C, et al. Lack of human leukocyte antigen-G expression in extravillous trophoblasts is associated with pre-eclampsia. Mol Hum Reprod. 2000; 6: 88-95.

8) Yie SM, Li LH, Li YM, et al. HLA-G protein concentrations in maternal serum and placental tissue are decreased in preeclampsia. Am J Obstet Gynecol. 2004; 191: 525-9.

9) Saito S, Sakai M, Sasaki Y, et al. Quantitative analysis of peripheral blood Th0, Th1, Th2 and the Th1: Th2 cell ratio during normal human pregnancy and preeclampsia. Clin Exp Immunol. 1999; 117: 550-5.

10) Toldi G, Saito S, Shima T, et al. The frequency of peripheral blood CD4+ CD25high FoxP3[+] and CD4[+] CD25[−] FoxP3[+] regulatory T cells in normal pregnancy and pre-eclampsia. Am J Reprod Immunol. 2012; 68: 175-80.

11) Croy BA, Ashkar AA, Minhas K, et al. Can murine uterine natural killer cells give insights into the pathogenesis of preeclampsia? J Soc Gynecol Investig. 2000; 7: 12-20.

12) Saftlas AF, Beydoun H, Triche E. Immunogenetic determinants of preeclampsia and related pregnancy disorders: a systematic review. Obstet Gynecol. 2005; 106: 162-72.

13) Triche EW, Harland KK, Field EH, et al. Maternal-fetal HLA sharing and preeclampsia: variation in effects by seminal fluid exposure in a case-control study of nulliparous women in Iowa. J Reprod Immunol. 2014; 101-2: 111-9.

14) Hiby SE, Walker JJ, O'shaughnessy KM, Combinations of maternal KIR and fetal HLA-C genes influence the risk of preeclampsia and reproductive success. J Exp Med. 2004; 200: 957-65.

15) Redman CWG, Sargent IL. Latest advances in understanding preeclampsia Science. 2005; 308: 1592-4.

16) 山本樹生, 千島史尚, 東 裕福, 他. 抗リン脂質抗体と妊娠. Reproductive Immunology and Biology. 2013; 28: 11-7.

17) Walther T, Wallukat G, Jank A, et al. Aigiotensin II type 1 recptor agonistic antibodies reflect fundamental alterations in the uteroplacental vasculature. Hypertension. 2005; 46: 1275-9.

〈山本樹生〉

〔Ⅰ 総論〕1. 生殖免疫学を理解するために

12 免疫システムと陣痛発来

A はじめに

　陣痛発来時には，子宮局所のみならず全身的に炎症性メディエーターの産生が増加し，免疫担当細胞の活動が増強する．そうしたことから，以前より分娩は生理的な炎症状態として捉えられてきた．実際に陣痛発来中には，子宮筋層・子宮頸部・卵膜において好中球やマクロファージなどの免疫細胞の数的増加および活性化が確認されている．本項では，陣痛発来に関連した免疫システムの活性化の関係について分子生物学的メカニズムの面から解説する．

B 分娩発来に伴う炎症性メディエーターの変化

　分娩に向けての免疫学的活性化が，全身性に生じていることを表す報告として，末梢血中の好中球数が，陣痛発来後の妊婦では，陣痛が未発来の妊婦と比べて増加している[1]といわれている．

　次に子宮局所について，実際に陣痛発来中の子宮筋層では，炎症性の変化が認められることは既知である．陣痛発来中では，好中球の遊走を促進するケモカインである CXCL8 が増加していることからも，子宮筋層への好中球の浸潤が示唆されている．また，好中球などから産生される IL-1β・TNF-α などの炎症性サイトカインが子宮収縮を増加させ，cyclooxygenase 2（COX2）発現を誘導する．COX2 はプロスタグランジン E2 の主要な産生酵素であり，子宮筋層局所におけるプロスタグランジン E2 の増加が子宮収縮誘導して，陣痛発来の誘因となっている．

　陣痛発来に先行して，子宮頸部ではコラーゲン・結合織の分解に代表される頸管熟化が生じる．この頸管熟化は，分娩の約1カ月前から生じるため，分娩へのはじめのステップといえる．陣痛発来前の妊婦において，熟化の有無の差では，子宮頸部の好中球数に差はない一方で，分娩直後の妊婦では好中球数が増加している[2]．このことから，分娩直後の組織修復機構における好中球の関連が示唆されている．一方で，マクロファージ数は熟化例で増加しており，子宮頸管熟化においてマクロ

124　　JCOPY 498-06088

ファージが重要な役割を担っていると考えられる[2]．また，分娩前の頸部結合織では，IL-8，IL-6などの炎症性サイトカインが増加しており，これらのサイトカインは好中球からmatrix metalloproteinase（MMP）などの細胞外マトリクス分解酵素の放出を促し，頸管熟化を進行させている．

脱落膜でも，自然免疫・細胞性免疫ともに活性化され，白血球などの免疫細胞の遊走性が高まる．妊娠を維持するための抗炎症優位の免疫環境から，炎症性の環境へスイッチされ，陣痛が進んでいくと推測されている[3]．

C 分娩発来前の子宮頸管の熟化制御に関わる遺伝子群

子宮頸管の機能として，妊娠期間中は一定の硬度を保つことで，胎児を子宮内に保持することが重要である．その一方で分娩に際しては，柔らかく伸展性の高い組織特性を獲得して開大し，胎児の通過のための産道の一部分となる．分娩発来期には，炎症・抗炎症物質ともに上昇している[4]ことから，妊娠を維持するための抗炎症機能と，分娩へ向かうための炎症性変化のバランスの拮抗が崩れることで分娩発来に至ることが示唆される．しかしながら，こうした子宮頸管の妊娠時期に応じた劇的な変化の分子的機序は，いまだ未解明な部分が多い．現在の臨床においては，分娩時期の予測には，しばしばBishopスコアという内診による子宮口の開大度の評価法が用いられている．しかし，予測の正確性は乏しく，内診という主観的な方法による評価法のため検者間誤差も問題である．客観的でより精度の高い分娩予測のためのバイオマーカーが求められている．また，分娩発来時期の正確な予測は，医療安全および医療資源の適正な使用に貢献できる可能性がある．そうした背景のもと筆者らは分娩発来予測につながる新規のバイオマーカーを探索することを目的として，頸管熟化との関連が知られる10種類の遺伝子発現パターンと分娩発来の関連について研究を進めており，その結果の一部を以下に示す．

正期産期の妊婦の擦過頸管細胞を用いて，過去の報告でヒトや動物の頸管熟化と関わっているとされる10種類の子宮頸管熟化関連遺伝子のmRNA発現を評価し，自然分娩発来までの時期との関連を検討した．

〔I 総論〕1. 生殖免疫学を理解するために

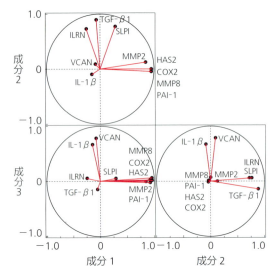

図1 頸管熟化関連遺伝子の主成分分析結果

正期産期の妊婦の擦過頸管細胞を用いて，mRNA 発現を評価し，全遺伝子発現情報を主成分分析によって分類したところ，全体の75％が3つの成分（成分1：COX2・HAS2・MMP2・MMP8・PAI-1，成分2：ILRN・TGF-β1・SLPI，成分3：VCAN・IL-1β）に分類された．
(Samejima T, et al. Am J Reprod Immunol. 2017; 78: 5[5)] を一部改変)

全遺伝子発現情報を主成分分析によって分類したところ，全体の75％が3つの成分（成分1：COX2・HAS2・MMP2・MMP8・PAI-1，成分2：ILRN・TGF-β1・SLPI，成分3：VCAN・IL-1β）に分類された 図1 ．これは，子宮頸管熟化が，異なる3つの機序により生じている可能性を示唆している．成分1はすべて，転写因子 NF-kb により炎症下で誘導される遺伝子である．成分2は抗炎症の性質をもった遺伝子群である．成分3は細胞外マトリクスの主な構成成分であるプロテオグリカンの一種である VCAN とそれを制御している IL-1β である．次に，これらの遺伝子発現情報から分娩発来が予測可能かどうかを検討するために，臨床的因子である Bishop スコアを含めて，分娩発来までの日数を重回帰解析で検討した．その結果，Bishop スコアと成分2のみが，分

12/ 免疫システムと陣痛発来

表1 重回帰分析による分娩予測能の評価

Variables	Coefficient β（95% CI）	P value
Bishop スコア	−1.87（−2.33 ― −1.41）	＜0.0001*
成分1	−0.33（−0.83 ― 0.16）	0.18
成分2	−1.27（−2.02 ― −0.52）	0.001*
成分3	−0.04（−1.05 ― 0.96）	0.93

*：統計学的有意

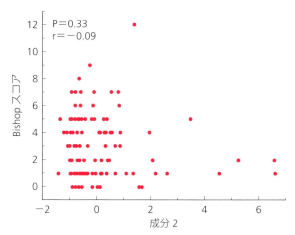

図2 Bishop スコアと成分2の相関
成分2と Bishop スコアは統計学的相関を認めなかった（r＝−0.09, P＝0.33）. (Samejima T, et al. Am J Reprod Immunol. 2017; 78: 5[5]) を一部改変)

娩までの日数を予測する因子として抽出された 表1 ．これは，炎症成分や細胞外マトリクスの分解成分よりも，抗炎症成分が優位になって分娩が発来することを示唆しており，組織の過剰な炎症・破壊を防ぐための生体の防御反応を反映している可能性がある．また，この成分2と Bishop スコアは統計学的に相関を認めなかった 図2 ．これは，抗炎症成分と Bishop スコア双方の進行により，子宮頸管熟化が促進され，分娩発来へ向かうことを示唆している．また，この抗炎症成分と従来の Bishop スコアを組み合わせることで，分娩発来時期の予測が可能であり，計画分娩時期決定の判断などに応用できる可能性がある[5]．

〔I 総論〕1. 生殖免疫学を理解するために

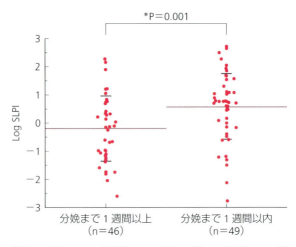

図3 分娩まで1週間以上・以内の群での頸管SLPI濃度の比較

正期産妊婦の分娩前の子宮頸管粘液中SLPI濃度を測定した．分娩前1週間以内の群（n=49）では，分娩まで1週間以上の群（n=46）と比較して，SLPI濃度が高値であった（P<0.05）．
(Samejima T, et al. Am J Obstet Gynecol. 2016; 214: 741. e1-7[6])を一部改変)

　次に，成分2のSLPI（secretory leukocyte protease inhibitor）という抗炎症タンパクに着目した．SLPIは，子宮頸管・卵膜やその他の粘膜上皮に発現している多機能タンパクである．抗炎症，抗菌，組織修復などの機能を有しており，早産症例での子宮頸部で高発現していることが既にわかっている．今回，頸管粘液中のSLPI濃度と分娩発来の関係を検討した．正期産妊婦（妊娠37週以降）の頸管粘液を前方視的に採取し，自然陣発による分娩時期と頸管粘液中のSLPI濃度を比較した 図3．分娩まで1週間以内の群では，1週間以上の群と比較してSLPI濃度が高値であった．また，カットオフ値を設定し，ROC曲線を作成すると，AUC 0.70であった 図4．これは，頸管粘液中のSLPIが分娩発来のマーカーになり得ることを示唆している[6]．前述のように，従来の主観的なBishopスコアによる評価のみではなく，頸管粘液中のSLPI濃度測定という客観的な評価法を用いることで，より正確な分娩時期予測につながる可能性がある．

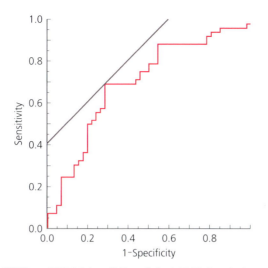

図4 1週間以内の分娩の有無を予測するためのROC曲線

1週間以内の分娩の有無を予測するため，SLPI濃度からROC曲線を作成した．AUC 0.70であった．
(Samejima T, et al. Am J Obstet Gynecol. 2016; 214: 741. e1-7[6])を一部改変)

◀文献▶

1) Yuan M, Jordan F, McInnes IB, et al. Leukocytes are primed in peripheral blood for activation during term and preterm labour. Mol Hum reprod. 2009; 15: 713-24.
2) Sakamoto Y, Moran P, Bulmer JN, et al. Macrophages and not granulocytes are involved in cervical ripening. J Reprod Immunol. 2005; 66: 161-73.
3) Gomez-Lopez N, StLouis D, Lehr MA, et al. Immune cells in term and preterm labor. Cell Mol Immunol. 2014; 11: 571-81.
4) Dubicke A, Fransson E, Centini G, et al. Pro-inflammatory and anti-inflammatory cytokines in human preterm and term cervical ripening. J Reprod Immunol. 2010; 84: 176-85.
5) Samejima T, Nagamatsu T, Schust DJ, et al. Labor prediction based on the expression patterns of multiple genes related to cervical maturation in human term pregnancy. Am J Reprod Immunol. 2017; 78: 5.
6) Samejima T, Nagamatsu T, Schust DJ, et al. Elevated concentration of secretory leukocyte protease inhibitor in the cervical mucus before delivery. Am J Obstet Gynecol. 2016; 214: 741. e1-7.

〈鮫島大輝　永松 健〉

〔Ⅰ 総論〕1. 生殖免疫学を理解するために

13 母体から胎児への免疫の移行

A はじめに

　新生児は正期産児であっても多くの面で未熟であり，免疫系も例外ではない．そのため，年長児や成人では大きな問題とならない感染症であっても，新生児では時に生命を脅かすことがある．そのような新生児および乳児期早期における感染防御機構の1つに，胎盤を通じた母体から胎児への抗体の移行があり，その抗体を移行抗体とよぶ．しかし，その一方で，移行抗体が原因で新生児に発症する疾患がある．本項では，胎児期における抗体産生系の発達，および移行抗体による感染防御に関して概説し，さらに，移行抗体により発症する新生児の病態について述べる．

B 胎児期の抗体産生系の発達

　胎生期に抗体産生系，T細胞系，自然免疫系の発達がみられるが，新生児・乳児期にはそのいずれもが未熟であり，易感染性を有している[1]．抗体産生に関与するPre-B細胞は胎生7週頃から肝で認められるようになり，12週頃には骨髄にも出現する．そして，IgM産生細胞は胎生11週には肝に，12週に脾や末梢血に出現し，IgG産生細胞は胎生12週には肝，18週には脾，21週には末梢血に認められるようになる．IgA産生細胞は胎生14週に肝，30週に脾に出現する．IgMは胎生16週頃，IgGは19週頃，IgAは27週頃から血中に検出されるようになるが，抗原刺激に対するIgG，IgAの再生増加はほとんどなく，胎生期に作られる抗体は主にIgMクラスのものである[1]．そのため，児が子宮内感染を受けるとIgMが増加し，出生時のIgMレベルが高値となる．

　新生児期のIgG産生能は十分ではなく，出生時で成人の10%，6カ月で30%，3歳で50%，7歳で70%程度といわれている[1]．新生児・乳児期では抑制性T細胞の活性が高く，T細胞の抗体産生に対するヘルパー活性は低下していることも，IgG抗体産生が低下していることの一因となっている[1]．そのため，新生児期の感染防御機構の1つとして，

130　　JCOPY 498-06088

13/ 母体から胎児への免疫の移行

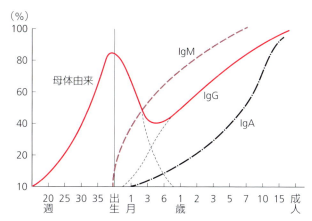

図1 胎児期および出生後の血清免疫グロブリン値の変化
成人値を100とした，IgG, A, Mの推移を示す．IgGは母体および児由来IgGの総和を示す．胎児期は多くが母体由来であり，出生後母体由来IgGは徐々に減少し，児由来IgGの産生が増加する（点線）．（矢田純一．医系免疫学．改訂14版．東京：中外医学社；2016. p.896-903[1] より）

経胎盤的に母体より移行するIgGが重要となる．

C 移行抗体による感染防御

　新生児期・乳児期早期は免疫系が未発達であり，感染防御機構が脆弱である．それを補う機構として，母体から胎児への免疫グロブリンの移行がある．胎盤を通じて胎児に移行する免疫グロブリンはIgGのみであり，胎児の血中IgGレベルは20週頃より直線的に増加し，出生時には母体と同レベルかそれ以上となる[1]．出生後，母体由来のIgGは徐々に減少するが，出生後，児自身のIgG産生が盛んになるため，生後4カ月頃を境にして，乳児の血中IgGは増加に転じる．胎児期から小児期の血清免疫グロブリン値の年齢による変化を 図1 に示す．

　通常，分子量の大きな物質は胎盤を通過しないが，いくつかの例外があり，例外の1つがIgG（分子量約160 kDa）である．胎盤の合胞体栄養膜細胞に発現している neonatal Fc receptor（FcRn）などを介して細胞内に取り込まれ，胎児血液内に移行する 図2 [1-3]．母体から胎児への

[I 総論] 1. 生殖免疫学を理解するために

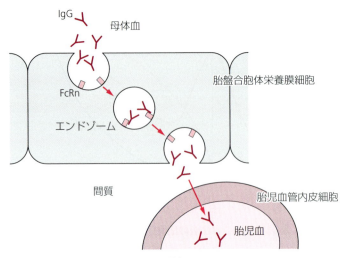

図2 母体から胎児への IgG の移行

母体血中 IgG は胎盤合胞体栄養膜細胞のエンドゾームに取り込まれる．FcRn の IgG への親和性は pH 依存性である．エンドゾーム内の酸性下では高親和性であり，IgG は FcRn と結合することによりリソゾーム酵素による分解から保護される．
一方，細胞表面（pH7.4）ではその親和性は 100 倍低下し，IgG は FcRn から解離する．
（矢田純一．医系免疫学．改訂 14 版．東京: 中外医学社; 2016. p.27-37, 896-903, Palmeira P, et al. Clin Dev Immunol. 2012; 2012: 985646[2]．Ellinger I, et al. Wien Med Wochen Schr. 2012; 162: 207-13[3] より改変）

移行は IgG のサブクラスによって異なり，IgG1 が最もよく移行し，IgG2 は他のサブクラスに比べて劣っている[2,3]．抗体の移行は在胎週数に依存しており，13 週頃より始まり，17〜22 週では胎児 IgG は母体の 5〜10％であるが，直線的に増加し，28〜32 週で 50％となり，36 週以降，その増加はさらに加速する[2]．そのため，早産児ほど，低 IgG 血症となる．

母体の HIV 感染，あるいはマラリア感染により IgG の胎児への移行は減少する．一方，原発性免疫不全症合併母体であっても，経静脈的に投与された IgG は，内因性 IgG 同様に胎児へ移行することが報告されており，母体への IgG 投与は胎児にとっても重要である[2]．

表1 母体から胎児への移行抗体によって発症する新生児疾患

自己抗体による疾患	自己抗体	同種抗体による疾患	同種抗体
甲状腺機能亢進症	抗 TSH 受容体抗体	Rh 不適合	抗 Rh 抗体
甲状腺機能低下症	抗 TSH 受容体抗体	ABO 不適合	抗 A/B 抗体
血小板減少症	抗血小板抗体	血小板減少症	抗血小板抗体
好中球減少症	抗好中球抗体	好中球減少症	抗好中球抗体
溶血性貧血	抗赤血球抗体		
新生児ループス	抗 SS-A/B 抗体		
重症筋無力症	抗 AChR/MuSK 抗体		
天疱瘡	抗デスモグレイン抗体		

　母乳中に含まれる分泌型 IgA も新生児の重要な感染防御機構であり，消化管の粘膜免疫では中心的な役割を果たしている．

D 移行抗体による病態

　新生児・乳児期早期の感染防御機構として IgG の母体から胎児への移行は重要であるが，一方，自己免疫疾患合併母体などでは，移行抗体により一過性に新生児に同様の病態が発症することがある．移行抗体が関与する病態として，自己抗体によるものと同種抗体によるものがある 表1 [4]．

1 新生児甲状腺機能異常症

　抗 TSH 受容体抗体（TSH receptor antibody：TRAb）には，甲状腺刺激活性を有する甲状腺刺激抗体（thyroid stimulating antibody：TSAb）と刺激阻害活性を有する甲状腺刺激阻害抗体（thyroid stimulation blocking antibody：TSBAb）がある．Basedow 病合併母体の場合，甲状腺刺激活性を有する TRAb（TSAb）が母体より胎児に移行し，児の甲状腺を刺激するため，新生児が一過性甲状腺機能亢進症を発症する可能性がある [4]．TSH は胎盤を通過せず，甲状腺ホルモンはわずかに通過する．一方，IgG である TRAb と抗甲状腺薬（チアマゾール，プロピルチオウラシル）は胎児へ移行する．抗体の半減期が 2〜3 週間であるのに対し，移行した抗甲状腺薬の効果は数日で消失するため，生後数日してから新生児一過性甲状腺機能亢進症を発症することが

〔I 総論〕1. 生殖免疫学を理解するために

多い．母体が手術療法を受けており，TRAb レベルが高いにもかかわらず，甲状腺ホルモン値は高くなく，抗甲状腺薬による治療も受けていない場合は特に注意を要する．

橋本病合併母体の場合，通常，移行抗体によって児が甲状腺機能低下症を発症することはない．原発性甲状腺腫（萎縮性甲状腺炎）では甲状腺刺激阻害活性を有する TRAb（TSBAb）によって，新生児が一過性甲状腺機能低下症を発症する可能性がある[4]．Basedow 病母体においても，TSBAb を有していることがある．

2 新生児受動免疫性血小板減少症

免疫性血小板減少性紫斑病（immune thrombocytopenic purpura：ITP）は，血小板に対する自己抗体などの免疫学的機序により血小板が減少する自己免疫疾患である．自己抗体の母体から胎児への移行により，新生児の血小板が5万/μL 未満に減少する頻度は約10%，頭蓋内出血を合併する頻度は1%弱と推定されている[5]．新生児の血小板減少を予測することは困難であり，全例，臍帯血あるいは新生児末梢血により出生時に血小板の評価を行い，15万/μL 未満の場合は，反復して評価することが勧められている[5]．生後数日して減少することもある．

3 新生児一過性重症筋無力症

重症筋無力症は神経筋接合部の分子に対する自己免疫疾患であり，筋力低下を主症状とする．抗アセチルコリン受容体（AChR）抗体，抗MuSK（muscle-specific receptor tyrosin kinase）抗体などの自己抗体が認められるが，いずれの自己抗体も有しない患者もいる．これらの自己抗体の胎児への移行により，新生児一過性重症筋無力症を発症する．筋力低下に伴い，哺乳障害・呼吸障害などの症状を認め，その頻度は重症筋無力症合併母体から出生した児の10〜20%と報告されている[4]．

4 新生児ループス

新生児ループスは，母体の自己抗体である抗 SS-A/Ro 抗体，抗SS-B/La 抗体などが胎児に移行して発症する．これらの抗体は SLE（systemic lupus erythematosus）や Sjögren 症候群などに認められるが，抗体を有していても典型的な症状を呈さない場合もある．新生児ループ

スは，抗 SS-A/Ro 抗体または抗 SS-B/La 抗体陽性母体から出生した児の 1〜5％に発症すると報告されている．皮膚症状・血球減少・肝胆道系の障害などがみられるが，最も重大な合併症は完全房室ブロックである．先天性房室ブロックは不可逆性であり，胎児・新生児死亡の原因ともなりうる．抗 SS-A/Ro 抗体陽性母体から出生した児の 1〜2％に発症すると報告されている[4]．

5 同種抗体の移行による疾患

これまでに述べた疾患は，いずれも自己抗体の移行により発症する疾患であった．一方，胎児に発現している父由来の抗原に対する同種抗体が，母体から胎児に移行することによって発症する疾患がある．ABO 血液型不適合，Rh 血液型不適合などがよく知られているが，抗 A あるいは B 抗体は IgM が主体であることなどにより，ABO 血液型不適合は，重篤になることは少ない．

同様の病態は血小板でも起こり，同種免疫性血小板減少症（neonatal alloimmune thrombocytopenia：NAIT）とよばれる．血小板同種抗原（human platelet antigen：HPA），HLA，ABO の不適合が原因となるが，臨床上重要なものは HPA である．本邦では妊婦の 0.8％から HPA 抗体が検出され，抗体陽性母体から出生した児の 10％に血小板減少がみられたと報告されている．妊娠初期に母体が感作されるため，第一子でも発症することがある[4,6]．

同種抗体の関与が考えられる腎炎やヘモクロマトーシスも報告されている[4]．

E おわりに

母体から胎児への移行抗体は，免疫力が未熟な新生児にとって重要な感染防御機構である．近年，母体にワクチン接種し，その移行抗体による新生児・乳児期早期の感染予防の報告もみられる[2,7]．その一方，移行抗体が原因となって，新生児のさまざまな病態が発症することがある．移行抗体の理解を深めることは，適切に新生児の病態を管理するうえで不可欠である．

〔Ⅰ 総論〕1. 生殖免疫学を理解するために

◀文献▶

1) 矢田純一. 医系免疫学. 改訂14版. 東京: 中外医学社; 2016. p.27-37, 896-903.

2) Palmeira P, Quinello C, Silveira-Lessa AL, et al. IgG placental transfer in healthy and pathological pregnancies. Clin Dev Immunol. 2012; 2012: 985646.

3) Ellinger I, Fuchs R. hFcRn-mediated transplacental immunoglobulin G transport: protection of and threat to the human fetus and newborn. Wien Med Wochenschr. 2012; 162: 207-13.

4) Hoftman AC, Hernandez MI, Lee KW, et al. Newborn illnesses caused by transplacental antibodies. Adv Pediatr. 2008; 55: 271-304.

5) 宮川義隆, 柏木浩和, 髙蓋寿朗, 他. 妊娠合併特発性血小板減少性紫斑病診療の参照ガイド. 臨床血液. 2014. 55: 934-47.

6) 今村 孝, 大戸 斉. 同種免疫性新生児血小板減少症. 日本臨牀. 別冊免疫症候群 I: 2015. p.919-23.

7) Lindsey B, Kampmann B, Jones C. Maternal immunization as a strategy to decrease susceptibility to infection in newborn infants. Curr Opin Infect Dis. 2013; 26: 248-53.

〈竹島泰弘〉

14/ 子宮内膜症と免疫

14 / 子宮内膜症と免疫

A 子宮内膜症とは

1 定義・疫学

　　子宮内膜症とは，本来，子宮内腔を裏打ちする子宮内膜（正所性子宮内膜）類似の組織が，子宮外に発育する（異所性子宮内膜）疾患と定義される．主たる罹患部位は骨盤腹膜（ダグラス窩など）・卵巣（チョコレート嚢胞ともよばれる）であるが，膀胱・直腸など生殖器外，さらには，臍・胸腔内など骨盤腔外に発生することもある（稀少部位子宮内膜症）．生殖可能年齢女性の約10%に認められると報告され，本邦における患者数は約260万人と推定されている．

2 症状・臨床上の問題点

　　主たる症状は月経困難症，ついで慢性骨盤痛，排便時痛，性交時痛である．罹患部位によっては月経時をピークとする病変からの出血（下血，血尿など），痛み，気胸などを呈する．また不妊症を合併することが多く，子宮内膜症患者の約30%に不妊症を合併し，逆に不妊症女性患者の約50%に子宮内膜症を認めると推定されている．一方，まれではあるが本症から卵巣明細胞腺癌などの悪性腫瘍が発生することも知られている．

3 病因病態論 ──免疫学的側面を中心に──

　　子宮内膜症は子宮内膜類似の組織の増殖性疾患であり，子宮内膜を増殖させるエストロゲン（卵胞ホルモン）が，本症の増悪因子であることはよく知られている．しかしその発症機序に関しては不明な点が多く，これまで，子宮内膜移植説，体腔上皮化生説などが唱えられてきた．子宮内膜移植説は，月経血が経卵管的に腹腔内に逆流し，その中に含まれる子宮内膜細胞が腹膜などに生着するというものである．体腔上皮化生説は，腹膜を構成する中皮細胞が，何らかの刺激（逆流した子宮内膜など）により子宮内膜細胞様に化生するというものである．いずれも1900年代初頭にそれぞれSampsonとMayerにより提唱され，その後も

JCOPY 498-06088

137

〔I　総論〕1. 生殖免疫学を理解するために

多くの研究者に追唱されているが，いずれの説によっても本症の発症機序を一元的に説明するのは困難である．なぜなら月経血の逆流はほとんどの婦人に認められる一般的な現象であるにもかかわらず，子宮内膜症を発症するのはその一部であるからである．すなわち，月経血の逆流は必要条件とはいえ，十分条件ではない．現在では，子宮内膜症の発症には，子宮内膜の逆流に加え，子宮内膜症細胞の異所性生着・増殖を許容する宿主側の免疫状態に何らかの異常があると考えられている．

一方，本症の病巣は，白血球の集積や，プロスタグランジン・サイトカイン・ケモカインといった各種炎症メディエータの発現亢進などに特徴づけられる局所炎症状態を呈しており，近年では本症は「慢性炎症性疾患」として解説されることが多い．これら病巣で観察される慢性炎症は，本症の病巣そのものの増悪だけでなく，痛みや不妊症ひいては悪性化といった臨床症状などにも関与しており，本症の治療ターゲットという観点からも，注目を集めている．

本項では，子宮内膜症と免疫の関連について，発症における宿主の免疫学的特徴，進展における慢性炎症の関与，本症が痛み・不妊症・悪性化をきたす免疫学的機序，免疫応答をターゲットとした新規治療法の可能性などにつき解説する．

B 子宮内膜症発症における宿主の免疫学的特徴

以前より，子宮内膜症の発症には，宿主側に，子宮内膜（症）細胞を排除できず異所性生着・増殖を許容してしまう免疫学的特徴（異常）があると信じられてきた．詳細はII章の各論に譲るが，ここでは中でも細胞傷害を担う中心的な免疫担当細胞であるナチュラルキラー（NK）細胞とマクロファージについて簡単に解説する．

1 NK細胞

NK細胞は大型の顆粒性リンパ球であり，強力な細胞傷害能を有する．子宮内膜症患者では，末梢血中や腹腔内において，NK細胞の細胞傷害能が低下していることが知られ，それによって子宮内膜（症）細胞に対する傷害能が低下し，本症発症に寄与していると考えられている．その機序として，前田らは，NK細胞表面のレセプターのうち，抑制型

優位である KIR2DL1（NK 細胞表面のレセプター）を有する NK 細胞が，子宮内膜症患者で末梢血中でも腹腔内でも増加していることを示している．

2 マクロファージ

マクロファージは，異物の貪食・抗原提示・サイトカイン産生などの機能を有し，周囲の免疫担当細胞と協調して異物処理にあたっている．以前より子宮内膜症患者の腹腔内マクロファージは，子宮内膜に対する貪食能や細胞傷害能が劣っていると信じられてきた．実際，子宮内膜症患者の腹腔内マクロファージでは，貪食に必要な CD36 や細胞傷害に必要な MMP9 の発現が低下しているといった報告がある．また前田らは子宮内膜症患者の腹腔内マクロファージでは HLA の発現が低下し，結果として T 細胞への抗原提示能が低下していると報告している．

C 子宮内膜症進展における慢性炎症の関与

上述のように，子宮内膜症細胞に対する宿主の免疫応答の低下が持続し，子宮内膜症組織発症・進展し，さらに病巣の存在が刺激となって惹起される炎症反応を免疫応答が解除できない状態が持続すると，免疫細胞の集積，組織のリモデリングと線維化，血管新生などを特徴とする慢性炎症の状態となり，これがさらなる病巣の進展に寄与する．こちらについても各論は II 章に譲るが，ここでは病巣や腹腔内貯留液中で慢性炎症を惹起し維持する因子について，免疫担当細胞，生化学的メディエータ，細胞内シグナル伝達経路に分けて解説する．

1 免疫担当細胞

a. 好中球

子宮内膜症患者の腹腔内貯留液中では好中球が増加していることが知られ，好中球は VEGF（血管内皮細胞成長因子），IL-8 などの産生を促進し，炎症を持続させ子宮内膜症を進展させる．筆者らのグループでは，マウスモデルを用いた実験によって，好中球が子宮内膜症の病変形成に関わっていることを明らかとした[1]．また，病巣の好中球が産生する IL-17A がケモカイン Gro α の産生を増加させ，さらに炎症を増悪さ

〔Ⅰ　総論〕1. 生殖免疫学を理解するために

せることを明らかにしている[2]．

b. マクロファージ

　前述した本症でのマクロファージの貪食能・細胞傷害能・抗原提示能の低下と逆説的のようだが，本症の病変や腹腔内貯留液ではマクロファージの数は増加，活性化し，TNF-α，IL-6，IL-1βといったサイトカインの分泌は亢進している．これはおそらく一度病巣が形成され炎症が惹起されるとマクロファージも活性化し病変の進展に寄与するものと考えられる．また赤血球の破壊によって生じた鉄を貪食し，活性酸素を生成することでさらなる炎症の増強に関与していることが知られる．M1/M2 分類では本症のマクロファージは抗炎症・抗腫瘍作用を特徴とする M2 マクロファージに分類されることが多いが，中間的なマクロファージも存在していることが知られる．

c. 樹状細胞

　マウスモデルを用いた研究では，単球由来樹状細胞が血管新生を促進し，病変形成に関与することが報告されている．筆者らのグループは子宮内膜症患者の樹状細胞ではマンノースレセプターの発現が高く，逆流月経血の貪食によってさらなる炎症を惹起することを示している[3]．

d. Ｔ細胞

　ヘルパーＴ細胞は古典的に Th1，Th2 の２つのサブタイプに分類され，それぞれ特異的なサイトカインとして IFNγ，IL-4 を産生する．子宮内膜症ではＴ細胞は Th2 にシフトしていると考えられ，実際，腹腔内貯留液中の IL-10 の上昇，IFNγ の低下，IL-4/IFNγ 比の上昇が指摘されている．さらに，IL-4，IL-10，thymic stromal lymphopoietin (TSLP) といった Th2 サイトカインが子宮内膜症の進展に関与していることも報告されている．一方，あらたなサブタイプとして知られる IL-17 を産生する Th17 も，子宮内膜症病変は腹腔内で増加していることが知られる．IL-17A が子宮内膜症細胞の増殖を促進し，IL-8 や COX2 の発現を上昇させ，本症の増悪に寄与する可能性も示唆されている[4]．

140

2 生化学的メディエータ

　前述のように，慢性炎症の結果，病巣に集簇したさまざまな免疫担当細胞ならびに病巣の上皮細胞・間質細胞は，相互作用をもちながら，サイトカイン（IL-1β，IL-4，IL-6，TNF-α，IL-17など），ケモカイン（IL-8，CXCL1，MCP1など），さらにプロスタグランジン（PGE2，PGF2αなど）とその合成酵素（COX2など）を発現し，さらなる炎症の進展に寄与している．また血管新生因子（VEGFなど）や神経新生因子（nerve growth factor：NGFなど）を分泌することで周囲の血管新生や神経増殖を促し，tissue growth factor-β（TGF-β）やタンパク分解酵素（matrix metalloproteinase：MMPなど）を分泌することで，組織リモデリングや線維化にも寄与している．

3 細胞内シグナル伝達経路

　前述の炎症性メディエータは細胞を刺激し，主にMAPK経路（p38，JNK，ERK1/2）とNFκB経路の2つのシグナル伝達経路を刺激し，炎症を助長していると考えられている．その他JAK/STAT系，Smadの活性化なども本症の炎症に関与していることが報告されている．

D 子宮内膜症が痛み・不妊症・悪性化をきたす免疫学的機序

1 痛み

　子宮内膜症の痛みは，腹腔内の癒着による物理的牽引痛によるものもあるが，免疫学的機序によるものも大きい．前述の慢性炎症の結果，子宮内膜症病巣の上皮・間質細胞ならびに集積したマクロファージや肥満細胞などの白血球からはプロスタグランジン，トリプターゼ，ヒスタミン，セロトニンなどのケミカルメディエータが大量に分泌されており，それが局所の血管透過性を亢進させ，浮腫・発熱をきたし痛みの原因となっている．また子宮内膜症病巣では，知覚神経密度が増加していることが知られるが，これも慢性炎症により病巣から前記のメディエータに加えNGFなどの神経増殖因子の分泌が亢進されていることに起因することが知られている．

〔I 総論〕1. 生殖免疫学を理解するために

2 不妊症

不妊症についても，子宮内膜症が物理的に卵管周囲癒着を起こし卵子のピックアップ障害の原因となることで妊孕能を下げることはよく知られているが，生殖補助医療を用いても子宮内膜症患者では妊娠率が低いことなどから，卵管因子以外にも免疫学的な機序による妊孕能低下が示唆されている．

a. 卵子（顆粒膜細胞）・精子・受精卵への毒性

古くから，マウスの受精卵を子宮内膜症患者の腹腔内貯留液中に曝露させると生存率が下がる，同様に精子を腹腔内貯留液中に曝露させると運動率が低下しマクロファージに貪食されやすい，といった所見から，子宮内膜症患者の腹腔内環境が配偶子に直接的に負の影響を与えることは示唆されてきた．最近では，これらの機序に，慢性炎症の結果として亢進した腹腔内貯留液中のプロスタグランジンや TNF-α，IL-1β といったサイトカインが関与していることが報告されている．また慢性炎症は活性酸素や NO 合成酵素の産生を亢進させ，酸化ストレスを増強することも知られ，子宮内膜症患者では腹腔内貯留液だけでなく，卵胞液中でも酸化ストレスが高いことが報告されており，それが顆粒膜細胞や卵の質に直接的な負の影響を与えていることも示唆されている．

b. 正所性子宮内膜への影響

子宮内膜症患者では，骨盤内の慢性炎症が正所性子宮内膜にも及び，その機能が障害されていることが知られる．その機序として，プロスタグランジンや TNF-α，IL-1β，IL-6 といったサイトカインは，直接あるいは COX2 などを介してアロマターゼや卵巣ホルモンレセプターの発現に影響を与えることが知られるが，子宮内膜症患者では，これらのメディエータの発現が正所性子宮内膜においても亢進しており，結果として正所性子宮内膜のアロマターゼ発現が増強し，局所でのエストロゲン産生が亢進し，一方，プロゲステロンレセプター（PR）B の発現が PRA に比べて減弱していることが報告されている．これらの異常により子宮内膜の増殖ならびに脱落膜化の制御が乱れ，着床・胚発育に負の影響を与える．一方，正所性子宮内膜に存在するマクロファージなどの免疫担当細胞も，子宮内膜症患者では VEGF，MCP-1，IL-8 などの

142

血管新生因子の分泌が亢進しており，着床時の脱落膜と絨毛細胞のクロストークに障害をきたしている可能性も示唆されている．

3 悪性化

慢性炎症が悪性腫瘍の発生母地となることは，他の臓器でもよく知られる．子宮内膜症においても病巣における慢性炎症が細胞の DNA 損傷，がん抑制遺伝子のメチル化などを誘導し，悪性化に関与していると考えられている．小林らは，特に子宮内膜症性卵巣嚢胞の悪性化に関しては，繰り返される出血により組織内に蓄積した，ヘモグロビン・ヘム・鉄誘導体やそれらを貪食したマクロファージが惹起する酸化ストレスががん発生に関与していることを報告している．

E 免疫応答をターゲットとした子宮内膜症新規治療法の可能性

冒頭に述べたように，子宮内膜症の増悪因子はエストロゲンであることは確かであり，これまでの本症の薬物治療は，すべてエストロゲンを低下させることを介して病巣の縮小や症状の改善を図る戦略であった．具体的な薬剤としては GnRH（gonadotropin releasing hormone）アゴニスト，低用量エストロゲンプロゲスチン製剤（経口避妊薬），プロゲスチン製剤などである．しかし，これらの治療薬はすべて卵巣機能すなわち卵胞や排卵を抑制するため，現時点で妊娠を望む患者には投与することができないという大きな問題点がある．

一方，上述の免疫応答，特に慢性炎症をターゲットとした治療法が確立すれば，卵巣機能を抑制せずに治療を行うことが可能となる．これまでにマウスモデルや in vitro の実験レベルでは，抗 TNF-α 抗体，抗 IL-17 抗体などの抗体，NFκB inhibitor，MAPK inhibitor[5] などの細胞内シグナル伝達系の阻害薬，プロスタグランジン系の受容体阻害薬などの有効性が示唆されてきているが，患者を対象とした研究は行われておらず，今後の研究が待たれる．一方，必ずしも特定の分子を標的とした抗体薬や阻害薬でなくても，オメガ 3 脂肪酸，ビタミン D[6]，レスベラトロール[7] などの食品由来化合物が，慢性炎症抑制を介して，本症の病巣や症状に効果を発揮する可能性も示唆されており，安価で安全な治療薬としての期待が持たれている．

〔Ⅰ　総論〕1. 生殖免疫学を理解するために

F　まとめ

　　子宮内膜症の発症・進展，さらに本症が痛み・不妊症・悪性化をきたす機序について，免疫学的観点から解説した．いまだに不明な点が多いが，今後さらにこれらの免疫学的機序が解明されることで，本症やその合併症に対する新規予防・治療戦略が立てられるようになることが期待できる．

◀文献▶

1) Takamura M, Koga K, Izumi G, et al. Neutrophil depletion reduces endometriotic lesion formation in mice. Am J Reprod Immunol. 2016; 76: 193-8.

2) Takamura M, Osuga Y, Izumi G, et al. Interleukin-17A is present in neutrophils in endometrioma and stimulates the secretion of growth-regulated oncogene-alpha (Gro-alpha) from endometrioma stromal cells. Fertil Steril. 2012; 98: 1218-24. e1-2.

3) Izumi G, Koga K, Takamura M, et al. Mannose receptor is highly expressed by peritoneal dendritic cells in endometriosis. Fertil Steril. 2017; 107: 167-73 e2.

4) Hirata T, Osuga Y, Hamasaki K, et al. Interleukin (IL) -17A stimulates IL-8 secretion, cyclooxygensase-2 expression, and cell proliferation of endometriotic stromal cells. Endocrinology. 2008; 149: 1260-7.

5) Yoshino O, Osuga Y, Koga K, et al. FR 167653, a p38 mitogen-activated protein kinase inhibitor, suppresses the development of endometriosis in a murine model. J Reprod Immunol. 2006; 72: 85-93.

6) Miyashita M, Koga K, Izumi G, et al. Effects of 1,25-dihydroxy vitamin D3 on endometriosis. J Clin Endocrinol Metab. 2016; 101: 2371-9.

7) Taguchi A, Koga K, Kawana K, et al. Resveratrol enhances apoptosis in endometriotic stromal cells. Am J Reprod Immunol. 2016; 75: 486-92.

〈宮下真理子　甲賀かをり　大須賀穣〉

II

各 論

1 女性不妊症・ART と免疫

1 精液アレルギー

A はじめに

　精液アレルギーは非常にまれな疾患である．症状の程度は，軽度なものから生命予後に関わるようなアナフィラキシーショックに至るものまでさまざまである．挙児希望のない女性であれば，コンドームを使用することで症状の発現を避けることができるが，挙児を希望する女性の場合には，治療において種々の選択肢にせまられることになる．

　1958 年に Specken が最初に報告[1]して以降，human seminal plasma（HSP）hypersensitivity という概念でいくつかの報告がある．精漿中のアレルゲンは同定されていないが，前立腺から分泌される精漿中のある種の glycoprotein ではないかと推測されており，分子量は 12〜75 kDa である．このアレルゲンに対して IgE 抗体が反応し，一連の症状が引き起こされると考えられている．ほとんどの患者の背景にはアトピー体質があることは特徴的である．文献によると，多くの患者は複数の男性の精液に対して同様の症状を呈するが，一部には特定の男性の精液に対してのみアレルギー症状を示す女性も存在するとのことである[2]．好発年齢は 20 代から 30 代で，興味深いことに 40％の精液アレルギーの患者は，初めての性交時にアレルギー症状を経験している[3]．このことから，精液以外に存在する何らかのアレルゲン（外来抗原）に対する抗体が精漿中の glycoprotein と cross-react して，精液アレルギーを引き起こしているのではないかと推測される．

146

B 症状と診断

　多くは性交（腟内射精）後1時間以内に症状が出現するが，まれに数時間後に出現することもある．症状の発現が数時間後とかになると，食品など，他のアレルギーとの識別が必要になる．局所症状としては，外陰部から腟にかけてのかゆみ，浮腫，灼熱感，紅斑あるいは蕁麻疹などがあげられる．全身症状としては，広範囲に広がる蕁麻疹，喘息発作，呼吸困難，最悪の場合は，アナフィラキシーショックに至ることもあり得る．これらの症状がコンドームを装着した性交により消失することで，診断はほぼ確実なものとなる．ただし，性交時に使用するラテックス（コンドーム），殺精子剤（いわゆる女性用コンドーム），あるいは潤滑用ゼリーなどに対するアレルギーが鑑別として考慮されるべきである．prick test が最終的に有用な診断となる．パートナーの新鮮な精液を遠心分離にて精子と精漿に分け，各々を皮下に注射し，その後の反応をみる．精液アレルギー患者においては，通常精漿に対して反応はするが，精子に対する反応はない．

C 治療

　コンドームを使用した性交により，精液アレルギーの症状の出現を防ぐことができるのは当然である．では挙児希望の女性の場合に治療をどうするのか，いくつかの文献がある．軽度な症状の患者に対して，性交の1時間前に抗ヒスタミン薬を内服することで，症状の出現を抑えることができ，妊娠，出産に至った症例の報告[4] がある．現在まで，精液あるいは精漿を用いた脱感作療法が欧米で積極的に行われてきた．1000倍，100倍，10倍と3段階に希釈した精液2mL を20分間隔で腟内に注入する．この治療後，コンドームを付けないで週に2回性交することを続ける．これによって，免疫寛容状態を維持するというものである．この方法によっても成功しない場合，パートナーの精漿から分離された関連タンパクを皮下注射し，脱感作を誘導することも報告されている[5]．全身的に症状が出現する患者の方が，局所症状のみの患者よりも上記脱感作療法が成功しやすいとの結果[6] であった．Bajardeen らは，精漿を gel electrophoresis（Western blot）にかけ，複数の band が出現

〔II 各論〕1. 女性不妊症・ARTと免疫

してくると，精漿中の複数の抗原に対してアレルギー反応を示していると考えられるので，この場合は脱感作療法はすすめられないとしている[7]．精漿中の複数のアレルゲンに反応する患者の場合，脱感作療法は奏効しにくいだけでなく，アナフィラキシー反応を誘発する可能性があるからである．脱感作療法が無効な患者，あるいは前述の複数のアレルゲンを保有する患者に対しては，ART（生殖補助医療）を考慮すべきである．

intrauterine insemination（IUI）を施行する場合，精漿成分を極力除去することが必要である．密度勾配法で精子を分離した後に培養液で十分に精子を洗浄し，極力少量（約500μL）の培養液中に濃縮した運動精子を約3〜5×10^6個，子宮内に注入する．精子の表面には精漿成分が付着しているので，洗浄は2〜3回念入りに行う必要がある．またIUI施行の1時間前に，抗ヒスタミン薬の内服をしておくことも一考である．さらには，IUI後にアナフィラキシー反応が出現することもあり得るので，ステロイドの静注の準備をしておくのが賢明である．上記の方法で妊娠から出産に至った報告[8]もあるが，IUIの場合1回あたりの妊娠率は高いものではないので，前記riskを抱えながらIUIを繰り返すことは患者にとっても施行側にとっても好ましいことではない．したがって，in vitro fertilization（IVF）が最終手段として選ばれることになる．IVFの場合，患者の体内に精漿成分が入り込むことはないので，安心して治療を行うことができる．しかし，前述の治療よりもコスト的には高くなってしまうのが欠点である．

最後に自験例について記す．現在まで約20000人あまりの挙児希望患者を診てきた筆者は，過去に1名のみ精液アレルギーを示す患者を経験した．性交後30分〜1時間で全身に紅斑様の発疹が出現し，かゆみを伴っていた．症状は抗ヒスタミン薬の内服で軽快しており，他に呼吸器系や血管系の症状は伴っていなかった．未産婦で挙児を強く希望されており，前述の洗浄精子を用いたIUIを提案したところ，この治療に同意されたので施行した．しかしながら，やはりIUI施行30分後には同様に全身性の発疹が出現し，さらにはこの1回のIUIでは妊娠が成立しなかった．その後IVFを提案したところ，同意されたので施行し，1回の採卵，IVF-ETで妊娠が成立し分娩に至った．

D まとめ

　HSP に対するアレルギーはまれな疾患であるが，確実に存在する．症状出現までに比較的時間を要する（5〜6時間位）ような症例は，他のアレルギーと患者が勘違いしていることもあるので，十分な問診が必要となる．症状の程度は軽微なものからアナフィラキシーに至るものまでさまざまである．挙児を希望しない場合，コンドームを装着した性交で症状の出現を抑えることができるが，挙児希望がある患者に対しては，抗ヒスタミン薬の服用，脱感作療法などでの妊娠，出産報告例がある．これらの治療法が選択できない症例あるいは無効例に対してはART が適応となる．IVF-ET はコスト面での問題はあるものの，アレルギー面での risk が一番低い有効な治療法である．

◀ 文献 ▶

1) Specken J. Een merkwaardig geval van allerie in de gynacol. Ned Tjidschr Verloskd Gynaecol. 1958; 58: 314-8.
2) Ebo DG, Steven WJ, Bridts CH, et al. Human seminal plasma anaphylaxis (HSPA) : case report and literature review. Allergy. 1995; 50: 747-50.
3) Presti ME, Druce HM. Hypersensitivity reactions to human seminal plasma. Ann Allergy. 1989; 63: 477-81.
4) Woo-Jung S, Deok-In K, Min-Hey K, et al. Human seminal plasma allergy: successful pregnancy after prophylactic anti-histamine treatment. Asia Pac Allergy. 2011; 1: 168-71.
5) Gabriele CN, Peter von den D. Human seminal plasma allergy — a rare cause of recurrent anaphylaxis. JDDG. 2007; 5: 34-6.
6) Jessica T, Jonathan AB. Fertility and human seminal plasma (HSP) hypersensitivity. Ann Allergy Asthma Immunol. 2013; 111: 145.
7) Banu B, Joan M, Wai Y. Human seminal plasma hypersensitivity: an unusual indication for in vitro fertilization. Euro J Obstet Gynecol Reprod Biol. 2010; 153: 226-7.
8) Cynthia F, Isabelle B, Vanina de L, et al. Successful pregnancy by insemination of spermatozoa in a woman with a human seminal plasma allergy: should in vitro fertilization be considered first? Fertil Steril. 2010; 94: 2: 753.e1-3.

〈小林眞一郎〉

〔Ⅱ 各論〕1. 女性不妊症・ART と免疫

2 卵胞発育と排卵

　卵胞発育，排卵を免疫の視点から検討する際，卵巣および卵胞周囲に免疫担当細胞が集積するためには血管新生が関与することは明らかである．本項では卵胞における血管新生について概説した後に，免疫担当細胞の卵胞発育，排卵における作用について述べる．

A 卵胞発育と血管網形成について

　卵胞発育は，卵巣内外に存在する種々の因子により制御されているが，卵胞の発育段階により制御する因子が異なる 図1 ．初期（原始，一次および二次卵胞の初期）の卵胞には，FSH 受容体が発現しておらず，また卵胞周囲には血管のマーカーとなる血管内皮細胞の存在を認めない．すなわち，初期の卵胞発育はゴナドトロピンを代表とする卵巣外から血流を介して卵胞へ到達する因子は関与せず，代わりにアクチビン，bone morphogenetic protein 15（BMP-15）や growth differentiation factor 9（GDF-9）などの卵胞内に存在する局所因子によりその制御を受けていることが考えられている[1]．一方，卵胞が FSH 受容体を獲得する二次卵胞後期以降になると，卵胞発育は主に FSH 依存性となる．このとき，FSH は下垂体から産生され，血流を介して卵胞に到達することから，FSH 依存性となった卵胞がより多くの FSH の作用を受ける

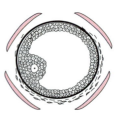

初期卵胞
FSH 受容体：発現弱い
血管網：未発達
アクチビン，BMP，GDF などの局所因子により発育

胞状卵胞
FSH 受容体：発現強い
血管網：発達
卵巣外因子 FSH により発育

図1　卵胞の発育段階による違い

ためには，卵胞周囲における血管網の発達が重要となることが予想される．事実，卵胞周囲に血管内皮細胞が誘導されるのは二次卵胞後期であることが知られており，十分に発育した主席卵胞は豊富な血管網を有するのに対し，早期に発育が停止した閉鎖卵胞では疎な血管網が観察される．血管網の形成については VEGF などが関与していることが知られており，VEGF シグナルの抗体製剤による抑制は，ある程度大きい卵胞の発育を止めることが知られている[2]．卵胞における血管新生因子の制御については拙著[3]を参考にされたい．血管網が卵胞周囲にできると，FSH により卵胞発育が促進されるとともに，免疫担当細胞も卵胞周囲に集積することが可能となると思われる．

B 免疫担当細胞と卵胞発育の関係

これまで，ヒトにおいて免疫担当細胞と卵胞発育との関連については確固たる知見は確立していない．近年，マウスを用いた検討で卵胞発育に免疫担当細胞が必要であるとの報告がみられる．

1 マクロファージ

マクロファージのマーカーである CD11b 陽性細胞をジフテリアトキシン投与で除去することが可能な CD11b-DTR マウスモデルを用いた検討が報告されている[4]．マクロファージを除去することで胞状卵胞や黄体の発育が停止した．その際，血管内皮細胞の減少が起こり卵巣出血をみたことから，マクロファージは血管内皮細胞の制御に関与していることが示唆される．同様に，マクロファージを clodronate liposomes で減少させるマウス実験系[5]やマクロファージ産生に重要な colony-stimulating factor 1 を欠損した osteopetrotic mouse（op/op）においても卵胞発育の抑制がみられた[6]ことから，マクロファージがマウスにおける卵胞発育に関与していると思われる．

2 好中球

Chang らはヒト発育卵胞の顆粒膜細胞層にケモカイン IL-8 が発現しており，好中球を莢膜細胞層に誘導していることを報告している[7]．閉鎖卵胞のみでなく，良好な発育卵胞においても好中球の集積を認めてい

〔Ⅱ 各論〕1. 女性不妊症・ART と免疫

るが，好中球の卵胞発育に対する作用はまだ不明である．

C 排卵と免疫担当細胞

1 好中球

　排卵とは炎症性反応と捉えられている．排卵前の卵胞では TNF-α，IL-1β，IL-6，IL-8，granulocyte colony-stimulating factor（G-CSF）などの上昇が認められている[8]．

　ケモカイン，サイトカイン作用により，好中球が卵胞顆粒膜細胞周囲に集積し，プロテアーゼを産生することで，卵胞壁の破壊，すなわち排卵に導くことが想定されている．事実，ラット卵巣灌流モデルにおいて，白血球投与が排卵数を増加させるという報告[9]や，好中球を抗体で除去することで，排卵数が減少するという報告がある[10]．

　我々もヒト卵巣を用いた検討で，良好卵胞の顆粒膜細胞に多く発現する BMP-6 が，顆粒膜細胞自身にオートクライン作用によりケモカイン growth-regulated oncogene-alpha（GRO-α）産生を介し，好中球を卵胞周囲に誘導すること，また BMP-6 はプロテアーゼの阻害物質である secretory leukocyte peptidase inhibitor（SLPI）の顆粒膜細胞における産生を減少させることで好中球から産生されるプロテアーゼが作用しやすくなり，排卵に寄与する可能性を報告した 図2 [11]．

　Shibata らは，卵胞は発育するが卵胞の破裂，つまり排卵を認めないようないわゆる，黄体化未破裂卵胞（luteinized unruptured follicle：LUF）患者に対し，G-CSF 100μg を皮下投与することで，コントロー

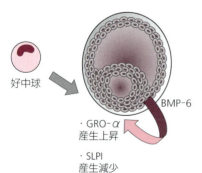

図2　BMP-6 の排卵に向けての作用
良好な卵胞では BMP-6 の発現が強い．BMP-6 はオートクライン作用で，①好中球走化性を有する GRO-α を誘導する．また，②プロテアーゼの阻害物質である SLPI 産生を減少させることで，好中球が機能しやすくなる．

2/ 卵胞発育と排卵

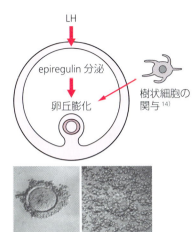

卵丘膨化(cumulus expansion)

図3 卵上膨化のメカニズム
LH 刺激により顆粒膜細胞から分泌される epiregulin などが卵丘膨化に重要である．近年，樹状細胞の関与が知られてきている．

ルと比べて優位に LUF を改善したと報告している[12]．G-CSF 刺激により好中球を中心とした免疫担当細胞の制御が病態の改善に寄与したと思われる．本治療は特に副作用も認めなかったことから，排卵障害症例に対して，有用な治療であることが期待される．

2 マクロファージ

前述のマクロファージを clodronate liposomes で減少させるマウス実験系[5]において，卵胞壁破裂も障害をうけたことから，マクロファージは卵胞発育のみならず排卵にも関与していることが示唆されている．

3 樹状細胞

排卵時に，卵子-顆粒膜細胞複合体（cumulus oocyte complex：COC）はヒアルロン酸を細胞間に蓄積することで物理的に大きくなることで（卵丘膨化：cumulus expansion），卵胞腔から外へ出やすくなることが知られている．これまでゴナドトロピンである LH が顆粒膜細胞に働きかけて epiregulin などの成長因子を誘導することで cumulus expansion を誘導すると説明されてきた 図3 [13]．近年，樹状細胞や一部のマクロファージ（M1-マクロファージ）のマーカーである CD11c 陽性細胞の除去が可能な CD11c-DTR マウスを用いた検討で，CD11c 陽

〔Ⅱ　各論〕1. 女性不妊症・ART と免疫

性細胞の除去は cumulus expansion を抑制することで排卵が障害され，この効果は樹状細胞を加えることでキャンセルされた[14]．cumulus expansion はゴナドトロピンだけでなく，樹状細胞によっても制御されていることが明らかになった．

　以上，卵胞発育および排卵と免疫担当細胞の関係について概説した．これまで排卵と免疫担当細胞に関してはよく知られていたが，近年の動物実験レベルでの検討により卵胞発育においても免疫担当細胞が関与していることが示唆される．今後ヒトにおいても卵胞発育と免疫担当細胞との関係が明らかになれば，従来のゴナドトロピン療法とは異なる治療ストラテジーになる可能性があり，同分野のさらなる研究が望まれる．

◀ 文献 ▶

1) Shimasaki S, Moore RK, Otsuka F, et al. The bone morphogenetic protein system in mammalian reproduction. Endocr Rev. 2004. 25: 72-101.

2) Fraser HM, Wilson H, Rudge JS, et al. Single injections of vascular endothelial growth factor trap block ovulation in the macaque and produce a prolonged, dose-related suppression of ovarian function. J Clin Endocrinol Metab. 2005; 90: 1114-22.

3) 吉野　修, 大須賀穣. 卵胞発育と血管新生. ホルモンフロンティア. 2010; 17: 227-35.

4) Turner EC, Hughes J, Wilson H, et al. Conditional ablation of macrophages disrupts ovarian vasculature. Reproduction. 2011; 141: 821-31.

5) Van der Hoek KH, Maddocks S, Woodhouse CM, et al. Intrabursal injection of clodronate liposomes causes macrophage depletion and inhibits ovulation in the mouse ovary. Biol Reprod. 2000; 62: 1059-66.

6) Cohen PE, Zhu L, Pollard JW. Absence of colony stimulating factor-1 in osteopetrotic (csfmop/csfmop) mice disrupts estrous cycles and ovulation. Biol Reprod. 1997; 56: 110-8.

7) Chang RJ, Gougeon A, Erickson GF, Evidence for a neutrophil-interleukin-8 system in human folliculogenesis. Am J Obstet Gynecol. 1998; 178: 650-7.

8) Makinoda S, Hirosaki N, Waseda T, et al. Granulocyte colony-stimulating factor (G-CSF) in the mechanism of human ovulation and its clinical usefulness. Curr Med Chem. 2008; 15: 604-13.

9) Hellberg P, Thomsen P, Janson PO, et al. Leukocyte supplementation increases the luteinizing hormone-induced ovulation rate in the in vitro-perfused rat ovary. Biol Reprod. 1991; 44: 791-7.

10) Brannstrom M, Bonello N, Norman RJ, et al. Reduction of ovulation rate in the

2/ 卵胞発育と排卵

rat by administration of a neutrophil-depleting monoclonal antibody. J Reprod Immunol. 1995; 29: 265-70.

11) Akiyama I, Yoshino O, Osuga Y, et al. The role of bone morphogenetic protein 6 in accumulation and regulation of neutrophils in the human ovary. Reprod Sci. 2014; 21: 772-7.

12) Shibata T, Makinoda S, Waseda T, et al. Granulocyte colony-stimulating factor as a potential inducer of ovulation in infertile women with luteinized unruptured follicle syndrome. Transl Res. 2016; 171: 63-70.

13) Richards JS. Ovulation: new factors that prepare the oocyte for fertilization. Mol Cell Endocrinol. 2005; 234: 75-9.

14) Cohen-Fredarow A, Tadmor A, Raz T, et al. Ovarian dendritic cells act as a double-edged pro-ovulatory and anti-inflammatory sword. Mol Endocrinol. 2014; 28: 1039-54.

〈吉野 修　小野洋輔　齋藤 滋〉

〔Ⅱ 各論〕1. 女性不妊症・ART と免疫

多囊胞性卵巣症候群の病態への炎症・免疫の関わり

　多囊胞性卵巣症候群（polycystic ovary syndrome：PCOS）は，生殖年齢婦人の 5〜10％という罹患率の高い疾患単位である．ただ etiology として，卵巣説，中枢説など有力な説はあるものの，いまだ確定はしていない．PCOS では，高アンドロゲン，高 LH，インスリン抵抗を呈する症例が多いが，これが原因か単なる合併症かが判然としないのが現状である．近年さまざまな疾患の etiology の研究手法として共通するものとして，免疫・炎症の観点からの研究が多い．PCOS の場合には，免疫の異常そのものよりも low grade chronic inflammation という炎症の観点から病態を論じられる場合が多い．本項では，上記を 2 つに分けて解説する．

A 炎症やサイトカインと PCOS との関係

　生殖領域では炎症は生理現象としても重要で，代表的なのは排卵現象である．つまり，催炎症ホルモンといえる LH が原発シグナルとなり，続いて血流増加，血管透過性亢進，血球の遊走，細胞外マトリックスの融解，組織修復などの一連の炎症カスケード反応を辿る[1]．そこには IL-1（interlukin-1）や TNF-α（tumor necrosis factor-α）などさまざまなサイトカインが登場する．排卵現象の詳細は他章に譲るが，卵胞成熟，排卵，卵胞閉鎖，黄体退行などにはさまざまなサイトカインが関与していることから，PCOS の病態にも関与していることは疑いの余地はない．

1　炎症反応（CRP）と PCOS

　炎症の主要なマーカーである CRP（C reactive protein）に関して PCOS と炎症の関係では Orio F らは 2005 年に軽度の慢性炎症という観点で，BMI がマッチした 150 人ずつのコントロールグループと比較して PCOS グループ白血球数と CRP が有意に上昇しており，これらの上昇は心血管系異常に関係することを示唆している[2]．また慢性炎症が肥満との関係で論じられることがあり，肥満 PCOS グループにおいて，

低カロリーダイエットにより高感度CRP（hs-CRP）が有意に低下することや，インスリン抵抗性改善薬であるメトフォルミン投与により同様にhs-CRPが低下したことを報告している．ただこのhs-CRPの低下は，ダイエットグループとメトフォルミングループと同等であったことは興味深い[3]．インスリン抵抗性の改善とテストステロンの低下も同時に認められているが，これらとhs-CRPの低下との直接の関係は不明であった．ただ，2017年のメトフォルミンのCRPの抑制効果をmeta-analysisした結果では，いずれの研究もクオリティが低く，今後の検討が必要と評価されている[4]．

2 サイトカインとPCOS

a. 炎症性サイトカイン（IL-6，TNF-α）について

PCOSに関してこれまで検討されてきた代表的な炎症性サイトカインにIL-6とTNF-αがある．これらの一般的な作用としてはインスリン抵抗性の増悪作用やいわゆる炎症増強作用がある．特に肥満においてこれらのサイトカインの血中濃度が上昇し，脂肪組織内の発現も増強しているとされている．このIL-6，TNF-αの上昇することは，脂肪組織内へのマクロファージの浸潤を導き，さらなる炎症を引き起こすとされている[5]．なかでもPCOSに関して最も議論されているサイトカインがIL-6であり，PCOSの病態そのものとの関係が注目されてきた．IL-6は184アミノ酸残基で構成される20.9 kDaの多機能タンパク質であり，免疫応答，炎症反応に関与しIL-6Rαおよびgp130で形成されるIL-6受容体系を介してシグナル伝達が行われる．

2016年のPeng Zらのsystematic review and meta-analysisによるとPCOS症例におけるIL-6の上昇は，HOMA-IRに関係するだけではなく，テストステロン上昇とも相関していると報告している．ただこれは肥満と非肥満PCOS症例の両方に認められる徴候であるとされていることから，PCOSの本体と関わっている可能性が考えられる．IL-6の上昇はPCOSの病態の中心徴候ではないが，PCOSにみられるlow grade chronic inflammationと関係しており，合併症としての心血管系疾患や2型糖尿病につながる重要な因子であることが強調されている[6]．

基礎研究として興味深い報告に，PCOSやコントロール症例から多核白血球を採取しそのサイトカインの産性能をみた研究がある．メト

〔Ⅱ 各論〕1. 女性不妊症・ART と免疫

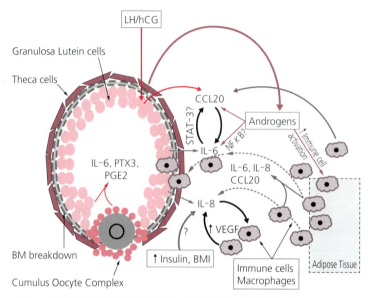

図1 多嚢胞性卵巣症候群症例の排卵期卵胞内顆粒膜細胞のサイトカインの産生亢進状態の作用モデル
(Adams J, et al. J clin Endocrinol Metab. 2016; 101: 3459-68[8])
の figure 5 から引用)

　フォルミン投与 PCOS 症例では，最高投与量 1500 mg/day を 12 週継続した多核白血球を用いて研究されている．この場合，コントロールよりも PCOS 症例の方が IL-6 も TNF-α の産生量が多かったが，メトフォルミン投与 PCOS 症例では，有意に IL-6 も TNF-α の産生量が低下しており，メトフォルミンの抗炎症効果を示した興味深い報告となっている[7]．一方，多嚢胞性卵巣症候群女性の採卵時に卵胞から採取した顆粒膜細胞の研究では IL-6，IL-8，CCL-20，TNF-α の mRNA 発現がコントロールに比べて有意に上昇していた．また培養系でジヒドテストステロンで刺激すると IL-6 と CCL-20 の mRNA 発現が有意に上昇することが明らかになった．卵胞液中のテストステロンはコントロールよりも有意に高いので，高アンドロゲンがサイトカイン，ケモカインの産生を刺激していることが PCOS の病態の一部を形成していることが示された 図1 [8]．

b. アディポネクチン（adiponectin）について

アディポネクチンはアディポサイトカインに分類されるもので，上記の IL-6 や TNF-α が炎症性サイトカインとして分類されるのに対して，善玉アディポサイトカインとして評価されている．

アディポネクチンは脂肪組織遺伝子ライブラリーからクローニングされた 244 のアミノ酸からなる分子量 30kD の血漿タンパクである．脂肪細胞特異的な分泌タンパクでありながら，肥満者では分泌不全が起こり，冠動脈疾患や 2 型糖尿病につながる．PCOS の病態との関連が注目されてきたアディポネクチンは肥満 PCOS で有意な低下をしていたが，非肥満 PCOS ではコントロールと差がなかった．アディポネクチンはアンドロステンジオンと負の相関したことから，ステロイドホルモン産生に関与も推察されていた[9]．低下したアディポネクチンを増やす方法としては，チアゾリジン系のインスリン抵抗性改善薬であるロシグリタゾンを使うと，PPARγ の活性化を介してアディポネクチン分泌を増加させることが報告されている[10]．なお，2017 年に非常に興味深い報告がなされた．12 週間の有酸素運動で体重，腹囲や耐糖能の改善だけでなく，アディポネクチンの上昇，FSH の上昇に加えて，AFC（antral follicle count）の有意な改善（減少）や AMH（anti-mullerian hormone）の低下も認められ，しかも有意な月経周期の回復や排卵の回復が認められたと報告された[11]．これまでアディポネクチンの生殖領域への効果は他の病態の改善に続く二次的なものと考えられてきたが，同じく 2017 年に大変興味深い報告がなされている[12]．ジヒデロエピアンドロステロン投与によるマウス PCOS モデルにおいて，アディポネクチンの直接作用としてアンドロゲン産生の抑制作用とインスリン受容体の発現増加することを明らかにした．これは画期的な報告でアディポサイトカインの生殖内分泌領域への直接作用を初めて明らかにしたことになり，今後はアディポネクチンの増加を指標とした新たな治療戦略につながる可能性があり，注目したい．

B PCOS を自己免疫の観点からみた場合

自己免疫の観点からの PCOS の病態を論じた報告がある．論点として特徴的なのは，PCOS はプロゲステロン分泌が十分ではないことが

〔Ⅱ 各論〕1. 女性不妊症・ART と免疫

表1 報告されている PCOS 症例の自己抗体の合併

自己抗体	各報告の抗体合併率
ANA	8.6% P<0.001
Anti-RO（SSA）	5.7%
Anti-dsDNA	1.97%（P=0.553） P=<0.001）
Anti-thyroglobulin	7.81%（P=0.29） P=0.275 P=0.039
Anti-TPO	18.75%（P=0.045） 26.7%（P=0.002） P=0.040
Anti-carbonic anhydrase-1	26%
Anti-spermatic antibody	22.61%
Anti-ovarian antibody	44% IgG 27%（P<0.0001） IgA 3%（P<0.003） IgM 27%（P<0.0003）
Islet cell antibody	53%
GAD	44%
Antibody to protein Tyrosine phosphatase	16%
Insulin autoantibodies	21%
Anti-histone antibody	11.4%（P=0.035）
Anti-SM antibody	Positive（P=0.44）

(Singh A, et al. Biochem Biophys Res Commun. 2017; 488; 509-15[12]) のこれまでの報告をまとめた table 1 による)

　　　免疫システムの刺激過剰につながり，その結果エストロゲンの過剰状態を招き，そのことがさまざまな自己抗体産生につながるとするものである[13]．つまり PCOS に関する論調は，おしなべて低プロゲステロン状態にあることを原因とするものが多く，その結果 GnRH/LH パルス頻度が抑制されず，結果として高エストロゲン状態となりこれが自己抗体産生につながるとするものである[14]．報告されている自己抗体自体としては anti-nuclear（ANA），anti-thyroid, anti-spermatic, anti-SM,

160

anti-carbonic anhydrase, anti-ovarian, また anti-islet cell 抗体などである 表1 [15]. また, 自己免疫疾患と PCOS の関係を示唆する報告もあり, SLE との関係では ANA, 橋本病との関係では抗 TPO 抗体が報告されており, また1型糖尿病と PCOS の関係では自己免疫機序の関与が示唆されている[16]. これらの自己抗体の存在は PCOS の長期フォローの際に関係してくる可能性があるとされている. また高エストロゲン状態は IL-1, IL-4, IL-6 また IFNγ 産生を刺激するとされている[13]. ただ, これまでの自己抗体と PCOS の関係の報告では, 単なる合併症への関与を示すものなのかもしれないし, 今のところ PCOS の etiology そのものに関わっていることを示すエビデンスの高い報告はない.

以上のように PCOS に関して low grade inflammation が病態の一部を形成していることは間違いなく, 関連するサイトカインが心血管疾患や2型糖尿病などの合併症に関与していることが示されている. またごく最近のアディポネクチン低下が性ステロイド産生に直接関与しているという報告は, 今後の PCOS の新たな治療戦略への発展につながるかどうかを注目したい.

◀文献▶

1) 森 崇英. 第10回 排卵 (I): 卵胞破裂−LH 励起性の卵胞壁生理的炎症論 HORMONE FRONTIER IN GYNECOLOGY. 2011; 18: 342-9.

2) Orio F, Palomba S, Cascella T, et al. The increase of leukocytes as a new putative marker of low-grade chronic inflammation and early cardiovascular risk in polycystic ovary syndrome. J Clin Endcrinol Metab. 2005; 2: 2-5.

3) Esfahanian F, Zamani MM, Heshmat R, et al. Effect of metformin compared with hypocaloric diet on serum C-reactive protein level and insulin resistance in obese and overwight women polycystic ovary syndrome. J Obstet Gynecol Res. 2013; 39: 806-13.

4) Chen Y, Li M, Deng H, et al. Impact of metformin on C-reactive protein levels in women with women with polycystic ovary syndrome: meta-analysis. Oncotarget. 2017; 8: 35425-34.

5) Weisberg SP, McCann D, Desai M, et al. Obesity is associated with macrophage accumulation in adipose tissue. J Clin Invest. 2003; 112: 1976-808.

6) Peng Z, Sun Y, Lv X, et al. Interleukin-6 levels in women with polycystic ovary syndrome: a systematic review and meta-analysis. PLOS ONE. 2016; 11:

〔Ⅱ 各論〕1. 女性不妊症・ART と免疫

e0148531.

7) Victor VM, Rovira-Llopis S, Bariuls C, et al. Effects of metformin on mitochondrial function of leukocytes from polycystic ovary syndrome patients with insulin resistance. Eur J Endocrinol. 2015; 173: 683-91.

8) Adams J, Liu Z, Athena Y, et al. Enhanced inflammatory transcriptome in the granulosa cells of women with polycystic ovary syndrome. J Clin Endocrinol Metab. 2016; 101: 3459-68.

9) Panidis D, Kourtis A, Farmakiotis D, et al. Serum adiponectin levels in women with polycystic ovary syndrome. Hum Reprod. 2003; 18: 1790-6.

10) Majuri A, Santaniemi M, Rautio K, et al. Rosiglitazone treatment increases plasma levels of adiponectin and decreases levels of resistin in overweight women with PCOS: a randomized placebo-controlled study. Eur J Endocrinol. 2007; 156: 263-9.

11) Al-Eisa E, Gabr SA, Alghadir AH. Effects of supervised aerobic training on the levels of anti-Mullerian hormone and adiposity measures in women with normo-ovulatory and polycystic ovary syndrome. J Pak Med Assoc. 2017; 67: 499-507.

12) Singh A, Bora P, Krishna A. Direct action of adiponectin ameliorates increased androgen synthesis and reduces insulin receptor expression in the polycystic ovary. Biochem Biophys Res Commun. 2017; 488: 509-15.

13) Mobeen H, Afzal N, Kashif M. Polycystic ovary syndrome may be an auto-immune disorder. Scientifica. 2016; 2016: 4071735.

14) Angstwurm MWA, Gartner R, Ziegler-Heitbrock. Cyclic plasma IL-6 levels during normal menstrual cycle. Cytokine. 1997; 9: 370-4.

15) Samsami DA, Razmjoei P, Parsanezhad ME. Serum levels of anti-histone and anti-double-strand DNA antibodies polycystic before and after laparoscopic ovarian drilling in women with polycystic ovary syndrome. Journal of Obstetrics and Gynecology of India. 2014; 64: 47-52.

16) Escobar-Morreale HF, Roldan B, Barrio R, et al. High prevalence of the polycystic ovary syndrome and hirsutism in women type I diabetes mellitus. J Clin Endocrinol Metab. 2000; 85: 4182-7.

〈遠藤俊明　馬場 剛　齋藤 豪〉

4 / 早発卵巣不全

A はじめに

　早発卵巣不全（primary ovarian insufficiency：POI）は，40歳以下の女性が無月経を呈する疾患である．POIは全女性の100人に1人に自然発生し，まれな疾患ではない．ホルモン検査の特徴は，血中卵胞刺激ホルモン濃度は高値を示し，エストロゲン濃度は低値または測定感度以下となる．原因としては，染色体・遺伝子異常，自己免疫疾患，医原性（卵巣手術，化学療法，放射線療法）などが知られているが，原因不明のものも多い．

　POIでは，原始卵胞の活性化が停止し，その結果，発育卵胞のリクルートがなくなり，排卵に至る卵胞が喪失し，排卵障害による不妊を呈する．また，卵巣内に発育した卵胞がないため，主たるエストロゲンの産生源である卵胞の顆粒膜細胞がほとんど存在せず，低エストロゲン血症となる．そのため，エストロゲンによる子宮内膜の肥厚はなく，排卵後の黄体由来のプロゲステロンもないため，無月経をきたす．

　POIは早期に妊孕能の廃絶した状態であり，不妊治療には非常に抵抗性である．提供卵子を用いた体外受精胚移植は確実な不妊治療の1つであるが，本邦では普及していない．本項では，POIの原因の1つである自己免疫異常に関し，これまで明らかにされてきたことをまとめ，自己免疫性POIの治療法について述べる．

B 自己免疫性 POI と抗卵巣抗体（anti-ovarian antibodies：AOAs）

　これまで自己免疫疾患とPOIの関連性についてさまざまな研究がなされてきたが，いまだその詳細は不明である．POIの原因の4～30％は自己免疫が関与しているとされ，POI患者の10～20％が臓器特異的な自己免疫疾患，すなわちアジソン病，重症筋無力症，甲状腺機能異常などを合併している[1,2]．

　自己免疫性POIの根拠としてはAOAsの存在，組織学的なリンパ球性卵巣炎の存在，前記のような自己免疫疾患との関連性などがあげられ

163

〔Ⅱ 各論〕1. 女性不妊症・ART と免疫

てきた．AOAs は卵巣組織やその構成成分に対して産生され，その標的に対しさまざまな作用を引き起こす．一方，POI 患者では，細胞免疫すなわちマクロファージや樹状細胞の異常，CD4⁺/CD8⁺比の変化，顆粒膜細胞における class II MHC 抗原の異常発現などが報告されている[1,2]．AOAs は POI 患者血中に存在し，卵子，透明帯，顆粒膜細胞，莢膜細胞などに結合する．また，ゴナドトロピンやその受容体に対する自己抗体も知られている[1,2]．しかし，POI の発症における AOAs の分子生物学的な作用については不明である．AOAs は自己免疫性 POI の病因として重要な役割を果たすと考えられているが，その抗体価と POI の重症度は相関しない[1,2]．AOAs の測定系としては，ELISA（enzyme-linked immunosorbent assay），免疫染色，Western blotting などが用いられてきたが，AOAs は非 POI 患者の血中でも検出されることが多く，特異度が低いことが問題である[1,2]．現在のところ，自己免疫性 POI の診断に有用な確立された AOAs は存在しない．

C 自己免疫性 POI とリンパ球性卵巣炎

正常核型の高ゴナドトロピン性無月経女性の卵巣生検による検体において，9〜11%に病理組織学的な自己免疫性卵巣炎を認めるとの報告がある[1,2]．自己免疫性卵巣炎はアジソン病を合併する POI 患者でしばしば認められる．組織像としては，マクロファージ，NK 細胞（natural killer cells），T リンパ球，形質細胞，B リンパ球などの卵胞内への浸潤などが典型的である．これらの細胞の主な標的は顆粒膜細胞や莢膜細胞などのステロイド産生細胞であり，このような患者では発育した胞状卵胞は喪失するが，未熟な卵胞は残存していることが多い．診断には卵巣生検が最も有用であるが，より低侵襲な方法の確立が望まれる．副腎皮質に対する自己抗体による診断が試みられているが，十分なエビデンスは得られていない[1,2]．

D POI と自己免疫疾患

甲状腺機能異常は最も POI と関連のある自己免疫疾患であり，25〜50%の POI 患者に認められる．また，10〜20%のアジソン病患者に

POI が合併し，2.5〜20％の POI 患者に副腎に対する自己免疫疾患が合併すると報告されている[1, 2]．注目すべきは，副腎に対する自己免疫疾患は POI となって無月経に至る前に発症することが示されており，アジソン病患者における 17α-OH や P450scc に対する自己抗体が POI の予測因子として報告されている[1, 2]．

また，複数の内分泌臓器に自己免疫異常をきたす autoimmune polyglandular syndrome（APS）と POI との関連が知られている．APS は type I と type II が知られており，type I はまれな常染色体劣性遺伝疾患で AIRE（autoimmune regulator）遺伝子の変異により発症する．性腺機能不全は若年期から認められ，41〜72％に POI を発症する．type II は常染色体優性遺伝疾患で，10〜25％に POI を発症する．ステロイド合成酵素や卵巣のステロイド産生細胞に対する自己抗体により，卵巣機能不全に至る[1, 2]．

E 自己免疫性 POI の不妊治療

自己免疫性 POI，特に十分な数の初期卵胞が残存している症例では，理論的には安全かつ有効な免疫抑制療法により卵巣機能の回復が期待できる．しかし，プラセボを用いた二重盲検比較対照試験において，コルチコステロイドによる免疫抑制療法は有意な効果を示さなかった．むしろ，大腿骨頭壊死などの有害事象の発現のリスクがあり，長期の高用量での使用は慎重になる必要がある[1, 2]．

POI では，卵巣内にまだ卵胞が残存していても，原始卵胞の活性化が起こらなくなり，卵胞発育障害を呈する．我々はこれまで，POI 患者の体内では活性化せず発育しない残存卵胞を人為的に活性化すれば，卵巣機能不全患者が自らの卵子で妊娠可能となると考え，原始卵胞を人為的に活性化する方法の開発を行った．基礎〜橋渡し研究により，原始卵胞の活性化と初期卵胞の発育には，それぞれ PI3K（phosphoinositide 3-kinase）-Akt シグナルおよび Hippo シグナルが重要であることを見い出した[3, 4]．この知見を臨床応用して卵胞活性化療法（in vitro activation：IVA）を開発した．体外に摘出した患者の卵巣のうち残存卵胞の含まれる卵巣皮質を 1〜2 mm 大に細片化して卵胞の Hippo シグナルの抑制による初期卵胞発育の誘導を行い，さらに PI3K 活性化剤を用

〔Ⅱ 各論〕1. 女性不妊症・ART と免疫

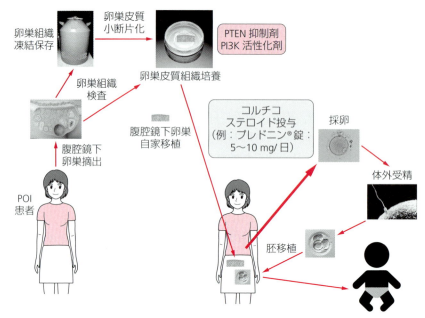

図1 コルチコステロイド療法を併用した自己免疫性 POI に対する卵胞活性化療法

いて卵巣皮質片を培養することで原始卵胞の活性化を行って,卵巣を自家移植した.その結果,IVA により POI 患者の自らの卵子での妊娠に成功した[3-5].現在,3 カ国で IVA の追試に成功し,妊娠・出産例が出ている[3-5].

この IVA では,卵胞活性化後,1〜1.5 年の短期間に妊娠が可能となるため,自己免疫性 POI では,短期間のコルチコステロイドによる免疫抑制療法と組み合わせることで,有害事象の発生のリスクを下げ,自らの卵子での妊娠が期待できる新たな不妊治療法が開発できると考えられる図1.

F おわりに

自己免疫異常による POI に関して,これまで多くの研究が行われてきたが,依然としてその詳細は不明である.今後の研究によりその発症機序や病態が明らかになり,有効な予防法や治療法が開発されることが望まれる.

◀文献▶

1) Ebrahimi M, AsbaghIran FA. The role of autoimmunity in premature ovarian failure. J Reprod Med. 2015; 13: 461-72.
2) Komorowska B. Autoimmune premature ovarian failure. Menopause Rev. 2016; 15: 210-14.
3) Li J, Kawamura K, Cheng Y, et al. Activation of dormant ovarian follicles to generate mature eggs. Proc Natl Acad Sci USA. 2010; 107: 10280-4.
4) Kawamura K, Cheng Y, Suzuki N, et al. Hippo signaling disruption and Akt stimulation of ovarian follicles for infertility treatment. Proc Natl Acad Sci USA. 2013; 110: 17474-9.
5) Kawamura K, Kawamura N, Hsueh AJ. Activation of dormant follicles: a new treatment for premature ovarian failure? Curr Opin Obstet Gynecol. 2016; 28: 217-22.

〈河村和弘　河村七美〉

〔Ⅱ 各論〕1. 女性不妊症・ART と免疫

5 / 抗精子抗体（精子不動化抗体）

　抗精子抗体は女性では同種抗体として，男性では自己抗体として産生され，免疫性不妊の原因となる．不妊女性における血中精子不動化抗体の検出頻度は 2〜3% 程度である．

　女性にとって精子は非自己であるから，性交渉などで体内に入った精子に対して免疫応答が起こりうる．一方，妊娠・生殖は免疫の構築以前より生体に備わった基本的機能であるので，「精子に対する免疫応答によって生殖機能が損なわれることのないような『巧妙な仕組み』が準備されている」と考えられる．未だに，この『巧妙な仕組み』と抗精子抗体の産生機序については明らかになっていない．この仕組みの破綻ともいえる，抗精子抗体による不妊症発生機序は，主に精子の性器管内の移動障害[1] と受精障害[2] である．一部の症例では胚の発育障害，着床障害，早期流産（化学的妊娠）などにも関係しているとの報告がある[3]．

　精子抗原には多様性があり，それに対する抗体も多様である．種々の抗体測定方法が考案され，多様な抗体を測定できるが，現在，一般の検査機関で測定されているのは精子不動化抗体である．

　抗精子抗体を反復して測定した研究から，精子不動化抗体価（定量的精子不動化値：SI_{50} 値）は自然変動することが明らかとなっているので，精子不動抗体を認めた場合には，抗体測定を少なくとも 3 回反復して再現性と SI_{50} 値の変動を確認し，その結果により 図1 のように治療方針を決定する[4]．すなわち，SI_{50} 値が常に 10 未満を推移する低抗体価の場合，あるいは 10 前後を変動する中抗体価の場合は，人工授精（AIH: artificial insemination with husband's semen）または反復 AIHによる治療を試み，妊娠が得られない場合には体外受精・胚移植（IVF・ET: in vitro fertilization and embryo transfer）を選択する．SI_{50} 値が常に 10 以上を推移する高抗体価の場合には，AIH までの治療では妊娠は困難であるので IVF・ET を実施する．IVF・ET では高抗体価の場合でも高い妊娠率が得られる．表1 に最近の我々の治療成績を示す．症例数が少ないため，低または中抗体価群と，高抗体価群の 2 群に分けて検討した．この結果は既に報告したのと同様であり[5]，SI_{50} 値を反復測定し，その結果により治療法の選択をすることが有効であることを再

168

5/抗精子抗体（精子不動化抗体）

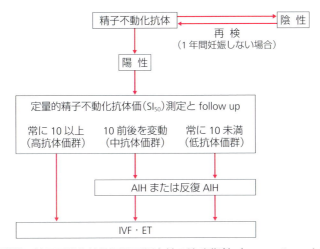

図1 精子不動化抗体陽性不妊女性の治療指針（フローチャート）

表1 精子不動化抗体陽性不妊女性の治療結果〔抗体価（SI_{50}値）と治療別の累積妊娠率〕

抗体価による分類	治療法	タイミング法	AIH	ART
低または中抗体価[#1]		1/12（8.3%）[#]	4/12（33.3%）[##]	7/8（87.5%）[###]
高抗体価[#2]		0/36（0%）[#]	1/34（2.9%）[##]	29/34（85.3%）[###]

[#]$P>0.05$, [##]$P<0.05$, [###]$P>0.05$

低または中抗体値：SI_{50}値が常に10未満を推移または10前後を変動する症例
高抗体値：SI_{50}値が常に10以上を推移する症例
妊娠数／治療数：症例当たりの累積妊娠率（%）

確認した．

　一方，常にSI_{50}値が10以上を推移する場合でもまれにAIHでの妊娠例（2.9%）は存在するが，これは，抗体価の変動ならびに抗体の多様性によると考えられる．自己免疫疾患の寛解・増悪と同様に，SI_{50}値も変動することは周知であり[4]，抗体価の低下を期待しながら，年齢や精液所見を鑑みて数回AIHを行うことも可能である．

　精子不動化抗体の主な不妊機序は抗体と補体の協調による精子運動障害の結果，女性性器管内の精子輸送障害[1]，ならびに補体非存在下でも生じる受精障害である．したがってIVF・ETに体外受精に用いる培養

169

〔Ⅱ 各論〕1. 女性不妊症・ART と免疫

表2 **精子不動化抗体陽性不妊女性の IVF 治療結果**

	精子不動化抗体		
	陽性	陰性	
症例数（例）	42	944	
年齢（歳）	34.2±4.0	34.5±3.8	ns
採卵個数（個）	8.9±5.8	8.4±6.1	ns
受精率（%）	74±27	75±26	ns
受精卵なし（例）	1（2.4%）	41（4.2%）	ns

ns: 有意差なし

液には患者血清を加えないこと，卵胞液中にも抗体が存在するので検卵に際して十分に洗浄してできるだけ抗体の持ち込みを減らすことなどの注意を払えば，患者血中や卵胞液中に精子不動化抗体が存在しても，LVF・ET で良好な受精率・妊娠率が得られる．**表2** は LVF・ET を実施した 42 症例における初回治療時の SI_{50} 値と受精の有無を分析した結果であるが，受精卵が得られなかったのは 1 例（2%）だけであった．

　精子不動化抗体の測定は保険適用でなく自費になるので，従来は不妊検査の初期スクリーニングとして採用しない施設もあるが，近年は高年齢不妊女性が増加しており，治療期間の短縮・迅速化の観点から，われわれはできる限り早い時期の検査実施が望ましいと考えている．すなわち，不妊患者の高年齢化が顕著である現在の不妊治療においては，不妊診療の早期に IVF・ET の適応である抗精子不動化抗体による免疫性不妊症を見落とすことなく，抗体の存在を知らずに段階的な治療を経て IVF・ET に至る「時間の浪費」を防ぐことができる．

1　検査法の手順

a. 精子不動化試験（SIT）による SIV の測定法 図2 [6]

1. 被検患者の末梢血を遠心分離し，得られた血清を 30 分間 56℃の温浴槽で非働化を行う．
2. 精液所見が正常で抗精子抗体が付着していない新鮮射出精液から，swim up などの方法により運動性良好な精子浮遊液（40×10^6/mL）を調整する．
3. 補体源としては，凍結乾燥した標準モルモット補体を用いる．あら

170

かじめ，補体力価（$CH_{50} > 200$）の確認と，ヒト精子に対する毒性試験を行う．なお，対照に30分間56℃の温浴槽で不活化した補体を用意する．

4. 被検血清 $10\,\mu L$，精子浮遊液 $1\,\mu L$，および補体 $2\,\mu L$ を Terasaki plate（Greiner Bio-one, Frickenhausen, Germany）の各ウェル内で反応させ，32℃の条件下に1，2および3時間後に顕微鏡下に精子運動率を測定する．

5. 活性を有する補体の存在下での精子運動率をT%，不活化した補体の存在下での精子運動率をC%とし，その比（C/T）をSIV値として算出する．

6. 2時間の測定中にSIV値が2.0以上を示した場合，SIT陽性と判定する．陽性の血清は，次に SI_{50} 値の測定を行う．

　以上の測定法のように，精子不動化試験は精子運動性が抗体と補体によって低下する現象をもとに，抗体の存在を測定するもので，測定に際しては，患者血清中の精子の運動性が対照に比較して50%（1/2）に低下した場合を抗体陽性（SIV＝2）と判定する（定性試験）．

　定性試験では患者血清中の精子運動性が0%になってしまった場合には SIV＝∞ になり，抗体量が不正確である（SRLでは強陽性と表記）．定性試験で抗体陽性と判定した場合には抗体量を表現するために，患者血清を希釈して測定し，定量的SITによる SI_{50} 値を測定する（定量試験）．前述のように SI_{50} 値をもとに治療方針を決定する．

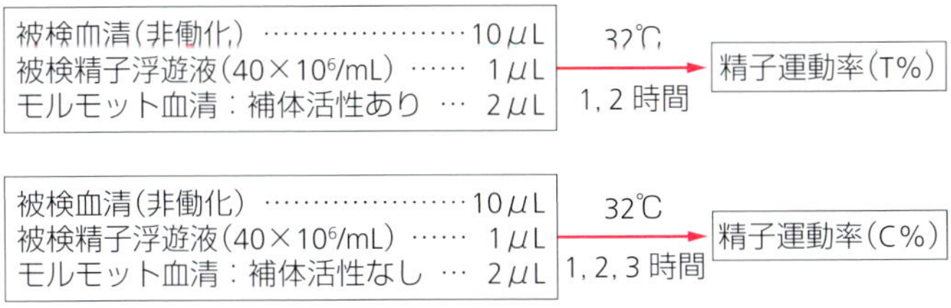

```
被検血清（非働化）…………………… 10μL      32℃      ┌─────────────┐
被検精子浮遊液（40×10⁶/mL）…… 1μL   ───→  │ 精子運動率（T%）│
モルモット血清：補体活性あり … 2μL  1, 2 時間  └─────────────┘

被検血清（非働化）…………………… 10μL      32℃      ┌─────────────┐
被検精子浮遊液（40×10⁶/mL）…… 1μL   ───→  │ 精子運動率（C%）│
モルモット血清：補体活性なし … 2μL  1, 2, 3 時間 └─────────────┘
```

判定法：精子不動化値（SIV）＝C/T　C/T が 2.0 以上を陽性と判定する．

図2　精子不動化試験の手順（sperm immobilization test：SIT）

b. 定量的 SIT による SI_{50} 値の測定法 図3 [7,8].

1. SIT 陽性の被検血清および精子不動化抗体陰性の女性（対照）の末梢血を遠心分離し，得られた血清を 30 分間 56℃の温浴槽で非働化を行う．
2. SIT 陽性の被検血清を，精子不動化抗体陰性の血清で順次希釈（2 倍，もしくは 3 倍系列）する．
3. 各希釈血清 10 μL，精子浮遊液 1 μL，および補体 2 μL，を SIT と同様に Terasaki plate の各ウェル内で反応させ，32℃の条件下に 1 時間後に顕微鏡下に精子運動率を測定する．
4. 精子不動化活性 50%，すなわち精子運動性が 50%回復する血清の希釈倍率を SI_{50} 値と定義する．測定ごとの検出条件を一定とするため，SI_{50} 値が既知である標準血清を毎回陽性コントロールとし，被検血清の SI_{50} 値を補正する．

検査法の手順にあるように，SIT および定量的 SIT は，目視による精子運動率から算出されるため，一般の精液検査と同様に測定者により誤差が生じうる．コンピューターによる精子自動分析装置である computer-aided sperm analysis（CASA）は客観的に精子運動率を算出

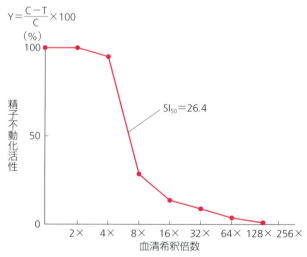

図3 定量的精子不動化抗体価（SI_{50} 値）の測定法

することが可能であり，われわれは CASA を用いた新規測定法を開発した[8]．今後の普及を期待したい．

◀文献▶

1) Shibahara H, Shiraishi Y, Hirano Y, et al. Relationship between level of serum sperm immobilizing antibody and its inhibitory effect on sperm migration through cervical mucus in immunologically infertile women. Am J Reprod Immunol. 2007; 57:142-6.

2) Taneichi A, Shibahara H, Hirano Y, et al. Sperm immobilizing antibodies in the sera of infertile women cause low fertilization rates and poor embryo quality in vitro. Am J Reprod Immunol. 2002; 47:46-51.

3) Naz RK, Menge AC.Antisperm antibodies: origin, regulation, and sperm reactivity in human infertility. Fertil Steril. 1994; 61: 1001-13.

4) Koyama K, Kubota K, Ikuma K, et al. Application of the quantitative sperm immobilization test for follow-up study of sperm-immobilizing antibody in the sera of sterile women. Int J Fertil. 1988; 33: 201-6.

5) Kobayashi S, Bessho T, Shigeta M, et al. Correlation between quantitative antibody titers of sperm immobilizing antibodies and pregnancy rates by treatments. Fertil Steril. 1990; 54: 1107-13.

6) Isojima S, Li TS, Ashitaka Y, et al. Immunologic analysis of sperm-immobilizing factor found in sera of women with unexplained sterility.Am J Obstet Gynecol. 1968; 101: 677-83.

7) Isojima S, Koyama k. Quantitative estimation of sperm immobilizing antibody in the sera of women with sterility of unknown etiology: the 50 % sperm immobilization unit (SI_{50}). Excerpta Med Int Congr Ser. 1976; 370: 10-5.

8) Wakimoto Y, Fukui A, Kojima T, et al. Application of Computer-Aided Sperm Analysis (CASA) for Detecting Sperm Immobilizing Antibody. Am J Reprod Immunol (submitted).

〈脇本 裕　柴原浩章　繁田 実〉

〔Ⅱ 各論〕1. 女性不妊症・ART と免疫

6 / 抗透明帯抗体

A はじめに

　透明帯は卵細胞周囲に形成されるマトリックスで，この構造は脊椎動物に広く存在する．進化の過程で共通の祖先遺伝子から複製や多様な遺伝子変化を遂げた．ヒトを含め体内で受精する哺乳類では，3 または 4 種（ZP1，ZP2，ZP3，ZP4 とよばれる）の糖タンパクから構成されるに至った．従来透明帯の機能は，精子の動物種の認識，先体反応の誘起，多精子受精の阻止と考えられてきた．本項ではまず透明帯の構造と機能について，最近の研究で明らかになった知見を紹介し，不妊症と抗透明帯抗体の最近の考え方について述べる．

B 透明帯の構造

　透明帯タンパクは，対応する単一遺伝子によりコードされ，その発現は卵母細胞に限られる．この特異発現は卵母細胞に特異的な転写因子，FIG α により制御される．生殖期の卵巣において，休止期の原始卵胞では組織学的に認識される透明帯は発現していないが，卵胞発育に伴って卵母細胞周囲に形成され，排卵期には完了し，ヒトでは 15〜25 μm の厚みとなる．また，発育中の卵胞では，卵母細胞と顆粒膜細胞は透明帯に微絨毛を伸ばし，互いに密接なコミュニケーションをとっている．顆粒膜細胞の微絨毛の一部は，卵母細胞の表面にまで達しギャップジャンクションを形成し，これを介して細胞内の低分子物質の交換が行われる．顆粒膜細胞からは，卵母細胞に栄養物質や RNA を供給していると考えられる．透明帯がこれらの微絨毛を安定して維持することで，卵胞発育は支えられる．最近の遺伝子改変動物を用いた研究によると，ZP2 または ZP3 の遺伝子をノックアウトしたマウスでは透明帯がほとんど，または全く形成されず，卵胞発育は著しく低下する．結果として ZP2，ZP3 ノックアウトマウスは不妊となる．ちなみに ZP1 欠損マウスでは形成される透明帯の厚みは通常の半分程度となり，産仔数は減少するが完全な不妊ではない．透明帯の厚みと妊孕性が関係するのは興味深い．

C ヒト透明帯の形態

　ヒト透明帯は4種の糖タンパクからなる．遺伝子多型があり，透明帯の形態異常と，遺伝子の一塩基多型 SNP（single nucleotide polymorphism）の関係を調べた研究では，ZP2 の特定部位の SNP が透明帯の楕円の形状と関係するとされている．しかし受精障害との関係は認められていない．一方，妊孕性の有無と透明帯遺伝子の配列を比較した研究でも，とくに妊孕性に関係する変異はみつかっていない[1]．概ね，透明帯に多少の遺伝子変異や形態異常があっても受精に問題はない．透明帯はあくまでマトリックスであり，その形状は卵胞内での物理的環境要因で変化すると考えられる．

D 精子との相互作用

　透明帯の重要な機能は精子との相互作用であることはいうまでもないが，精子の先体反応誘起作用については，透明帯だけがその作用をもつのではないことが最近の研究で示されている．したがって，ZP3 を精子レセプターとするかつての概念は疑問視されている．一方，精子の選択的バリアとしての機能は，in vitro では特に重要で，透明帯は単一精子だけを通過させ，余剰の精子はブロックする（多精子進入阻止）．その際，多くの動物では一匹の精子が卵細胞膜と融合すると，卵子の表層に存在する表層顆粒が崩壊して酵素などが遊離し，透明帯に変化を与え，後から侵入してくる精子のさらなる進入を阻止する（透明帯反応）．また，透明帯は着床前初期胚の保護において重要である．胚盤胞に達する前は，母体は胚を異物として認識するため，透明帯のない胚は卵管で生存できない．すなわち，透明帯は母体の免疫的排除機構から胚を保護している．

E 抗透明帯抗体と不妊の関係

　透明帯は卵子形成，受精，胚の保護の点で重要な役割を果たす．一方，抗原として強い抗体産生能があるので，抗透明帯自己抗体が産生された場合，透明帯の機能が抗体により障害され，不妊となる可能性があ

〔Ⅱ 各論〕1. 女性不妊症・ART と免疫

る．1977 年，Shivers らは原因不明不妊女性の血中に高率に抗透明帯抗体が検出されることを報告し[2]，不妊原因の 1 つとした．これを肯定する多くの発表がなされたが，否定する結果も発表された．初期には抗体検出法として，ヒトと共通抗原を有するブタ透明帯が用いられたため，結果の信憑性が疑問視され，ヒトに特異的な自己抗透明帯抗体を検出する方法の開発に努力が払われた．最終的に陽性反応の検出率はきわめて低い結果であった[3]．現在，透明帯の組換え体タンパクを用いたアッセイキットが市販されているが，これを用いて不妊症との相関を調査した信頼できるデータは，まだ報告されていない．

F 動物実験による抗透明帯抗体の研究

　動物実験では，マウス，ウサギ，ハムスター，イヌなどを用いた研究により，透明帯に対する自己抗体が産生することが証明されている．透明帯を抗原として免疫することによって動物は不妊になった．その作用機序は液性抗体による精子の結合阻害，または細胞性免疫による卵巣機能障害と考えられた．ヒトにおいても，特殊な条件下で抗透明帯自己抗体が誘導され，不妊となる可能性は否定できない．また，抗透明帯抗体と早発卵巣不全の関係を指摘する報告もある[4]．

　図1 に抗透明帯抗体が存在する場合の卵母細胞，および透明帯の形態について示した．本実験では卵胞発育における液性抗体の作用をみるため，マウスの卵巣から発育途中の卵母細胞-顆粒膜細胞複合体（OGC）を取り出し，抗体を含む培養液で 9 日間培養し発育培養した後，成熟誘導して形態を観察した．抗 ZP2 抗体，抗 ZP3 抗体添加群ではいずれも抗原抗体複合物が原因と思われる，透明帯の異常な形態が観察された．卵母細胞は，第 1 極体を放出して成熟したにもかかわらず，精子は透明帯に結合せず受精は阻害された．ヒトにおいて，抗透明帯抗体により卵胞発育が障害される症例があるとすれば，生殖補助医療で OGC を回収し，体外発育培養（IVM）と顕微授精（ICSI）によりレスキューできる可能性がある．

176

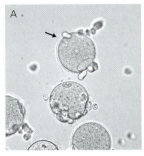 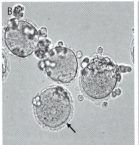 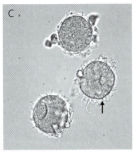

図1 抗透明帯抗体が透明帯形成に及ぼす影響
マウス前胞状期卵胞から卵母細胞–顆粒膜細胞複合体を単離し,抗体を含む培養液で9日間培養後,成熟誘導した.卵子はすべての群で第1極体を放出して成熟したが,抗体添加群(B,C)では形態の異常な透明帯が形成された.
(A) 対照血清:卵子表面になめらかな透明帯が形成されている(→).
(B) 抗ZP2抗体:抗体の結合により分厚い透明帯が形成されている(→).
(C) 抗ZP3抗体:抗体の結合により形態の著しい変形がみられる(→).

G 今後の展開

　近年,生殖補助医療の現場において抗透明帯抗体の関与が示唆される興味深い現象が報告されている.たとえば,卵子の存在しない卵胞 empty follicle の報告がある.多くは,刺激条件や,採卵時の卵胞液の扱いに問題があったと考えられるが,genuine empty follicle syndrome (GEFS) と表現される,本当に卵子が存在しない卵胞が発育するのも事実である.家族性あるいは繰り返し GEFS が発育する症例では,透明帯の遺伝子の異常,あるいは抗透明帯抗体の存在により,卵子を含まない卵胞が発育すると考えられている[5].

　また,透明帯のない卵子 zona-free oocyte についての報告がある.注意深く ICSI を行い胚盤胞に発育させ,子宮に移植することにより産児の誕生に至ったと報告されている[6].透明帯が存在しない理由として,生殖補助医療の処理中に壊れて卵細胞からはずれることが最も考えられる.しかし透明帯遺伝子を欠損した卵子や,卵胞液中に存在する抗透明帯抗体によって傷害された卵子が,生殖補助医療で強力なホルモン刺激を受けて,透明帯のない卵子として発育した可能性は否定できない.

〔II 各論〕1. 女性不妊症・ART と免疫

H おわりに

　透明帯は細胞外マトリックスであり受精にかかわる細胞そのものではないので，その存在意義は小さくみえる．事実，ICSI の開発によって，これをバイパスした受精が可能になり，不妊治療においては，透明帯は以前ほど重視されていない．しかし透明帯は，卵子の形成から受精卵の保護まで，さまざまに変化する house keeping 的役割を担っているので，卵胞が発育しない症例などにおいては，抗透明帯抗体がその原因となっている可能性も否定できない．動物実験による研究では限界がある分野であり，今後，詳細な臨床研究が望まれる．

◀文献▶

1) Männikkö M, Törmälä RM, Tuuri T, et al. Association between sequence variations in genes encoding human zona pellucida glycoproteins and fertilization failure in IVF. Hum Reprod. 2005; 20: 1578-85.
2) Shivers CA, Dunbar BS. Autoantibodies to zona pellucida: a possible cause for infertility in women. Science. 1977; 197: 1082-4.
3) Kamada T, Maegawa M, Daitoh T, et al. Sperm-zona interavtion and immunological infertility. Reprod Med Bilo. 2006; 5 95-104.
4) Koyama K, Hasegawa A, Mochida N. Follicular dysfunction induced by autoimmunity to zona pellucida. Reprod Bilo. 2005; 5: 269-78.
5) Kim JH, Jee BC. Empty follicle syndrome. Clin Exp Reprod Med. 2012; 39: 132-7.
6) Stanger JD, Stevenson K, Lakmaker A, et al. Pregnancy following fertilization of zona-free, coronal cell intact human ova: Case Report. Case Report. 2001; 16: 164-7.

〈長谷川昭子〉

7/ 不良胚と抗セントロメア抗体

A はじめに

　本項では生殖免疫のなかでも，抗セントロメア抗体（anti-centromere antibody: ACA）という抗核抗体（anti-nuclear antibody: ANA）の1種を特別にとりあげ，この抗体と卵や胚に関する知見を解説する．ここでいう「不良胚」とは採卵時の未成熟卵，受精能が障害された卵，そして発育が障害された胚を意味することをあらかじめ了解いただきたい．文献などは著者らによる総説[1]を参照ください.

B ANA/ACA と ART 治療成績

　生殖補助医療（assisted reproductive technology: ART）においてANA陽性者，なかでもACA陽性者の治療成績が悪いとされる．その原因を明らかにする目的で，最初は受精能の影響を除外するためICSI例でACA陽性者（8例）のMII卵率，受精率，胚の分割率を検討した．この際，ANAの存在自体の影響を考え，コントロールをACA以外のANA陽性者（39例）とした．その結果，ACA陽性者ではANA陽性者と比べ，成熟したMII卵が有意に少なく（68.0%±5.7 vs 85.5%±2.0），MI卵率が多い（23.0%±5.2 vs 6.8%±1.4）こと，受精率に有意差はなく，4〜8細胞への分割率が有意に低い（76.0%±7.9 vs 94.7%±1.3）ことを明らかにした[2]．つまり，ACA陽性者では採卵時に減数分裂が遅延していて，受精後は胚の分割も障害されることが明らかになった.

　その後，ACA陽性群（＋/＋）とその他のANA陽性群（−/＋）に，年齢，BMIをマッチングしたANA陰性群（−/−）も含めた3群で，ICSIとIVFについて検討した 表1 [3]．その結果，IVFではACA陽性群では雄性・雌性の2つの前核（two pronuclei: 2PN）をもつ2PN率が有意に低く，3つ以上の前核をもつ多前核胚率が有意に高かった．分割率はANA陽性群で有意に低く，ACA陽性群で低い傾向があった．ICSIでは，ACA陽性群では他の2群に比べ有意に，GV・MI率が高

179

〔Ⅱ 各論〕1. 女性不妊症・ART と免疫

表1 ACA 陽性，ANA 陽性，ANA 陰性 3 群の ART 成績の比較

	ACA 陽性例 （+/+） 19 例 （42 周期）	ANA 陽性例 （−/+） 59 例 （115 周期）	ANA 陰性例 （−/−） 100 例 （149 周期）
IVF			
2PN	35.3 ± 0.09^a	70.0 ± 0.03^b	70.3 ± 0.03^b
多前核胚（3PN 以上）	32.4 ± 0.08^a	7.6 ± 0.02^b	7.5 ± 0.05^b
分割率	83.9 ± 0.09	84.4 ± 0.03^a	97.1 ± 0.01^b
ICSI			
GV 率	9.7 ± 0.03^a	2.1 ± 0.01^b	3.7 ± 0.01^b
MI 率	21.9 ± 0.03^a	6.4 ± 0.02^b	4.3 ± 0.01^b
MII 率	71.7 ± 0.04^a	91.6 ± 0.02^b	92.1 ± 0.01^b
2PN	47.5 ± 0.09^a	81.7 ± 0.03^b	80.9 ± 0.02^b
多前核胚（3PN 以上）	35.0 ± 0.05^a	0.9 ± 0.004^b	2.4 ± 0.008^b
分割率	67.6 ± 0.06^a	82.1 ± 0.03^a	91.5 ± 0.02^b

（日高直美，他．福岡大学医学紀要．2015; 42: 81-6[3] より改変）

く，MII 率が低かった．また 2PN 率，分割率が有意に低く，多前核胚率は有意に高かった．ANA 陽性群では ANA 陰性群に比し，分割率が有意に低いことも明らかになった．ICSI 症例で我々と同様の 3 群間の比較をし，ACA 陽性例では MII 卵や良好胚が得られにくく，さらに着床率が低いとする報告もある．

C ANA/ACA と卵・胚発育に関する研究

1970 年代から ANA が細胞膜を通過し，生細胞内に侵入することが数多く報告されたが，ANA と卵や胚に関する研究はなかった．1990 年に，実験的にマウス卵子の減数・体細胞分裂の間期・前中期に CREST 症候群の患者血清から抽出した ACA を注入した結果，減数・体細胞分裂が障害されるが，中期に同様の操作をしても障害されないことが報告された．その後，マウスの 2 細胞期胚の培養液に ANA を加えると胚の分割が障害され，抗サイログロブリン抗体などでは障害されないことが報告された．2013 年には臨床研究で ANA 陽性例（ANA の種類は不明）

では，卵胞液のみならず採卵後 3 日目の胚の割球細胞内に ANA の存在が確認された．この研究では，血清・卵胞液中に ANA が存在する症例では良好胚数・妊娠率が有意に低下することも示された．これらの研究により，ANA が卵を直接障害し，不良胚率が高くなることが示唆された．

D　ANA/ACA と臨床

スクリーニング検査として一般的な間接蛍光抗体法（IF 法）では，ANA の偽陽性率は高く，健常人でも 40 倍希釈で 31.7%，80 倍希釈で 13.3%，160 倍希釈で 5% が陽性となる．また，検査施設によってカットオフ値や測定感度が違うこと，経口避妊薬など一部の薬物では ANA が陽性となることに留意する必要がある．一般に薬剤性の場合は低力価で，薬剤中止により ANA は陰性化するので，可能なら薬剤を中止して再検査を行うとよい．

臨床上重要なのは，ANA 陽性でも無症状の場合は，膠原病の可能性は低く，治療は必要ないため，曖昧な説明で患者に無用な不安感を与えないことである．一方 IF 法で 160 倍（少なくとも 80 倍）で陽性なら，将来膠原病およびその類縁疾患を発症する可能性があるとする報告もあるので，高力価の場合は内科に相談するのは妥当であり，定期的な採血が望まれる．

ACA は ANA の中でも全身性強皮症や，より良性の限局性強皮症に高率に検出される．IF 法で唯一散在斑紋型（discrete speckled）染色パターンを示すため特定しやすい．

E　セントロメアの生理学

ACA の対応抗原は，染色体の長腕と短腕が交差するセントロメアとよばれる領域に特有のセントロメアタンパクである．セントロメアは体細胞・減数分裂いずれにおいても，DNA が染色体をかたちづくり，正しく複製され，均等に分配されるという遺伝情報を維持するためのもっとも根本的な過程で重要な役割をもつ．詳細は成書に委ねるが，セントロメアによって染色体間の接着が適切なタイミングまで維持される．一

〔Ⅱ 各論〕1. 女性不妊症・ART と免疫

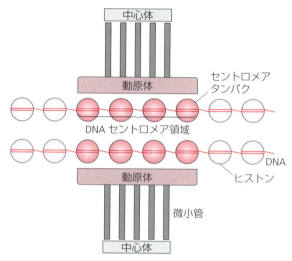

図1 セントロメア領域と動原体の模式図

方，染色体の分離においては，分裂する 2 つの細胞の両極にある中心体から放射する紡錘糸が動原体を介してセントロメア領域に結合し，ここが両極に引っ張られることで染色体の分離完遂することが解明されている．つまり，セントロメアの異常は染色体の不均等分配を生じ，体細胞では細胞死に至るかがん細胞となる可能性が高まる．近年，ヒトの高齢女性の卵子で高頻度にみられる染色体分配異常の主要な原因が第一減数分裂における姉妹染色分体の早期分離であることが報告されているが，基礎研究では，セントロメア領域に局在するタンパクが高齢女性の卵母細胞で減少しているため，高齢による染色体分配異常が，セントロメアの機能異常に起因することも推測される．

F ACA と胚の細胞内構造

　ART では卵や胚を非侵襲的に評価する手段は限られる．そのなかで ACA が卵や胚に及ぼす影響の手がかりが前核や紡錘体といった細胞内構造の観察によって得られる．

　先述の多前核胚を，IVF では多精子受精などを成因として 3〜12％に，ICSI では染色体の不完全分離など成因として 3.7％ほどに認める．

ACA 陽性者ではこの一般的割合に比べ，多前核胚率が有意に高いとする報告が散見される．北坂ら[4] は詳細な検討で ACA 陽性者の多前核胚では雌性染色体が散在することを確認している．すなわち，ACA 陽性者の多前核胚は，卵の染色体分配異常に起因すると考えられる．最近，ACA 強陽性者でも，複屈折イメージング偏光顕微鏡（LC-PolScope）で紡錘体が明瞭に観察できた卵では 2PN 率が有意に高いことも報告されており[5]，病態解明の糸口となる可能性がある．

G 今後の展望

ANA 陽性者では，正常な紡錘体形成や染色体分離がされるよう，卵質を改善することが理想である．ANA 陽性者にプレドニゾロン，デキサメタゾン，低用量アスピリンなどを投与して，妊娠率を改善したという報告が多数あるが，薬の選択や投与量，投与期間などを決定するには不確実な状態である．流産を繰り返す ACA 陽性例に，抗酸化療法（ビタミン E）や抗 TNF（tumor necrosis factor）療法が有用であったとの報告もあるが，安全性などさらなる検証が必要である．症例提示の代わりに楠田[5] らが ACA 強陽性症例の治療経過を 6 回目の採卵まで詳細に報告しているので参考にしていただきたい．

最後に ANA 陽性者でもタイミング療法や人工授精により約半数が妊娠しており ANA が不妊原因とは即断すべきではない．また，抗体価と妊娠予後との相関も認めず，経験的には ACA 陽性者も患者毎，ART 周期毎，卵子毎に ACA の影響が異なる．これまで生殖免疫において ANA はひとくくりで論じられることが多く，ACA の病態に関心がもたれるようになって間もない．これまでの研究が道標となって，今後 ACA のみならず ANA 陽性者の妊娠率を向上させる基礎的・臨床的研究の展開が期待される．

謝辞

本項を執筆するにあたり，多くの協力をいただいた IVF 詠田クリニックの日高直美先生，本庄 考先生，詠田由美先生に感謝を申し上げます．

〔Ⅱ 各論〕1. 女性不妊症・ART と免疫

◀文献▶

1) 城田京子，日高直美，詠田由美，他．抗セントロメア抗体と多前核胚 その意義と治療（解説）．日本卵子学会誌．2016; 1: 35-40.

2) Shirota K, Nagata Y, Honjou K, et al. Involvement of anticentromere antibody in interference with oocyte meiosis and embryo cleavage. Fertil Steril. 2011; 95: 2729-31.

3) 日高直美，城田京子，詠田由美，他．抗セントロメア抗体が卵および胚に及ぼす影響．福岡大学医学紀要．2015; 42: 81-6.

4) 北坂浩也，福永憲隆，吉村友邦，他．多前核形成が高頻度に認められた 1 症例の多前核胚解析．日本受精着床学会雑誌．2015; 32: 219-22.

5) 楠田朋代，吉川優子，原田義久，他．抗核抗体 Discrete speckled 型が強陽性であり，多前核胚を高頻度に認めた症例に対する薬物療法および紡錘体観察の試み．医療法人絹谷産婦人科クリニック．日本受精着床学会雑誌．2015; 32: 239-45.

〈城田京子　四元房典　宮本新吾〉

8 着床障害と免疫

A はじめに

　ヒトの妊娠は，他の哺乳動物種と比較して著しく非効率的である．自然妊娠の約70%が第一妊娠期前に流産と終わる．着床不全および化学流産は，全妊娠不成功のうち85%を占め，不全流産は15%である[1]．着床とは胚が子宮内膜表面に接着し，続いて子宮内膜細胞を分け入るように間質内に移動，より深層に侵入して埋め込まれる過程をいう．では，なぜ移植された胚が着床しないという現象が起こるのであろうか？

　一般的な不妊治療中に着床障害と診断することは困難である．それには不確定要素が多すぎるからである．言い換えると着床障害とはART周期において，着床が認められない状態として判断されることとなる．一般的に反復着床障害（不全）とは，1個あるいは2個の形態良好胚を3回以上移植して臨床的妊娠に至らない場合，反復着床障害（RIF）と定義されることが多い．着床の失敗は，大きく分けて胚側の要因と子宮側の要因により起こりうる．したがって，胚の品質，子宮内膜そのものの異常および形態不良胚は，着床障害につながる可能性がある．そういった点からRIFにおける根本的な原因があるかを確かめるために徹底的な検査を行うべきである．

　胚の着床過程およびその子宮内腔への侵入に関与する因子については徐々に解明されつつあるが，問題点としてはヒトにおける胚盤胞の研究において確固たる着床モデルが欠如していること，異なる種における着床メカニズムが解明されてもそれはヒトと同じではなく，ヒトにおける着床障害の原因解明には至らないのである[2]．胚の着床期における重要な調節因子として，母体のサイトカインおよび免疫細胞がある．つまり子宮内膜における胚の受容性は，免疫細胞に依存しているが，胚発生および着床能力は，サイトカインに大きく影響を受ける．健康な妊娠では，胚自身は免疫学的反応には晒されない．この胎児の拒絶反応を防止する過程において，一部の免疫反応経路は回避され，またある経路は免疫寛容に働いているのである．以下において，着床過程において重要な免疫学的特徴に着目し，着床障害の免疫応答についてその概要を示す．

〔Ⅱ　各論〕1. 女性不妊症・ART と免疫

B 着床と着床障害における免疫作用機序について

　1953 年に，Medawar は，妊娠に至る過程における非自己の環境で生存するという胎児の能力について述べている．妊婦の免疫寛容のメカニズムは Medawar のもともとの考えとは多少異なると思われるが，非自己である胎児を受け入れるという母体免疫系のシステムが多くのホルモンにより影響をうけ，そして免疫学的因子が協調した結果として考えられている[2]．

C HLA 発現

　胎児の免疫寛容の必須パラメータは，ヒト栄養膜細胞（トロホブラスト）における主要組織適合複合体（MHC）の非定型な発現であると考えられている．トロホブラストは，母親から拒絶されない存在であることが知られており，MHC クラス Ⅱ 抗原の発現の欠損ならびに古典的な MHC クラス Ⅰ 抗原，HLA-A および HLA-B の発現の欠如を特徴とする[3]．具体的にいうと，絨毛外栄養膜は，古典的なクラス Ⅰ の産物である HLA-C および非古典的 MHC 分子である HLA-E，−F および −G を発現することがすでに証明されている[4, 5]．

　トロホブラスト細胞上にある MHC クラス Ⅰ 分子が欠如することは，母体 T リンパ球による拒絶反応を防止するが，一方でナチュラルキラー（NK）細胞およびリンパ球活性化キラー（LAK）細胞などの MHC と関連しない細胞毒性に対する感受性の問題をはらんでいる．しかし正確なメカニズムは，未だ不明のままである．

D サイトカインと Th1/Th2 バランス

　T 細胞の活性化により，胚が拒絶されるのではなくどのように認識されるかを理解するために，さまざまなタイプの T 細胞について考える必要がある．ヘルパー T 細胞（Th 細胞）は，Th1，Th2，Th17 および Treg 細胞として分類することができる．Th1 細胞は TNF および IFNγ を含む炎症性サイトカインを産生し，Th2 細胞は IL-4 のような抗炎症サイトカインを産生し，B リンパ球の発達に寄与する．Th17 細胞は，

アレルギー応答や自己免疫，細菌感染防御などで中心的な役割を果たすことがわかってきた．転写因子 Foxp3 を発現する CD4$^+$ CD25$^+$ 細胞である Treg 細胞は，抗腫瘍および免疫抑制性に働く．

着床と妊娠初期において子宮内で起こる免疫学的反応は炎症性サイトカインと抗炎症性サイトカインによって調整されている．ノックアウトマウスの研究などにより着床の過程において，LIF やインターロイキン -11（IL-11）のようなサイトカインの重要な役割が示されてきた．また，Treg 細胞の欠損により，胚が移植されても拒絶されることがわかり，胚移植の初期段階および早期胎盤形成期間には最も重要であることがわかっている[6]．しかし，マウスとヒトとは着床メカニズム・ゲノムに重大な違いがあるため，ヒトにおいて同様の効果があるとは想定できない．

これまでのヒト妊娠に関する報告から，母体 Th2 型免疫と妊娠成功との強い関連性，そして Th1 型免疫反応性と妊娠不成功との強い関連性が示されている．Hill らは，習慣性流産を有する女性の末梢血単核細胞（PBMC）が，正常妊娠女性の同じ細胞と比較して，トロホブラストの抗原で刺激した場合，胚への毒性を有する Th1 サイトカインをより多く産生することを示した[7]．また，正常妊娠歴を有する女性からのPBMC を刺激したところ有意に高いレベルの Th2 サイトカイン（IL-4，IL-6，および IL-10）が産生されたが，習慣性流産の病歴を有する女性の PBMC は Th1 サイトカイン（IL-2，IFN，および TNF）が，正常妊娠よりも高く産生された[8]．さらに，IVF 後の着床障害のある女性では，妊娠対照群よりも IL-10 産生 CD3$^+$ CD8$^+$ T 細胞数が有意に低く，TNF 産生 CD3$^+$ CD4$^+$ T 細胞数が高かった[9]という報告がある．また，IVF-ET 後に複数回の着床障害を有する女性における Th1/Th2 サイトカイン産生細胞比の上昇が明らかとなった[10]．一方で全身レベルの TNF および IFN は，IVF 治療を受けている女性における着床率と流産率に関連がないことも示唆されている．その他にも，不妊女性の Th1，Th2 サイトカインのみならず「新しい」サイトカインとして子宮内における IL-12，IL-15 および IL-18，また高 IL-1 および低 IFN と IL-10 のバランスの障害が IVF-ET 後の原因不明の着床障害において見い出された[11, 12]．さらに，Boomsma らは，胚移植前の子宮分泌物を検討したところ，臨床的に妊娠した女性の子宮内分泌物中には不成功に終

〔Ⅱ 各論〕1. 女性不妊症・ART と免疫

わった女性と比べて有意に INF が高く, IL-1 が低いと述べている[13]. このように習慣性流産患者のサイトカインに関しては多くの研究があるが, 着床障害のメカニズムに関する研究が相対的に不足しており, 機序の解明には至っていない.

E 着床部における NK 細胞の役割

末梢血中には, NK 細胞に 2 つの主要なタイプがある. 90 ％が $CD56^{dim}CD16^+$ であり, 10 ％が $CD56^{bright}CD16^-$ である. 対照的に, 子宮 NK 細胞（uNK 細胞）は, $CD56^{superbright}CD16^-$ であり, 他の表現型マーカーおよび機能アッセイにおいて末梢血 NK 細胞とは大きく異なる[14]. uNK 細胞は, 多くのサイトカインや成長因子, TNF, IL-10, GM-CSF, IL-1, TGF-1, CSF1, LIF および IFN が豊富にあることが知られている[15]. 月経周期の経過中に uNK 細胞の数が変化するが, 初期の妊娠では, NK 細胞は脱落膜中の全白血球集団の約 70％を占める. uNK 細胞の時間的変化や分布場所の変化は, 着床過程およびその後の胎盤の成長および発達において大きな役割を果たす可能性があることを示唆している. このプロセスは, 浸潤性トロホブラストに発現するヒト白血球抗原 C, E, および G を含む, それらの表面受容体と MHC クラス I 分子との間の相互作用を介して起こる可能性が最も高い[16]. また, 妊娠初期のらせん動脈周囲で uNK 細胞が凝集しており, これは子宮らせん動脈の発生, リモデリングに役割を果たしている可能性が示唆されている[17]. このように uNK 細胞の役割については数多く調べられてきているが, 着床障害おける研究はいまだ不明な点が多く, さらなる研究が必要であることを示唆している.

F まとめ

胚盤胞移植の各々の過程は, 多くの内分泌および免疫因子の時空間的に協調した結果によるものである. さまざまな知見からさまざまな因子間の複数の相互関係が関与していることを示唆しているが, ヒトの着床における免疫学的因子の重要性は依然として議論の余地がある. しかしながら, 異常な HLA 発現, 不均衡なサイトカインネットワーク, お

およびNK細胞数やその活性の変化が着床障害に寄与している可能性があることは間違いない．残念ながらヒトにおける着床実験を行うことができないため，この明確な機序の解明はなかなか進まないのが現状である．今後もさまざまな側面から新たな知見が生まれ，より臨床応用可能な治療法が解明されることを期待する．

◀文献▶

1) Macklon NS, Geraedts JP, Fauser BC. Conception to ongoing pregnancy: the 'black box' of early pregnancy loss. Hum Reprod Update. 2002; 8: 333-43.
2) Makrigiannakis A, Petsas G, Toth B, et al. Recent advances in understanding immunology of reproductive failure. J Reprod Immunol. 2011; 90: 96-104.
3) Hunt JS, Andrews GK, Wood GW. Normal trophoblasts resist induction of class I HLA. J Immunol. 1987; 138: 2481-7.
4) King A, Burrows TD, Hiby SE, et al. Surface expression of HLA-C antigen by human extravillous trophoblast. Placenta. 2000; 21: 376-87.
5) Hunt JS, Petroff MG, McIntire RH, et al. HLA-G and immune tolerance in pregnancy. FASEB J. 2005; 19: 681-93.
6) Aluvihare VR, Kallikourdis M, Betz AG. Regulatory T cells mediate maternal tolerance to the fetus. Nat Immunol. 2004; 5: 266-71.
7) Hill JA, Polgar K, Anderson DJ. T-helper 1-type immunity to trophoblast in women with recurrent spontaneous abortion. JAMA. 1995; 273: 1933-6.
8) Raghupathy R, Makhseed M, Azizieh F, et al. Cytokine production by maternal lymphocytes during normal human pregnancy and in unexplained recurrent spontaneous abortion. Hum Reprod. 2000; 15: 713-8.
9) Ng SC, Gilman-Sachs A, Thaker P, et al. Expression of intracellular Th1 and Th2 cytokines in women with recurrent spontaneous abortion, implantation failures after IVF/ET or normal pregnancy. Am J Reprod Immunol. 2002; 48: 77-86.
10) Kwak-Kim JY, Chung-Bang HS, Ng SC, et al. Increased T helper 1 cytokine responses by circulating T cells are present in women with recurrent pregnancy losses and in infertile women with multiple implantation failures after IVF. Hum Reprod. 2003; 18: 767-73.
11) Lédée-Bataille N, Bonnet-Chea K, Hosny G, et al. Role of the endometrial tripod interleukin-18, -15, and -12 in inadequate uterine receptivity in patients with a history of repeated in vitro fertilization-embryo transfer failure. Fertil Steril. 2005; 83: 598-605.
12) Inagaki N, Stern C, McBain J, et al. Analysis of intra-uterine cytokine concentration and matrix-metalloproteinase activity in women with recurrent failed embryo transfer. Hum Reprod. 2003; 18: 608-15.

〔II 各論〕1. 女性不妊症・ART と免疫

13) Boomsma CM, Kavelaars A, Eijkemans MJ, et al. Endometrial secretion analysis identifies a cytokine profile predictive of pregnancy in IVF. Hum Reprod. 2009; 24: 1427-35.

14) Moffett A, Shreeve N. First do no harm: uterine natural killer (NK) cells in assisted reproduction. Hum Reprod. 2015; 30: 1519-25.

15) Saito S, Nishikawa K, Morii T, et al. Cytokine production by CD16-CD56bright natural killer cells in the human early pregnancy decidua. Int Immunol. 1993; 5: 559-63.

16) Verma S, King A, Loke YW. Expression of killer cell inhibitory receptors on human uterine natural killer cells. Eur J Immunol. 1997; 27: 979-83.

17) Hanna J, Goldman-Wohl D, Hamani Y, et al. Decidual NK cells regulate key developmental processes at the human fetal-maternal interface. Nat Med. 2006; 12: 1065-74.

〈堀江昭史〉

9 / 着床と低酸素誘導因子

A 不妊症と着床

　不妊症と一言でいっても，さまざまな要因が複雑に絡み合っていると予想されるが，①受精卵（胚）側の要因，②子宮側の要因に大きく2つに分けられる．①については，配偶子（卵子・精子）および受精卵のクオリティの低下，つまり減数分裂の際の染色体不分離などの染色体異常，②については，子宮内膜や子宮内環境の異常による着床障害，があげられる．①については，これまでは移植胚を形態学的に選別するしかなかったが，着床前遺伝子診断・スクリーニングなどの近年の新しい技術の出現により，技術的には遺伝学的に胚の選別が可能な時代になっている．一方で，②については，着床障害に対する診断・治療はいまだ適切なものがなく，新しい診断・治療法の確立に向けた基礎的知見の蓄積が必要とされている．

　着床とは胚と子宮内膜との接着から，胚の子宮内膜への浸潤，胎盤形成に至る一連の過程であり，妊娠の起点となる現象である．着床の成立には胚と子宮内膜の精緻な協調作用が必要である．受精卵が分割し形成された胚盤胞（blastocyst）が子宮内膜上皮へ接着・浸潤し絨毛構造を形成するまでの一連の現象をいう．これまでの着床に関する研究として，形態学的な研究や，細胞を用いた研究などがなされてきたが，着床の機序やその異常である着床障害の理解にはまだほど遠いというのが現状である．これは，着床という現象が，子宮内という限られた環境下でのみしか成立せず，細胞を用いた研究には限界があること，胚という小さな組織を組織学的に解析することが難しく動物実験モデルを適切に用いた研究が困難であったことがあげられる．

B 遺伝子改変マウスを用いた着床研究

　ヒトの着床研究は，倫理的な制約があり，代替となる動物実験ではマウスを用いた研究が多くなされている．ヒトの子宮は単角であるのに対して，マウスは双角であるという構造的相違点がある．しかし，着床時

〔Ⅱ 各論〕1. 女性不妊症・ART と免疫

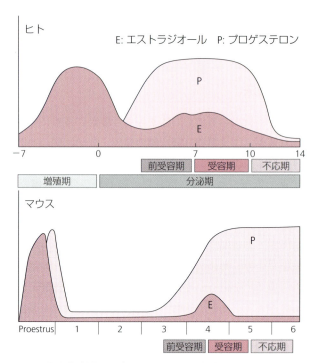

図1 着床期前後のプロゲステロン（P₄）とエストロゲン（E₂）の血中変化
ヒトとマウスを比較すると，P₄ と E₂ の血中量の変化は着床時期にとても似ている．

期の卵巣由来の性ステロイドホルモンであるエストロゲン（E₂）とプロゲステロン（P₄）の変動はマウスとヒトで類似している 図1 [1]．妊娠期間は大きく異なるものの，排卵から着床までの期間は，マウス5日，ヒト7日という点が類似している 図1 ．胎盤の形態も円盤状胎盤・血絨毛膜胎盤で類似している．胎盤を形成する主たる細胞である栄養膜細胞（トロホブラスト）が子宮内膜に激しく浸潤するのが共通した特徴である[2]．

遺伝子改変マウスを用いることで，着床に関わる子宮や胚の細胞に発現している遺伝子の機能を検討できることがその利点である．着床において重要なものとして，卵巣より分泌される E₂・P₄ の他に，白血病抑制因子 leukemia inhibitory factor（LIF）などのサイトカインや，

cyclooxygenase-2 (COX2) などのプロスタグランジン産生経路の因子, 分化・増殖因子, 細胞構築や細胞接着にかかわる因子などの関与が示されてきている[3]. これらの因子の重要性は各種の遺伝子ノックアウトマウスを用いて明らかになった知見である. 最近では Cre-loxP システムなどを用いたコンディショナル遺伝子改変マウスが作出され研究に用いられるようになっているが, 産婦人科の分野でも P4 受容体 (Pgr) やラクトトランスフェリン (Ltf) のプロモーター領域の下流に Cre 発現遺伝子を導入したマウスを用いて, 着床障害研究に用いられるようになっている[4, 5].

C 着床期子宮における子宮の酸素環境と低酸素誘導因子 (HIF) の発現について

ヒト妊娠初期の子宮内膜の表面の酸素濃度は, 子宮内膜の内部のものと比較して低酸素であることが報告されている[6]. ヒト妊娠初期の子宮内に測定端子を挿入して計測すると, 子宮内膜表面の酸素濃度は 18 mmHg であり, 子宮内膜内の酸素濃度は 40 mmHg という結果であった. このことから, 子宮内腔は子宮内に比べて低酸素であることが示唆される. また, マウス子宮においては部位により局所の酸素濃度に違いがあると報告されている[7]. 実際, 低酸素を検出するハイポキシプローブを用いて, マウス妊娠前後での子宮に取り込ませて, 染色したところ, 着床直前 (day 4) では, 子宮内膜管腔上皮に強くシグナルが認められ, この内膜上皮はあらゆる血管からもっとも離れており, 子宮内膜間質とは基底膜によって分離されているため, 子宮内膜間質や子宮筋層と比較して低酸素環境であることが推測される.

生体内では, 低酸素の環境下で効率的に酸素が運搬できるように, 造血促進因子であるエリスロポエチン (erythropoietin: EPO) を産生して, 赤血球を増加させる. HIF は EPO 遺伝子の発現を低酸素下で上昇させる転写因子として, 1995 年に同定された[8]. その後, EPO のみならず, 低酸素環境下での代謝, 細胞死, 血管新生など, 多様な生理応答に関与していることが明らかとなった. 低酸素誘導因子 (hypoxia inducible factor: HIF) は α, β の 2 つのサブユニットで構成される. HIF-α サブユニットには 1α, 2α, 3α の 3 種類が, HIF-β サブユ

〔II 各論〕1. 女性不妊症・ART と免疫

ニットには ARNT1，ARNT2 の 2 種類が存在する[9]．過去の報告において，day 4 の子宮内膜管腔上皮において HIF1α発現が認められ，同時期の子宮内膜間質において HIF2α発現が認められている[9]．また，脱落膜化が著明となる day 8 の子宮内膜間質に HIF2αが強く発現している[9]．これらの HIFαの発現パターンの解析結果から，着床期子宮における HIF の重要性が推測される．そこで，筆者らは着床期の HIF の機能的役割を明らかにするため，Hif1α，Hif2αそれぞれの子宮特異的遺伝子欠損マウスを用いて，妊娠経過を調べたところ，Hif1α欠損マウスは，出産数が低下するものの分娩まで至るが，Hif2α欠損マウスにおいて，出産が認められず，不妊であることが判明した．このことから，HIF2αが，妊娠期に重要な役割を果たしていることが明らかとなった．さらに，詳細に解析したところ，HIF2α欠損マウスにおいて，着床自体は起きるものの，着床直後の胚の浸潤が起こらず，胚が死んでしまう結果が得られた．このことから，着床直前からの低酸素状態になった子宮内膜では，Hif2αが誘導され，着床後の胚の生存を維持する役割をもつことが明らかとなった．着床時期の低酸素の環境に応答した子宮内膜と胚の相互作用の一部のメカニズムが明らかとなり，ヒトにおいても着床時期の低酸素状態の応答性が，不妊症と結びつく可能性を示唆している．今後は，着床不全の診断材料の 1 つとして，着床時期の低酸素応答因子の発現解析に結び付けられるかという視点から，発展させていきたいと考えている．

◀ 文献 ▶

1) Hiraoka T, Saito-Fujita T, Hirota Y. How does Progesterone support embryo implantation? J Mammalian Ova Res. 2015; 32: 87-94.

2) 江頭真宏，廣田泰．種差からみた着床——ヒトとの共通点と相違点——．HORMONE FRONTIER IN GYNECOLOGY. 2015; 22: 11-7.

3) Cha J, Sun X, Dey SK. Mechanisms of implantation: strategies for successful pregnancy. Nat Med. 2012; 18: 1754-67.

4) Daikoku T, Ogawa Y, Terakawa J, et al. Lactoferrin-iCre: a new mouse line to study uterine epithelial gene function. Endocrinology. 2014; 155: 2718-24.

5) Daikoku T, Cha J, Sun X, et al. Conditional deletion of Msx homeobox genes in the uterus inhibits blastocyst implantation by altering uterine receptivity. Dev Cell. 2011; 21: 1014-25.

6) Rodesch F, Simon P, Donner C, et al. Oxygen measurements in endometrial and

trophoblastic tissues during early pregnancy. Obstet Gynecol. 1992; 80: 283-5.

7) Gassmann M, Fandrey J, Bichet S, et al. Oxygen supply and oxygen-dependent gene expression in differentiating embryonic stem cells. Proc Natl Acad Sci USA. 1996; 93: 2867-72.

8) Wang GL, Semenza GL. Purification and characterization of hypoxia-inducible factor 1. J Biol Chem. 1995; 270: 1230-7.

9) Daikoku T, Matsumoto H, Gupta RA, et al. Expression of hypoxia-inducible factors in the peri-implantation mouse uterus is regulated in a cell-specific and ovarian steroid hormone-dependent manner. Evidence for differential function of HIFs during early pregnancy. J Biol Chem. 2003; 278: 7683-91.

〈藤田知子　廣田 泰〉

〔Ⅱ 各論〕1. 女性不妊症・ART と免疫

10 着床不全の新検査法

A はじめに

反復着床不全（RIF）の原因として，子宮内膜ポリープなどの子宮内腔病変のほか，卵管水腫，また特に高齢女性においては胚の染色体異常が主要な要因としてあげられる[1]．一方で，染色体正常胚の移植によっても約4割が着床しないとの報告もあり[2]，子宮内膜およびその受容能もまた，着床不全に大きく関与している可能性が示唆されている[3]．

一方で，着床ウィンドウ（window of implantation：WOI）と関わりがある遺伝子の発現，発現異常について複数の研究報告がなされ，その中で，WOI のずれ（移植時の子宮内膜が，胚を受け入れる状態になっていない）も，着床不全の一因として示唆されるようになったが[4]，多くの施設では移植日を個別化することなく，等しく，胚の発生段階に合わせた移植日（初期胚なら day 2 or day 3，胚盤胞なら day 5）が設定されている．

約10年にわたる研究結果に基づき，スペインのグループが特定のトランスクリプトームの発現により，内膜受容能を同定することが可能な診断ツールを開発した（IGENOMIX, Valencia, Spain）[5]．endometrial receptivity array（ERA）は，子宮内膜の周期性変化に応じて発現する238個の遺伝子からなる，カスタマイズされたマイクロアレイで，コンピュータによる解析器とリンクしており，子宮内膜サンプルの受容能を同定し，個人の着床ウィンドウを診断することが可能なツールである（IGENOMIX, Valencia, Spain）[5]．ERA は自然周期およびホルモン補充（HRT）周期ともに適用でき，その診断能は従来の内膜日付診に勝ること，かつ同一患者で同一月経周期に再検査した場合，初回検査から数年たっても再現性があることが報告されている[5]．また，RIF 患者に ERA を行った結果，着床ウィンドウのずれが約25%の症例で認められ，personalized ET〔pET：個別化した（個人に合わせた）胚移植〕を行った場合の妊娠率は約50%であったと報告されている[4]．

196　　JCOPY 498-06088

B 方法

　HRT 周期の場合，エストラジオール（E2）補充は E2 貼付薬または E2 内服薬（または両方）を約 1〜2 週間投与し，子宮内膜厚 6 mm 以上の 3 層パターンかつホルモン状態が適切であることを確認したのちに，micronized P 腟剤または酢酸クロルマジノン内服薬による黄体（P）補充を開始（P+0），5 日間投与し，day P+5 に ERA を施行する[4]．自然周期の場合，LH サージの検出（LH+0）あるいは hCG 投与により人工的に排卵を起こし（hCG 投与日が hCG+0），LH+7 あるいは hCG+7 に内膜生検を施行する[4]．自然周期の場合，排卵日の特定に頻回の来院を要するため，HRT 周期 ERA の方が選択しやすい．

　内膜生検はエンドサクション®（Hakko Co. Ltd., Japan）を用い，子宮体部から内膜組織を十分量採取する．我々は，内膜組織の一部を病理組織検査（内膜日付診）にも供している．採取した内膜組織を RNAlater（Quiagen®）入りの 1.5 mL のクライオチューブに入れ，数秒間強く振盪する．その後，検体を 4℃で 4 時間保存し，常温で IGENOMIX に空輸する．ERA の解析結果は，2〜4 週間後に判明する．採取した内膜組織量が十分でないと判定不能（invalid sample，約 2.5％に発生）となるため，注意を要する．

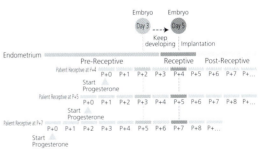

図1 着床ウインドウ（WOI）と ERA 検査
(ERA presentation. IGENOMIX, JAPAN, KK, Japan より提供)

〔Ⅱ 各論〕1. 女性不妊症・ARTと免疫

　カスタマイズド DNA マイクロアレイを用いて[※]，子宮内膜受容能に関わる 238 個の遺伝子発現が分析され，リンクしたコンピュータにより内膜受容能が診断される[4, 5]．診断結果は，receptive（R）あるいは non-receptive（NR）と判定される．non-receptive の場合，pre-receptive（例；P＋6，hCG＋8 など）あるいは post-receptive（例；P＋4，hCG＋6 など）のいずれかとなる．non-receptive と判定された場合，初回 ERA の結果に基づき再検査を行う．P＋5.5 など，12 時間単位で診断されることもある．最近はさらに詳細な診断（例；P＋123±3 時間など）がなされるようになってきている．receptive であった場合，従来通りに day P＋5 に凍結融解胚盤胞移植を施行する．初期胚移植を行う場合，day 3 胚ならば P＋3 に移植を行う．

C 結果

1　プロスペクティブスタディの方法・結果

　Ruiz-Alonso らは，反復不成功の患者において，着床時期内膜の遺伝子発現の変化が WOI のずれを引き起こしているのではないかという仮説に対し，ERA を用いてそれを同定し，治療の選択肢として移植日を個別化する personalized ET という新たな治療戦略の臨床的意義を検討した[4]．研究デザインは前方視的多施設介入臨床試験で，大学関連の不妊クリニックおよびプライベートクリニックを受診した 85 名の原因不明反復着床不全患者（移植既往 3 回以上，平均年齢 38.4±4.7 歳）と 25 名のコントロール患者（移植既往 0〜1 回，平均年齢 39.9±5.1 歳）が研究対象となった．前述のごとく ERA を行い，その結果を踏まえて pET を施行，妊娠率，着床率を検討した．

　ERA の結果，反復着床不全患者の 74.1%，対象群の 88% が receptive であった．追跡可能であった反復着床不全患者は 29 名で，それらに pET が施行され，妊娠率 51.7%（患者あたり），着床率 33.9%（胎嚢数／移植した胚の数）となった．ERA 後 6 カ月を経過しても妊娠率，着床率の低下は認めず，ERA 後の妊娠は local injury（内膜スクラッチ）によるものではないことが示唆された．

※　現在（2018 年 4 月）は，次世代シーケンサで解析が行われている．

反復着床不全患者の25.9%（22名）〔コントロール群では12%（3名）〕がnon-receptiveであり，そのうち15名にERAの再検が施行され，WOIのずれを検証した．15名中8名にERA結果に基づきpETが施行され，妊娠率は50%（患者あたり），着床率は38.5%であった．

反復着床不全患者ではコントロール群と比較して着床ウィンドウのずれがより多く認められ，pETが新たな治療戦略として有効であることが示唆された．non-receptiveであった群にpETを行うことで，receptive群と同等の妊娠率，着床率が得られた．

2 パイロットスタディの方法・結果

パイロットスタディにて，卵子提供反復不成功かつERA non-receptiveであった17例〔平均年齢40.7歳，既往卵子提供周期2.6±1.9周期，平均移植胚1.8個，ERA前妊娠率（ETあたり）19%，継続妊娠率0%〕のうち，pre-receptiveが94%（P+6；19%，P+7；81%）であった[6]．その17名にpET（卵子提供周期）を行ったところ，初回pETによる妊娠率は52.9%，継続妊娠率66.7%，累積妊娠率60%，累積継続妊娠率75%（平均移植胚1.8個，ERA後の移植周期数1.2±0.4回）と著明に改善を認めた．

D Discussion

好成績が示されているが，ERAの開発者以外の施設からの論文発表はまだなされていない．non-receptive群の妊娠率が改善されたのは理解可能だが，receptive群の妊娠率に寄与した要因は明確ではない．コストも高く，新たなWOIの概念に対し批判的な意見も存在する．ただ，日本ではまだPGSの臨床研究が開始されたばかりであり，卵子提供も実施困難であることを考慮すると，頭打ちになっているIVF妊娠率を改善させうる新たな検査法としてERAへの期待感は大きい．肥満とWOIについての研究[7]も昨年報告された．ERAの真価が判明するのは今後ということになるだろう．

〔Ⅱ 各論〕1. 女性不妊症・ART と免疫

◀文献▶

1) Ruiz-Alonso M, Blesa D, Díaz-Gimeno P, et al. The endometrial receptivity array for diagnosis and personalized embryo transfer as a treatment for patients with repeated implantation failure. Fertil Steril. 2013; 100: 818-24.

2) Harton GL, Munne S, Surrey M, et al. Diminished effect of maternal age on implantation after preimplantation genetic diagnosis with array comparative genomic hybridization. Fertil Steril. 2013; 100: 1695-703.

3) Fox C, Morin S, Jeong JW, et al. Local and systemic factors and implantation: what is the evidence? Fertil Steril. 2016; 105: 873-84.

4) Ruiz-Alonso M, Blesa D, Díaz-Gimeno P, et al. The endometrial receptivity array for diagnosis and personalized embryo transfer as a treatment for patients with repeated implantation failure. Fertil Steril. 2013; 100: 818-24.

5) Díaz-Gimeno P, Horcajadas JA, Martínez-Conejero JA, et al. A genomic diagnostic tool for human endometrial receptivity based on the transcriptomic signature. Fertil Steril. 2011; 95: 50-60.

6) Ruiz-Alonso M, Galindo N, Pellicer A, et al. What a difference two days make: "personalized" embryo transfer (pET) paradigm: A case report and pilot study. Hum Reprod. 2014; 29: 1244-7.

7) Comstock IA, Diaz-Gimeno P, Cabanillas S, et al. Does an increased body mass index affect endometrial gene expression patterns in infertile patients? A functional genomics analysis. Fertil Steril. 2017; 107: 740-8.

〈橋本朋子　京野廣一〉

11/ 着床率向上の免疫学的アプローチ

① PMBC- 着床不全を原因とする難治性不妊症患者に対する自己末梢血リンパ球を用いた免疫療法

　近年，ヒト体外受精・胚移植などの補助生殖医療において，臨床妊娠率および生産率はほぼ横這いの状態であり，この要因として形態の良好な胚の移植を繰り返しても妊娠に至らない着床不全症例の存在があげられる．ヒトを含む多くの哺乳類においては，一定時期の子宮内膜においてのみ胚の着床が成立するが，このような胚着床が可能な子宮内膜の受容期間は主として内分泌系にて制御されているものの，着床不全症例では内分泌刺激への反応性が不良な病態が存在しており，これまで有効な治療法は確立されていなかった．

　このような背景のもと，藤原らはヒト培養子宮内膜間質細胞の脱落膜分化をサイトカインが制御することを初めて明らかにした[1]．その後マウス着床実験において妊娠マウス由来のTリンパ球が胚の着床を促進すること[2]，その機序として子宮内膜の分化を促進することを明らかにし[3]，非妊娠時にも同様の作用を有するTリンパ球が存在することを確認した[4]．そこでヒトリンパ球においても検討したところ，妊娠女性の末梢血リンパ球がヒト絨毛細胞株であるBeWo細胞およびマウス胚の浸潤を促進し，その作用は胚から分泌されるhCGホルモンで増強されること[5,6]，また一方でヒト子宮内膜上皮細胞とBeWo細胞の共培養系で，自己の末梢血リンパ球を作用させるとBeWo細胞の接着率が亢進することが示された[7]．さらにhCGの免疫細胞への作用を解析したところ，hCGが糖鎖受容体を介して単球からのIL-8分泌を促進させることを見い出したが[8]，その後，他の研究施設からもhCGが子宮内膜の分化を促進させること，および免疫細胞に作用して胚着床を促進することなどが報告されてきた[9-12]．これらより，母体の免疫システムが胚の着床に関与しており，さらにhCGによって刺激を受けた末梢血リンパ球が胚の着床に重要な役割を果たしているという新しい概念が広く受けいれられることとなった[13]．

〔Ⅱ 各論〕1. 女性不妊症・ARTと免疫

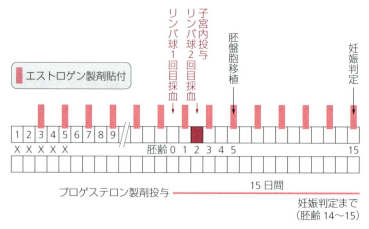

図1 胚盤胞胚を用いたリンパ球投与スケジュール

　これらの背景のもと，我々は京都大学医学部附属病院，医の倫理委員会の承認を得て形態良好胚を移植しても妊娠に至らない難治性着床障害患者において患者自身の末梢血リンパ球を用いた臨床研究を行い，着床率・生産率において良好な臨床結果を得た[14]．その後，海外を含めた他の施設にても自己免疫細胞による同様の臨床研究が行われており，いずれも良好な結果が報告されている[15-17]．

　本方法はリンパ球を子宮腔内に人工授精と同様の手技にて投与するもので，患者への侵襲はほとんど認めない手法である．

　一方で，平成25年11月に「再生医療等の安全性の確保等に関する法律」が交付され，本治療法は自己の細胞を一旦体外にて培養を行い，そのうえで，再度子宮内に戻すため，再生医療法等を提供する第三種に相当する．よってこの法律に基づき再生医療に関わる臨床研究を実施する必要があり，我々は平成29年より同法律に則り行っている．

具体的な投与スケジュール

①末梢血リンパ球（peripheral blood mononuclear cell：PBMC）の分離・培養方法については 図1，図2 のように行う．

②通常の胚移植周期において，胚齢0日およびその2日後に被検者から採血を行う．1回目に血液約10 mL採取し，この中からリンパ球を分

11/ 着床率向上の免疫学的アプローチ

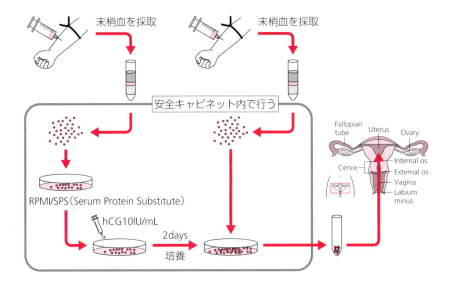

図2 PBMCの分離および投与ケジュール

離し，処理を加えてさらに2日間培養する．
③2回目に採取した血液10 mLからリンパ球を分離し1回目のリンパ球と併せて，同日子宮腔内投与する．投与所要時間は5分以内であり，処置中および処置後に疼痛はほとんど認めない．
④その後胚齢5（胚盤胞）に胚移植を行う．結果は妊娠の成立をもって判定する．
⑤採血した血液の分離・培養の一連の操作については当院分子細胞治療センター（細胞加工施設として届出済み）の安全キャビネット内にて行う．またPBMCの子宮内投与については外来にて行う．

〔Ⅱ 各論〕1. 女性不妊症・ART と免疫

◀ 文献 ▶

1) Kariya M, Kanzaki H, Takakura K, et al. Interleukin-1 inhibits in vitro decidualization of human endometrial stromal cells. J Clin Endocrinol Metab. 1991; 73: 1170-4.

2) Takabatake K, Fujiwara H, Goto Y, et al. Intravenous administration of splenocytes in early pregnancy changes the implantation window in mice. Hum Reprod. 1997; 12: 583-5.

3) Takabatake K, Fujiwara H, Goto Y, et al. Splenocytes in early pregnancy promote embryo implantation by regulating endometrial differentiation in mice. Hum Reprod. 1997; 12: 2102-7.

4) Fujita K, Nakayama T, Takabatake K, et al. Administration of thymocytes derived from non-pregnant mice induces an endometrial receptive stage and leukaemia inhibitory factor expression in the uterus. Hum Reprod. 1998; 13: 2888-94.

5) Egawa H1, Fujiwara H, Hirano T, et al. Peripheral blood mononuclear cells in early pregnancy promote invasion of human choriocarcinoma cell line, BeWo cells. Hum Reprod. 2002; 17: 473-80.

6) Nakayama T, Fujiwara H, Maeda M, et al. Human peripheral blood mononuclear cells (PBMC) in early pregnancy promote embryo invasion in vitro: HCG enhances the effects of PBMC. Hum Reprod. 2002; 17: 207-12.

7) Kosaka K, Fujiwara H, Tatsumi K, et al. Human peripheral blood mononuclear cells enhance cell-cell interaction between human endometrial epithelial cells and BeWo-cell spheroids. Hum Reprod. 2003; 18: 19-25.

8) Kosaka K, Fujiwara H, Tatsumi K, et al. Human chorionic gonadotropin (HCG) activates monocytes to produce interleukin-8 via a different pathway from luteinizing hormone/HCG receptor system. J Clin Endocrinol Metab. 2002; 87: 5199-208.

9) Fazleabas AT, Donnelly KM, Srinivasan S, et al. Modulation of the baboon (Papio anubis) uterine endometrium by chorionic gonadotrophin during the period of uterine receptivity. Proc Natl Acad Sci USA. 1999; 96: 2543-8.

10) Kane N, Kelly R, Saunders PT, et al. Proliferation of uterine natural killer cells is induced by human chorionic gonadotropin and mediated via the mannose receptor. Endocrinology. 2009; 150: 2882-8.

11) Schumacher A, Brachwitz N, Sohr S, et al. Human chorionic gonadotropin attracts regulatory T cells into the fetal-maternal interface during early human pregnancy. J Immunol. 2009; 182: 5488-97.

12) Schumacher A, Heinze K, Witte J, et al. Human chorionic gonadotropin as a central regulator of pregnancy immune tolerance. J Immunol. 2013; 15; 190: 2650-8.

13) Fujiwara H. Do circulating blood cells contribute to maternal tissue remodeling and embryo-maternal cross-talk around the implantation period? Mol Hum Reprod. 2009; 15: 335-43.

14) Yoshioka S, Fujiwara H, Nakayama T, et al. Intrauterine administration of autologous peripheral blood mononuclear cells promotes implantation rates in patients with repeated failure of IVF-embryo transfer. Hum Reprod. 2006; 21: 3290-4.

15) Okitsu O, Kiyokawa M, Oda T, et al. Intrauterine administration of autologous peripheral blood mononuclear cells increases clinical pregnancy rates in frozen/thawed embryo transfer cycles of patients with repeated implantation failure. J Reprod Immunol. 2011; 92: 82-7.

16) Makrigiannakis A, BenKhalifa M, Vrekoussis T, et al. Repeated implantation failure: a new potential treatment option. Eur J Clin Invest. 2015; 45: 380-4.

17) Madkour A, Bouamoud N, Louanjli N, et al. Intrauterine insemination of cultured peripheral blood mononuclear cells prior to embryo transfer improves clinical outcome for patients with repeated implantation failures. Zygote. 2015; 23: 1-12.

〈堀江昭史〉

〔Ⅱ 各論〕1. 女性不妊症・ART と免疫

② SEET

A はじめに

　組織適合抗原の半分を父親から譲りうけた胚（胎児）は母体からみると半同種移植片（semi-allograft）であり，本来母体免疫系から拒絶されるべき運命にある．したがって，着床が成立するためには胎児抗原特異的トレランスの成立が必要である．自然妊娠の過程においては，性行為によって精子・精漿抗原が提示され，あるいは受精の成立によって胚抗原が提示される．母体免疫システムがこれらの抗原を捉えることによって，Th1/Th2 パラダイムや樹状細胞 / 制御性 T 細胞を介して胎児抗原特異的トレランスが誘導される[1]．マウスを用いた研究でも子宮内膜の胚受容能の発現において胚由来因子が重要であることが報告されている[2]．

　一方，ART においては，受精，胚培養過程はすべて in vitro で行われるため，母体は精子・精漿抗原に曝露されることなく，かつ，移植まで胚抗原から隔離される．胚盤胞移植では，採卵から移植まで 5～6 日間も母体は胚と隔離される．その結果，母体免疫系におけるトレランスの誘導が遅れ，ひいては胚の着床率の低下を招きうる．このような ART の問題点を解決する方法として考案されたのが 2 段階胚移植法および SEET 法である．

B 2 段階胚移植法

　2 段階胚移植法では採卵後 2 日目に初期胚を移植し，残りの胚は培養を継続し引き続き採卵後 5 日目に胚盤胞を移植する．この 2 段階胚移植法は，特に反復 ART 不成功例に対する移植方法として用いられ良好な成績が報告されている[3]．しかしながら，2 段階胚移植法は胚を 2 個移植するため多胎の問題を回避することはできない．そのため，2 段階胚移植法にかわる新しい胚移植方法が模索された．

206

JCOPY 498-06088

11/ 着床率向上の免疫学的アプローチ

表1 SEET および BT（対照群）法における妊娠成績

	SEET (n=23)	BT (control) (n=25)	P-value
No. of clinical pregnancies	20	12	0.006
single pregnancies	17	10	
twin pregnancies	3	2	
Clinical pregnancy rate per transfer (%)[a]	87.0	48.0	0.006
Implantation rate per embryo (%)[b]	71.9 (23/32)	37.8 (14/37)	0.007
Serum beta-hCG (IU/mL) on day 30	248±184	138±163	0.036
Estradiol (pg/mL) on day 23	370±224	350.5±195	0.764
Progesterone (pg/mL) on day 23	6.7±3.6	7.1±2.8	0.682

[a] Clinical pregnancy was identified by development of a gestational sac.
(Goto S, et al. Fertil Steril. 2007. 88: 1339-43[4])
[b] Implantation rate was determined by dividing the number of gestational sacs by the number of embryos transferred.

C 子宮内膜刺激胚移植法（SEET 法: stimulation of endometrium -embryo transfer）

多胎妊娠のリスクが高い 2 段階胚移植法の短所を克服するために新たに考案された方法が子宮内膜刺激胚移植法（SEET 法）である[4, 5]．胚培養液上清には胚抗原が存在することが報告されており，この胚培養液上清を子宮腔内に注入することによって胚抗原を母体に提示し，その後に移植される胚盤胞移植の着床を期待する．この SEET 法では移植胚数は胚盤胞 1 個に制限することが可能となる．

D SEET 法の成績

a. ART 反復不成功症例に対して SEET は胚盤胞移植より妊娠率が高い

ART 反復不成功例に対して，同意を得て SEET を施行し，胚盤胞移植（BT）周期と成績を比較した．その結果，SEET は BT と比較して有意に妊娠率および着床率が高かった．**表1**[4]．

〔Ⅱ　各論〕1. 女性不妊症・ART と免疫

表2　各群における患者背景ならびに胚移植後の妊娠成績

	low-grade blastocysts			high-grade blastocysts			P
	BT (n=23)	ST (n=19)	SEET (n=23)	BT (n=25)	ST (n=29)	SEET (n=25)	
Age of patient (years)	32.3±3.1	32.1±3.3	33.7±3.2	34.0±3.6	33.6±3.9	32.7±4.0	0.58
Period of infertility (months)	61.3±26.2	61.4±30.5	71.7±40.0	68.5±32.8	59.1±30.2	60.5±34.9	0.61
Basal FSH level (mIU/mL)	5.8±1.4	5.7±2.5	6.3±1.7	5.8±1.7	5.9±1.7	6.1±2.0	0.48
No. of oocytes retrieved	14.0±5.6	14.7±4.1	15.7±4.4	14.2±4.9	14.7±6.3	15.2±5.9	0.50
No. of oocytes fertilized	10.5±4.0	10.6±4.1	11.7±3.9	11.6±4.2	10.9±4.3	12.6±5.3	0.38
No. of chemical pregnancies	15	9	14	16	22	23	0.024
Implantation rate per embryo (%)[a]	65.2	47.4	60.9	64.0	75.9	92.0	
No. of clinical pregnancies	12	8	9	14	20	20	
Clinical pregnancy rate per transfer (%)[b]	52.2	42.1	39.1	56.0	69.0	80.0	0.032

[a] Implantation rate was determined by detecting serum beta-hCG

[b] Clinical pregnancy was identified by development of a gestational sac.

b. 初回 ART で high grade 胚盤胞を移植する場合，SEET は胚盤胞移植より妊娠率が高い

　　初回採卵周期に全胚凍結を行い凍結胚盤胞が得られ研究に同意した144例を対象とし randomized, controlled trial を行った．BT 群 48 例，市販培養液を子宮注入後に胚盤胞を移植する ST 群 48 例，SEET 群 48 例の 3 群に無作為に分け前方視的に検討を行ったところ，high grade な胚盤胞を移植した症例での臨床妊娠率は，BT 群 56.0%，ST 群 69.0%，SEET 群 80.0% となり，SEET 群は BT 群より有意に高率であった 表2 [5]．

◀文献▶

1) Sasaki Y, Sakai M, Saito S, et al. Decidual and peripheral blood CD4+CD25+ regulatory T cells in early pregnancy subjects and spontaneous abortion cases. Moi Hum Reprod.2004; 10: 347-53.

2) Shiotani M, Mori T, Noda Y. Embryo-dependent induction of uterine receptivity assessed by an in vitro model of implantation in mice. Biol Reprod. 1993; 49: 794-801.

3) Goto S, Shiotani M, Noda Y, et al. Effectiveness of two-step (consecutive) embryo transfer in patients who have two embryos on day 2: comparison with cleavage-stage embryo transfer. Fertil Steril. 2005; 83: 721-3.

4) Goto S, Kokeguchi S, Shiotani M, et al. Stimulation of endometrium embryo transfer (SEET) : injection of embryo culture supernatant into the uterine cavity before blastocyst transfer can improve implantation and pregnancy rates. Fertil Steril. 2007; 88: 1339-43.

5) Goto S, Kokeguchi S, Shiotani M, et al. Stimulation of endometrium embryo transfer can improve implantation and pregnancy rates for patients undergoing assisted reproductive technology for the first time with a high-grade blastocyst. Fertil Steril. 2009; 92: 1264-8.

〈塩谷雅英〉

③ 精漿

A 精漿とは

　精液は，精巣上体，精管，精嚢，前立腺，尿道球腺などに由来する分泌液と精子との混合物である 図1 ．このうち精子は精液中の1〜5%に過ぎない．精液より精子を除いた分画が精漿であり，約70%が精嚢腺分泌液，約30%が前立腺分泌液である．

　精漿の生物学的役割としては，①精子を輸送する媒体であること，②腟からの精子の流出を防止すること，③精子の運動性を抑制し受精に必要なエネルギーを蓄積すること，④精子の受精能獲得を可逆的に抑制すること，⑤腟内の酸性環境におけるpH緩衝系であること，⑥運動性やDNAを障害するreactive oxygen species（ROS）の捕捉剤であること[1]，などが一般的に知られている．女性生殖器での器官別機能を 表1 に記載した．生殖免疫の観点からいうと免疫抑制，免疫寛容誘導能が重要になる．

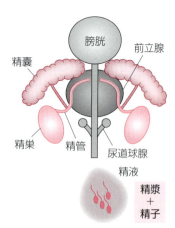

図1　男性生殖器模式図

11/着床率向上の免疫学的アプローチ

表1　女性生殖器における精漿の機能

腟	精子の流出防止 酸性環境の pH 緩衝
子宮および子宮頸部	性交時の過剰精子，微生物の排除 精子選択 子宮内膜受精能の調整 胚発育の調整 父親抗原に対する免疫寛容の誘導
卵管	精子貯蔵 胚発生調整サイトカイン分泌の促進
卵巣	排卵の誘発 黄体形成の促進

B　精漿中の免疫作用物質

　精漿中には多数の免疫作用因子が存在する．受精前後の免疫寛容に寄与する液性因子として，プロスタグランジン E（PGE），TGF-β が代表格として挙げられる．PGE は NK 細胞活性抑制やリンパ球増殖抑制に働いたり，抑制性サイトカインである IL-10 の分泌を促進する．また TGF-β と協調して，樹状細胞やマクロファージの性質を免疫寛容誘導性の方向に分化させたり，制御性 T 細胞（Treg）の誘導に関与することが知られている．一方で女性生殖器内で炎症反応を引き起こす Toll-like receptor 4（TLR-4）リガンドの存在も指摘されている．ただし，TLR4 シグナルが活性化されると同時に Treg の抑制能を増強したり IL-10 産生樹状細胞を調整したりすることで免疫寛容の反応も誘導することが報告されている[3]．

　また，マウス精囊から分泌される精漿タンパク質 Seminal Vesicle Secretion 2（SVS2）は精子の細胞膜を保護することで，子宮における殺精子因子から精子を保護する働きをもつ[2]．ヒトでは SVS2 の相同遺伝子である Semenogelin-I, II が同様な機能をもつと推測されている．

C　精漿の免疫寛容誘導

　胎児は父親由来の移植抗原と母親由来の移植抗原を両方持ち，母親に

〔Ⅱ 各論〕1. 女性不妊症・ART と免疫

とっては半異物となる．妊娠維持継続のために，母体免疫機構から拒絶されないように母体では児に対する免疫寛容が誘導される．母児免疫寛容誘導には Treg が重要である．マウスアロ交配では，Treg が父親抗原特異的に着床直前から子宮所属リンパ節ですでに増加しており，この現象には精漿のプライミングが重要である[4]．

D 精漿の生殖医療に与える影響

様々な動物種において精漿が胚発育や着床を促進し妊娠成立維持に関与することが報告されている．マウスでは精嚢腺除去マウスとの交配で着床率が有意に低下する．ブタでは，交配前に子宮を精漿で洗うと産仔の大きさが増大し，精漿を含まない精子浮遊液で人工授精した場合，妊娠率が低下する．ラットにおいては精子浮遊液を腔に入れてから胚盤胞移植すると着床率が改善する．またヒツジでは精漿を 50％濃度添加した精子浮遊液で人工授精すると産仔数が有意に大きくなったということが報告されている．

ヒトにおける臨床研究の報告もある．リスク因子不明不妊症患者の性交時に精漿を入れたカプセルを腔内投与することで着床率が改善した，ART の領域では，採卵当日に精液の一部を子宮腔内に注入することで妊娠率が向上した，などの報告がある．また，不妊症患者の体外受精胚移植で胚移植前後に夫と性交渉をもつことで妊娠率が有意に改善した[5]という RCT の報告もある．精漿は妊娠において，着床や妊娠の維持・継続に影響を与えると考えられる．一方で精漿の腔内投与が感染を惹起させ子宮収縮や細菌性腔症などが胚の着床を邪魔するという報告もある．ヒト ART における精漿の有効性についてはさらなる研究が必要と考えられるが，精漿投与は簡便かつ低コストの方法であり，体外受精の際に性交を避けているカップルで治療不成功となる場合には，胚移植前後に性交をもつというのも一つの方法であると考える．また，精漿が殺精子因子からの保護作用を示すこと[2]から，人工授精時の性交は治療成績向上につながると考える．

また，精嚢除去マウスとの交配から出生したマウスは成長とともに肥満をきたし，メタボリック症候群様となるとする報告もあり[6]，ヒトでも精漿が児の発育に影響する可能性は否定できない．

精漿は母児免疫寛容を誘導する重要な因子である．ヒトにおけるその機能解析やARTにおける有用性など研究の結果が期待される．

◀文献▶

1) 藤井俊策, 湯澤　映, 田中加奈子, 他. 生殖における精漿の免疫修飾作用: review. 青森臨産婦誌. 2006; 21; 16-31.

2) Kawano N, Araki N, Yoshida K, et al. Seminal vesicle protein SVS2 is required for sperm survival in the uterus. Proc Natl Acad Sci U S A. 2014; 111: 4145-50.

3) Schjenken JE, Robertson SA. Seminal fluid signalling in the female Reproductive Tract: Implications for reproductive success and offspring health. Adv Exp Med Biol. 2015; 868: 127-58.

4) Shima T, Inada K, Nakashima A, et al. Paternal antigen-specific proliferating regulatory T cells are increased in uterine-draining lymph nodes just before implantation and in pregnant uterus just after implantation by seminal plasma-priming in allogeneic mouse pregnancy. J Reprod Immunol. 2015; 108: 72-82.

5) Tremellen KP, Valbuena D, Landeras J, et al. The effect of intercourse on pregnancy rates during assisted human reproduction. Hum Reprod. 2000; 15: 2653-8.

6) Bromfield JJ, Schjenken JE, Chin PY, et al. Maternal tract factors contribute to paternal seminal fluid impact on metabolic phenotype in offspring. Proc Natl Acad Sci U S A. 2014; 111: 2200-5.

〈島 友子　齋藤 滋〉

〔Ⅱ 各論〕1. 女性不妊症・ART と免疫

症例解説

症例 1　難治性不妊症，35 歳　G0P0

〈11-① PMBC を用いた免疫療法　201 頁参照〉

【既往歴】	特になし
【検査所見】	月経時ホルモン検査および黄体期ホルモン検査異常所見認めず.
【HSG】	両側通過性良好
【精液検査】	すべて正常
【月経周期】	30 日周期，正
【現病歴】	30 歳にて結婚後，避妊していないにも関わらず妊娠しないため，前医受診. タイミング療法 5 回，AIH3 回施行するも妊娠に至らないため，当科紹介受診. 精査の結果，明らかな不妊原因を認めないため，AIH を 5 回施行. その後 IVF にステップアップし，胚盤胞移植 3 回，初期胚移植を 2 回行うも妊娠に至らず，PBMC による治療開始となる. 2 回目の胚移植にて妊娠し，正期産にて男児を経腟分娩する. 妊娠経過，分娩経過特に異常を認めず.

2 / 男性不妊症と免疫

1 / 精子形成

A はじめに

　精子形成（spermatogenesis）は，精巣の精細管内において，精祖細胞→精母細胞→精子細胞→精子という順番に生殖細胞が分化する現象で，内分泌や傍分泌による調節を受けながら進行する．精祖細胞は，精原細胞，精子幹細胞ともよばれ，個体発生初期に精巣外にできた始原生殖細胞（原始生殖細胞）が遊走して発達中の精巣へと入り込んだ細胞を指す．精子形成過程は，精祖細胞の増殖（mitosis），精母細胞の減数分裂（meiosis），精子細胞の形態変化（spermiogenesis）の3段階を経て完了する。減数分裂とは，生殖細胞のみにみられる分裂で，半数体細胞（体細胞の染色体数の半分をもつ細胞のこと）を作る様式をいう．精子は思春期以降の男性の生涯を通じて産生され，ヒトではピーク時に1日に1億程度の精子が産生される．そのために，精祖細胞は，精母細胞に分化するだけでなく，体細胞分裂により常に精祖細胞自身の更新を継続している．これは，胎生期に細胞数がピークを迎え，一生を通じて減少し続ける女性の生殖細胞とはかなり異なる．

B 精巣の構造と精子形成

　正常の精巣は，厚い線維性の被膜である白膜に覆われている．白膜の一部は厚くなり結合組織性の精巣縦隔を形成し，精巣縦隔から放射状に多数の結合組織の索である精巣中隔が伸びて，精巣を多くの精巣小葉に分ける．各小葉には，精子形成の場となる極度に曲がりくねった曲精細

215

〔II 各論〕2. 男性不妊症と免疫

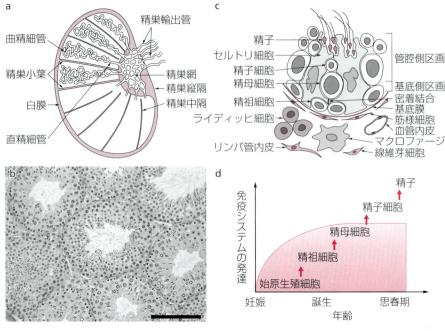

図1 精巣の構造と精子形成の微小環境
a: 精巣の構造（ヒト）
b: 曲精細管の組織像（マウス）scale bar＝100μm
c: 曲精細管と周囲間質の細胞群
d: 精子形成と免疫系の発達

　管が密に収まっている．曲精細管は，徐々に精巣縦隔に向かって集約するように走行し，精巣縦隔の近くで直精細管に連結し，精巣網へと注ぐ．精巣網は，曲精細管で産生された精子を集める網目構造の通路であり，やがて，精巣上体へと輸送する精巣輸出管に繋がっている 図1a．
　曲精細管の壁は，基底膜と収縮性の筋様細胞で形成される．曲精細管内は，生殖細胞と生殖細胞を支持するセルトリ細胞（Sertoli cells）が存在し，両者を合わせたものを精上皮とよぶ．生殖細胞は，セルトリ細胞に包まれるように位置しながら，基底膜側の精祖細胞に始まり，管腔側に向かって移動しながら，精母細胞，円形および長形精子細胞の順に分化する 図1b,c．セルトリ細胞の細胞質は精細管の基底膜側から管腔側に向かって垂直に伸び，隣接するセルトリ細胞同士は互いに密着結合

（tight junctions）して，密着結合より基底膜側の基底側区画と管腔側の管腔側区画に分ける血液－精巣関門（blood-testis barrier：BTB）を形成する．精祖細胞は基底側区画に位置し，それ以降の発達段階にある生殖細胞はすべて管腔側区画に存在する 図1c．ヒトでは，精祖細胞から精巣精子に分化するには 64 日が必要である．精子形成の期間は動物種によって異なる．ラットでは約 48 日，マウスでは約 35 日になる．

　精子形成は下垂体からの卵胞刺激ホルモン（FSH）と黄体形成ホルモン（LH）の精巣細胞への働きに依存している．LH は，精巣間質（精細管と精細管の間）に存在するライディッヒ細胞（Leydig cells）の受容体と結合して，精子形成に必要なテストステロンの産生を刺激する．また，血中テストステロンは，LH 放出に対して負のフィードバックを示す．一方，FSH は，セルトリ細胞の受容体と結合して，アンドロゲン結合タンパクの合成と分泌を促す．分泌されたアンドロゲン結合タンパクはテストステロンと結合してテストステロンを精細管腔内へと運び精子形成を促す．また，FSH はセルトリ細胞によるインヒビン（inhibin）およびアクチビン（activin）の産生も刺激する．血中インヒビンは視床下部－下垂体系に作用し FSH 放出に対して負のフィードバックを示し，血中アクチビンはそれとは逆の作用をもつ．

C 免疫正常下でも異種の精子形成が精細管内で可能である

　精祖細胞（精原細胞）は，精子の幹細胞であり，精細管内注入法により同種間移植することで，移植を受け入れた精巣内で精子形成を再開できることがわかっている[1]．この方法の開発により，精祖細胞の増殖や分化を機能解析できるようになった．続いて，同様の方法により免疫不全マウスの精巣内にラット，ハムスター，ウサギ，イヌなどの異種精祖細胞を移植し生着できることが報告された[2]．このことから，異種の細胞を免疫学的に拒絶しない免疫不全状態下では，種を超えて生殖細胞を育む微小環境が精巣に備わっていることが明らかになった．

　一般的に，半数体細胞である精子細胞および精子は，新生児期免疫寛容の起こるはるか後の思春期以降に精細管内に出現してくるため，免疫系の成熟との間に時間的なずれを生じることになり，これが自身の精子細胞・精子であっても自己の免疫系に対して強い免疫源性を有する原因

〔Ⅱ　各論〕2. 男性不妊症と免疫

と考えられている 図1d [3]. しかし，通常，自己の精子細胞・精子は免疫学的に拒絶されない．それは精巣内には炎症反応を抑制するような免疫学的に守られた環境（immune privileged circumstance）が存在するからであると考えられている [3]．その主役がセルトリ細胞間の BTB であるが，近年では，それのみならず，セルトリ細胞自身からの免疫抑制因子の分泌および精細管の周囲にある筋様細胞，血管内皮細胞，ライディッヒ細胞，精巣内マクロファージなどから分泌される液性因子が複合的に免疫抑制に関与していることが明らかになってきた [3]．

　以上を総合すると，免疫正常マウスを宿主に用いても，精巣内の免疫抑制環境により，移植された異種精祖細胞が免疫系に拒絶されずに増殖と分化を行うことが起こることも十分にありうると考えられる．最近，正常マウスに，抗がん薬投与をして精巣管内の生殖細胞を欠失させた後に，免疫系の回復を待ってからラット精祖細胞を移植したところ，25%ほどの宿主マウス内でラット精子形成が認められたことが示された [4,5]．また，それは宿主のマウスの 35 日でなく，ラット特有の 48 日という精子形成期間で生着していることがわかった．このことは，免疫機構が正常な状態下にあっても，精巣内における immune privileged circumstance が異種の精子形成をも支える微小環境を有していたことを示唆している．

D　おわりに

　精細管内で，精祖細胞の増殖と精祖細胞から精子への分化の両方がセルトリ細胞の支持を得て行われている．セルトリ細胞が種を超えて生殖細胞を育む現象は生物学的に興味深い．また，免疫源性の強い自己の精子細胞・精子および精細管内へ移植された異種精祖細胞が免疫学的に拒絶されない理由は，精巣内の炎症反応を抑制するための微小環境が強く働いているからと考えられる．この immune privileged circumstance に BTB をはじめさまざまな精巣細胞（生殖細胞，セルトリ細胞，ライディッヒ細胞，精巣マクロファージ，筋様細胞，血管内皮細胞，リンパ管内皮細胞，線維芽細胞）からの免疫抑制因子の分泌が重要であることが明らかになりつつあり，それらがどのようなネットワークで統合的に関与しているかという研究が今後の課題といえる．

1/ 精子形成

◀文献▶

1) Brinster RL, Zimmermann J. Spermatogenesis following male germ cell transplantation. Proc Natl Acad Sci USA. 1994; 91: 11298-302.

2) Sofikitis N, Kaponis A, Mio Y, et al. Germ cell transplantation: a review and progress report on ICSI from spermatozoa generated in xenogeneic testes. Hum Reprod Update. 2003; 3: 291-307.

3) Itoh M. Testicular Autoimmunity. A cause of male infertility. Tokyo: Springer; 2017. p.1-232.

4) Qu N, Naito M, Li J, et al. Xenogeneic and endogenous spermatogenesis following transplantation of rat germ cells into testes of immunocompetent mice. Reprod Fertil Dev. 2012; 24: 337-43.

5) Hirayanagi Y, Qu N, Hirai S, et al. Busulfan pretreatment for transplantation of rat spermatogonia differentially affects immune and reproductive systems in male recipient mice. Anat Sci Int. 2015; 90: 264-74.

〈曲 寧（N.Qu） 伊藤正裕（M.Itoh）〉

〔Ⅱ 各論〕2. 男性不妊症と免疫

2/ 精子機能

A はじめに

　精子は，父親のゲノムを卵子に運ぶとともに，受精に際して卵を活性化して減数分裂を完了させる機能をもつ．ヒトやウサギでは，精子由来の中心体が微小管形成中心となり，男性前核と女性前核の融合に関与する．精子は，精細管の精上皮内で減数分裂を経て産生される半数体（一倍体）の細胞であり，免疫系細胞によって非自己とみなされる．精上皮内には血管がなく，さらにセルトリ細胞－セルトリ細胞間接着装置（血液－精巣関門）によって保護されているために，正常な精子形成過程では精細胞は免疫系から攻撃を受けない．しかし，精巣や精路の外傷などによって精子が血液にさらされると，免疫系からの攻撃を受けるようになる．女性生殖管内で精子抗原が露出すると抗精子抗体が産生される場合もあり，抗体によって精子同士が凝集したり，貪食細胞によって捕食される．そのため，精細管から離れて輸精路を通り，女性生殖管内を無事に通過して卵子に達するために，精子には抗原を直接露出させない仕組み（マスク）が存在する．

B 精子抗原の種類

　精子は，自身を構成する構造分子（細胞膜を含む）と受精に必要な機能分子をもつ．これらのすべてが精子抗原となり得る．抗原分子のエピトープ（抗原決定基）は多岐にわたる．タンパク質の場合は，高次構造を含めたペプチド部分がエピトープになることが多い．糖タンパク質や糖脂質の側鎖部のオリゴ糖部分がエピトープになることもある．抗精子糖鎖抗体は，精子以外の細胞や組織に交差性があり，血球系細胞や泌尿・生殖器系細胞やある種のがん細胞を認識することが報告されている．

　精子の機能分子は，①精子形成過程で発現し組織化されて，適切な時期に精子の特定機能領域（ドメイン）に現れて機能するものと，②精巣を離れてから付加されるものに分けられる．②はさらに精巣上体管由来

220

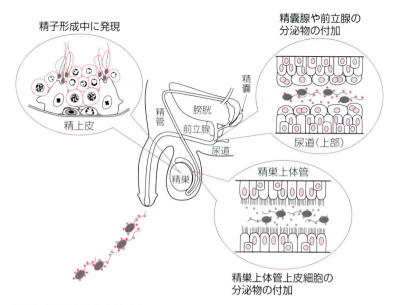

図1 精子抗原の成り立ち
精子の機能分子は，精子形成過程で発現し組織化されるものと，精巣上体管からの分泌物や精嚢腺や前立腺からの分泌物が付加されるものに分けられる．成熟精子はこれらの分子をもつ．これらに対して多様な抗精子抗体が産生される可能性がある．

と精嚢腺や前立腺由来のものがある 図1 ．

1 表面抗原（細胞膜抗原）と内部抗原

　　精子細胞膜を構成するタンパク質や糖鎖や脂質の組成や量は，精巣上体管通過中や受精過程で大きく変化するため，精子細胞膜の抗原性は強さや局在が変化する．先体反応後は先体部の細胞膜と外先体膜がなくなり，内部にあった内先体膜が外界に接するようになる．抗精子抗体は精子の表面抗原に対して形成されやすいが，早すぎる先体反応や精子の死滅によって内部抗原が露出すると免疫系からの攻撃を受けることになる．

2 精子頭部抗原と尾部（鞭毛）抗原

　　精子頭部には，細胞膜と先体および核周囲に多数の機能分子が局在す

〔Ⅱ 各論〕2. 男性不妊症と免疫

る．これらは卵子透明帯の認識や結合，先体反応から精子卵子膜融合までの決まった時期に機能する．代表的な精子頭部の機能分子の一部を紹介する．

a. 精子卵子細胞膜接着と融合に関与する機能分子

精子－卵子間の細胞膜接着に関与する1回膜貫通型の先体膜タンパク質 Izumo1 と Equatorin（EQTN）は精子形成過程で先体膜に組み込まれ，それぞれ先体反応中に一部が先体膜から精子頭部赤道部の細胞膜表面に移動する[1]．抗 IZUMO 抗体も抗 EQTN 抗体も受精を阻害する．EQTN は先体反応の進行程度によって特異抗体による認識のパターンが変化するため，先体反応の進行を評価するためのマーカーとして利用できる[1,2]．

b. 精子卵子細胞膜融合後に関与する機能分子

精子卵子膜融合後に赤道部や後先体領域の核周囲領域から卵細胞質内に放出される核周囲物質の中には，卵子活性化因子が含まれていると考えられている．イノシトール3リン酸（IP_3）を介した小胞体からの Ca^{2+} 遊離によって卵子を活性化する PLCζ は，核周囲物質の中に存在すると考えられているが，局在を同定することができるよい抗体はいまのところない．先体後部鞘成分である MN13 は，精子形成過程で先体後部鞘に組み込まれる．MN13 は卵活性化と関連の深い先体後部鞘の形成を評価するマーカーとして利用できる[3]．

c. 鞭毛細胞膜の機能分子

免疫グロブリンスーパーファミリーに属する1回膜貫通型タンパク質 Basigin（EMMPRIN, CD147）は，精子形成過程で鞭毛細胞膜に組み込まれる．Basigin は精巣精子および精巣上体頭部精子では鞭毛主部に局在し，精巣上体尾部の精子では鞭毛中間部に局在する．先体反応中には頭部にみられるため，卵子との接着や融合に至る過程に影響を及ぼす可能性もある[4]．Basigin はモノカルボン酸受容体のシャペロンとして機能する他，マトリックスメタロプロテナーゼの産生，がんの転移やマラリア感染に関与している．

2/ 精子機能

C 免疫系からの精子の防御システムの例

a. DEFB126（β-defensin126）

　β-defensin126（DEFB126）は，第20染色体短腕上の遺伝子（20p13）がコードする 32-35kDa の糖タンパク質である．精巣上体管の上皮細胞から分泌されて精子の細胞膜表面に付加される．DEFB22 は，マウスのホモローグである．DEFB126 は，精子の子宮頸管粘液の通過を促進し，精子の卵管上皮への接着を仲介し，精子の卵透明帯認識と接着に関与するとともに，精子抗原のマスキングに関与する．DEFB126 遺伝子が欠損（del/del）すると，精子膜表面の付加糖鎖が減少する．シアリダーゼ処理によってシアル酸を除去すると，精子の抗原性が増すことから，DEFB126 の糖鎖のシアル酸が免疫系からの防御に関与していると考えられる[5]．

b. 54kDa シアロ糖タンパク質（SGP54）

　私たちのグループでは，精巣上体尾部内のマウス成熟精子を抗原として数十種類の抗精子モノクローナル抗体を作製している．そのうちの SGP54 に対する抗体 3 種類（T21，MC71，MC81）は鞭毛表面を認識し，2 種類（MC91，MC121）は精子膜全体を認識する．いずれもヒト精子と交差する．SGP54 は，精巣精子や精巣上体頭部内の精子には存在せず，精巣上体体部および尾部を通過した精子に存在する．抗 SGP54 抗体は新鮮な精子では抗原を認識しないが，シアル酸を除去した精子では抗原を認識する．シアル酸が除去されて SGP54 抗原が露出した精子はマクロファージによる貪食が有意に増加する．このことから，SGP54 の糖鎖のシアル酸が免疫系からの精子の防御に関与していると考えられる[6]．抗 SGP54 抗体 T21 と MC121 は，シアル酸除去後のヒト O 型赤血球の細胞膜表面も認識する．

c. 精漿の免疫抑制作用

　精漿は，射精の際に精子とともに射出される精巣上体，精管，精嚢，前立腺，尿道球腺などから分泌される分泌物の混合物である．精漿は，精子の輸送および保護機能の他に免疫抑制作用をもつことが知られている．精漿中には，プロスタグランジン E（PGE），トランスフォーミン

〔Ⅱ 各論〕2. 男性不妊症と免疫

グ増殖因子β1（TGF-β1），補体抑制因子など多くの物質が含まれている．精漿中の PGE は主に精囊腺から分泌され，マクロファージと好中球の貪食能とリンパ球の増殖と活性を抑制し NK 細胞の活性を抑制する[7]．前立腺から分泌されるプロスタソームは補体抑制作用をもつ CD59 を含む．前立腺や精囊腺に由来するトランスフォーミング増殖因子β1（TGF-β1）は精漿中の主要免疫抑制物質の1つであると考えられている[8]．

D まとめ

　成熟精子に組み込まれた機能分子は，適切な時期がくるまで内部にあったりマスクされているが，何らかの原因で早期に外界に曝されると強い抗原性を示す．産生された抗精子抗体のエピトープは多岐にわたる．そのため，形成される抗精子抗体は単一ではなく，個人によって異なる多様な抗体が産生される．

◀文献▶

1) Ito C, Toshimori K. Acrosome markers of human sperm. Anat Sci Int. 2016; 91: 128-42.

2) Kwon WS, Rahman MS, Lee JS, et al. Discovery of predictive biomarkers for litter size in boar spermatozoa. Mol Cell Proteomics. 2015; 14: 1230-40.

3) Ito C, Akutsu H, Yao R, et al. Oocyte activation ability correlates with head flatness and presence of perinuclear theca substance in human and mouse sperm. Hum Reprod. 2009; 24: 2588-95.

4) Saxena DK, Oh-Oka T, Kadomatsu K, et al. Behaviour of a sperm surface transmembrane glycoprotein basigin during epididymal maturation and its role in fertilization in mice. Reproduction. 2002; 123: 435-44.

5) Tollner TL, Bevins CL, Cherr GN. Multifunctional glycoprotein DEFB126-a curious story of defensin-clad spermatozoa. Nat Rev Urol. 2012; 9: 365-75.

6) Toshimori K, Araki S, Tanii I, et al. Masking the cryptodeterminant on the 54-kilodalton mouse sperm surface antigen. Biol Reprod. 1992; 47: 1161-7.

7) Stites DP, Erickson RP. Suppressive effect of seminal plasma on lymphocyte activation. Nature. 1975; 253: 727-9.

8) Nocera M, Chu TM. Transforming growth factor β as an immunosuppressive protein in human seminal plasma. Am J Reprod Immunol. 1993; 30: 1-8.

〈伊藤千鶴　年森清隆〉

3 / 自己免疫性精巣炎

A はじめに

　精子形成障害を主とする男性不妊症は，ほとんど無症状のまま進行し，挙児を希望する初診時には病状が完成していることが多く，その原因の特定はきわめて困難である．これまでに男性不妊患者において「自己免疫現象」の関与が指摘された症例は決して多くはない．しかし，自己免疫現象による精子形成障害の患者は実際には少なくないことが徐々に明らかになりつつある[1,2]．

B 自己免疫性精巣炎（autoimmune orchitis）とは

　精巣内の生殖細胞は，精祖細胞→精母細胞→精子細胞→精子の一連の細胞群からなるが，免疫寛容が成立する胎児期～幼児期よりはるかに遅れて思春期以降に減数分裂を経て現れる精子細胞と精子は，精祖細胞や精母細胞とは全く別物の「半数体細胞」として，「強い自己免疫源性をもつ新たな抗原」を有するようになる．このことは，精子細胞・精子に特有な抗原に対しての免疫寛容が誘導されておらず，それら抗原が「自己でありながらも非自己」として免疫系に認識されることを意味している[3]．自己免疫性精巣炎とは，主に精子細胞・精子の自己抗原に対する免疫応答により，「リンパ球の浸潤」および「抗体や補体の沈着」が精巣内に起こることに付随して「精子形成障害」が引き起こされる疾患をいう 図1 ．

C 原因

　精子細胞・精子は精細管のセルトリ細胞で構成される血液‐精巣関門（blood-testis barrier：BTB）で生理学的に守られているが，何らかの理由でBTBの破綻が起こると，BTB外へと漏出したそれら細胞に対しての自己免疫性炎症が惹起される．実際に，実験動物に同系の精子細胞・精子を皮下注射するとアジュバントのような免疫増強剤を用いなくとも

〔Ⅱ 各論〕2. 男性不妊症と免疫

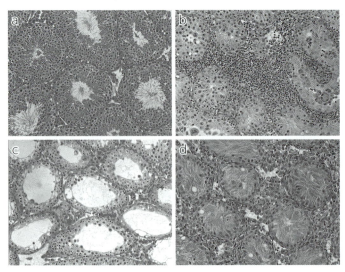

図1　自己免疫性精巣炎の組織像
a：疾患発症前の正常な精子形成像
b：疾患発症前期のリンパ球浸潤と精子形成障害
c：疾患発症後期の maturation arrest
d：疾患発症後期の Sertoli cell-only syndrome

簡単に自己免疫性精巣炎（experimental autoimmune orchitis：EAO）を誘導することができる[4]．また，実験動物の片側精巣に外傷を加えただけで反対側の精巣に EAO を誘導することもできる．さらに，正常下において，精巣抗原特異的な effector T 細胞と regulatory T 細胞の両者が存在することが知られており，後者の細胞の失調または欠失を実験動物で誘導すると，人為的に精子細胞・精子の BTB 外への曝露を行わなくとも，EAO を自然発症させることが可能である[3]．

D 発症の機序

従来は，患者における抗精子抗体の産生など液性免疫が注目されてきたが，近年では，精子細胞・精子に対する細胞性免疫，とくに「精巣特異的 CD4$^+$T 細胞」が引き起こす「遅延型過敏反応」が自己免疫性精巣炎発症の中心的役割を担っていることがわかってきた[3]．以下に代表的な3つの疾患発症の機序を述べる．

3/ 自己免疫性精巣炎

①自己免疫性精巣炎は，BTBを破綻せしめる精巣外傷，精巣虚血（精巣捻転など），精路通過障害（精管結紮など），精巣感染または精巣温度上昇（停留精巣など）に引き続いて発症する．精子細胞・精子には他の細胞には類をみないほどの強い自己抗原性が存在するために，それら細胞のBTB外への漏出のみで，遅延型過敏反応が高まり，疾患が起こると考えられる[3]．

②自己免疫性精巣炎は前記のような明らかな精巣受傷歴がなくとも起こると考えられている．男性不妊症の有無とは無関係に多くのヒト精巣組織を調べた研究により，一般的に思春期以降の精巣には「小動脈硝子化症」が多発しやすい傾向がある[1]．精巣内は思春期を境に激烈な内分泌と血流の変化が生じるため，血管内皮に多大なストレスがかかることになり，「微小循環障害」が生理学的に起こりやすく，局所的な虚血または梗塞を生じるとされる．よって，虚血に陥った精細管のBTBが破綻しやすくなり，精子細胞・精子がBTB外に漏出し，「局所的精巣炎」が生じることとなる．この局所的精巣炎がさらに周囲のBTBを局所的に破壊するという悪循環が繰り返され，炎症は徐々に広がりをみせる．これは，思春期以降の精巣は自己免疫性炎症が惹起されやすい組織環境を有していることを示唆している[1]．

③前記の①と②は，免疫寛容が誘導されなかった精子細胞・精子自己抗原が病態学的に生理学的にBTB外へと漏れ出て，それらに対する正常の免疫反応で起こるものであるが，自己免疫性精巣炎は免疫失調患者にも起こりうる．正常下でBTBに守られているこれらの自己抗原は，免疫系から隔離されている「隔絶抗原」と考えられてきたが，近年の研究により，隔絶でなく，「免疫系に認識されているものの，自己免疫（自己拒絶）が惹起されない程度に何らかの抑制機構が働いている」ということが明らかになってきた[3]．すなわち，精巣特異的なeffector T細胞とregulatory T細胞との精妙なバランス状態のなかで通常の精子形成が行われているため，エイズなどの免疫不全やさまざまな自己免疫性疾患（自己免疫性多内分泌腺症候群，結節性多発動脈炎，ベーチェット病，ヘノッホ・シェーンライン症候群，IgG4関連疾患など）を有している患者などで，精巣特異的regulatory T細胞の作用が弱まると，自己免疫性精巣炎が自然発症すると考えられる[3]．

〔Ⅱ 各論〕2. 男性不妊症と免疫

E 診断

　精巣の生検で「リンパ球浸潤」と「免疫グロブリンや補体の沈着」が認められ，精巣抗原に対する自己免疫反応（細胞性免疫と液性免疫）が認められれば確定できるが，実際にはその診断はきわめて困難である．リンパ球浸潤は，生検を行う末梢の精細管周囲よりも生検不可能な精巣網（すべての精細管の集合部位でここより精巣輸出管→精巣上体管→精管へと精子は運ばれる）付近に高率に起こりやすいことがわかっており，自己免疫性精巣炎の診断を難しくしている．また，疾患の活動期には前記所見が認められても疾患の終末期には，リンパ球浸潤はすでに消褪し，精子形成障害像だけを呈していることが多い 図1．EAO の終末像には，精巣全体にわたってリンパ球浸潤像は認められず，「maturation arrest（生殖細胞の成熟障害）」，「Sertoli cell-only syndrome（生殖細胞の脱落）」および「精細管基底膜の肥厚」のみが残存する．原因が明らかでない男性不妊症を「特発性男性不妊症」とよぶが，そのほとんどが精子形成障害像を示す．この特発性男性不妊症においてどのくらいの割合で自己免疫性精巣炎が関わっているかということはいまだ明らかではないが，実際は決して少なくないと考えられる[3]．

F 治療

　前述したように，自己免疫性精巣炎を診断すること自体が困難なため，治療法はいまだ確立していない．また，原因が何であろうと，一度完成してしまった精子形成障害はきわめて難治性な慢性疾患となる．薬物療法として，GnRH 誘導体，ゴナドトロピンなどのホルモン製剤，ビタミン B$_{12}$，ビタミン C，ビタミン E などのビタミン製剤，カリジノゲナーゼなどの血管拡張薬，コエンザイム Q10 などのビタミン様物質および八味地黄丸，牛車腎気丸，補中益気湯などの漢方の併用が試みられているが，治療効果は高くはない．EAO の研究ではシクロスポリン A などの免疫抑制剤，サイトカインや抗サイトカイン抗体投与などの生物学的製剤療法および精巣特異的 regulatory T 細胞の培養とその移入による治療の研究が試みられている[3]．

3/ 自己免疫性精巣炎

G おわりに

　免疫学的男性不妊症の研究は，生殖細胞とリンパ球の「発生と進化」から探究していくとたいへん興味深い基礎医学領域となるが，臨床医学的には，まず正確な診断が重要である[3, 5]．患者の血清または精液中の抗精子抗体の検出技術は進んでいるが，自己免疫性精巣炎が$CD4^+T$細胞主体の疾患であることを考慮すると，「精巣抗原に対する細胞性免疫の検出法」の確立が求められる．具体的には自己抗原タンパク質の同定，その抗原の添加を利用したリンパ球増殖試験，白血球遊走阻止試験および各種サイトカイン分泌試験などがあげられる．精巣内リンパ球浸潤が消褪し精子形成障害像のみが残存する終末期になる前にこれらの精巣特異的細胞性免疫検査を行う検診システムが実現すれば，より正確な診断・治療が将来的に可能となるであろう．

◀文献▶

1) 畠山　茂. 人睾丸萎縮の病理. 日本病理学会誌. 1984; 73: 3-29.
2) 平井宗一，伊藤正裕. 精巣病理学者畠山茂の残した日本人剖検所見が示唆するもの. Reproductive Immunology and Biology（日本生殖免疫学会誌）. 2012; 27: 7-13.
3) Itoh M. Testicular Autoimmunity. A cause of male infertility. Tokyo: Springer; 2017. p.1-232.
4) 伊藤正裕. 精巣と免疫. 産婦人科の実際. 2000; 49: 309-19.
5) 伊藤正裕. 生殖腺とリンパ性機関の発生学的連関. Reproductive Immunology and Biology（日本生殖免疫学会誌）. 2009; 24: 63-9.

〈伊藤正裕〉

〔II 各論〕2. 男性不妊症と免疫

アルコール中毒と生殖細胞

はじめに

　慢性的にアルコールを摂取したり（慢性アルコール中毒），一気飲みなどによって多量にアルコールを取る（急性アルコール中毒）と精巣の細胞のうち精細胞はアポトーシス[※1]という「細胞の死に方」で死んでしまう[1] 図1．この状態が長く続けば男性不妊になるわけである．なぜ死ぬかというと，アルコール摂取によって，精細胞のミトコンドリア[※2]から大量の活性酸素，一酸化窒素が発生するために，精細胞に酸化ストレス，NOSストレスがかかると考えられている．一方，精巣の支持細胞であるセルトリ（Sertoli）細胞はアポトーシスで死なない．細胞質のなかにたくさんの空胞（autophagosome）を抱えながら生きている．オートファジー（autophagy）[※3]が起こっているのである[2, 3] 図2．つまり，セルトリ細胞にもミトコンドリアから大量の活性酸素，一酸化窒素が発生するが，事前にこのような「危険」なミトコンドリアを探し出して，袋（空胞）に閉じ込めて消化酵素で処理してしまうのである（ミトファジー）．このようにしてセルトリ細胞はアポトーシスから回避しているのである．なぜ，セルトリ細胞だけにオートファジーが起こる

※1　アポトーシス（apoptosis）　細胞死の一種類で，特徴的形態を示す．細胞がストレスを受けると，クロマチンの凝集が起こり（DNAも切断されている）細胞核が細かく断片化され，細胞質もそれに伴って断片化する[5]．TUNEL染色により，アポトーシス細胞は検出できる．

※2　ミトコンドリア（mitochondria）　細胞小器官でアデノシン3リン酸（ATP）を産生する．細胞がストレスを受けると，アポトーシスを実行する因子を放出する．

※3　オートファジー（autophagy）　自食作用といわれ，細胞が自らの細胞小器官を特徴的にLC3を発現しているオートファゴソーム（autophagosome）に取り込み，リソソームに含まれる加水分解酵素により消化，処理しようとする現象で，一般的にはアポトーシスで細胞死におちいることを回避するために起こるとされている．

4/ アルコール中毒と生殖細胞

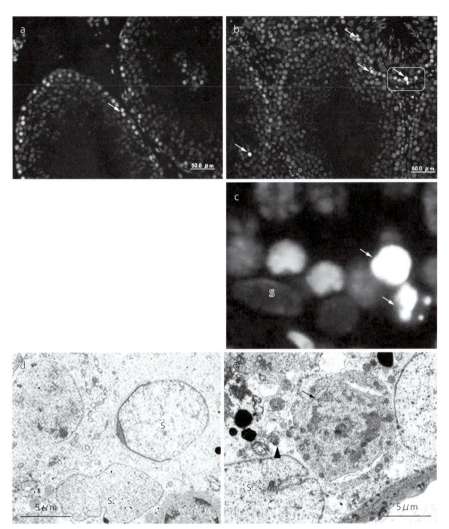

図1 急性アルコール中毒で精細胞はアポトーシスに陥るが,セルトリ細胞は
アポトーシスに抵抗性を示す

a, d は正常のラット精巣. b, c, e はラットの腹腔に 5g/kg の割合でエタノールを
注射し, 24 時間後の精巣(急性アルコール中毒). a〜c はアポトーシス細胞を検出す
る TUNEL 蛍光染色. c (b の四角部の拡大) において, s のセルトリ細胞は TUNEL
陰性である. d, e は電子顕微鏡写真. d の正常な精巣では白字 s の精細胞,黒字 s の
セルトリ細胞ともに変化は認められない. e の急性アルコール中毒では,精細胞はア
ポトーシスに陥っているが(矢印), s のセルトリ細胞では細胞質にオートファゴソー
ム(矢頭)が観察される.

〔Ⅱ 各論〕2. 男性不妊症と免疫

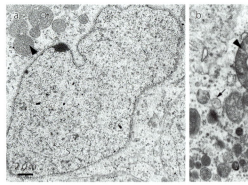
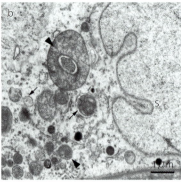

図2 急性アルコール中毒により，セルトリ細胞ではオートファジーが亢進する

aは正常なセルトリ細胞で，ミトコンドリアは正常な形態を示す（矢頭）．
bは急性アルコール中毒のセルトリ細胞でミトコンドリアは形態異常を示し（矢頭），オートファゴソーム（矢印）が増加する．

のかは詳細はわかっていないが，精子形成にとってセルトリ細胞は精細胞を育成し，不良な精細胞の選別をするなど重要な役割を果たしているからであると考えられている[4]．

また，我々はセルトリ細胞のオートファジーをコントロールすることは男性不妊症の治療に繋がると考えている．

◀ 文献 ▶

1) Eid NA, Shibata MA, Ito Y, et al. Involvement of Fas system and active caspases in apoptotic signalling in testicular germ cells of ethanol-treated rats. Int J Androl. 2002; 25: 159-67.
2) Eid N, Ito Y, Otsuki Y. Enhanced mitophagy in Sertoli cells of ethanol-treated rats: Morphological evidence and clinical relevance. J Mol Histol. 2012; 43: 71-80.
3) Eid N, Ito Y, Horibe A, et al. Ethanol-induced mitophagy in liver is associated with activation of the PINK1-Parkin pathway triggered by oxidative DNA damage. Histol Histopathol 2016; 31: 1143-59.
4) Horibe A, Eid N, Ito Y, et al. Upregulated autophagy in Sertoli cells of ethanol-treated rats Is associated with induction of inducible nitric oxide synthase (iNOS), androgen receptor suppression and germ cell apoptosis. Int J Mol Sci. 2017; 18: 1061; doi:10.3390/ijms18051061.

5) Otsuki Y. Tissue specificity of apoptotic signal transduction. Med Electron Microsc. 2004; 37: 163-9.

〈ナビル イード　大槻勝紀〉

〔Ⅱ 各論〕2. 男性不妊症と免疫

5／化学物質と精巣免疫

A はじめに

　日常を取り巻く生活環境因子の中でも，化学物質曝露は健康維持増進の観点から重要な問題となっている．例えば，建材関連品などに含まれるフタル酸ジ-2-エチルヘキシル〔Di-（2-ethylhexyl）phthalate：DEHP〕，米やタバコなどに含まれているカドミウム（cadmium chloride：CdCl$_2$），主としてポリカーボネート製品に含まれるビスフェノールAなどの一部の化学物質と，さまざまな臓器の多様な症状の誘発や増悪との関連性が専門家から指摘されており，環境中の微量な化学物質による健康影響など，これまで以上に感心が高まっている[1]．微量化学物質の健康影響を化学物質の「量-反応関係」「量-影響関係」など，既存の毒性学的概念で説明できる否かという点が重要になってきている[1]．大量曝露の影響がそのまま少量曝露に反映するかどうかは化学物質によってさまざまであるが，今回は精巣の免疫環境に着眼し，DEHPとCdCl$_2$を例に解説する．

B 精巣の免疫特権とサイトカイン

　男性生殖細胞は胎生期8週から精祖細胞として精巣内に存在する．思春期を迎えると，精祖細胞が精母細胞に分化増殖し，さらに減数分裂して精子・精子細胞が出現する．一方，免疫系のシステムは，幼児期までに非自己を排除する機能を確立する．そのため，免疫系のシステムが成熟した思春期以降に出現する精子・精子細胞は自己にもかかわらず，免疫系に非自己と認識される自己抗原を有する．この自己抗原を有する精子・精子細胞を守るため，精巣には自己免疫反応を抑制するさまざまなメカニズム（免疫特権）が存在する[2]．そのメカニズムの1つに，精細管の上皮細胞であるセルトリ細胞間の密着結合タンパクなどで構成される血液-精巣関門（blood-testis barrier：BTB）がある．実験的にBTBの機能障害を起こすと，精巣にリンパ球を伴う炎症が誘導され，精子形成障害を発症することが報告されており[2]，BTBが精細管内の精子・精

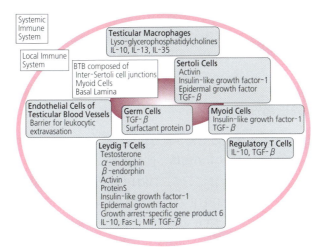

図1 精巣内の各細胞から分泌される液性因子
BTB: blood-testis barrier, IL: interleukin,
MIF: migration inhibition factor,
TGF: transforming growth Factor.

子細胞に存在する自己抗原を精細管外の免疫系から隔絶していることが示唆されている．また，精細管外の間質（精細管隙）は脈管外通液路とよばれ，リンパ液が循環していることが知られている．そのリンパ液は，精巣間質を循環し，精巣白膜に開口するリンパ管から流出していくことが報告されている[3]．精巣の間質には，ライディッヒ細胞が数多く存在し，黄体化（黄体刺激）ホルモン（lutenizing hormone：LH）からの刺激によってテストステロンを分泌し，リンパ液には，免疫抑制効果を有するテストステロンが豊富に含まれる[2]．さらに，さまざまなサイトカインが生理的に精巣間質の免疫抑制機構に関与していることが明らかになってきている[2,4]．たとえば，炎症抑制性サイトカインとしてよく知られているinterleukin（IL）-10が，ライディッヒ細胞やマクロファージから精巣間質へ分泌され免疫抑制に寄与している．その他にも，activinや，tranforming growth factor（TGF）-βがセルトリ細胞やライディッヒ細胞から精巣間質に分泌され免疫抑制作用を有していることが報告されている．最近，炎症抑制性サイトカインとして知られているIL-35の構成分子であるepstein-barr virus-induced gene-3

〔Ⅱ　各論〕2. 男性不妊症と免疫

（EBI3）や IL-12p35 がノックアウトされたマウスの精巣に，リンパ球が浸潤していることが報告された[4]．そのほかにもさまざまなサイトカインが精巣の「免疫特権」を担っていることが予測されている 図1．

C　生殖免疫毒性学

　化学物質の人体への影響が世界保健機構（WHO）や米国環境保護局（US-EPA）など世界中の機構で注目され，その精巣毒性についても国内外で盛んに研究されている．DEHP はマウスなどのげっ歯類に大量曝露すると小腸で MEHP〔mono（2-ethylhexyl）phthalate〕として取り込まれ，精巣中の NOx の増加，精巣間質の過酸化脂質増加，精細胞アポトーシス促進，BTB の破壊など精巣環境を変化させ，精子形成障害が誘導されることがわかっている[5]．また，$CdCl_2$ はマウスなどのげっ歯類に大量曝露すると急性期において精巣の毛細血管障害を引き起こし間質細胞の壊死とそれに続く精上皮の凝固壊死が起こり，精子形成障害が誘導されることがわかっている[6]．さらに，DEHP や $CdCl_2$ の大量曝露は炎症細胞浸潤を誘導する．しかし，精子形成障害が誘導されない程度の DEHP や $CdCl_2$ の少量曝露でも精巣の免疫環境に変化を起こすことが最近わかってきている 表1．DEHP 少量曝露マウスの精巣において，セルトリ細胞の細胞質の空胞化，F4/80（マクロファージマーカー）や MHC Class Ⅱ陽性細胞の増加，IL-10 や炎症性サイトカインである interferon（IFN）-γ の mRNA 発現増加することが報告されている[7] 表1*．また，$CdCl_2$ 少量曝露マウスの精巣おいて，IL-6，IL-1β および炎症性サイトカインである tumor necrosis factor（TNF）-α の mRNA 発現増加することが報告されている[8] 表1．さらに，実験的に同系のドナーマウスから採取した精子・精子細胞をレピシエントマウスに皮下注射すると精巣に自己免疫性炎症が誘導されるが，DEHP や $CdCl_2$ を少量曝露したマウスに同様の皮下注射をすると自己免疫性炎症がより重篤になることが明らかとなった[6, 9]．したがって，これら化学物質への曝露は，精巣に明らかな精子形成障害が誘導されない少量であっても，精巣内免疫環境を変化させ，何らかの精巣障害に繋がる危険性を有しているといえる．精巣における化学物質の免疫系への影響を調査するには，精子・精子細胞に存在する自己抗原に対する免疫反応を重

5/ 化学物質と精巣免疫

表1 DEHP や CdCl₂ 少量曝露における精巣内の免疫環境変化

	Animals	Age	Method of administration	Concentration and period	Method of detection	Cytokines Upregulation	Cytokines Downregulation
DEHP	A/J mouse	Adult	Mixed in the diet	0.1% (approximately 0.12 mg/g/day) and 0.01% (approximately 0.012 mg/g/day) DEHP at 8weeks	RT-PCR	IL-10, IFN-γ	–
	C57BL/6J mouse	28 day old	Single oral gavage	MEHP 1g/kg body weight at 24 hours	Western blot	TNF-α	–
CdCl₂	C57BL/6J mouse	Adult	Consecutive intraperitoneal injection	2 mg/kg body weight at seven days	ELISA	TNF-α, IL-1β	–
	Wistar rat	Adult	Single intraperitoneal injection	3 mg/kg body weight at 12, 24, 48hours	RT-PCR	TNF-α, IL-1β, IL-6	IL-10
	A/J mouse	Adult	Single intraperitoneal injection	3 mg/kg body weight at 12hours	RT-PCR	TNF-α, IL-1β, IL-6	–
	Sprague Dawley rat	Adult	Single intraperitoneal injection	3 mg/kg body weight at 20 and 24 hours	RT-PCR	TGF-β1, 2, 3	–

〔II 各論〕2. 男性不妊症と免疫

要な因子として考慮する必要がある．また，DEHP や CdCl$_2$ 以外の免疫系に作用する化学物質も精巣の炎症の感受性を高める可能性がある．今後は，精巣毒性が報告されている塩化コバルト（ガラス，ビールの泡の安定剤，陶器の着色などに含有），テオブロミン（カカオ，お茶などに含有），アクリルアミド（炭水化物の高温処理，合成樹脂，染料などに含有）などの天然物質を含めた化学物質を用いて，精巣自己免疫反応への影響の検討が待たれる．

◀文献▶

1) 坂部 貢. 環境化学物質と化学物質過敏症. アレルギーの臨床. 2016; 36: 16.

2) Itoh M, Terayama H, Naito M, et al. Tissue microcircumstances for leukocytic infiltration into the testis and epididymis in mice. J Reprod Immunol. 2005; 67: 57-67.

3) Hirai S, Naito M, Terayama H, et al. The origin of lymphatic capillaries in murine testes. J Androl. 2012; 33: 745-51.

4) Terayama H, Yoshimoto T, Hirai S, et al. Contribution of IL-12/IL-35 Common Subunit p35 to Maintaining the Testicular Immune Privilege. PLoS One. 2014; 9: e96120.

5) Ablake M, Itoh M, Terayama H, et al. Di-（2-ethylhexyl）phthalate induces severe aspermatogenesis in mice, however, subsequent antioxidant vitamins supplementation accelerates regeneration of the seminiferous epithelium. Int J Androl. 2004; 27: 274-81.

6) Ogawa Y, Itoh M, Hirai S, et al. Cadmium exposure increases susceptibility to testicular autoimmunity in mice. J Appl Toxicol. 2013; 33: 652-60.

7) Kitaoka M, Hirai S, Terayama H, et al. Effects on the local immunity in the testis by exposure to di-（2-ethylhexyl）phthalate（DEHP）in mice. J Reprod Dev. 2013; 59: 485-90.

8) Ogawa Y, Qu N, Kitaoka M, et al. The changes of the immune circumstance in the testicular tissues of mice treated with low dose of cadmium. Reproductive Immunology and Biology. 2007; 22: 49-55.

9) Hirai S, Naito M, Kuramasu M, et al. Low-dose exposure to di-（2-ethylhexyl）phthalate（DEHP）increases susceptibility to testicular autoimmunity in mice. Reprod Biol. 2015; 15: 163-71.

〈寺山隼人　坂部 貢〉

6 / 抗精子抗体

A 抗精子抗体とは

　抗精子抗体は女性では同種抗体として，男性では自己抗体として産生され，免疫性不妊症の一因となる．その検出法は男女で異なり，女性側では血清を用いる精子不動化試験（sperm immobilization test：SIT）[1]により精子不動化抗体を検出し，陽性の場合は定量的精子不動化抗体価（quantitative titer of sperm immobilizing antibody：SI_{50}）の測定値から治療法を決定する〔II 各論 1. 女性不妊症・ART と免疫，5 抗精子抗体（精子不動化抗体）を参照〕．一方男性側では運動精子上に結合する抗精子抗体を検出するため，WHO による精液検査マニュアル[2]に従い，イムノビーズテスト（immunobead test：IBT）[3]，または MAR test（mixed antiglobulin reaction）[4]を行う．なお IBT の検査キットは，最近製造中止に伴い入手不能となった．そこで現時点ではその代替検査法として，IBT と相関性の強い結果が証明されているイムノスフェア®（ImmunoSpheres：IS）[5]を用いる．

　不妊女性の血中精子不動化抗体，あるいは不妊男性の射出精子上の精子結合抗体は，自験例でも各々約3%程度に検出できる．これらの抗精子抗体が不妊症の発症と関わるのは，1つは精子の運動性に影響する場合で，頸管粘液内や子宮腔〜卵管内における精子通過性を障害する．もう1つは受精阻害の原因になることが知られている．したがって不妊外来においては抗精子抗体の存在を見落とさないように，男女とも不妊症のスクリーニング検査と位置付けることが望ましい．

　現在わが国では，SIT に関しては検査センターに委託可能なことから，一般化している．ところが同じ抗精子抗体の検査法でも，射出精子に結合する男性側の抗精子抗体は，新鮮精子を用いる検査法であるため，現状では自施設で行う必要がある．

B 男性側の抗精子抗体による不妊症の発症機序

　不妊男性において抗精子抗体が臨床的に問題となるのは，射出精子自

〔Ⅱ 各論〕2. 男性不妊症と免疫

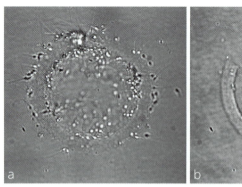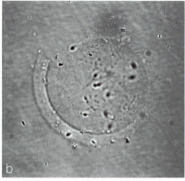

図1 Hemizona index（HZI）による受精障害の判定法
a: 一方の hemizona（HZ）への精子結合数は 82 個（抗精子抗体非結合精子）
b: a と対の HZ への精子結合数は 9 個（抗精子抗体結合精子）
*Hemizona index（HZI）＝9/82×100＝10.1 と 50 未満のため，受精障害（精子 - 透明帯結合障害）ありと判定する．

身に抗精子抗体が結合し，かつ女性の性器管内で運動機能や受精機能が十分に発揮できず障害される場合である．

このうち著者らが不妊発症との関係で注目するのは，抗体による受精障害作用の有無である．Ig のクラスを問わず，抗精子抗体結合精子の割合が 80％以上を示す患者において，IVF や hemizona assay（HZA）による受精率低下を高頻度に認めた[6]．図1 に HZA を用いた抗精子抗体による受精障害（精子 - 透明帯結合障害）の判定法を示す．このように抗体フリーの精子がきわめて少ない患者では，受精能力が著しく障害されやすいと予想し，速やかに適切な治療法の選択が必要である．

このほか射出精子に結合する抗精子抗体が生物作用を示すのは，患者のもつ射出精子上の抗体が精子不動化抗体の場合であり，患者は程度の差はあるものの，精子無力症をほぼ必発する[7]．

C ImmunoSpheres® (IS) の実施法

ここでは ImmunoSpheres®（IS）（Bioscreen Inc）の取り扱い説明書に従い，検査手順を紹介する．

6/ 抗精子抗体

1 留意すべき点

- 採取 3 時間以内の精液を使用する.
- 血液は 4℃では 7 日以内の保存. 7 日を超える保存の場合は凍結保存する.
- 運動精子濃度は直接法では 500 万 /mL 以上, 間接法では 5000 万 /mL 以上が必要.
- すべての試薬は室温で取り扱う.
- 精子洗浄用の培養液を 37℃に温める. HSA（ヒト血清アルブミン）を含む培養液を用いてはならない.

2 ビーズの準備

1. 抗 IgA ビーズの入った容器を, ビーズを再懸濁するため泡立てないように優しく混ぜる.
2. 遠心用のチューブ内に, 検査する精液検体あたり 10 μL を取り分ける.
3. 2〜3 mL の精子洗浄用の培養液を追加する.
4. 1000 g で 5〜10 分間遠心し, 上澄を捨てる.
5. 2〜3 mL の精子洗浄用の培養液を追加する.
6. 1000 g で 5〜10 分間遠心し, 上澄を捨てる. 元の溶液量（10 μL）でビーズの沈殿を再懸濁する.
7. このように準備した抗 IgA ビーズを 4℃で 3 日間まで保存する.
8. 以上の step を, 抗 IgG ビーズ, 抗 IgM ビーズについても同様に行う.

3 精液の準備

1. 精液検体を液化する.
2. 精液検体の 2 倍量の精子洗浄用の培養液を加えて混和する. 例えば精液が 2 mL の場合, 精子洗浄用の培養液を 4 mL 加える.
3. 600 g で 5〜10 分間遠心し, 上澄を捨てる. 精子沈殿物を精子洗浄用の培養液 3 mL で再懸濁する.
4. 600 g で 5〜10 分間遠心し, 上澄を捨てる. 精子沈殿物を少量の精子洗浄用の培養液で再懸濁する.
5. 洗浄した精子濃度と運動率を計測する.

〔Ⅱ 各論〕2. 男性不妊症と免疫

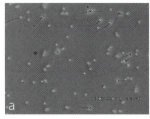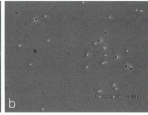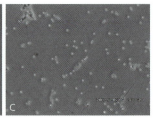

図2 ImmunoSpheres® (IS) の判定例
a: 精子はビーズの存在と関係なく自由に運動している（陰性）
b: 運動精子の尾部に少数（20%以上）だがビーズが結合している（陽性）
c: 運動精子全体に多数のビーズが結合している（陽性）

6. 最終濃度を運動精子1000万/mLになるよう希釈する．

4　Direct-IS（直接法）の手順

1. 予め温めたスライドグラス上に精子懸濁液5 μLを載せる．
2. 精子懸濁液上に準備した抗IgAビーズを載せる．ピペットの先端で懸濁液を混和する．
3. カバースライドを載せる．
4. 1～2分後に，顕微鏡下にスライドを観察する．
5. 100個の運動精子を数える．精子表面にビーズが結合する運動精子数を決定する．
6. 以上のstepを，抗IgGビーズ，抗IgMビーズについても同様に行う．

5　判定

著者らが行っているD-IS結果の判定例を示す図2．陰性例では精子がビーズの存在と関係なく自由に運動している図2a．陽性の場合でも，運動精子の一部に少数のビーズが結合している場合図2bと，運動精子全体に多数のビーズが結合する場合図2cがある．

従来IBTのcut-off値については，従来はIBを1個でも結合する精子が全体の20%以上存在すれば，抗精子抗体陽性と判定していた[3]．ところが1999年改訂のWHOマニュアルでcut-off値が50%に修正された．この変更の根拠に関する記載はないまま，2010年の改訂版[3]でも

6/ 抗精子抗体

この数値が踏襲されている．そこで Koriyama ら[8] は post-coital test（PCT）の分析結果から，D-IBT におけるスクリーニングテストとしての cut-off 値は 20％とする方が妥当であると結論し，これを標準値とすべきと報告している．したがって D-IS の cut-off 値も 20％としている．

D 射出精子上の精子不動化抗体の検出法：直接法による精子不動化試験（direct-sperm immobilization test: D-SIT）

射出精子上に結合する抗精子抗体には多様性が存在し，抗体の中でも前述のように精子無力症の発症と関係が深い精子不動化抗体の検出を目的とする D-SIT につき紹介する[9]．

1) **精子の調整**： D-IBT 陽性男性の新鮮射出精液から，swim-up などの方法により運動性良好な精子浮遊液（40×10^6/mL）を調整する．

2) **補体の準備**：補体源としては，"標準モルモット補体"として凍結乾燥したものを入手する．なお各ロットの使用前に，力価（C' H_{50} が 200 以上）およびヒト精子に対する毒性がないかの確認は，検査の精度を確保するため必須である．

3) **アッセイ法**：被検精子浮遊液 11 μL と補体 2 μL を Terasaki plate（Greiner, Frickenhausen, Germany）上において 32℃で反応させ，1，2，および 3 時間後に顕微鏡下に精子運動率を測定する．

4) **SIV 値の算出**：活性を有する補体の存在下での精子運動率を T ％，不活化した補体の存在下での精子運動率を C ％とし，その比（C/T）を SIV 値として算出する．

5) **判定**： 3 時間の測定中に SIV 値が 2.0 以上を示した場合，SIT 陽性と判定する．

〔Ⅱ 各論〕2. 男性不妊症と免疫

E 抗精子抗体測定上の問題点

　抗精子抗体には多様性があり，さまざまな特徴をもつ抗体の集合であるが，不妊男性が有する抗精子抗体も多様性に富む[9]．例えば抗体の結合部位（頭部・中片部・尾部），抗体のイムノグロブリン（Ig）クラス（A・G・M），抗体結合精子が全体に占める割合，抗体が精子不動化などの生物活性を有するか，などさまざまな多様性がある．また射出精子上に抗精子抗体が存在しても，血清中に同一の抗体を検出できる場合と，全くできない場合もある．これらの多様性は，抗精子抗体を有する不妊男性の一部に，直接不妊発生と関係がない抗体保有者が存在し，精子結合抗体の検出意義を混乱させる原因となっている．

　このような多様性を理解したうえで抗精子抗体の測定を行うが，抗精子抗体の対応抗原となる精子抗原は，精子細胞膜上に限定しても約100個のタンパクが存在し[10]，精漿や精子に接触した女性が，程度の差はあれいずれかの精子細胞膜タンパクを抗原と認識し，各々に対応する抗精子抗体を産生しても不思議ではなく，抗精子抗体の多様性の一因となる[11]．

　また抗精子抗体を有する男性において，抗体の結合しない精子が射出精液中にどの程度存在するか，いわば重症度も，不妊症の発生とも関連しうる．

F 抗精子抗体を有する不妊男性の治療法

　男性側の抗精子抗体産生機序として，従来血液-精巣関門の破綻などが指摘されてきたが，著者らの検討では抗精子抗体を保有する男性に共通した抗体産生原因は特定できなかった[6]．したがって原因治療という観点からのアプローチは現状では困難と考えている．

　抗精子抗体を有する不妊男性に対する治療法を 図3 に示す[12]．D-IBTにより精子結合抗体陽性男性をスクリーニングした後，不妊症との関連が密接であるかを調べるため，精子通過能の判定にPCTを，また受精能の判定にHZAを行う．

　HZA不良，すなわち抗精子抗体保有男性の中には受精率の低い場合があり，その症例にはICSIが必要となる．なおICSIにより良好な受

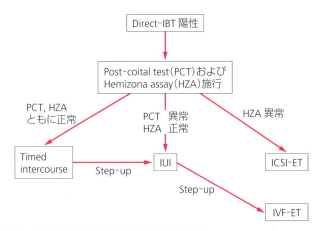

図3 抗精子抗体保有不妊男性の治療指針
(Shibahara H, et al. Reprod Med Biol. 2005; 4: 133-41[12])

精率と妊娠率を得ることができる[13]．HZA が良好，すなわち受精能力を備えることが判明した場合，PCT が不良であれば AIH を選択する．AIH によって妊娠が成立しない場合には，IVF-ET へ step up する．HZA も PCT もともに良好な患者に対しては，タイミング指導から開始できる．

◀ 文献 ▶

1) Isojima S, Tsuchiya K, Koyama K, et al. Further studies on sperm-immobilizing antibody found in sera of unexplained cases of sterility in women. Am J Reprod Immunol. 1972; 112: 199-207.
2) World Health Organization: WHO laboratory manual for the examination and processing of human semen. 5th ed. 2010.
3) Bronson R, Cooper G, Rosenteld D. Ability of antibody-bound human sperm to penetrate zona-free hamster ova in vitro. Fertil Steril. 1981; 36: 778-83.
4) Meinetz H, Bronson R. Detection of antisperm antibodies on the surface of motile spermatozoa. Comparison of the immunobead binding technique (IBT) and the mixed antiglobulin reaction (MAR). Am J Reprod Immunol Microbiol. 1988; 18: 120-3.
5) Centola GM, Andolina E, Deutsch A. Comparison of the immunobead binding test (IBT) and immunospheres (IS) assay for detecting serum antisperm antibodies. Am J Reprod Immunol. 1997; 37: 300-3.

〔Ⅱ 各論〕2. 男性不妊症と免疫

6) Shibahara H, Shiraishi Y, Hirono Y, et al. Diversity of the inhibitory effects on fertilization by anti-sperm antibodies bound to the surface of ejaculated human sperm. Hum Reprod. 2003; 18: 1469-73.

7) Shibahara H, Hirono Y, Takamizawa S, et al. Effects of sperm-immobilizing antibodies bound to the surface of ejaculated human spermatozoa on sperm motility in immunologically infertile men. Fertil Steril. 2003; 79: 641-2.

8) Koriyama J, Shibahara H, Ikeda T, et al. Toward standardization of the cut-off value for the direct immunobead test using the postcoital test in immunologically infertile males. Reprod Med Biol. 2013; 12: 21-5.

9) Shibahara H, Tsunoda T, Taneichi A, et al. Diversity of antisperm antibodies bound to sperm surface in male immunological infertility. Am J Reprod Immunol. 2002; 47: 146-50.

10) Naaby-Hansen S, Flickinger CJ, Herr JC. Two-dimensional gel electrophoretic analysis of vectorially labeled surface proteins of human spermatozoa. Biol Reprod. 1997; 56: 771-87.

11) Shibahara H, Sato I, Shotty J, et al. Two-dimensional electrophoretic analysis of sperm antigens recognized by sperm immobilizing antibodies detected in infertile women. J Reprod Immunol. 2002: 53: 1-12.

12) Shibahara H, Shiraishi Y, Suzuki M. Diagnosis and treatment of immunologically infertile males with antisperm antibodies. Reprod Med Biol. 2005; 4: 133-41.

13) Nagy ZP, Verheyen G, Lui J, et al. Results of 55 intracytoplasmic sperm injection cycles in the treatment of male-immunological infertility. Hum Reprod. 1995; 10: 1775-80.

〈柴原浩章〉

7/精巣捻転症

A　はじめに

　　精巣捻転症は精巣の異常な回転により精索の捻転が起き，急性の精巣血流障害をきたす病態である．好発年齢は25歳以下で，発生頻度は4000人に1人とされる．本疾患では精巣の虚血が続けば精巣は壊死に陥るため，緊急外科処置を要する疾患の1つであり，発症後6時間を過ぎると患側精巣の温存は困難であることが多く，早急な診断治療が必要である．外科手術としては，捻転を解除後に精巣固定術を行うか，精巣がすでに壊死していると判断した場合は精巣摘除が行われる．症例によっては受診時に用手的に捻転精巣を整復し，血流再開が望める場合もあるが，その場合でも将来の捻転予防のために精巣固定術を施行することが望ましい．このように，精巣捻転症は泌尿器科緊急疾患のうちの1つであるが，多くの症例は若年（60〜70%が思春期）で発症するため，その時点での妊孕性については評価が十分でないことが多い．男性不妊患者のうち精巣捻転の既往をもつ者は1%以下とされ，決して頻度が高くはないが，その関連については不明な点も多い．本項では精索捻転症と男性不妊症の関連について概説したい．

B　精巣捻転症が精子形成障害の原因となりうるメカニズム

　　精巣捻転症が将来の男性不妊と関連するとの文献は複数報告されている一方で，臨床的に男性不妊の原因疾患としては必ずしも頻度が高いとはいえないことより，適切な治療により将来の妊孕能低下が回避できている可能性もある．精子形成障害の原因となりうるメカニズムについては，虚血による直接的障害，捻転解除時における虚血再灌流障害，抗精子抗体の形成などがあげられるが，そもそも捻転を起こす精巣は先天的に何らかの異常を有するとの報告もある．

1　精巣虚血による組織障害

　　捻転による血流障害により，精巣組織障害が起こることは疑いようが

247

〔II 各論〕2. 男性不妊症と免疫

ないが，血流障害が長時間に及ぶと，不可逆的な精巣壊死となる．虚血時間と組織障害を評価したイヌを用いた実験では，実験的に精巣虚血を作成後6時間で精細胞とセルトリ細胞が完全に廃絶し，10時間後にライディッヒ細胞が廃絶することが示されている[1]．一方で，捻転する度合いが症例によって異なることも事実であり，虚血に陥った時間以外に，捻転の程度も精巣障害に影響する因子として重要である．一般に捻転の度合いが高度であるほど精巣の組織障害も大きくなる．精巣捻転を疑った場合，早期の診断と治療が重要であるのはいうまでもないが，精巣が温存できるかどうかについては術中に血流が再開した際の精巣の色調などにより判断される．捻転の時間が4時間を超えると，精巣の温存ができても一定の精巣萎縮が不可避であり，10時間を超えて360°以上の捻転が続くと，著しい精巣萎縮をきたすとされ，180〜360°の捻転であれば，発症から12時間までであれば精巣萎縮が起こらないこともある[2]．

2 虚血再灌流障害

虚血再灌流障害とは，虚血状態にある臓器あるいは組織に血液再灌流が起きる際に，血管内皮細胞障害，微小循環障害をきたし，臓器障害を起こすものである．フリーラジカルやサイトカインなどのケミカルメディエーター，活性化好中球と血管内皮細胞の相互作用などが関与すると考えられており，心筋組織をはじめとして各臓器での虚血再灌流障害の報告がある．精巣捻転症においても，血流の再開による組織障害がその後の精巣機能低下と関与することが知られている．

このように，虚血の時間が長くなれば精巣組織障害の程度が強くなる一方で，血流再開による虚血再灌流障害もまた問題となる．この現象の予防のために抗酸化薬などの薬剤投与や，いわゆるポストコンディショニング（間欠的短時間虚血を再灌流後に繰り返す）が有用との報告もあるが，いずれも実験段階で，臨床応用には至っていない．

3 抗精子抗体

捻転による組織障害により，半数体である精細胞を免疫系から防御している血液−精巣関門が破綻し，抗精子抗体が産生されることが将来の精子形成障害の原因となる可能性がある．抗精子抗体の検出には射出精

子を検体としたイムノビーズテストが用いられ，精巣捻転後の患者では抗精子抗体の存在が0〜11％にみられるとされる[3]．抗精子抗体は正常精巣にも悪影響を及ぼすほか，射出精子に付着して女性の性器内において精子運動障害，卵子への貫通障害，受精障害をもたらし，免疫性不妊の一因となりうる．一方で，抗精子抗体陽性例は一般男性不妊患者の5〜15％にみられるが，自然妊娠に至る症例もまれではないことが知られており，実臨床レベルでの男性不妊症との関連については一定の見解が得られていない．

精巣捻転の手術時に精巣を温存し精巣固定術を行う場合には，血液精巣関門の障害が残った精巣を残すことにより抗精子抗体が産生されるリスクが増大する可能性はあるが，そのリスクに否定的な報告もある．Arap らは，24例の精巣捻転治療後の患者（精巣固定術：9例，精巣摘除術：15例）の比較で，術後精液所見に加え，抗精子抗体陽性率も変化はなかったと報告している[4]．

抗精子抗体が精巣捻転により産生されるかどうか，また抗精子抗体の存在自体が臨床的に男性不妊に関連するかどうかは，議論の余地が残るところである．

4 精巣の先天的異常

精巣捻転患者の健側精巣組織の組織生検において，精細管での精子形成の低下やライディッヒ細胞の萎縮が報告されている．精巣捻転症に陥る精巣は，精巣鞘膜の精索への付着異常などの解剖学的要因のみならず，精巣組織自体の異常を有している可能性が示唆されている．

C 精巣捻転症と男性不妊症の実臨床

文献的に精巣捻転後の患者の妊孕能を評価した研究をいくつか紹介する．Thomas らによると，67人の精巣捻転治療後の患者のうち挙児希望があったのは20人で，3人（15％）のみが挙児を得ており，残りの17人のうち6人（35％）が男性因子による不妊を呈していた[2]．また，Puri らの報告では，精巣捻転のため精巣固定術を施行した18人を7年から23年経過観察しところ，5人が結婚して全員挙児を得ており，残る13人の精液検査では，10人（77％）が精液検査で正常であった[5]．

〔Ⅱ 各論〕2. 男性不妊症と免疫

最近では，63人の精巣捻転治療後（精巣固定術：41例，精巣摘除術：22例）患者において，妊娠率は90.2%と90.9%と両群間で差を認めず，さらにこれらの妊娠率は一般男性における妊娠率と比較しても低下を認めなかったとの報告がある[6].

前述の通り，精巣捻転と精子形成障害の関連が示唆されているが，臨床面においては多くの精巣捻転患者は若年であり，妊孕性が問題となるまでの長期間フォローアップが必ずしもなされていないことや，疾患の発生頻度が高くはないことなどにより，その関連についてはいまだ不明な部分が多い.

D 今後の展望

精巣捻転症で精巣摘除に至った症例はもとより，精巣捻転症で精巣を温存できても術後に患側精巣の萎縮を認めることはまれではないことから，将来の精巣機能の低下については一定の影響がある可能性が考えられる．しかしながら，フォローアップが困難なことが原因で十分なデータが蓄積されていないのが現状であり，精巣捻転治療後のアウトカムとして，術後の内分泌能，精巣容積，精液所見，父性獲得の有無などについての経過観察が望まれる．また，捻転による精巣組織障害に対して，虚血再灌流障害をターゲットとした新規治療法も動物実験レベルではあるが報告されている．今後のさらなる研究により，精巣捻転症と男子妊孕能との関連の正確な評価法と，精巣機能低下の予防につながる治療法の開発に期待したい.

◀文献▶

1) Smith G. Cellular changes from graded testicular ischemia. J Urol. 1955; 73: 355-62.
2) Thomas WEG, Crane GA, Cooper MJ, et al. Testicular exocrine malfunction after torsion. Lancet. 1984; 2: 1357-60.
3) Visser AJ, Heys CF. Testicular function after torsion of the spermatic cord. BJU Int. 2003; 92: 200-3.
4) Arap MA, Vicentini FC, Cocuzza M, et al. Late hormonal levels, semen parameters, and presence of antisperm antibodies in patients treated for testicular torsion. J Androl. 2007; 28: 528-32.

7/ 精巣捻転症

5) Puri P, Barton D, O'Donnell B. Prepubertal testicular torsion: subsequent fertility. J Pediatr Surg. 1985; 20: 598.
6) Gielchinsky I, Suraqui E, Hidas G, et al. Pregnancy rates after testicular torsion. J Urol. 2016; 196: 852-5.

〈千葉公嗣　藤澤正人〉

〔II 各論〕2. 男性不妊症と免疫

8 / 精巣移植

A はじめに

　古くから，精巣組織には若返りの作用があるとされ，加齢に伴う勃起障害などの治療のために用いる研究が盛んに行われてきた．19世紀に入ると内分泌学が誕生し，精巣から分泌されるテストステロンが同定され，ホルモン分泌臓器としての精巣の機能が明らかとなった．20世紀初頭には，性腺機能低下症に対する男性ホルモン補充療法の目的で，精巣移植の研究が行われていた．近年では，がん治療（抗がん剤，放射線，手術など）後の生殖機能の改善および妊孕性の温存を目的とした精巣移植が注目され始め，細胞，組織，臓器などさまざまなレベルで研究が行われており，今後の生殖免疫学研究の一分野になりつつある 表1．ここでは，それぞれのレベルごとの精巣移植について述べる．

B 細胞移植

1 生殖細胞移植

　生殖細胞（精祖細胞）移植の研究は，1994年にBrinsterらが，ブスルファンの投与により内因性の生殖細胞を枯渇させたレシピエントマウスの精細管内に，"同種"であるドナーマウスの生殖細胞を移植し，ドナー由来の精子を形成させたことにより発展した．移植された個体は，自然交配によりドナー由来の健康な子孫を残した[1]．その後，ラットの生殖細胞を免疫不全マウスの精細管に移植し，"異種"動物をドナーとした生殖細胞移植が可能であることが明らかとなった[2]．ドナーラット

表1　精巣移植

細胞移植	精祖細胞移植
	ライディッヒ細胞移植
	セルトリ細胞移植
組織移植	精細管＋精巣間質の移植
臓器移植	精巣＋精巣動静脈

252

の生殖細胞の分化は，レシピエントマウス由来のセルトリ細胞には影響されず，ラットの生殖細胞周期のパターンで分化することが示された．さらに，系統種間の離れたウサギ，イヌ，ブタ，ウシ，ウマ，ヒトの生殖細胞を免疫不全マウスの精細管へ移植した実験では，ウサギとイヌの生殖細胞は，生着したものの，精子への分化にまでは至らなかった．一方，ブタ，ウシ，ウマおよびヒトの生殖細胞は生着しなかった．これらの結果から，生殖細胞移植は，ドナーとレシピエントの系統種間が遠くなるほど，ドナー由来の精子を形成する可能性が低いことが明らかとなった．しかし，これらのドナー生殖細胞が，免疫不全マウスにおいて拒絶されることへの免疫学的関与については，いまだ明らかになっていない．また，ヒト生殖細胞の異種動物への移植は，倫理的な問題を有しているといえる．

　これまで，"異種"生殖細胞移植を行う際には，ドナー生殖細胞の免疫学的拒絶を防ぐために免疫が抑制されたレシピエントを用いる必要があると考えられてきた．しかし，ブスルファンで内因性の生殖細胞を枯渇させ，一時的な免疫抑制状態の後，免疫能が正常に戻ったマウスの精細管にラット生殖細胞を移植し，精子まで分化することが示された[3]．この結果により，レシピエント精巣は，系統種間の近い"異種"生殖細胞であれば，免疫学的に寛容し，増殖および分化させることが明らかとなった．

2　ライディッヒ細胞移植

　性腺機能低下症の実験動物に対し，ライディッヒ細胞およびその幹細胞（骨髄，脂肪組織，臍帯，精巣由来）を精巣内へ移植する研究が行われている．ただし，現在では，テストステロンの生化学的合成によるホルモン補充療法が普及しており，この移植法は臨床的には広がりをみせていない．

3　セルトリ細胞移植

　Shinohara（2003）らは，マウスセルトリ細胞を，カドミウムで精子形成障害を引き起こさせた同種レシピエントの精細管に移植し，レシピエントの精子形成を回復させることを明らかにした．さらに，その能力は新生仔のセルトリ細胞の方が成獣のそれよりも劇的に高いことを示し

〔Ⅱ 各論〕2. 男性不妊症と免疫

た．また，wild-type のセルトリ細胞を，セルトリ細胞に欠陥をもつ不妊マウス（Steel/Steel [dickie]）の精巣に移植することで，不妊治療にも成功した[4].

C 組織移植

　生殖細胞の移植では，レシピエントとドナーの系統種間が遠くなるほど，ドナー生殖細胞の生着・増殖・分化は難しいとされていた．しかし，2002 年に Honaramooz らは，生殖細胞ではなく，新生仔マウス，ブタ，ヤギから採取した 0.5〜1 mm^3 大の精巣組織の断片を去勢された免疫不全マウスの背部皮下に異所性移植することで，系統種間の遠い種でもドナー精子が形成されることを示した．精巣組織移植後，去勢されたレシピエントマウスのテストステロン値は増加し，ゴナドトロピン値は，無処置マウスと去勢マウスとの中間値を示した．ホルモンを補充しなくても，安定したホルモンのフィードバック機能が働き，異種の新生仔から採取した未成熟な生殖細胞が分化することが示された[5].

　治療を目的としたヒト精巣組織の異種動物への移植は，倫理的な問題を含んでいるが，3 カ月齢ヒト胎児の精巣組織を免疫不全マウスの皮下へ移植する研究で，一次精母細胞まで分化することが報告された．また，7〜14 歳の 5 人のがん患者から化学療法前に採取・凍結保存された精巣組織を免疫不全マウスの陰嚢に異種移植を行った研究においては，移植片は 6 カ月以上生着し，一次精母細胞と少数の二次精母細胞と精子細胞様の細胞へと分化したという報告がなされた．しかし，ヒトの精巣組織を用いた異種移植による完全な精子への分化・成熟はいまだ達成されていない．

D 臓器移植

　同種間での血管吻合を伴う実験的精巣移植は，ラット，マウス，イヌなどで行われてきた．思春期前のイヌの精巣移植研究では，レシピエントが成犬となった時点で精子を形成することが確認された[6]．一方，ラットおよびマウスでは，精巣の支配血管が細く，移植のための血管吻合が技術的に困難であり，同所性精巣移植の研究は普及してこなかっ

た．しかし，最近，Yi と Hatayama（2017）らが，より簡便で手術成功率の高い移植法として，頸部への"異所性"精巣移植という新たな移植モデルを確立した[7]．ラットでこの方法が確立されたことにより，異系間，異種間での精巣移植の免疫学的解析が可能となったといえる．

　ヒトでは，過去に内分泌機能を改善するための精巣移植は行われていたが，生殖機能の改善を目的とした他者からの精巣移植は，ドナー由来の遺伝子をもった子孫を残すことになってしまうため，特殊なケースを除き，ほとんど行われていない．特殊なケースとして，1978 年にSilber が，無睾丸症の 30 歳男性に同系精巣移植を行っている．その男性は，一卵性双生児で，双子の兄から片側の精巣を移植された．術後，内分泌機能は正常に働き，ゴナドトロピンも正常値域に戻った．造精機能も働き，精子数 800〜1400 万 /mL，運動率 30〜50％と正常値よりは低いが，精子形成も認められ，移植から約 3 年後に男児を授かったことが報告されている[8]．

E おわりに

　男性における妊孕性の温存は，精子の凍結技術の発達によって，あまり問われてこなかった．しかし，QOL の向上が求められる現代医療では，思春期前の男児のがん治療に対する生殖機能の温存と発達および成人のがん治療後の妊孕性の回復などの要求が高まってきている．臓器レベルでの移植は，がん治療前の精巣摘出→がん治療中の精巣保存→がん治療後の精巣自家移植を遂行させなければならず，そのための長期の精巣保存法の確立が求められている．今後，実験動物における精巣保存法の開発研究や精巣の移植免疫学研究の発展が待たれるところである．また，異種動物への細胞・組織移植は，がん治療を受けなければならない思春期前の男児からの生殖細胞（精原細胞），または成人男性不妊症患者の生殖細胞の分化誘導の方法として注目されている．しかし，レシピエントである異種動物の細胞との長期間の接触は，レシピエント種に特異的な分子がヒト生殖細胞へ何らかの影響をもたらす危険性がある．さらに，このような危険因子以外にも倫理的な障壁に対しても考えを巡らす必要がある．患者は，自身の生殖機能の改善，挙児の希望があるとはいえ，数週間にわたり動物の体内で培養された自身の生殖細胞を配偶者

〔Ⅱ 各論〕2. 男性不妊症と免疫

の卵母細胞へ授精させたりすることへの抵抗感と葛藤することも考えられる．今後，これらの倫理的，社会的要因も考慮された精巣の細胞，組織，臓器移植の研究の発展が求められるだろう．

◀文献▶

1) Brinster R, Zimmermann J. Spermatogenesis following male germ cell transplantation. Proc Natl Acad Sci. 1994; 91: 11298-302.
2) Clouthier D, Avarbock M, Maika S, et al. Rat spermatogenesis in mouse testis. Nature. 1996; 381: 418-21.
3) Qu N, Naito M, Li J, et al. Xenogeneic and endogenous spermatogenesis following transplantation of rat germ cells into testes of immunocompetent mice. Reprod Fertil Dev. 2012; 24: 337-43.
4) Shinohara T, Orwig KE, Avarbock MR, et al. Restoration of spermatogenesis in infertile mice by Sertoli cell transplantation. Biol Reprod. 2003; 68: 1064-71.
5) Honaramooz A, Snedaker A, Boiani M, et al. Sperm from neonatal mammalian testes grafted in mice. Nature. 2002; 418: 778-81.
6) Pullium JK, Milner R, Tuma GA, et al. Fertility after homologous prepubertal testis transplantation in the dog. Transplant Proc. 2008; 40: 2744-9.
7) Yi K, Hatayama N, Hirai S, et al. Development of heterotopic transplantation of the testis with the epididymis to evaluate an aspect of testicular immunology in rats. PLoS One. 2017; 12: e0177067.
8) Silber SJ. Transplantation of a human testis for anorchia. Fertil Steril. 1978; 30: 181-7.

〈畑山直之　伊藤正裕〉

9 / HIV 患者男性と生殖医療

　挙児を希望する HIV 陽性男性，陰性女性夫婦（以下，serodiscordant couple）に対しては，HIV を含む夫精液から洗浄によりウイルスを除去し，それを人工授精・体外受精することにより挙児を得る治療が行われてきた．

　しかし多剤併用薬物療法の導入により，薬剤が奏効した場合には HIV 感染者の血中 HIV 量はほぼ測定感度以下となり，最近では従来の精液洗浄による不妊治療に代わって，自然妊娠による挙児が夫婦の 1 つの選択肢として認められつつある．同時に，数多くの薬剤が開発されて薬剤耐性の問題が少なくなったこと，治療を待機するとかえって心血管疾患などのリスクを上昇させると考えられ始めたことから，薬物療法の開始は早まっており，挙児を希望する HIV 感染男性も化学療法を受けて血中ウイルス濃度が長期間測定感度以下，CD4 数も正常値の症例が多数を占めるようになってきている．

　そこで本項では，自然妊娠を薦める意見の根拠と注意点を紹介するとともに，洗浄精子を用いた顕微授精と，どのような症例にどのような治療を薦めるべきかについて言及する．

A　化学療法奏効中の感染確率

　HIV 感染男性であっても，血中ウイルス濃度が感度以下，血中 CD4 が一定期間以上持続すれば自然性交による妻への感染リスクはきわめて低いとする報告がなされ[1]，これらの事実から ART 投与時に男女間感染が起こる確率はおよそ 1 万回の性交渉につき 1 件と推計されている[2]．

　ただ一方で，長期にわたって HIV が血中から検出されなくなっても，精液中にウイルスが排出される症例があること[3]，またそれがきわめて短期間に変化するために予測不能であることも報告されている[4]．

〔Ⅱ　各論〕2. 男性不妊症と免疫

B 血中ウイルス長期陰性例における自然性交による妊娠 ～海外の勧告から～

1 英国 NICE の勧告

　　挙児希望の HIV serodiscordant couple に対して，一定の条件の基での自然性交をはじめて公に推奨したのは英国である．2013 年の National Institute for Health and Care Excellence（NICE）ガイドラインは，男性が HIV 陽性・女性が陰性のカップルに対して，表1 の条件がすべて当てはまる場合には自然妊娠が可能であると述べている[5]．

　　しかし 2016 年に再度確認されているこのガイドラインで，注意すべきは「妻への水平感染の危険性を下げるため，挙児のためでない性交では（コンドームなどの）予防法を使用することが大変重要である」と述べていることで，決して性行為が無条件で安全であるといっているわけではない．

2 米国の状況

　　米国は NIH の AIDSinfo のガイドラインにおいて[6]，HAART を含む化学療法により血中ウイルス量が測定感度以下になった場合には性交による女性への感染リスクは減るけれども，血中と精液中のウイルス濃度には解離があり，前述のように血中ウイルス量が測定感度以下でも精液中にウイルスが認められる例があることが明記されている．さらに使用される薬剤によって精液中への薬剤移行は異なり，HAART を含む化学療法は性交による感染リスクを減らすけれども 0 にはならないことを繰り返し述べている．

表1 **NICE guideline**

抗レトロウイルス療法（highly-active anti-retroviral therapy: HAART）を行っている場合，下記の条件が満たされれば性交による（妻や子どもへの）感染はきわめてまれである．
1. 指示に従った規則的な服薬．
2. 血中 HIV-RNA 量が過去 6 カ月以上測定感度以下である．
3. 他の感染症がない．
4. 自然性交は排卵期に限る．医師がタイミングを指示するだろう．

258

この米国のガイドラインは HIV 感染男性と非感染女性のカップルに対して最も安全な挙児の方法は提供精子による人工授精であると述べている。それが許容できない場合，第 2 の方策として洗浄精子を用いた人工授精・体外受精をあげているが，これは化学療法や予防的服用（pre-exposure prophylaxis）が普及する前になされていた方法であり，また治療費が高額であったり，治療可能な施設が限られていること，この方法を用いても感染の危険性が 0 でないことなどから，その適切な役割は現在不明であり，カップルは費用や，体外受精に伴う危険性も含めて選択すべきであると述べている。

最新のアメリカ不妊学会（ASRM）の recommendation では[7]，提供精子や養子以外の挙児の方法として洗浄による人工授精・体外受精をあげているが，洗浄法の真の安全性はまだ不明であるとしている。ただ，このガイドラインでは血中ウイルス濃度測定感度以下の症例に対する自然性交による妊娠についての言及はない。

3 日本の状況

わが国では，2015 年 3 月厚生労働科学研究費補助金エイズ対策政策研究事業の「HIV 感染症の医療体制の整備に関する研究班」から出された「HIV 感染者の挙児希望にかかるカウンセリングガイドライン」[8]において，男性 HIV 陽性の serodiscordant couple に対して，ART によるウイルス抑制下での自然妊娠も選択肢に含まれることが明記されている 表2 。

C 精液洗浄によるウイルス除去

従来から，密度勾配法と swim up と組み合わせて RT-PCR にて HIV-1 陰性を確認した精子を用いて，人工授精[9]，あるいは IVF-ICSI[11] を施行し，妻や児への感染を起こさずに挙児を得たという報告は数多い。

我々も 0〜80% Percoll の連続密度勾配を使用し精液を遠心分離し，その後 swim-up を行うことでウイルスと精子を分離している[12]。ウイルス検出法としては，PCR 法が用いられる。現在我々は gag 領域を標的とした HIV-1 遺伝子の存在を高感度に検出することができる nested

〔Ⅱ 各論〕2. 男性不妊症と免疫

表2 男性が HIV 陽性の場合の挙児対応

精液検査	男性の血中 VL (copies/mL)	挙児対応
良好	<20	・感染リスクを説明したうえで，自己責任による排卵日の性交渉 ・より安全な方法を希望する場合は精子洗浄を用いた人工授精や体外受精・顕微授精
	≧20	・精子洗浄を用いた人工授精 ・より安全な方法を希望する場合は精子洗浄を用いた体外受精・顕微授精
不良	関係なし	・精子洗浄を用いた人工授精・体外受精・顕微授精

〔花房秀次. 体外受精における医学的情報と HIV 感染者の挙児希望への対応. In: 山本政弘，編. HIV 感染者の挙児希望にかかるカウンセリングガイドライン. HIV 感染症の医療体制の整備に関する研究班. 2015（平成27）年3月.〕

PCR を用いて洗浄精液の HIV-1 有無の確認をしている．これらの方法で得られた精子を用いて顕微授精を行った結果，319 例の胚移植によって 91 児を得ているが，妻・児への水平感染はこれまで 1 例も起こしていない[13]．

D 現在の精子洗浄技術の意義

　血中 HIV が抑制されていない例では従来型の精液洗浄と不妊治療が標準であるが，化学療法により血中ウイルスが長期間測定感度以下に保たれている症例では，自然妊娠が選択されうるし，その選択をしたとしても水平・垂直感染の危険性は非常に低い．

　しかし実際にきわめて低いが感染例が出ていることを考慮すると，次のような場合は不妊治療を行うべきであると考えられる．もとよりその場合，顕微授精など該当する不妊治療に伴う母児へのリスクも，通常の不妊治療と同様に説明するべきである．

1 男性不妊

　HIV 陽性の男性の精子は，陰性男性と比較して回収精子数が少なく，運動率が不良で，形態異常の割合が高いことが知られている[14]．不必要

な曝露を避けるため，妊娠を試みようとする夫婦は，まず夫の精子検査を受けるべきであることはわが国のガイドラインにも示されている 表1 .

2 複数回の性交で妊娠に至らない場合

女性が不妊症である確率は，3回以上のタイミングで妊娠しない場合には50%以上となる．このような場合には，それ以降のタイミング法を継続するか，不妊治療に移行するかを担当医とよく相談すべきであろう．

3 夫婦の希望

どのような方法で挙児を得るかは，最終的には夫婦の選択となる．洗浄精子を用いても感染の危険性も0ではないが，まだ自然性交による感染リスクは未知であることから，理論的に二次感染のリスクが低い従来の洗浄精子を用いた手法を選択することは否定できない．

E おわりに

これまでserodiscordant couple に対しては，治療が奏効しているかどうかにかかわらず，ほぼ全例に顕微授精などの不妊治療がすすめられてきた．

しかし今後は，目の前の患者夫婦が選択を行うのがもっとも妥当であるか，おそらく原病の治療医とともに，産婦人科担当医が説明をする場面が多くなってくると考えられる．その際には自然妊娠による性交はprospective なデータがまだ少ないこと，体外受精・顕微授精にも一定の懸念があることを説明したうえ，夫婦が今後自然妊娠できる可能性を正しく評価してリスクを納得したうえであれば，自然妊娠を考慮することは妥当なことであろう．一方で，精液性状が極端に悪い場合などの自然性交など，明らかに感染リスクを増加させるだけであるような方法は，すすめない勇気も患者のためには必要かもしれない．

感染症担当医と，産婦人科担当医，そしてカウンセラーの緊密な連携が，さらに必要になってくると考えられる．

〔Ⅱ 各論〕2. 男性不妊症と免疫

◀文献▶

1) Attia S, Egger M, Müller M, et al. Sexual transmission of HIV according to viral load and antiretroviral therapy: systematic review and meta-analysis. AIDS. 2009; 23: 1397-404.

2) Supervie V, Viard JP, Costagliola D, et al. Heterosexual risk of HIV transmission per sexual act under combined antiretroviral therapy: systematic review and bayesian modeling. Clin Infect Dis. 2014; 59: 115-22.

3) Donnell D, Baeten JM, Kiarie J, et al. Heterosexual HIV-1 transmission after initiation of antiretroviral therapy: a prospective cohort analysis. Lancet. 2010; 375: 2092-8.

4) Ferraretto X, Estellat C, Damond F, et al. Timing of intermittent seminal HIV-1 RNA shedding in patients with undetectable plasma viral load under combination antiretroviral therapy. PLoS One. 2014; 9: e88922.

5) Fertility problems: assessment and treatment. Nice Guideline. 〈https: //www.nice.org.uk/guidance/cg156/ifp/chapter/hiv-hepatitis-b-and-hepatitis-c#couples-where-the-man-is-hiv-positive〉(Accessed May 23rd, 2017)

6) Centers for Disease control and prevention. Recommendations for Use of Antiretroviral Drugs in Pregnant HIV-1-Infected Women for Maternal Health and Interventions to Reduce Perinatal HIV Transmission in the United States. p.B16-23
〈https://stacks.cdc.gov/view/cdc/7384〉(Accessed May 23rd, 2017)

7) Ethics Committee of American Society for Reproductive Medicine. Human immunodeficiency virus (HIV) and infertility treatment: a committee opinion. Fertil Steril. 2015; 104: e1-8.

8) 花房秀次. 体外受精における医学的情報とHIV感染者の挙児希望への対応. In: 山本政弘, 編. HIV感染者の挙児希望にかかるカウンセリングガイドライン. HIV感染症の医療体制の整備に関する研究班. 2015 (平成27) 年3月.

9) Savasi V, Ferrazzi E, Lanzani C, et al. Safety of sperm washing and ART outcome in 741 HIV-1-serodiscordant couples. Hum Reprod. 2007; 22: 772-7.

10) Chu MC, Pena JE, Thornton MH 2nd, et al. Assessing the treatment efficacy of IVF with intracytoplasmic sperm injection in human immunodeficiency virus-1 (HIV-1) serodiscordant couples. Reprod Biomed Online. 2005; 10: 130-4.

11) Sauer MV, Wang JG, Douglas NC, et al. Providing fertility care to men seropositive for human immunodeficiency virus: reviewing 10 years of experience and 420 consecutive cycles of in vitro fertilization and intracytoplasmic sperm injection. Fertil Steril. 2009; 91: 2455-60.

12) 久慈直昭, 上條慎太郎, 井上 治, 他. HIV患者男性に対する生殖医療. 産婦人科の実際. 2013; 62: 499-506.

9/HIV 患者男性と生殖医療

13) Inoue O, Kuji N, Ito H, et al. Clinical efficacy of a combination of Percoll continuous density gradient and swim-up techniques for semen processing in HIV-1 serodiscordant couples. Asian J Androl. 2017; 19: 208-13.

14) Bujan L, Sergerie M, Moinard N, et al. Decreased semen volume and spermatozoa motility in HIV-1-infected patients under antiretroviral treatment. J Androl. 2007; 28: 444-52.

〈久慈直昭　伊東宏絵　西 洋孝〉

3/ 子宮内膜症と免疫

1/ HLA（ヒト白血球抗原: human leukocyte antigen）

A 緒言

子宮内膜症（内膜症）の発症メカニズムは，Sampson の子宮内膜移植説と Meyer の体腔上皮化生説が有力であるが，いずれも逆流経血という現象に起因している．現在は，腹腔に逆流する内膜細胞の異所性生着や増殖を許容する宿主免疫環境が内膜症発症に関与していると考えられている．逆流経血を排除するシステムにおいて標的となるのは子宮内膜細胞の抗原（自己抗原）である．この排除システムには，内膜細胞上の HLA とそのリガンドをもつ腹腔免疫細胞の正の免疫応答が重要である．本項では内膜症における HLA の発現意義について知見を交え述べる．

B HLA の分類

HLA は，ヒト主要組織適合遺伝子複合体として体細胞表面に発現している．抗原提示細胞では，細胞内で消化したペプチドを細胞外に提示して自己・非自己認識に関与している．HLA は，クラス I とクラス II に分けられる．HLA-A，B，C，E，G はクラス I で，α 鎖（H 鎖）と β_2-microglobulin で構成される．一方，HLA-DR，DQ，DP などクラス II は，α 鎖と β 鎖で構成される．抗原提示細胞では，細胞膜の外側部分にクラス I は内因性ペプチドを，クラス II は外因性ペプチドを乗せ抗原提示を行う．HLA クラス I は，古典的 HLA クラス I（HLA-A，B，C）と非古典的 HLA クラス I（HLA-E，G，CD1）に分類される 図1 .

1/HLA（ヒト白血球抗原：human leukocyte antigen）

表1 子宮内膜症に関連した HLA とその Lignd

HLA	Ligand	シグナル（モチーフ）	文献
HLA-C	KIR2DL1（CD158a）	抑制型	文献 3
	KIR2DS5	活性型	文献 12
HLA-E	CD94/NKG2D	抑制型	文献 13
HLA-G	KIR2DL4	活性型	文献 8
MICA MICB ULBP	CD94/NKG2D	抑制型	文献 14

	クラスⅠ分子 古典的	クラスⅠ分子 非古典的	クラスⅡ分子
種類	HLA-A, B, C	HLA-E, G CD1	HLA-DR, DQ, DP
発現細胞	基本的にすべての有核細胞および血小板		マクロファージ, 樹状細胞, B 細胞などの抗原提示細胞, 活性化リンパ球
提示ペプチド	細胞内抗原由来		細胞外抗原由来

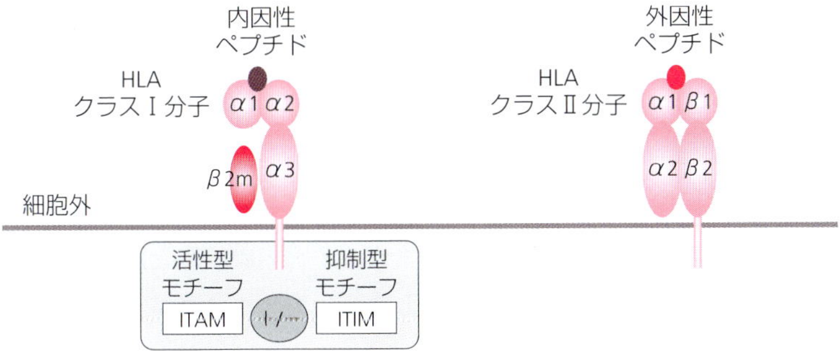

図1 HLA の分類

　HLA クラスⅠのレセプター（リガンド）には，TCR，CD8 と，ペア受容体に属する KIR，LILR，CD99/NKG2 ファミリーが存在する**表1**. これらは，抑制型と活性型の細胞外ドメインをもち，抑制型は細胞内の抑制型モチーフ（ITIM）で抑制シグナルを伝達する. 活性型は，活性型モチーフ（ITAM）を細胞内にもつアダプタータンパク質と会合して活性化シグナルを伝達する**図2**. このようにして抑制型と活性型で細胞傷害のバランスをとっている.

〔Ⅱ 各論〕3. 子宮内膜症と免疫

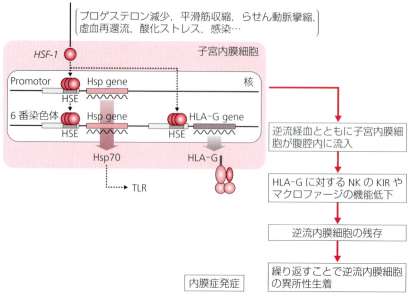

図2 HLA-G 発現の腹腔内免疫応答

C 内膜症における HLA と腹腔内免疫応答

　内膜症では，逆流経血中に含まれる子宮内膜細胞と間質細胞の処理機構の低下が示唆されている．これまで，腹腔マクロファージの貪食能低下や，腹腔・末梢血 NK 活性の低下[1]，T 細胞の機能低下，腹水中抑制性サイトカインなど負の免疫応答が報告されてきた．

　NK 活性低下の原因は，1995 年の抑制型 NK レセプターの同定[2]以降明らかとなってきた．従来 CD2，CD16，LFA-1 などの細胞傷害性レセプターが同定されていた NK 細胞に，HLA-C，HLA-G，HLA-E などを認識し，活性と抑制を調節型レセプター（KIR，ILT，CD94/NKG2など）が同定され，抑制型と内膜症との関わりが検討されている 図1．

D HLA-C

　筆者らは，HLA-C のリガンドである NK レセプター KIR2DL1 には，

抑制型モチーフが有意に多いことを明らかとした[3,4]．さらに，内膜症では抑制型KIR2DL1$^+$NK細胞が，腹腔・末梢血で有意に増加していることを明らかとした[3,4]．抑制型NK細胞増加は，HLA-C陽性内膜細胞への細胞傷害低下を示すが，末梢血におけるそれは個体自体が抑制型にシフトしていることを示唆し興味深い．

E HLA-G

HLA-Gは，妊娠絨毛に発現し，母体免疫系からの攻撃を回避し妊娠の維持に関わる分子として同定された[5]．その後，HLA-Gは妊娠のみならずストレスを受けた細胞にも熱ショックタンパクHspを介して発現することが報告された[6]．2006年，BarrierらによってHLA-Gが子宮内膜症組織に発現していることが報告され[7]，彼らは内膜症組織のHLA-Gは腹腔内ストレスに起因するとした．我々は，月経期において剥離上皮にHsp70とHLA-Gが発現し，腹腔内に流入していることを初めて証明した[8]．月経期は子宮内膜に生理的ストレスが生じ，HLA-Gが発現すると考えられる．腹腔では，HLA-Gを発現した内膜細胞をNK細胞が処理しているが，内膜症では，HLA-Gを認識する活性型NKレセプターKIR2DL4機能が低下していると考えられる[9]．つまりKIR2DL4は，活性型の野生型（10A）と抑制型の変異型（9A）で調節されているが，内膜症では抑制型にシフトしていると思われる．

F 抗原提示としてのHLA

マクロファージにとって抗原提示能は重要な機能である．抗原提示の場として免疫シナプスが注目されている．免疫シナプスでは，マクロファージとT細胞の細胞膜にlipid raftが形成され，接着因子により間隙が狭小化しHLA上の抗原情報を効率的に伝達する．筆者らは，内膜症マクロファージでは，raft形成には差がないが，HLAクラスI，II発現が低下し抗原提示が低下していることを示した[10,11]．HLA発現は腹水中のIFN-γと正相関にあり，IFN-γは内膜症群で低下していたことから[8]，HLA発現低下は，NK活性低下に伴うIFN-γ低下に関与するものと考えられた．

〔Ⅱ　各論〕3. 子宮内膜症と免疫

G おわりに

　有経婦人では，逆流内膜細胞に発現している HLA とそのレセプターとの免疫応答により腹腔から逆流内膜細胞を排除するシステムを有する．一方，内膜症では，抑制型 NK レセプターの存在やマクロファージの抗原提示能低下のため，内膜細胞が遺残すると考えられる．これを繰り返すことで，腹膜への異所性生着や増殖を生じ，内膜症を発症すると考える．以上，内膜症初期の病因には，抗原としてのまた抗原提示としての HLA 発現が強く関っている．

◀文献▶

1) Oosterlynck DJ, Konincky PR. Women with endometriosis show a defect in natural killer activity resulting in a decreased cytotoxicity to autologous endometrium. Fertil Steril. 1991; 56: 45-51.

2) Moretta A, Sivori S, Vitale M, et al. Existence of both inhibitory (p58) and activatory (p50) receptors for HLA-C molecules in human natural killer cells. J Exp Me. 1995; 182: 875-4.

3) Maeda N, Izumiya C, Fukaya T, et al. Killer inhibitory receptor CD158a overexpression among natural killer cells in women with endometriosis is undiminished by laparoscopic surgery and gonadotropin releasing hormone agonist treatment. AJRI. 2004; 51: 364-1.

4) Matsuoka S, Maeda N, Izumiya C, et al. Expression of inhibitory-motif killer immunoglobulin-like receptor, KIR2DL1, is increased in natural killer cells from women with pelvic endometriosis. AJRI. 2005; 53: 249-54.

5) Kovats S, Main EK, Librach C, et al. A class I antigen, HLA-G, expressed in human trophoblasts. Science. 1990; 248: 220-3.

6) Chang C, Murphy SP, Fervone S, et al. Differential in vivo and in vitro HLA-G expression in melanoma cells: potential mechanisms. Hum Immunol. 2003; 64: 1057-63. Review.

7) Barrier BF, Kendall BS, Sharpe-Timmis KL, et al. HLA-G is expressed by the glandular epithelium of peritoneal endometriosis but not in eutopic endometrium. Hum Reprod. 2006; 21: 864-9.

8) Kawashima M, Maeda, N, Izumiya C, et al. Human leukocyte antigen-G, a ligand for the natural killer receptor KIR2DL4, is expressed by eutopic endometrium only in the menstrual phase. Fertil Steril. 2009; 91: 343-9.

9) Goodridge JP, Witt CS, Christiansen FT, et al. KIR2DL4 (CD158d) genotype influences expression and function in NK cells. J Immunol. 2003; 171: 1768-74.

1/HLA（ヒト白血球抗原：human leukocyte antigen）

10) Kusume T, Maeda N, Izumiya C, et al. Human leukocyte antigen expression by peritoneal macrophages from women with pelvic endometriosis is depressed but coordinated with costimulatory molecule expression. Fertil Steril. 2005; 83 Suppl 1: 1232-40.

11) Yamamoto Y, Maeda N, Izumiya C, et al. Decreased human leukocyte antigen-DR expression in the lipid raft by peritoneal macrophages from women with endometriosis. Fertil Steril. 2008; 89: 52-9.

12) Nowak I, Płoski R, Barcz E, et al. KIR2DS5 in the presence of HLA-C C2 protects against endometriosis. Immunogenetics. 2015; 67: 203-9.

13) Galandrini R, Porpora MG, Stoppacciaro A. Increased frequency of human leukocyte antigen-E inhibitory receptor CD94/NKG2A-expressing peritoneal natural killer cells in patients with endometriosis. Fertil Steril. 2008; 89（5 Suppl）: 1490-6.

14) González-Foruria I, Santulli P, Chouzenoux S, et al. Soluble ligands for the NKG2D receptor are released during endometriosis and correlate with disease severity. PLoS One. 2015; 10: eo119961.

〈牛若昂志　前田長正〉

〔II 各論〕3. 子宮内膜症と免疫

2/ インターロイキン

A はじめに

　子宮内膜症は，子宮内膜あるいはその類似組織が子宮外で発育・増殖する疾患とされ，主には月経痛と不妊症を引き起こす慢性炎症性疾患である．インターロイキン（interleukin: IL）は，これまで30種類以上が知られているサイトカインの一群である．サイトカインは，免疫系や炎症反応の主要なメディエーターであり，IL，腫瘍壊死因子（tumor necrosis factor: TNF），インターフェロンなどのほか，さまざまな細胞増殖因子や分化誘導因子の総称である．

　IL は，主にリンパ球，単球，マクロファージなどの免疫反応に関与する白血球から分泌され，標的細胞に発現する受容体に結合してさまざまな生物活性を示す．IL は免疫系や炎症反応における作用だけでなく，細胞の増殖・分化，アポトーシス制御においても重要な役割を有する．これまでに，子宮内膜症患者の腹腔内環境を局所炎症の場と捉え，病態解明へのアプローチがなされてきた．本項では，子宮内膜症の病態における IL の作用について解説する．

B 子宮内膜症とサイトカイン

　子宮内膜症の発症機序はいまだ明らかではないが，腹腔内に逆流した月経血中の子宮内膜組織が生着し増殖するという移植説が広く支持されている．子宮内膜症患者の腹腔内貯留液（腹水）中には炎症性細胞が豊富に存在し，特に活性化されたマクロファージが大多数を占める．活性化マクロファージは，さまざまなサイトカインを分泌する産生源であり，骨盤内局所の炎症反応を維持する役割を有する．

　これまでに子宮内膜症患者の腹腔内貯留液に確認された IL についてまとめた 表1 ．私どもは，この中でも特に IL-6 と IL-8 に着目して研究を進めてきた．子宮内膜症患者の腹水には，TNF-α，IL-6 および IL-8 の濃度が高く，それらに相関がみられることや，IL-6 と IL-8 はマクロファージだけではなく，子宮内膜症細胞自体からも豊富に産生さ

270　　JCOPY 498-06088

2/ インターロイキン

表1 子宮内膜症患者の腹腔内貯留液中に増加しているインターロイキン（IL）

インターロイキン	報告者	雑誌名	年度
IL-1	Fakih, et al	Fertil Steril	1987
	Taketani, et al	Am J Obstet Gynecol	1992
IL-5	Koyama, et al	Int J Obstet Gynecol	1993
IL-6	Koyama, et al	Int J Obstet Gynecol	1993
	Reier, et al	J Clin Endocrinol Metab	1993
	Harada, et al	Am J Obstet Gynecol	1997
IL-8	Ryan, et al	Fertil Steril	1995
	Rana, et al	Fertil Steril	1996
	Iwabe, et al	Fertil Steril	1998
IL-10	Ho, et al	Hum Reprod	1997
	Punnonen, et al	Am J Obstet Gynecol	1996
IL-12 (p40)	Mazzeo, et al	J Clin Endocrinol Metab	1998
IL-15	Arici, et al	Hum Reprod	2003
IL-16	Koga, et al	Fertil Steril	2005
IL-18	Arici, et al	Fertil Steril	2003
	Oku, et al	Hum Reprod	2004
IL-25	Bungum, et al	J Reprod Immunol	2006

れていることを明らかにした[1].

C IL-6 と子宮内膜症合併不妊

　子宮内膜症に起因する不妊は，さまざまな機序により起こると考えられるが，ここでは，子宮内膜症合併不妊患者の腹水中 IL-6 の作用について解説する．子宮内膜症患者の腹水は，排卵された cumulus oocyte complex とともに卵管内に取り込まれ，精子の機能低下や受精障害の原因となると考えられている．

　IL-6 は，マクロファージや T 細胞などから産生され，さまざまな炎症・免疫疾患の病態に関与する．IL-6 は IL-6 受容体に結合し，gp130 と会合することによって初めて細胞内にシグナルを伝達する．IL-6 受容体には，膜結合型 IL-6 受容体と可溶性 IL-6 受容体（soluble IL-6R：sIL-6R）が存在し，同程度の IL-6 親和性を有する．

〔Ⅱ 各論〕3. 子宮内膜症と免疫

前述したように子宮内膜症患者の腹水中には，子宮内膜症のない患者に比べて IL-6 濃度が高いこと，腹水中濃度の IL-6 添加は，マウス 1 細胞期胚の発育を阻害することを示した[1]．次に，IL-6 がヒト精子機能に及ぼす影響について検討した．ヒト精子には IL-6 および膜結合型 IL-6 受容体の遺伝子発現はみられなかったが，gp130 の発現を認めた．正常精子を洗浄した後に，IL-6 および sIL-6R を単独あるいは併用添加して培養した結果，IL-6 あるいは sIL-6R の単独添加は精子運動率に影響を及ぼさなかったが，併用添加は精子運動率を時間依存性に低下させた[2]．

D IL-8 による子宮内膜症細胞の増殖

IL-8 は，急性炎症発生時にみられる標的細胞への好中球遊走・活性化，血管新生やがん化に関わる代表的な IL である．子宮内膜症患者の腹水中には高濃度の IL-8 が存在すること，IL-8 は卵巣チョコレート囊胞由来の培養子宮内膜症間質細胞の増殖を促進することを明らかにした[1]．

E TNF-α-NF-κB と IL-6 および IL-8 産生

TNF-α は細胞の増殖・分化，アポトーシスなどに関わるサイトカインであり，他のサイトカイン産生を誘導する作用がある．培養子宮内膜症間質細胞においては，TNF-α 添加が NF-κB（nuclear factor-kappa B）を活性化し，IL-8 産生を刺激して増殖を促進すること[3]，さらには COX（cyclooxygenase）2 発現を誘導してプロスタグランジン（PG）E2 産生を促進すること[4]を明らかにした．

NF-κB は細胞内では抑制タンパクである I-κB が結合した状態で存在し，核内移行が細胞質でブロックされている．そこに TNF-α が細胞膜表面の TNF 受容体に結合し，そのシグナルが細胞内に伝達されると，I-κB がリン酸化され NFκB から遊離して活性型となり，核内移行して IL-6 や IL-8 などの標的遺伝子の転写を促進する．培養子宮内膜症細胞においては，腹水中濃度の TNF-α 添加が NF-κB の活性化を誘導し，NF-κB 阻害薬である TPCK の投与により，IL-6 と IL-8 の産

2／インターロイキン

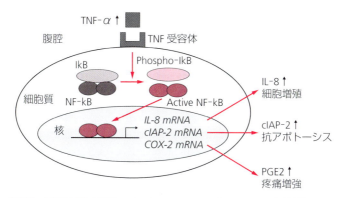

図1 子宮内膜症細胞におけるTNFαによるNFκB活性化

生が抑制された[3]．したがって，TNF-αはNF-κBを活性化することで，IL-6およびIL-8産生を促進することが明らかとなった．

最近，子宮内膜症細胞が有する「アポトーシス抵抗性」に関する成績を報告した[5,6]．子宮内膜症組織で発現亢進しているアポトーシス阻害因子（inhibitor of apoptosis protein：IAP）ファミリーについて検討した．培養子宮内膜症間質細胞において，TNF-α添加はIAPファミリーの中でも特にcIAP-2発現を増強させ，一方でIAP阻害剤は，TNF-αが誘導するNFκBリン酸化，IL-8産生および細胞増殖を抑制した[6]．これらの成績により，TNF-αがNF-κBを活性化して，cIAP-2発現，IL-8およびPGE2産生を促進するメカニズムを示した[3,6]．図1．

F おわりに

腹腔内マクロファージおよび子宮内膜症組織におけるILを中心としたサイトカインネットワークは，子宮内膜症の病態に密接に関与する．ILおよびその関連分子の役割を解明することで，それらを標的とした新規薬剤の開発が期待できると考える．

◀文献▶

1) Harada T, Iwabe T, Terakawa N, et al. Role of cytokine in endometriosis. Fertil Steril. 2001; 7: 665-70.
2) Yoshida S, Harada T, Lwabe T, et al. A combination of interleukin -6 and its

〔Ⅱ 各論〕3. 子宮内膜症と免疫

soluble receptor impairs sperm motility: implications in infertility associated with endometriosis. Hun Reprod. 2004; 19: 1821-5.

3) Sakamoto Y, Harada T, Horie S, et al. Tumor necrosis factor-α -induced interleukin-8 (IL-8) expression in endometriotic stromal cells, probably through NF-κB activation: gonadotropin-releasing hormone agonist treatment reduced IL-8 expression. J Clin Endocrinol Metab. 2003; 88: 730-5.

4) Takenaka Y, Taniguchi F, Miyakoda H, et al. Lipopolysaccharide promoted proliferation and invasion of endometriotic stromal cells via induction of cyclooxygenase-2 expression. Fertil Steril. 2010; 93: 325-7.

5) Uegaki T, Taniguchi F, Nakamura K, et al. Inhibitor of apoptosis proteins (IAPs) may be effective therapeutic targets for treating endometriosis. Hum Reprod. 2015; 30: 149-58.

6) Taniguchi F, Higaki H, Izawa M, et al. The cellular inhibitor of apoptosis protein-2 is a possible target of novel treatment for endometriosis. Am J Reprod Immunol. 2014; 71: 278-85.

〈谷口文紀　原田 省〉

3 / NK 細胞

　子宮内膜症は 20 代から 40 代の性成熟期女性に好発し，月経痛をはじめとする疼痛と不妊を主症状とする疾患である．生殖年齢女性の約 6～10%に発症し，内膜症女性の約 30～50%で不妊症を呈すると考えられる．子宮内膜症の発症には，免疫異常や感染・炎症が関与していると推定されているがその詳細は明らかではない．末梢血はもちろんのこと腹水中には免疫担当細胞である NK 細胞が存在するが，これらの NK 細胞の機能発現異常や機能分担異常が子宮内膜症の発症・進展に関与していると考えられている．

A　NK 細胞と子宮内膜症

　子宮内膜症発症の場である腹腔内の腹水中にはマクロファージ，NK 細胞などの免疫担当細胞が多く存在している．1992 年，Oosterlynck らが，末梢血および腹水中の NK 細胞活性低下を報告して[1] 以降，腹水中 NK 細胞活性低下が多数報告されている[2]．

　NK 細胞は，その細胞表面に発現する CD56 の発現強度（NK 細胞表面に発現する CD56 の発現の多さ）により CD56^{bright} 細胞と CD56^{dim} 細胞とに分類することができる．NK 細胞の 10%を占める CD56^{bright} 細胞は，子宮 NK 細胞の主構成成分であり，主としてサイトカイン産生に働く．また NK 細胞の 90%を占める CD56^{dim} 細胞は，末梢血 NK 細胞の主構成成分であり，主として細胞傷害性に働く．さらにこれらの NK 細胞はその表面に NK 細胞を活性化したり抑制したりする種々の表面抗原を発現する．これらの表面抗原は NK 細胞の細胞傷害性やサイトカイン産生において，さまざまな機能を有している．腹水中には CD56^{bright} 細胞，CD56^{dim} 細胞ともに存在するが，主たる細胞は CD56^{dim} 細胞である[3]．細胞傷害性を有する NK 細胞は活性性受容体である CD16 を発現する CD16^{+}/CD56^{dim} であるが，子宮内膜症においてはこの細胞については末梢血，腹水中ともに変動がみられない[3,4]．では，子宮内膜症における NK 細胞にはどのような変化が起こっているのであろうか？

〔II 各論〕3. 子宮内膜症と免疫

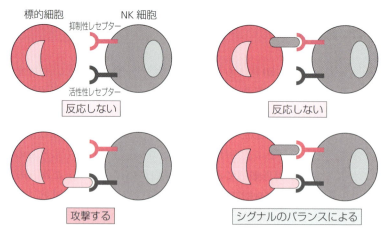

図1 ミッシングセルフ仮説
NK細胞は抑制性レセプターと活性性レセプターとを発現している．抑制性レセプターにも活性性レセプターにも結合するものがない場合，NK細胞は標的細胞に対して反応しない．また抑制性レセプターに結合した場合も同様に反応しない．
しかし，活性性レセプターに結合した場合，NK細胞は標的細胞を攻撃する．さらに抑制性レセプター，活性性レセプターともに結合する場合，シグナルのバランスにより標的細胞を攻撃するか否かが決定される．

B 子宮内膜症患者腹水中NK細胞における活性性および抑制性受容体発現とサイトカイン産生

　NK細胞の細胞傷害性は，その細胞表面に発現する活性性受容体と抑制性受容体のバランスにより規定される．細胞表面に活性性受容体を発現する場合には標的細胞，子宮内膜症発症においては子宮内膜細胞を攻撃しうるが，抑制性受容体を発現する場合には標的細胞を攻撃することができない 図1．
　子宮内膜症患者の腹水においてNK細胞における抑制性受容体であるCD158aの発現増加が報告されている[5]．すなわち非子宮内膜症患者ではNK細胞において抑制性受容体が発現しているため，卵管を通じて腹腔内に流入した子宮内膜細胞を除去しうるが，子宮内膜症患者では抑制性受容体発現が高く，子宮内膜細胞を除去できず，子宮内膜細胞の

生着を許容してしまう．またNK細胞に発現する活性性受容体である NKp46は子宮内膜症患者で低下している[3]．NKp46はNK細胞における universal markerであるともいわれている[6, 7]が，私どもの検討では，NKp46はすべてのNK細胞に発現するわけではなかった[8, 9]．また NKp46は細胞傷害性のみならず，NK細胞のサイトカイン産生にも関与することが示されている[10, 11]．さらにNK細胞におけるNKp46発現は子宮内膜症の重症度（R-ASRMスコア）と負の相関があり，重症度が増すにつれてNKp46発現は低下する．また子宮内膜症患者では腹水中NK細胞が産生するTNF-α，IFNγが増加しており，この増加は子宮内膜症の重症度と正の相関を認め，TNF-α，IFNγともにNK細胞におけるNKp46発現と負の相関を認めた[3]．TNF-α，IFNγともに血管新生に重要なサイトカインであり，これまで結果を総合すると，子宮内膜症患者腹水中NK細胞の抑制性受容体発現が増加，活性性受容体発現が低下することにより，NK細胞の細胞傷害性が低下し，月経時に卵管を通して腹腔内に入った子宮内膜細胞が生着，さらにはNK細胞がTNF-α，IFNγ産生を行うことにより，血管新生を行い，子宮内膜症が進展していくものと推察される 図2 ．

C 子宮NK細胞からみた不妊メカニズム

　黄体期から妊娠初期に子宮内膜間質中に最も多く存在する免疫担当細胞はNK細胞である．NK細胞は，実に子宮内膜リンパ球の70％を占め，NK細胞が妊娠の成立・維持に関与していることには疑念がない．不育症患者や着床不全患者の中には子宮NK細胞の細胞傷害性が増加しているものやNK細胞からのサイトカイン産生に異常をきたしているものがあることが知られており，このような子宮NK細胞の異常が不育症や着床不全の原因の1つとなっている可能性が考えられる．一方，子宮内膜症では，子宮内膜症患者が子宮内膜症のない女性から卵子提供を受けたときに高い妊娠率が得られることと，子宮内膜症患者が卵子提供をしたときの低い妊娠率から，子宮内膜症における不妊原因は腹腔内環境や卵の問題にあると考えられ，子宮内膜には大きな問題がないのではないかとも推測できる．では子宮内膜症における子宮NK細胞についてはどうなのであろうか？

〔Ⅱ 各論〕3. 子宮内膜症と免疫

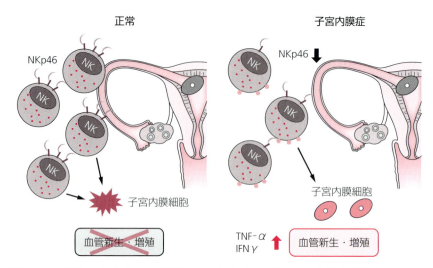

図2 NK 細胞における NCR 発現とサイトカイン産生からみた子宮内膜症

通常卵管を通して腹腔内に流入した子宮内膜細胞は，腹水中 NK 細胞による攻撃を受けるため，腹腔内に生着することはできない．しかし子宮内膜症患者では，腹水中 NK 細胞の NKp46 発現が低下しているため，NK 細胞の細胞傷害性が低下しており，子宮内膜細胞が腹腔内に生着しやすい状態となっている．さらに腹水中 NK 細胞による TNF-α 産生，IFNγ 産生が増加し，子宮内膜細胞の生着，増殖，血管新生を増加させているものと思われる．

　不育症患者における検討で，子宮内膜間質細胞中の NK 細胞は子宮内膜症を有する場合，先に述べた NK 細胞の NKp46 発現が低下する[12]．これは子宮 NK 細胞の細胞傷害性の低下を示しているとともに，NK 細胞の NKp46 発現は NK 細胞のサイトカイン産生と密接に関連している[10]ことから NKp46 サイトカイン産生能の変化を示しているものと考えられる．しかし子宮内膜症患者における子宮 NK 細胞の NKp46 発現には差がないとの報告もあることから，子宮内膜症患者の子宮 NK 細胞のふるまいについてはさらなる検討が必要である．

D NK 細胞からみた子宮内膜症の治療戦略

　子宮内膜症では，low dose estrogen progestin（LEP）製剤〔oral contraceptive pill（OCP）ともいう〕や dienogest が月経困難症の改善

3/NK 細胞

や経血量の軽減を目的として使用されている．これらの LEP 製剤や dienogest は，はたして免疫学的にみて有効な治療法なのであろうか？ LEP 製剤投与によって NK 細胞活性が低下することが示されている．この結果からすると子宮内膜症患者に LEP 製剤を投与した場合，NK 細胞からみると子宮内膜細胞の腹腔内への生着を許してしまう，すなわち子宮内膜症の進行を許容してしまうように思われる．我々は LEP 製剤あるいは dienogest を投与の有無による腹水中 NK 細胞につき検討した．LEP 製剤投与により腹水 NK 細胞上 NKp46 発現はコントロールと同等の NKp46 発現レベルまで増加した．さらに腹水 NK 細胞による TNF-α，IFNγ 産生も LEP 製剤投与により正常化（低下）する傾向を認めている．同様の変化は dienogest 投与でも認められ，LEP 製剤，dienogest といった子宮内膜症治療薬は，（LEP 製剤では NK 細胞活性を低下させてしまうものの，NK 細胞表面抗原発現や NK 細胞産生サイトカインからすると合目的な治療であると考えられる．

◀ 文献 ▶

1) Oosterlynck DJ, Meuleman C, Waer M. The natural killer activity of peritoneal fluid lymphocytes is decreased in women with endometriosis. Fertil Steril. 1992; 58: 290-5.

2) Ho HN, Wu MY, Yang YS. Peritoneal cellular immunity and endometriosis. Am J Reprod Immunol. 1997; 38: 400-12.

3) Funamizu A, Fukui A, Kamoi M, et al. Expression of natural cytotoxicity receptors on peritoneal fluid natural killer cell and cytokine production by peritoneal fluid natural killer cell in women with endometriosis. Am J Reprod Immunol. 2014; 71: 359-67.

4) Ho HN, Chao KH, Chen HF. Peritoneal natural killer cytotoxicity and CD25$^+$ CD3$^+$lymphocyte subpopulation are decreased in women with stage III-IV endometriosis. Hum Reprod. 1995; 10: 2671-5.

5) Zhang C, Maeda N, Izumiya C, et al. Killer immunoglobulin-like receptor and human leukocyte antigen expression as immunodiagnostic parameters for pelvic endometriosis. Am J Reprod Immunol. 2006; 55: 106-14.

6) Kopcow HD, Allan DS, Chen X, et al. Human decidual NK cells form immature activating synapses and are not cytotoxic. Proc Natl Acad Sci USA. 2005; 102: 15563-8.

7) El Costa H, Tabiasco J, Berrebi A, et al. Effector functions of human decidual NK cells in healthy early pregnancy are dependent on the specific engagement of

〔Ⅱ 各論〕3. 子宮内膜症と免疫

natural cytotoxicity receptors. J Reprod Immunol. 2009; 82: 142-7.

8) Fukui A, Ntrivalas E, Gilman-Sachs A, et al. Expression of natural cytotoxicity receptors and a2V-ATPase on peripheral blood NK cell subsets in women with recurrent spontaneous abortions and implantation failures. Am J Reprod Immunol. 2006; 56: 312-20.

9) Fukui A, Funamizu A, Fukuhara R, et al. The expression of natural cytotoxicity receptors (NCRs) and cytokine production on endometrial natural killer (NK) cells in women with recurrent pregnancy loss (RPL) or implantation failure, and the expression of NCRs on peripheral blood NK cells in pregnant women with a history of RPL. J Obstet Gynaecol Res. 2017.

10) Yokota M, Fukui A, Funamizu A, et al. Role of NKp46 expression in cytokine production by CD56-positive NK cells in the peripheral blood and the uterine endometrium. Am J Reprod Immunol. 2013; 69: 202-11.

11) Ghadially H, Horani A, Glasner A, et al. NKp46 regulates allergic responses. Eur J Immunol. 2013; 43: 3006-16.

12) Giuliani E, Parkin KL, Lessey BA, et al. Characterization of uterine NK cells in women with infertility or recurrent pregnancy loss and associated endometriosis. Am J Reprod Immunol. 2014; 72: 262-9.

〈福井淳史〉

4 / 制御性 T 細胞

A 子宮内膜症と免疫

　子宮内膜症患者では健常者と比較し，Th2 や Th17 などの effector immune 細胞や，TNF-α，IL-6，IL-8，CCL2 などの炎症性サイトカインが局所で上昇している．これらの炎症性サイトカインを子宮内膜症性卵巣囊胞由来の間質細胞に添加すると濃度依存的な増殖がみられることから，炎症性サイトカインは子宮内膜症の増悪因子と考えられている[1]．しかしながら，子宮内膜症ではなぜこれらの免疫細胞や炎症性サイトカインが増加しているのかについてはわかっていない．

B 制御性 T 細胞（regulatory T cell: Treg）

　制御性 T 細胞（Treg）は，1995 年に坂口志文によって発見された免疫応答を抑制する働きを司る T 細胞の一種である[2]　図1．正常な免疫系は，病原微生物などの異物に対して反応し除去するが，自己は寛容し攻撃しないようにしている．制御性 T 細胞は免疫自己寛容に必須の細胞であり，CD4 陽性 T 細胞の約 10 ％ を占める．制御性 T 細胞は，

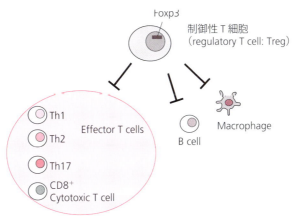

図1 制御性 T 細胞の免疫抑制作用

〔Ⅱ 各論〕3.子宮内膜症と免疫

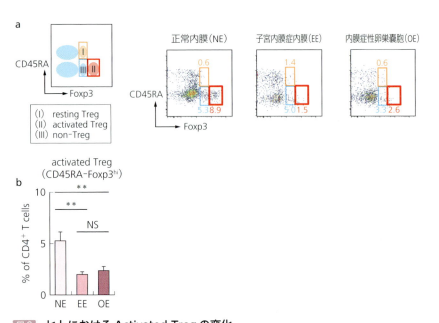

図2 ヒトにおける Activated Treg の変化
(Tanaka Y, J Clia Endo crinol Metab. 2017; 102. 3206-17[7]) より一部改変)

Foxp3 という転写因子を特異的に発現しており，Foxp3 は制御性 T 細胞の分化や機能に関わる重要な因子である[3]．制御性 T 細胞以外の免疫活性を有する T 細胞は effector T 細胞と総称される．制御性 T 細胞が免疫応答を抑制する機序について，これまで数多く報告されているが，現在のところ，最も重要な作用は effector T 細胞を抑制することである[4]．

C activated Treg

Foxp3 が key marker のため，Foxp3 陽性細胞がすべて免疫抑制能をもつ制御性 T 細胞と考えられてきた．しかし，Foxp3 陽性細胞の中には炎症性サイトカインを産生し，免疫抑制能がない細胞も含まれることがわかってきた．Miyara らによると，Foxp3 と CD45RA で分画される CD45RA 陰性かつ Foxp3 強陽性の細胞が真に免疫抑制能を有する activated Treg である[5] 図2a．

4/ 制御性 T 細胞

D 子宮内膜症と制御性 T 細胞

これまでの子宮内膜症における制御性 T 細胞についての研究は，Foxp3 の発現を中心に検討されてきた．2010 年に Berbic らは子宮内膜症患者では分泌期に Foxp3 発現が増加していることを報告している．彼らは，制御性 T 細胞の増加が異所性子宮内膜を寛容し生着を助けているのではないかと考察している[6]．

E 子宮内膜症と activated Treg

子宮内膜症患者と非子宮内膜症患者の血液・腹水・正所性内膜・子宮内膜症性卵巣囊胞を採取し，activated Treg の割合を検討したところ，子宮内膜症患者の正所性子宮内膜，子宮内膜症性卵巣囊胞では，非子宮内膜症患者の正所性内膜と比べ，activated Treg が減少していた 図2a, b [7]．血液や腹水では，子宮内膜症患者と非子宮内膜症患者との間に差を認めなかった．同一患者群での臓器別の分布の違いを検討すると，子宮内膜症患者では内膜の activated Treg は血液や腹水と同等であったが，非子宮内膜症患者では血液や腹水よりも内膜で activated Treg が増加していた．

F 子宮内膜症モデルマウス

ヒトでは子宮内膜症患者で activated Treg の減少がみられたが，activated Treg の減少が子宮内膜症自体に作用するのかどうかを検討するため，子宮内膜症モデルマウスを用いて検討した．Foxp3^{DTR} マウスはジフテリアトキシン（DT）投与後に Foxp3 を一時的に減少させることができるマウスである．Treg が減少している Foxp3^{DTR}/DT マウスでは，コントロールである WT/DT マウスと比較し囊胞の数や重さの増加を認めた 図3．それらのマウスではと IL-6 や IL-8 のホモログである MIP-1 などの炎症性サイトカインが増加しており，また血管新生因子である VEGF も増加していた．Treg の減少により effector immune 細胞が活性化し，炎症性サイトカインや血管新生因子を増加させ，病変の増悪を引き起こすと考えられる．

〔Ⅱ 各論〕3. 子宮内膜症と免疫

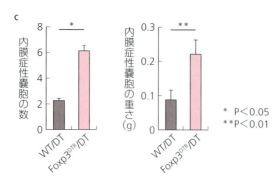

図3 子宮内膜症モデルマウスの病変に対するTregの効果
(Tanaka Y, J Clia Endo crinol Metab. 2017; 102. 3206-17[7]) より一部改変)

G まとめ

　子宮内膜症患者ではactivated Tregが減少しており，effector immune細胞が活性化することで，炎症性サイトカインや血管新生因子が増加し子宮内膜症を悪化させている可能性が示唆された 図4．今後の研究により，新たな免疫学的な子宮内膜症の治療薬の開発が望まれる．

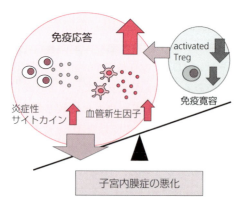

図4 新しい子宮内膜症における免疫の概念

◀文献▶

1) Harada T, Iwabe T, Terakawa N. Role of cytokines in endometriosis., Fertil Steril, 2001; 76: 1-10.

2) Sakaguchi S, Sakaguchi N, Asano M, et al. Immunologic self-tolerance maintained by activated T cells expressing IL-2 receptor alpha-chains (CD25). Breakdown of a single mechanism of self-tolerance causes various autoimmune diseases. J Immunol. 1995; 155: 1151-64.

3) Hori S, Nomura T, Sakaguchi S. Control of regulatory T cell development by the transcription factor Foxp3. Science. 2003; 299: 1057-61.

4) 坂口志文. 第7章C 免疫制御のメカニズム（制御性T細胞）. In: 谷口克, 監. 標準免疫学 第3版. 東京: 医学書院; 2013.

5) Miyara M, Yoshioka Y, Kitoh A, et al. Functional delineation and differentiation dynamics of human CD4$^+$T cells expressing the FoxP3 transcription factor. Immunity. 2009; 30: 899-911.

6) Berbic M, Hey-Cunningham AJ, Ng C, et al. The role of Foxp3$^+$regulatory T-cells in endometriosis: a potential controlling mechanism for a complex, chronic immunological condition. Hum Reprod. 2010; 25: 900-7.

7) Tanaka Y, Mori T, Ito F, et al. Exacerbation of endometriosis due to regulatory T cell dysfunction. J Clin Endocrinol Metab. 2017. 102: 3206-17.

〈田中佑輝子　北脇 城〉

〔Ⅱ 各論〕3. 子宮内膜症と免疫

5 / 子宮内膜症におけるレニン‐アンジオテンシン系

A はじめに

　　子宮内膜症は，生殖可能な年齢の女性において発症し，骨盤痛や不妊の原因となる婦人科疾患である．子宮内膜症の病因論については未解明であるが，月経血の逆流，体腔上皮化生，脈管転移などが，主な原因であることが示されてきている．しかしながらどれも子宮内膜症のすべての病態を十分説明できるものはない．月経血逆流は，全女性の約80%において起こりうるとされるが，子宮内膜症は女性の約10〜20%においてのみ発症するに過ぎない．子宮内膜が，子宮以外の場所において排除されずに残存し続ける何らかのメカニズムが存在する可能性が示唆されている．子宮内膜組織が移植する際に新たな血流の形成は重要であり，子宮内膜症の病態において血管新生や血管リモデリングは重要である．異所性子宮内膜は prostaglandin（PG）を産生することが知られている．PGは炎症や疼痛に関連するだけでなく子宮内膜症の病態に関連していると考えられている．特にPGE2は細胞増殖，アポトーシスの抑制，免疫抑制，血管新生に関連している．子宮内膜症病巣ではPGの律側酵素である cyclooxygenase-2（COX-2）や COX-2 産物である PGH_2 を PGE_2 へ変換する誘導型 microsomal prostaglandin E synthase-1（mPGES-1）mRNA が増加していることが報告されている[1-3]．

B レニン‐アンジオテンシン系

　　心血管系遺伝子は，腫瘍増殖を調節し，血管関連遺伝子を変化させ，angiogenesis と関連していることが判明し，種々の腫瘍との関連が報告され，子宮内膜症や子宮腺筋症との関与が示唆される．レニン‐アンジオテンシン系 rennin-angiotensin system（RAS）は，血管緊張，腎における血行力学，水電解質バランスを調節し，血圧を変化させている．angiotensin I は angiotensin-converting enzyme（ACE）により angiotensin II に変換される．angiotensin II receptor には Type1（AT_1 receptor），Type 2（AT_2 receptor）が存在する[4]．AT_1 receptor は細胞増殖や

286

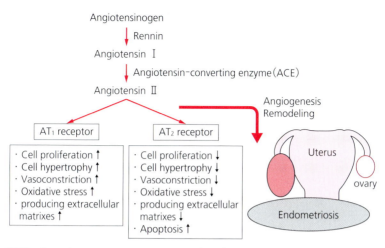

図1 Rennin-angiotensin system（RAS）
(Burke SD, et al. Am J Reprod Imunol. 2010. 63: 472-81[4] 改変)

炎症細胞浸潤と関連があるといわれている．一方 AT_2 receptor は細胞増殖抑制，抗炎症作用，アポトーシスの誘導と関連があるといわれ，概ね AT_1 receptor と AT_2 receptor は相反する作用をもつといわれている．そのため病態と AT_1/AT_2 receptor 発現比との関係が注目されている 図1．

C 子宮内膜におけるレニン-アンジオテンシン系

　ヒト子宮内膜における angiotensin receptor の発現は 1989 年に Whitebread らが報告したことに始まる[5]．さらに，子宮内膜間質細胞 endometrial stromal cells（ESC）において angiotensin II は，angiotensin I receptor を介して調節されていることが報告された．angiotensin II は，子宮内膜間質細胞（ESC）において angiotensin receptor を介して細胞内カルシウム濃度を増加させる．また，ラットの子宮内膜間質細胞（ESC）において angiotensin II は，calcineurin/NFAT シグナルを活性化し，COX-2 の発現を誘導することが報告された[6]．子宮内膜症においては，COX-2 遺伝子の overexpression が子宮内膜組織の増殖に関与していると考えられる．これらは COX-2 遺伝子の転写の促進因子と

〔II 各論〕3. 子宮内膜症と免疫

RAS系との関係を示唆する所見と考えられる.

D 子宮内膜症病巣におけるアンジオテンシン受容体の発現

我々は,子宮内膜症病巣における angiotensin II type1（AT_1）,type2（AT_2）receptor 発現および,COX-2,mPGES-1 との相関を解析し子宮内膜症の病態と関連しているか検討した[7].

免疫組織化学染色より AT_1, AT_2 receptor は正所性子宮内膜および子宮内膜症病巣においていずれもタンパク発現が認められた.コントロール群（非子宮内膜症群）の正所性子宮内膜 AT1 receptor mRNA 発現は,月経周期における有意な差は認められなかった.卵巣子宮内膜症性嚢胞壁における AT_1 receptor mRNA 発現はコントロール群の増殖期正所性子宮内膜に比較し増加し傾向を示したが有意差は認められなかった.一方,卵巣子宮内膜症性嚢胞壁における AT_1 / AT_2 mRNA 発現比はコントロール群の増殖期正所性子宮内膜および子宮内膜症群の増殖期正所性子宮内膜に比較し有意に増加していた.

子宮内膜症組織における AT_1 receptor mRNA 発現は,mPGES-1 と正の相関を認めた.非子宮内膜症群の正所性子宮内膜における検討では AT_2 receptor mRNA と mPGES-1 mRNA との間に有意な相関を認めた.このことにより正所性子宮内膜における mPGES-1 発現は AT_2 receptor による制御性調節を受けていると思われる.子宮内膜症病巣における mPGES-1 発現は AT_1 receptor の影響を強く受け活性化状態にあると推測される.AT_2 receptor は AT_1 ヘテロダイマーを形成し,receptor AT_1 receptor の活性化に対し拮抗作用を示すことが報告されている.

本検討から RAS 系が AT_1, AT_2 receptor を介して細胞増殖や血管新生に影響することで子宮内膜症の病態にも関与している可能性が示唆された.以上より RAS 系と PGE2 合成系に関連があることが示唆され,RAS 系がアラキドン酸カスケードを介して子宮内膜症の病態に関連がある可能性が考えられた.また子宮内膜症による疼痛といった臨床症状との関連も推測される.

288

a) 子宮内膜症局所におけるレニンアンジオテンシン系の作用

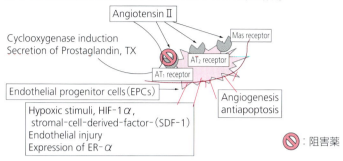

b) アンジオテンシンレセプター

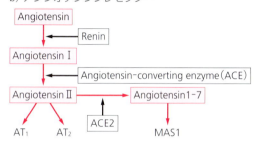

図2 子宮内膜症局所におけるアンジオテンシンの作用

E AT1 receptors の制御と子宮内膜症治療

　AT1レセプター作用としては血管新生，細胞増殖，炎症反応やアポトーシスの抑制を促進する働きがある．近年高血圧症の治療で使用されるアンジオテンシン受容体拮抗薬（ARB）の多くはAT_1レセプター阻害薬である．ロサルタンはAT_1レセプター阻害薬であるが，VEGF抑制作用や乳癌，子宮内膜癌の抑制作用が報告されている．また子宮内膜症様病巣においてアンジオテンシン受容体拮抗薬（ARB）であるテルミサルタン投与によって，病巣の血管新生や増殖が抑えられたと報告されている[8]．さらにロサルタンによりラットのモデルにおいて実験的内膜症病巣を縮小することが示された 図2a ．

　このような観点からヒト子宮内膜症治療にARBが治療に応用できる可能性がある．またAT_1レセプターは卵巣における卵胞発育や分化と関連が指摘されているため副作用にも十分に検討していく必要があり，さらなる検討が必要である．

〔Ⅱ 各論〕3. 子宮内膜症と免疫

F おわりに

　　アンジオテンシンⅡはアンジオテンシンⅠより ACE によって変換されることが一般的に知られているが，近年 ACE2 が発見され，アンジオテンシンⅠをアンジオテンシン（1-9）へ分解するとともにアンジオテンシンⅡをアンジオテンシン（1-7）へ分解することが明らかになった[9]．アンジオテンシン（1-7）は血管拡張作用を有するが，その受容体ががん遺伝子の mas であることが明らかになった[10]．Mas 受容体は AT1，AT2 レセプターと異なる新たな受容体として注目を集めている．
　このように新たな RAS 系の経路と正所性子宮内膜や子宮内膜症病巣における関連は現在検討している 図 2b．今後，AT_1，AT_2 レセプターのみならず MAS-1 レセプターを含めた受容体をターゲットとした子宮内膜症の研究，さらに治療薬の開発が望まれる．

◆文献▶

1) Ota H, Igarashi S, Sasaki M, et al. Distribution of cyclooxygenase-2 in eutopic and ectopic endometrium in endometriosis and adenomyosis. Human reproduction. 2001; 16: 561-6.

2) Chishima F, Hayakawa S, Sugita K, et al. Increased expression of cyclooxygenase-2 in local lesions of endometriosis patients. Am J Reprod Immunol. 2002; 48: 50-6.

3) Chishima F, Hayakawa S, Yamamoto T, et al. Expression of inducible microsomal prostaglandin E synthase in local lesions of endometriosis patients. Am J Reprod Immunol. 2007; 57: 218-26

4) Burke SD, Barrette VF, Gravel J, et al. Uterine NK cells, spiral artery modification and the regulation of blood pressure during mouse pregnancy. Am J Reprod Immunol. 2010; 63: 472-81.

5) Whitebread S, Mele M, Kamber B, et al. Preliminary biochemical characterization of two angiotensin II receptor subtypes. Biochem Biophys Res Commun. 1989; 163: 284-91.

6) Abraham F, Sacerdoti F, De Leon R, et al. Angiotensin II activates the calcineurin/NFAT signaling pathway and induces cyclooxygenase-2 expression in rat endometrial stromal cells. PloS one. 2012; 7: e37750.

7) Nakao T, Chishima F, Sugitani M, et al. Expression of angiotensin II type 1（AT1）and type2（AT2）receptors in endometriotic lesions. Gynecol Obstet Invest. 2017; 82: 294-302.

5/ 子宮内膜症におけるレニン - アンジオテンシン系

8) Nenicu A, Korbel C, Gu Y, et al. Combined blockade of angiotensin II type 1 receptor and activation of peroxisome proliferator-activated receptor-gamma by telmisartan effectively inhibits vascularization and growth of murine endometriosis-like lesions. Hum Reprod. 2014; 29: 1011-24.

9) Chappell MC. Emerging evidence for a functional angiotensin-converting enzyme 2-angiotensin- (1-7) -MAS receptor axis: more than regulation of blood pressure? Hypertension. 2007; 50: 596-9.

10) Santos RA, Simoes e Silva AC, Maric C, et al. Angiotensin- (1-7) is an endogenous ligand for the G protein-coupled receptor Mas. Proc Nat Acad Sci USA. 2003; 100: 8258-63.

〈千島史尚　中島隆広　仲尾岳大　川名 敬〉

〔Ⅱ 各論〕3. 子宮内膜症と免疫

6 / 子宮内膜症と STAT3

A STAT3 とは

シグナル伝達兼転写活性化因子（signal transducer and activator of transcription：STAT）はシグナル伝達系のタンパク質である．STAT ファミリーは現在 7 種類（STAT1, STAT2, STAT3, STAT4, STAT5A, STAT5B, STAT6）の存在が確認されている．

STAT3 は炎症性サイトカインであるインターロイキン -6（IL-6），白血病抑制因子（leukemia inhibitory factor：LIF），レプチン，上皮成長因子（epithelial growth factor：EGF）などにより活性化する．まず，増殖因子やサイトカインが受容体に結合するとヤヌスキナーゼ（Janus kinase：JAK）が活性化する．活性化 JAK が STAT3 をリン酸化することにより活性化 STAT3 となる．STAT3 は活性化されていない状態では細胞質に存在し，リン酸化により 2 量体となると核内に移行する．そして標的遺伝子プロモーター領域に結合し，転写を促進する．JAK-STAT 経路のシグナル伝達異常はがん，アレルギー，自己免疫疾患など多くの疾患と関連しており，STAT3 の異常発現，恒常的発現，活性化亢進が認められる．STAT3 は組織損傷，炎症に応答する遺伝子の発現を誘発する．炎症以外にも，STAT3 は発生・分化・運動・増殖・免疫・がん化・アポトーシス抑制など多岐にわたる関与が推定されている．近年，STAT3 が腸炎や関節リウマチの進展に重要な働きをすることが明らかになった．また，マウスの *stat3* 遺伝子が欠損すると早期胚の段階で致死的となることから初期胚の成長に不可欠な因子であることがわかっている．

婦人科領域でも，着床，月経・分娩後の子宮再構築，がん，子宮内膜症において STAT3 が重要な役割を果たすことが報告されている．受精卵の着床，月経や分娩後の子宮再生への関与は正常な恒常性維持に関する反応であるとすると，子宮体癌・子宮頸癌・卵巣癌，子宮内膜症の発症・進展に関しては，STAT3 が異常発現・異常活性化している状態と捉えることができる 図1．STAT3 は腫瘍細胞で活性化しており，細胞増殖や細胞の移動に関与することが明らかになってきた．

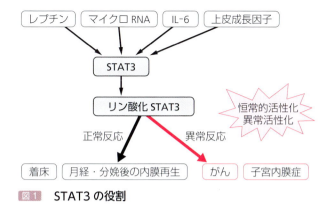

図1　STAT3の役割

　子宮内膜症でも細胞増殖促進，アポトーシス抑制，血管新生亢進，慢性炎症を認めることからSTAT3の関与についての研究が行われている．

B　子宮内膜症とSTAT3

　子宮内膜症の発症，進展には免疫学的異常が関与していることが知られている．本来子宮内膜に存在するはずの組織が子宮外に生着・進展することから何らかの免疫応答の異常が起きていると考えられる．つまり，子宮内膜症病変が形成されるには自然免疫反応が低下すること，もしくは免疫反応の過剰により子宮内膜症の病態が形成されると推測される．子宮内膜症の免疫機構に関与する因子は貪食細胞（好中球，マクロファージ），ナチュラルキラー細胞（NK細胞），インターロイキン（IL）などのサイトカインがあげられる．サイトカインは主に活性化マクロファージやリンパ球で産生されるポリペプチドで，さまざまな細胞内シグナル伝達を促進する．

　子宮内膜症患者の子宮内膜でリン酸化STAT3発現が亢進していると報告されている[1]．また，STAT3を抑制する因子であるprotein inhibitor of activated STAT3（PIAS3）の発現が低下していることが子宮内膜症でSTAT3が活性化する原因であるという報告がある[2]．STAT3の活性化は，異所性子宮内膜の炎症を促進すると考えられ，子宮内膜症の主な症状である慢性骨盤痛や不妊をもたらす可能性がある．

〔Ⅱ 各論〕3. 子宮内膜症と免疫

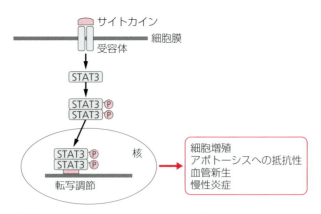

図2 子宮内膜症における STAT3 の働き

　他にも，子宮内膜症組織にてリン酸化 STAT の高発現を認め，子宮内膜症の進展に STAT3 と M2 マクロファージの相互作用が関連しているという報告がある[3]．我々は，子宮内膜間質細胞を用いてマイクロRNA（miR-210）発現と STAT3 活性化との関連を調べ，正常子宮内膜間質細胞に miR-210 を強制発現させると STAT3 活性化が有意に亢進したことを示した[4]．STAT3 経路活性化との関係はマイクロ RNA の種類によりさまざまである．JAK-STAT 経路のシグナル伝達を抑制するマイクロ RNA や，JAK-STAT 経路からのシグナルにより発現が亢進したマイクロ RNA が JAK-STAT 経路を活性化させるというポジティブフィードバックも確認されている．

　子宮内膜症病態への STAT3 の関与について次のような仮説が考えられる．あるサイトカインが受容体に結合することでシグナルが連鎖的に細胞内に伝達される．サイトカイン受容体のチロシンキナーゼや JAK が活性化し，STAT3 が 2 量体を形成し，子宮内膜症の形成に関与する遺伝子の転写を促進する 図2．これらのシグナル伝達から産生されたマクロファージなどによる炎症性刺激の結果，子宮内膜症病変は慢性炎症を引き起こす．慢性炎症とは長期間の持続的な炎症で，組織障害と治癒が同時に進行する状態である．炎症細胞により組織が破壊される一方，血管新生，線維化による組織修復が行われる．近年，慢性炎症ががん，自己免疫性疾患や生活習慣病の原因となることがわかってきた．子宮内膜症も慢性炎症が深く関わっていることが明らかになっている．

6/ 子宮内膜症と STAT3

C STAT3 阻害薬

　がん，自己免疫性疾患において STAT3 阻害薬の臨床応用への研究がすすんでいる．多くのがんで STAT3 の発現亢進，異常リン酸化を認めている．IL-6/STAT3 経路ががんの進展に深く関わることから，この経路を遮断する薬が抗がん剤（分子標的薬）として検討されてきている．STAT3 阻害薬は主に，チロシンキナーゼ阻害薬（JAK 阻害薬），2 量体形成阻害薬，脱リン酸化薬の 3 種類に分類される．

　ナパブカシンは STAT3 をターゲットとし，がん幹細胞の維持に必要な遺伝子発現を阻害する新しい機序をもつ．胃または食道胃接合部腺癌，結腸直腸癌などで臨床応用が期待されている．ナパブカシンはまた，併用する抗がん剤の効果を高めると報告されている．

　子宮内膜症においては STAT3 阻害薬の臨床応用への動きはみられないものの，我々は治療薬としての可能性を検討している．STAT3 阻害薬（WP1066，S31-201，Cryptotanshinone）を子宮内膜症間質細胞に投与し，細胞増殖抑制・アポトーシス促進・VEGF 産生抑制効果を確認した[4]．

D おわりに

　子宮内膜症の病態形成には他の慢性炎症性疾患同様，STAT3 活性化に関する経路が深く関与していると考えられる．今後も STAT3 に関して，他分野での研究や STAT3 阻害薬臨床応用の動向に目を向けるとともに，子宮内膜症での研究の発展を期待する．

◀ 文献 ▶

1) Kim BG, Yoo JY, Kim TH, et al. Aberrant activation of signal transducer and activator of transcription-3 (STAT3) signaling in endometriosis. Hum Reprod. 2015; 30: 1069-78.

2) Yoo JY, Jeong JW, Fazleabas AT, et al. Protein inhibitor of activated STAT3 (PIAS3) is down-regulated in eutopic endometrium of women with endometriosis. Biol Rprod. 2016; 95: 1-7.

3) Itoh F, Komohara Y, Kakaishi K, et al. Possible involvement of signal transducer and activator of transcription-3 in cell-cell interactions of peritoneal

〔Ⅱ 各論〕3. 子宮内膜症と免疫

macrophages and endometrial stromal cells in human endometriosis. Fertil Steril. 2013; 99: 1705-13.
4) Okamoto M, Nasu K, Abe W, et al. Enhanced miR-210 expression promotes the pathogenesis of endometriosis through activation of signal transducer and activator of transcription 3. Hum Reprod. 2015; 30: 632-41.

〈平川東望子　奈須家栄　楢原久司〉

7／ロイコトリエン受容体

A はじめに

子宮内膜症は生殖年齢での発症が多い慢性炎症性増殖性疾患である．その成因は未だに解明されていないため，発生機序に基づいた治療がなされていない現状にある．不妊症合併症例も多いことから，性周期を維持し妊娠率を改善させる治療が望まれる．

近年，子宮内膜症におけるロイコトリエン（LT）の関与と新たな治療法としての抗ロイコトリエン受容体拮抗薬の効果が報告されている．本稿では抗ロイコトリエン受容体拮抗薬の今後の治療薬としての可能性に関して概説する．

B ロイコトリエン（LT）

LT はアラキドン酸の膜結合型 5-lipoxygenase（ALOX5）代謝産物として発見され，分子内にペプチドを有する LTC_4, LTD_4, LTE_4（CysLT: cysteinyl leukotriene）と，ペプチドを有さない LTB_4 に大別される．細胞膜のリン脂質から遊離されたアラキドン酸に ALOX5 や 5-lipoxygenase activating protein（FLAP）により LTA_4 が産生される．LTA_4 は不安定なため LTC_4 合成酵素により LTC_4 となり，さらには LTD_4, LTE_4 へと変化する．これらは主に血管収縮，気道の平滑筋収縮を起こす．また，LTA_4 は LTA_4 hydrogenase により LTB_4 にも変化して，血管透過性の亢進や白血球遊走能をもつ 図1 [1, 2]．LT 産生酵素の最初の酵素である ALOX5 は好中球，好塩基球，単球，マクロファージ，肥満細胞，好酸球，B リンパ球上に存在する．単球とマクロファージは LTC_4 と LTB_4 の両方を産生し，肥満細胞と好酸球は主に LTC_4 を産生し，好中球は LTB_4 を産生する．LTC_4, LTD_4, LTE_4 は細胞膜状にある $CysLT_1$ 受容体，および $CysLT_2$ 受容体に LTB_4 は LTB_4 受容体の BLT_1，および BLT_2 に結合して種々の薬理作用を発揮する [2]．LT は生体内で主として肺 [3, 4]，子宮 [5, 6] に存在するほか，腎臓，皮膚，心臓，肝臓にも存在する．喘息発作には $CysLT_1$ 受容体を介した LT が関与し，

〔Ⅱ 各論〕3. 子宮内膜症と免疫

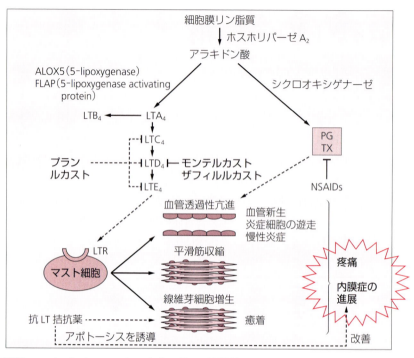

図1 ロイコトリエンによる疼痛と抗LT拮抗薬の作用機序
藤原貫行, 他. 産婦人科の実際. 2009; 58: 1125-30[1]. 根津幸穂, 他. 産婦人科の世界. 2006; 58: 629-35[2].

気管支平滑筋を収縮させ気道の狭窄を起こすと考えられている. 一方, 子宮筋および子宮内膜にも $CysLT_1$ 受容体が存在することが報告されている.

C ロイコトリエンと月経痛

アラキドン酸カスケードには2つの経路があり, 1つはcyclooxygenase (COX) によるprostaglandin (PG) やthromboxane (TX) 合成経路, もう1つは先述のLT合成経路である. 炎症が起きると細胞膜のホスホリパーゼ A_2 が活性化され, 細胞膜のリン脂質からアラキドン酸が遊離される. 遊離されたアラキドン酸はCOXの作用で PGH_2 となり, 種々の合成酵素により生理活性をもつ様々なPGに変換される. COX

には COX-1 と COX-2 が存在する．胃を例にすると胃粘膜を保護する PG は COX-1 から産生され，炎症部位では IL-1，TNF-α などの刺激により線維芽細胞，マクロファージ，血管内皮細胞へ誘導された COX-2 が産生する PG が炎症の増強に関わる．このように PG は発痛物質であるブラジキニンが作用する閾値を下げることにより，疼痛を増強する．

　1970 年代には子宮内膜症の疼痛の原因として，主にアラキドン酸カスケードにおける PG の産生による子宮平滑筋収縮が大きく関与すると考えられてきた[8, 9]．実際に月経期の子宮内膜や血中の PG 濃度は高い．月経期に PG 合成阻害薬を投与すると血中 PG 濃度は低下して，子宮筋の収縮を抑制し，疼痛を抑制することが報告されている．一方 COX-2 を阻害する NSAIDs（例：ロキソニン®）は現在も月経痛の抑制のため幅広く投与されている．しかし NSAIDs では鎮痛効果が不十分な症例もあり，月経困難症を訴える女性の 10～30％では NSAIDs が無効とする報告[5, 10] がある．その理由としてこれらの患者では月経血中の PGE_2，$PGF_{2\alpha}$ 濃度が正常者と比較して高値ではない[11] ことが明らかにされている．一方で，月経痛の強い女性の子宮内膜中では LT の発現が増強し[10, 12, 13]，また月経痛を訴える女性の尿中では LT 代謝産物の濃度が上昇している[14]．PG 合成阻害薬無効例では，アラキドン酸カスケードにおける PG とは別の経路である LT が関与している可能性があり[12]，LT が炎症，疼痛の原因となることが示唆された．月経痛を訴える女性の尿中では LTE_4 の濃度が上昇している[14] ことも確認されている[2]．

　子宮内膜症病変部には性ステロイドホルモンや増殖因子などさまざまな生理活性物質が含まれ[15]，interleukin（IL）[16]，や tumor necrosis factor（TNF）[17] など，炎症反応の主役となるサイトカインが局所で産生され，アラキドン酸カスケードを活性化して疼痛の原因となる PG のみではなく，LT も増加させる[18]．また一方で，これらのサイトカインは炎症を伴う子宮内膜症の病巣を増殖・進展させる役割をもち，月経痛を増悪させる．

D　ロイコトリエンと子宮内膜症

　前述のように LT は生体内で子宮にも存在する．LT 受容体拮抗薬が

〔Ⅱ 各論〕3. 子宮内膜症と免疫

ブタの子宮収縮を抑制することが報告され[19]，LT 受容体である Cys Lt1 が子宮の内膜や平滑筋に存在することが証明された[7].

ラット子宮内膜症モデルにおいて，子宮内膜症病変部に肥満細胞が多く出現していることが報告されている[20]. また Ihara らはラット子宮内膜症モデルに LT 受容体拮抗薬を投与したところ，移植片直下の間質増生病変が抑制され，肥満細胞の浸潤，脱顆粒が減少し，線維芽細胞のアポトーシス・膠原線維の変性が起きることを報告している[21].

ヒトでは LT の産生源である肥満細胞は，子宮内膜症病変部の特に黒色病変部に豊富に認められる[22]. また肥満細胞増殖因子となる stem cell factor（SCF）は子宮内膜症女性の腹水中に高濃度に存在する[23]. Fujiwara らもヒト子宮内膜症性嚢胞の組織学的検討により，ラット子宮内膜症モデルと同様に脱顆粒した肥満細胞が子宮内膜症組織中で，特に線維芽細胞の増生，コラーゲン層の肥厚を認める間質部分に認めることを明らかにした[24].

LT 受容体拮抗薬（CysLT1 受容体拮抗薬）は気管支喘息においては気管支平滑筋増殖抑制，線維芽細胞からの細胞外気質の産生を抑え，症状の軽減以外に慢性炎症による病巣の進展を抑えるものとされている. 子宮内膜症とさまざまな免疫学的関与が示唆されるなか，その病態は気管支喘息と同様に LT の関与した慢性炎症性増殖性疾患であるととらえられるようになってきている[25]. 以上を含め，LT 受容体拮抗薬は子宮内膜症においても疼痛軽減以外に子宮内膜症の発症・進展を抑制する可能性がある[18]. そこで LT 受容体拮抗薬が実際に月経痛に有用か，臨床応用が試みられた.

E 月経痛に対する抗ロイコトリエン受容体拮抗薬の効果

現在，気管支喘息に対する治療薬として臨床上処方されている LT 受容体拮抗薬は，プランルカスト（オノン®），ザフィルルカスト（アコレート®），モンテルカスト（シングレア®）の 3 種類である. いずれも CysLT$_1$ 受容体拮抗薬であり，受容体に対する親和性は同程度とされている. 3 剤共に安全性の面では，プラセボ，比較対照薬に比し有意な副作用の報告はない. 妊婦への投与は有益性投与とされ（FDA 分類: カテゴリー B），胎児奇形の発症率は他の喘息治療薬と比較し有意差はな

い[26].

Harel らは初めてモンテルカストの臨床試験を行った．彼らは月経痛を訴える 25 例の思春期女性患者に対し，第 1 群は月経第 21 日目よりモンテルカストを 10 mg/ 日内服開始し，月経最終日まで服用，その後 2 周期月経がきた後，同様に 21 日目からプラセボの内服を開始し月経最終日まで服用とした[27]．第 2 群は第 1 群と反対にプラセボ内服を先行し，その後モンテルカストの内服を行った．その結果，両群ともモンテルカスト周期とプラセボ周期に鎮痛効果の差を認めなかった．その理由として，彼らはモンテルカストの投与期間が月経直前から月経期間中のみと短く，喘息の治療量では月経痛の治療薬として不十分ではなかったかと考えられると述べている．

わが国では Konno らが[2, 28, 29] 子宮内膜症および月経困難症患者 55 例を対象に臨床試験を行った．彼らは 35 例にモンテルカスト 10 mg/ 日を，20 例にはプランルカスト 450 mg/ 日を，エントリー後の初回月経 5 日目より内服を開始し，2 周期連続で経口投与した．その間の月経痛は VAS（visual analogue scale）の 10 段階評価で自己評価し，VAS が 1/2 以下に低下を著効，VAS がある程度の低下を有効，それ以外を無効とした．その結果両薬全体では著効 36%（20/55），有効 31%（9/35），無効 31%（11/35）で，LT 受容体拮抗薬の有効性が認められた．一方，モンテルカスト群では著効 43%（15/35），有効 26%（9/35），無効 31%（11/35）で，プランルカスト群では著効 25%（5/20），有効 40%（8/20），無効 35%（7/20）であり，モンテルカスト群の著効率が高く効率が良いと考えられた．

次に彼らは著効率が高かったモンテルカストの効果について，prospective randomized placebo-control study で検討した．NSAIDs のみでは無効，あるいは効果不十分な月経困難症 51 例を対象に，24 例にモンテルカストを 10 mg/ 日，27 例はプラセボを，月経周期 5 日目より 2 周期連続して経口投与した．なお NSAIDs の併用は可能とした．評価はモンテルカスト使用 2 周期後の月経痛の VAS 最高値平均かまたは VAS 値総数（日数×VAS 値）が使用前より 1/2 以下の場合，あるいは NSAIDs 服用数が使用前より 1/2 以下の場合を有効とした．その結果，有効率はプラセボ群の 22%（6/27）に対し，モンテルカスト群では 50%（12/24）と有意（p＝0.038）に有効であった[29, 30]．またモンテル

〔Ⅱ 各論〕3. 子宮内膜症と免疫

カスト群の VAS は治療前の 6.7 から治療後の 4.8 へ有意に（p＜0.05）に減少した．副作用のため治療を中止した患者はいなかった．したがってモンテルカストは NSAIDs のみでは無効，あるいは効果不十分な月経困難症の女性に，その代替または併用治療薬としての有効性が示唆された．

F 抗ロイコトリエン受容体拮抗薬の作用機序

LT 受容体拮抗薬の作用機序は 2 通りある．1 つはアレルギー反応の引き金であり病変進展に大きく関与する肥満細胞の浸潤および脱顆粒を有意に減少させる．それによって肥満細胞顆粒内のメディエーターの放出が抑制され，子宮内膜症による症状を軽減する．

もう 1 つは間質増生および癒着病変に存在する線維芽細胞にアポトーシスを誘導し，膠原線維を産生する線維芽細胞を減少させて，新たな膠原線維の増加を抑制し，増殖病変部本体も縮小する．また既に増加して，強固な癒着を形成する膠原線維が細く疎になれば癒着は剥離しやすくなり，癒着が原因による疼痛も軽減する．

以上より LT 受容体拮抗薬は，間質増生および癒着病変の進展を抑えるだけでなく，既存の病変を縮小・消失させる可能性がある 図1 [31, 32]．

G おわりに

子宮内膜症の薬物治療は，患者の生活背景，年齢，症状，あるいは治療歴に応じて選択される．NSAIDs と同様に LT 受容体拮抗薬もホルモン環境に影響を及ぼさない点から，他剤との併用を含め，性周期を維持できる子宮内膜症治療薬として注目されている．

◀文献▶

1) 藤原寛行, 今野 良, 根津幸穂, 他. 子宮内膜症の適切な治療法選択 疼痛に対する治療法の選択 ロイコトリエン受容体拮抗剤を中心として 月経困難症に対するロイコトリエン受容体拮抗剤（モンテルカスト）の有用性の検討. 産婦人科の実際. 2009; 58: 1125-30.

2) 根津幸穂, 今野 良, 藤原寛行, 他. 子宮内膜症の新しい治療戦略—抗ロイコトリエン受

7/ ロイコトリエン受容体

容体拮抗薬― 産婦人科の世界. 2006; 58: 629-35.

3) Martin TR, Altman LC, Albert RK, et al. Leukotriene B4 production by the human alveolar macrophage: a potential mechanism for amplifying inflammation in the lung. Am Rev Respir. 1984; 129: 106-11.

4) Rees MC, DiMarzo V, Tippins JR, et al. Leukotriene release by endometrium and myometrium throughout the menstrual cycle in dysmenorrhoea and menorrhagia. J Endocrinol. 1987; 113: 291-5.

5) Benedetto C. Eicosanoids in primary dysmenorrhea, endometriosis and menstrual migraine. Gynecol Endocrinol. 1989; 3: 71-94.

6) Bieglmayer C, Hofer G, Kainz C, et al. Concentrations of various arachidonic acid metabolites in menstrual fluid are associated with menstrual pain and are influenced by hormonal contraceptives. Gynecol Endocrinol. 1995; 9: 307-12.

7) Chegini N, Rao CV. The presence of leukotriene C4- and prostacyclin-binding sites in nonpregnant human uterine tissue. J Clin Endocrinol Metab. 1988; 66: 76-87.

8) 根津幸穂, 藤原寛行, 今野 良. 子宮内膜症の新しい治療法. 金澤康徳他, 編. Annual Review 糖尿病・代謝・内分泌. 生殖医学B 臨床分野での進歩. 東京: 中外医学社. 2008; 215-21.

9) 矢野 哲. 子宮内膜症の疼痛管理. Prog. Med. 29. 2009; 1767-75.

10) Nigam SC, Leo-Rossberg I, et al. Increased concentrations of eicosanoids and platelet-activating factor in menstrual blood from women with primary dysmenorrhea. Eicosanoid 1991; 4: 137-41.

11) Rees MC, Anderson AB, Demers LM, et al. Prostaglandins in menstrual fluid in menorrhagia and dysmenorrhea. Br J Obstet Gynaecol. 1984; 91: 673-80.

12) Sundell G, Milsom I, Andersch B. Factors influencing the prevalence and severity of dysmenorrhoea in young women. Br J Obstet Gynaecol. 1990; 97: 588-94.

13) Hofer G, Bieglmayer C, Kopp B, et al. Measurement of eicosanoids in menstrual fluid by the combined use of high pressure chromatography and radioimmuno-assay. Prostaglandins. 1993; 45: 413-26.

14) Harel Z, Lilly C, Riggs S, et al. Urinary leukotriene (LT) E (4) in adolescents with dysmenorrhea: a pilot study. J Adolesc Health. 2000; 27: 151-4.

15) Harada T, Iwabe T, Terakawa N. Role of cytokines in endometriosis. Fertil Steril. 2001; 76: 1-10.

16) Fakih H, Baggett B, Holtz G, et al. Interleukin-1: a possible role in the infertility associated with endometriosis. Fertil Steril. 1987; 47: 213-7.

17) Taketani Y, Kuo TM, Mizuno M. Comparison of cytokine levels and embryo toxicity in peritoneal fluid in infertile women with untreated or treated endometriosis. Am J Obstet Gynecol. 1992; 167: 265-70.

18) Abu JI, Konje JC. Leukotrienes in gynaecology: the hypothetical value of anti-leukotriene therapy in dysmenorrhoea and endometriosis. Hum Reprod Update;

〔Ⅱ　各論〕3. 子宮内膜症と免疫

2000; 6: 200-5.

19) Carraher R, Hahn DW, Ritchie DM, et al. Involvement of lipoxygenase products in myometrial contractions. Prostaglandins. 1983; 26: 23-32.

20) Uchiide I, Ihara T, Sugamata M. Pathological evaluation of the rat endometriosis model. Fertil Steril. 2002; 78: 782-6.

21) Ihara T, Uchiide I, Sugamata M. Light and electron microscopic evaluation of antileukotriene therapy for experimental rat endometriosis. Fertil Steril. 2004; 81 (Suppl) 1: 819-23.

22) Matsuzaki S, Canis M, Darcha C, et al. Increased mast cell density in peritoneal endometriosis compared with eutopic endometrium with endometriosis. Am J Reprod Immunol. 1998; 40: 291-4.

23) Osuga Y, Koga K, Tsutsumi O, et al. Stem cell factor (SCF) concentrations in peritoneal fluid of women with or without endometriosis. Am J Reprod Immunol. 2000; 44: 231-5.

24) Fujiwara H, Konno R, Netsu S, et al. Localization of mast cells in endometrial cysts. Am J Reprod Immunol. 2004; 51: 341-4.

25) Konno R, Yamada-Okabe H, Fujiwara H, et al. Role of immunoreactions and mast cells in pathogenesis of human endometriosis--morphologic study and gene expression analysis. Hum Cell. 2003; 16: 141-9.

26) Bakhireva LN, Jones KL, Schatz M, et al. Safety of leukotriene receptor antagonists in pregnancy. J Allergy Clin Immunol. 2007; 119: 618-25.

27) Harel Z, Riggs S, Vaz R, et al. The use of the leukotriene receptor antagonist montelukast (Singulair) in the management of dysmenorrhea in adolescents. J Pediatr Adolesc Gynecol. 2004; 17: 183-6.

28) Konno R, Fujiwara H, Suzuki M. Effectiveness of leukotriene receptor antagonists for dysmenorrhea of en dometriosis. Fam Med. 2004; 36: 8-9.〔根津幸穂，今野良，藤原寛行，他．子宮内膜症の新しい治療戦略―抗ロイコトリエン受容体拮抗薬―産婦人科の世界．2006；58：629-35〕.

29) 根津幸穂，藤原寛行，今野　良，他．子宮内膜症の新しい考え方．ロイコトリエン受容体拮抗薬による治療．産と婦．2008；75：21-5.

30) 今野　良，根津幸穂，小田切幸平，他．子宮内膜症の薬物療法．臨床応用が期待される薬物療法（1）　ロイコトリエン受容体拮抗薬　―子宮内膜症の痛みと慢性炎症を抑制する機序―．Hormone Frontier Gynecol. 2007; 14: 347-56.

31) 菅又昌雄，井原智美，内出一郎．抗アレルギー剤療法．特にロイコトリエン受容体拮抗剤療法の病理学的評価．Medical ASAHI. 2003; 80-3.

32) 藤原豊博．ロイコトリエン受容体拮抗薬の適応外使用．薬理と治療．2012; 40: 933-39.

〈平野由紀　柴原浩章〉

8/ 自己抗体性血清マーカー

A はじめに

　日本産科婦人科学会編の「子宮内膜症取扱い規約」では，子宮内膜症の確定診断は腹腔鏡あるいは開腹にて腹腔内所見を直視下に確認することが基本理念となっており，加えて組織学的所見も重要である．しかし，この方法では子宮内膜症の症状発現から診断までに6〜11年かかることが報告されている[1]．実際には臨床症状，内診所見，直腸診所見に加え画像診断などによって非侵襲的に判断される「臨床子宮内膜症」として診療されることが多く，子宮内膜症が疑われる全症例に対し腹腔鏡検査を施行することは一般的でない．

　従来，子宮内膜症の血清診断マーカーとしてはCA125が応用され，臨床的意義について多くの検討がなされてきた．しかしCA125による診断精度はさほど高いとはいえず，初期病変および軽症の子宮内膜症を診断することは困難である．

　子宮内膜症は進行性であり，非侵襲的診断により早期発見，早期治療を行うことで，子宮内膜症の進行を予防する可能性も指摘されている[2]．また生殖医療において，高感度な非侵襲的検査による子宮内膜症の診断が，その後の腹腔鏡手術などによって妊娠率を向上させる可能性も指摘されている[3]．

B 子宮内膜症の新たな診断マーカーの検討

　子宮内膜症の新たなマーカー候補としてこれまで検討され報告されているものに，血清中可溶型ICAM-1，MMP，血中RANTES，IL-6などの各種サイトカインなどがあるが，いずれも診断能力はさほど高くなく，実用には至っていない[4]．

　子宮内膜症には細胞性免疫と液性免疫双方の活性化が関与しているとされる[5]．子宮内膜症患者の血中には抗子宮内膜抗体を含む種々の自己抗体の産生が亢進するとの報告があり[6]，その代表的なものとして，抗核抗体，抗リン脂質抗体，抗カルジオリピン抗体，抗 carbonic anhy-

〔Ⅱ 各論〕3. 子宮内膜症と免疫

drase（CA）Ⅱ自己抗体や抗 Annexin5 抗体などがある[7].

C MALDI TOF-MS を用いた自己抗体性腫瘍マーカーの検索法

　matrix assisted laser desorption/ionization time of flight mass spectrometry（MALDI TOF-MS）など高感度マススペクトロメトリー法の確立によりタンパク質同定法が格段に進歩した結果，プロテオーム解析が比較的容易となった.

　子宮内膜症には自己免疫疾患としての側面を有するとの報告[8]があり，子宮内膜症患者血清中に自己抗体が存在することが知られている.しかし，子宮内膜症に特異的な自己抗原が存在するといわれているものの，その詳細についてはよくわかっていない.

　子宮内膜症の新たな血清マーカーを見い出すため，子宮内膜症患者血清中に存在する自己抗体に着目し研究を行った.

　高感度質量分析装置を用いたタンパク質同定法の 1 つに peptide mass fingerprinting（PMF）法とよばれるものがある.この方法は，対象となる細胞のタンパク質を 2 次元電気泳動法などの手段を用いてスポットやバンドに分離する.そのなかから目的とするスポットを選択ののち，ゲルから切り出す.切り出したゲル片は脱色の後，トリプシンなどのプロテアーゼを用いて中に含まれているタンパク質をペプチドにまで分解し，得られた分解ペプチド混合物をゲルより抽出して MALDI TOF-MS などの質量分析装置にて解析する.ここで得られたペプチド質量スペクトルと，データベース上すべてのタンパク質を理論的に切断して作製したペプチド質量のスペクトルとを比較すると，同一の分子量をもつペプチドの数が多いものほど，当該試料中のタンパク質と一致する確率が高くなる.この方法が PMF 法とよばれるもので，高精度に目的タンパク質を同定することができる.

D 子宮内膜症特異的自己抗体の検索

　子宮内膜症における異所性子宮内膜組織によって線維芽細胞が何らかの刺激を受け，その結果，線維芽細胞の特定のタンパク質に対する自己抗体が産生されるという仮説を立て研究を行った.子宮内膜症患者血清

8/ 自己抗体性血清マーカー

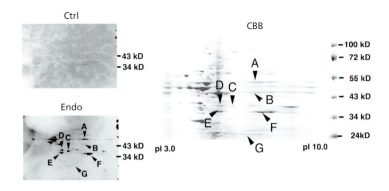

図1 子宮内膜症患者における抗PDIK1L自己抗体および抗syntaxin5自己抗体の同定

健常者（Ctrl）および子宮内膜症患者（Endo）血清を用いたWestern Blot法にて，子宮内膜症患者に特異的に反応する7つのspot A–G（左下図）を見い出した．同条件で2次元電気泳動を施行し，Coomassie Brilliant Blue（CBB）で染色したゲル上で，これらのspot A–Gを同定した（右図）．spot D，FをPMF法で解析したところ，spot D，Fは各々PDIK1L，syntaxin5（STX5）と同定された．

中に存在する自己抗体の有無を，線維芽細胞を用いたWestern Blot法にて調べた．ヒト線維芽細胞株の細胞可溶化物を等電点電気泳動とポリアクリルアミドゲルを用いた2次元電気泳動で展開した．そのタンパク質をPVDF膜に転写した後，子宮内膜症患者血清を一次抗体として反応させ，次いで抗ヒトIgG抗体にて検出したところ，複数個のspotを認めた．一方，腹腔鏡手術で子宮内膜症でないことを確認した患者血清を用い，同様の方法で検出したものをコントロール非特異spotとした．子宮内膜症患者血清を用いて得られたspotを非特異spotと比較することによって，子宮内膜症患者血清中に存在する子宮内膜症特異的自己抗体のシグナルを同定した 図1．

それらのspotとWestern Blot解析で得られた子宮内膜症特異的自己抗体のspotを比較し，一致するゲルの部分をメスにて切り抜いてサンプルとした．切り抜いたゲル片を処理し，質量分析装置を用いてペプチドの質量スペクトルを測定した．

次いで，得られたデータにつきデータベースを用いてタンパク質検索したところ，子宮内膜症患者血清中の子宮内膜症特異的自己抗体認識抗

〔Ⅱ 各論〕3. 子宮内膜症と免疫

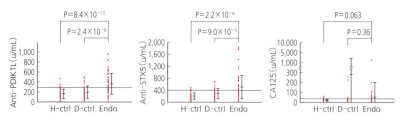

図2 健常者（H-ctrl），疾患対照症例（D-ctrl），子宮内膜症症例（Endo）それぞれにおける抗PDIK1L自己抗体，抗STX5自己抗体，CA125のELISA測定結果

子宮内膜症群での抗PDIK1L自己抗体価および抗STX5自己抗体価は双方とも疾患対照群と比較して有意（P＜0.0001）に高値を示し，健常者群との比較においても有意（P＜0.0001）に高値を示した．

原の候補タンパク質としてPDIK1Lおよびsyntaxin5（STX5）が検出された．

E 子宮内膜症患者における血清抗PDIK1L自己抗体と抗Syntaxin5自己抗体

　遺伝子クローニングを行い，リコンビナントタンパク質を作製した．得られたリコンビナントタンパク質を用いて，血中自己抗体検出のための酵素免疫測定法（ELISA）を確立した．

　ELISAの対象症例は，子宮内膜症群69例，疾患対照群38例，および健常者群44例で解析を行った．

　各群のELISA測定結果を解析した 図2 ．子宮内膜症群での抗PDIK1L自己抗体価および抗syntaxin5自己抗体価は双方とも疾患対照群と比較して有意（P＜0.0001）に高値を示し，健常者群との比較においても有意（P＜0.0001）に高値を示した．ROC曲線を用いてcut off値を設定し，各々の感度，特異度を求めた結果，抗PDIK1L自己抗体では感度59.4％，特異度84.1％，抗syntaxin5自己抗体では感度53.6％，特異度87.8％といずれも高値を示した 表1 ．同様の血清サンプルにおけるCA125の測定値を解析した 図2 ．子宮内膜症群でのCA125測定値は疾患対照群および健常者群と比較して有意差を認めなかった（対疾患対照群：P＝0.36，対健常者群：P＝0.063）．CA125のcut off値35 U/

8/ 自己抗体性血清マーカー

表1 子宮内膜症の診断精度

	Sensitivity	Specificity	Accuracy
anti-PDIK1L	59.4%	84.1%	70.2%
CA125	36.2%	85.4%	62.9%
anti-PDIK1L and/or CA125	73.9%	72.0%	69.5%

	Sensitivity	Specificity	Accuracy
anti-syntaxin5	53.6%	87.8%	72.2%
CA125	36.2%	85.4%	62.9%
anti-STX5 and/or CA125	69.6%	74.4%	72.2%

mL を用いて子宮内膜症診断の感度，特異度を求めた結果，感度 36.2%，特異度 85.4%であった 表1 ．この検討で使用した血清において抗 PDIK1L 自己抗体価および抗 syntaxin5 自己抗体価と CA125 抗原値を比較すると，抗 PDIK1L 自己抗体価および抗 syntaxin5 自己抗体価の感度が明らかに優れていた[9, 10]．

　次に抗 PDIK1L 自己抗体と CA125 の併用による診断精度を解析した．すなわち抗 PDIK1L 自己抗体と CA125 のどちらか一方もしくは双方が cut off 値以上であれば子宮内膜症と判断することで，子宮内膜症診断の感度を 73.9%に改善することに成功した．同様に抗 syntaxin5 自己抗体と CA125 の併用でも診断感度は 69.6%に改善した 表1 [9, 10]．

F　まとめ

　PDIK1L は，アクチンストレスファイバーに限局する PDZ-LIM タンパク質である CLP-36 をリン酸化する CLP-36-interacting kinase に類似したタンパク質キナーゼであり，肝臓，腎臓，膵臓，脾臓，胸腺や前立腺など多くの臓器や組織に発現する[11]．しかし，このキナーゼの生物学的役割や細胞内での局在などはいまだよくわかっていない．

　syntaxin5 は SNARE タンパク質であり，ER-ゴルジ体間の小胞輸送に関与するが，その機能の詳細については不明な点が多い．

　免疫組織染色では，PDIK1L 抗原および syntaxin5 抗原は子宮内膜症細胞に発現しているようである．このタンパク質が月経のたびに腹腔内

〔II 各論〕3. 子宮内膜症と免疫

へ放出し免疫系が感作され，自己抗体産生を誘導しているのではないかと推察している．

子宮内膜症診断において抗PDIK1L自己抗体および抗syntaxin5自己抗体の高い感度は有用である．子宮内膜症診断におけるCA125の感度は約30〜40%と報告されている[12]．本研究でもCA125の感度は36.2%であり，これまでの報告とほぼ同等であった．同じ解析で，抗PDIK1L自己抗体，抗syntaxin5自己抗体の感度は各々59.4%，53.6%であり，CA125よりも優れている．

子宮内膜症の新たな自己抗体性血清マーカーとして抗PDIK1L自己抗体と抗syntaxin5自己抗体を見い出した．この血清マーカーは今までになく精度の高いものであり，今後さらに有用性を高めていく必要がある．

◀文献▶

1) Nnoaham KE, Hummelshoj L, Webster P, et al. World Endometriosis Research Foundation Global Study of Women's Health Consortium. Impact of endometriosis on quality of life and work productivity: a multicenter study across ten countries. Fertil Steril. 2011; 96: 366-73.

2) D'Hooghe TM, Debrock S. Endometriosis, retrograde menstruation and peritoneal inflammation in women and in baboons. Hum Reprod Update. 2002; 8: 84-8.

3) Kennedy S, Bergqvist A, Chapron C, et al. on Behalf of the ESHRE Special Interest Group for Endometriosis Endometrium Guideline Development Group. ESHRE guideline for the diagnosis and treatment of endometriosis. Hum Reprod. 2005; 20: 2698-704.

4) Yang WC, Chen HW, Au HK, et al. Serum and endometrial markers. Best Pract Res Clin Obstet Gynaecol. 2004; 18: 305-18.

5) 奥 久人, 辻 芳之, 香山浩二. 子宮内膜症の病態形成のKey FactorとしてのIL-18. 産婦人科の実際. 2003; 52: 229-32.

6) Harada T, Yoshioka H, Yoshida S, et al. Increased interleukin-6 levels in peritoneal fluid of infertile patients with active endometriosis. Am J Obstet Gynecol. 1997; 176: 593-7.

7) 北脇 城. 子宮内膜症の診断精度向上をめざして. K-ネットカンファレンス. 2002.

8) Mathur S, Peress MR, Williamson HO, et al. Autoimmunity to endometrium and ovary in endometriosis. Clin Exp Immunol. 1982; 50: 259-66.

9) Nabeta M, Abe Y, Haraguchi R, et al. Serum anti-PDIK1L autoantibody as a novel marker for endometriosis. Fertil Steril. 2010; 94: 2552-7.

8/ 自己抗体性血清マーカー

10) Nabeta M, Abe Y, Takaoka Y, et al. Identification of anti-Syntaxin 5 autoantibody as a novel endometriotic marker. J Reprod Immuno. 2011; 91: 48-55.

11) Guo L, Ji C, Gu S, et al. Molecular cloning and characterization of a novel human kinase gene, PDIK1L. J Genet. 2003; 82: 27-32.

12) Somigliana E, Vigano P, Tirelli A, et al. Use of the concomitant serum dosage of CA 125, CA 19-9 and interleukin-6 to detect the presence of endometriosis. Results from a series of reproductive age women undergoing laparoscopic surgery for benign gynaecological conditions. Hum Reprod. 2004; 19: 1871-6.

〈鍋田基生〉

4/ 不育症と免疫

1/ 抗リン脂質抗体症候群

A 概説

抗リン脂質抗体症候群（APS）の臨床症状は動静脈血栓症と 10 週以降子宮内胎児死亡，34 週未満の妊娠高血圧腎症や胎盤機能不全による早産，習慣流産である．不育症の定義とは異なり，1 回の子宮内胎児死亡でも測定を要する．

国際血栓止血学会が推奨する方法のループスアンチコアグラント LA，抗カルジオリピン抗体 IgG，IgM，抗 β_2 glycoprotein I 抗体 IgG，IgM のいずれかが持続陽性のときに APS と診断する．産科的には LA が重要であり，予後不良因子である．リン脂質中和法と希釈ラッセル蛇毒法の両方とも測定する．

低用量アスピリンと未分画ヘパリン併用療法により 70～80％の生児獲得率が期待できる．胎児 well-being の管理が重要であり，ハイリスク妊娠として周産期センターでの管理が推奨される．

Q1 産科抗リン脂質抗体症候群を疑ったら，何を測定すればよいか？

A1 リン脂質中和法，希釈ラッセル蛇毒法，抗カルジオリピン抗体 IgG もしくは抗 β_2 GPI・CL 複合体抗体の 3 種類を測定する

Q2 診断基準の妊娠合併症以外にどのようなときに抗リン脂質抗体を調べる？

A2 全身性エリテマトーデス，反復流産，子宮内胎児発育遅延，羊水過少，胎盤早期剥離，血小板減少症などに抗リン脂質抗体陽性が疑われる．

Q3 抗リン脂質抗体偶発例はどうする？

A3 学会の診断基準を満たさない場合，つまり抗リン脂質抗体が陽性を示したが12週間後に基準値を下回った場合，流産予防の有効性を示した報告はほとんどない．私たちの報告では，アスピリン単独投与群84.6%（44/52）では無治療50.0%（8/16）と比較して生児獲得率が高いことが判明した．ただしこの結果はLA-aPTT法を用いた場合にあてはまるが，他の測定系については個々に検証する必要がある．今後の課題である．

(Sugiura-Ogasawara M, Ozaki Y, Nakanishi T, et al. Occasional antiphospholipid antibody positive patients with recurrent pregnancy loss also merit aspirin therapy: A retrospective cohort-control study. Am J Reprod Immunol. 2008; 59: 235-41)

B 抗リン脂質抗体症候群の妊娠合併症

抗リン脂質抗体症候群（antiphospholipid syndrome：APS）の診断基準には動静脈血栓症と以下の3つの妊娠合併症が含まれる 表1 [1]

ⓐ 10週以降の子宮内胎児死亡

ⓑ 妊娠高血圧腎症もしくは胎盤機能不全による34週未満の早産

ⓒ 習慣流産

不育症（recurrent pregnancy loss）とは「妊娠は成長するが，するけれど流産，死産を繰り返して生児を得られない状態」と定義される（日本産科婦人科学会用語集2018）．本邦では，3回以上連続する習慣流産（recurrent miscarriage）は0.9%，不育症は4.2%の頻度であり，妊娠したことのある女性の38%が流産を経験している[2]．

不育症の4大原因は抗リン脂質抗体，子宮奇形，夫婦染色体異常（9番逆位除く），胎児染色体数的異常である[3-5]．半数以上が原因不明と考えられてきたが，胎児染色体検査は臨床的に実施されることが少ないが精査をした482組では41%が胎児染色体数的異常に起因し，25%が真の原因不明であることが明らかになった[4, 5]．APSは唯一治療が確立している点で重要である．

APSは習慣流産よりも子宮内胎児死亡（intrauterine fetal death：

〔II 各論〕4. 不育症と免疫

表1 **抗リン脂質抗体症候群診断基準**（J Thromb Haemost. 2006）

臨床所見

1. 動静脈血栓症
2. 妊娠合併症
   - (a) 妊娠 10 週以降の胎児奇形のない 1 回以上の子宮内胎児死亡
   - (b) 妊娠高血圧腎症もしくは胎盤機能不全による 1 回以上の妊娠 34 週以前の早産
   - (c) 妊娠 10 週未満の 3 回以上連続する原因不明習慣流産

検査基準

1. 国際血栓止血学会のガイドラインにそった測定法のループスアンチコアグラント
   委託検査ではリン脂質中和法と希釈ラッセル蛇毒法
   注：どちらか一方しか保険適用されていないが，両方とも測定が必要
2. 標準化された ELISA 法による抗カルジオリピン抗体 IgG あるいは IgM 陽性，抗
   β_2 glycoprotein I 抗体 IgG あるいは IgM 陽性（中高力価，健常人の 99 パーセ
   ンタイル以上）
   委託検査では β_2 glycoprotein I・カルジオリピン複合体抗体もしくは抗カルジオ
   リピン抗体
   注：どちらか一方しか保険適用されない．　両方測定されていることが多いが，ど
   　　ちらも β_2 GPI 依存性抗カルジオリピン抗体であり，片方の測定でよい．筆者
   　　らは β_2 GPI・カルジオリピン複合体抗体（基準値 1.9 IU を推奨する）
3. 抗 β_2 glycoprotein I 抗体 IgG, IgM
   注：国内では委託検査できない．カルジオリピンを用いない測定系であり，抗
   　　β_2 GPI・カルジオリピン複合体抗体は抗 β_2 GPI 抗体ではなく，抗カルジオリ
   　　ピン抗体である．

臨床症状が 1 項目以上存在し，検査項目が 1 項目以上存在するとき抗リン脂質抗体症
候群とする．
いずれの検査も陽性の場合 12 週間以上離れた別の機会で 2 回以上陽性を確認する．

IUFD），早発型妊娠高血圧性腎症（preeclampsia）との関係が強い[6]．
不育症と異なり，1 回の子宮内胎児死亡でも測定が推奨される．

　子宮内胎児発育遅延，胎児機能不全による羊水過少，胎盤早期剥離，
血小板減少症などに抗リン脂質抗体陽性が疑われる．

　systematic lupus erythematodus（SLE）の 30〜40% に APS がみられ，
続発性 APS といわれる．SLE と mixed connective tissue disease
（MCTD）以外の自己免疫疾患，例えば関節リウマチには APS は合併
しない．

　国際学会は習慣流産を診断基準としているが，村島温子研究班「抗リ
ン脂質抗体症候群合併妊娠の診療ガイドライン」ではわが国の少子化を

鑑み，2回以上連続する反復流産の段階で抗リン脂質抗体を測定することを推奨した[7]．

C 抗リン脂質抗体が流死産を起こす機序

抗リン脂質抗体は，1952年に血液中の凝固時間を延長させる物質 circulating anticoagulant として発見された．のちに lupus anticoagulant（LA）とよばれるようになった．LA は試験管内では凝固時間を延長させ，生体内では血栓症を起こすといった paradoxical な現象が特徴である．1980年代にはリン脂質 cardiolipin（CL），phosphatidylserine, phosphatidylinositol, phospatidyethanolamine（PE）に対する IgG, IgA, IgM の測定が盛んに行われた．

1990年に抗 CL 抗体の真の対応抗原は CL ではなく β_2 glycoprotein I（β_2 GPI）であることが判明し，血漿中のリン脂質結合タンパクである prothrombin, high molecular weight kininogen（KN），annexin V, protein C, protein S などが対応抗原として報告されていたが，現在もこれらを抗リン脂質抗体とよんでいる．

抗リン脂質抗体は血栓によってあらゆる臓器に臨床症状をもたらす．流死産についても，胎盤，子宮局所の血栓症および梗塞による子宮局所の血流障害という説が有力である．

Rand らは，
① 正常妊娠における絨毛組織は表面の phosphatidylserine と結合している annexin A5 のシールドに覆われ，その凝固抑制能によって血栓が予防されている．
② 抗リン脂質抗体が絨毛膜表面の phosphatidylserine に結合すると annexin A5 のシールドがはがれて，絨毛表面に血栓が起こり流産が起こる．

と死産の機序を説明した[8]．

しかし，血栓症だけでは初期流産を繰り返す機序を説明できない．Quenby らは抗リン脂質抗体が脱落膜螺旋動脈内に侵入した絨毛外絨毛組織の分化を抑制することを証明しました[9]．

Girardi らはマウスの実験によって，抗リン脂質抗体は C3, C5 の過度な活性化によって流死産を引き起こし，未分画ヘパリンおよび低分子ヘ

〔Ⅱ　各論〕4. 不育症と免疫

パリンはこれら補体の活性化を抑制することで流死産を予防することを証明した[10]．フォンダナパリヌクスには補体活性化の抑制効果はなく，流産予防効果はみられなかった．補体活性化という血栓症以外の流死産の機序が示された．

また，最近ではβ_2 GPI と HLA class Ⅱ複合体が APS 患者に高頻度に認められ，リン脂質の関与なくこれらの複合体を認識すること，脱落膜の血管内皮細胞に複合体が認められること，複合体抗体が補体依存性細胞障害性に関与することが証明された[11]．

D　抗リン脂質抗体症候群の検査所見

国際抗リン脂質抗体学会は以下の検査を行い，12週間後に抗体が持続した場合に APS と診断することを推奨している 表1 [1]．

- Lupus anticoagulant 陽性
  （国際血栓止血学会ガイドラインに準じた方法）
- （β_2 GPI 依存性）抗カルジオリピン抗体 IgG もしくは IgM が中高力価
- 抗β_2 GPI 抗体 IgG もしくは IgM が陽性

国際血栓止血学会が推奨する方法のループスアンチコアグラント（lupus anticoagulant：LA）にには以下のステップが必要である[12]．
① 2 種類以上の試薬（dRVVT, aPTT）によるスクリーニング
② 混合試験
③ 中和試験による確認
本邦で委託検査可能な LA にはリン脂質中和法と希釈ラッセル蛇毒法が該当する．感染症などによって偽陽性となることや測定の変動もあるため，12週間後に持続陽性を確認する．ただし，12週間以上という部分には明確なエビデンスはない．妊娠中は凝固因子が増加して凝固時間は短縮するため，非妊時，抗凝固療法を行っていない状態で測定する．流産，死産後は妊娠の影響がなくなるまで時間を空けて測定を行う．

健常人の99パーセンタイルを基準値として施設ごとに基準値を設定することが推奨されている．検査会社の基準値は健常人の99パーセンタイルを用いていないため，注意を要する．

316

E 産科抗リン脂質抗体の診断意義

対応抗原が多いため，測定系も多く報告されているが，産科的意義が明確にされていないものも多い．妊娠合併症における検査の意義を調べる方法は，

① 健常妊婦の妊娠初期に検査をして帰結を調べることにより，検査の意義を調べる．

② 不育症患者の非妊時に検査を行い，陽性の場合に抗凝固療法によって生児獲得率が改善する．

①の方法は危険因子であることは明らかにできるが，不育症の大部分を占める反復初期流産についての意義を調べることができない．

私たちはβ_2 GPI 依存性抗 CL 抗体（抗β_2 GPI・CL 複合体抗体，ヤマサ株式会社）が開発された当初，正常妊婦 1125 人の妊娠初期に測定し，その後の妊娠帰結を調べた[13]．健常人の 99 パーセンタイルである 1.9 を基準としたとき，β_2 GPI 依存性抗 CL 抗体は子宮内胎児死亡，子宮内胎児発育遅延，妊娠高血圧腎症の危険因子であることを証明した．β_2 GPI 存在・非存在を同時に測定し，β_2 GPI 存在＞非存在のときに陽性と判断する．β_2 GPI 存在＜非存在のときは感染症タイプと判断する．

また，私たちは 1993 年に aPTT 試薬を 5 倍希釈し，混合試験を行う LA-aPTT 研究室を確立し，無治療での次回流産率 53.8%が抗凝固療法によって 19.6%に改善できることを証明した[14]．私たちは現在，国際学会の診断基準にある 3 種類の抗リン脂質抗体（LA-RVVT，β_2 GPI 依存性抗 CL 抗体，LA-aPTT）の測定を行っており，これら陽性例の関係は 図1 のように示された[15]．不育症患者 560 人の凍結血漿を用いてリン脂質中和法（StaClot Roche）の産科的有用性を証明した．基準値は検査会社 SRL 社が示す 8.0 ではなく，健常女性の 99 パーセンタイル 1.59 を用いた．ただし，試薬のロットが変わると基準値も変動するため，コントロールの測定をその都度実施して基準値を調べる必要がある．

一方，抗カルジオリピン抗体 IgG, IgM，抗β_2 GPI 抗体 IgG, IgM（Phadia 社）は国際学会の診断基準になっているが，これらの単独陽性例では治療によって生児獲得率は改善せず，産科的有用性はみられなかった[15]．

〔II 各論〕4. 不育症と免疫

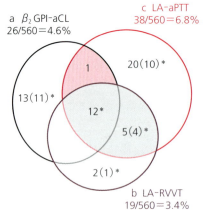

図1 抗CL/β_2GPI複合体抗体（β_2GPI-aCL），ループスアンチコアグラント（LA-aPTT），ループスアンチコアグラント（LA-RVVT）陽性患者の関係

*38人は持続性が確認されAPSと診断された.

　抗カルジオリピン抗体よりもLAが妊娠帰結の予知不良因子であること，ヘパリン抵抗性と関係していることがあることが証明されている[16, 17]．

　リン脂質中和法と希釈ラッセル蛇毒法は同時に測定すると保険適用されないが，別の患者を検出するため両方の測定が必要である 図1 ．抗カルジオリピン抗体IgGもしくは抗β_2GPI・CL複合体抗体もどちらか1つしか保険適用されない．

　抗リン脂質抗体はSLE患者に30～40%みつかることから抗核抗体との関係がしばしば報告されてきた．私たちは，抗リン脂質抗体陰性の反復流産患者において抗核抗体の陽性率は健常妊婦よりも高頻度だが，次回妊娠における流産率は陽性・陰性例において有意差がないことを証明した[18]．

F 抗リン脂質抗体症候群の治療

　APSに対する流死産予防としてはプレドニゾロン80 mg/低用量アスピリン併用療法が最初に報告された．その後，1992年にヘパリン/低用量アスピリン療法の優位性が報告され，現在低用量アスピリンと未分画ヘパリンによる抗凝固療法が標準的治療法と考えられ，生児獲得率は70～80%とされている[19, 20]．

1/ 抗リン脂質抗体症候群

挙児希望の時点からアスピリン（81 mg もしくは 100 mg/ 日）を開始
し，妊娠が確認できた時点から未分画ヘパリン（5000IU を 2 回/日 皮
下注射）投与するのが一般的であるが，投与時期による妊娠帰結の違い
は報告されていない．

最近のメタ解析によれば低分子ヘパリン（エノキサパリン，フラグミ
ン）の有効性は確認できなかった 表2 [21]．無作為割付け試験がまだ少
ないうえに，臨床試験ごとに測定系が異なり，基準値も異なるという問
題点がある．アスピリン単独で 80％以上出産可能な予後良好群と 40〜
50％の出産率しか得られない本物の APS 群では比較の意味がないもの
と思われる．

G 抗凝固療法の安全性

未分画ヘパリンも低分子ヘパリンも胎盤通過性がないため児の出血は
問題ないが，アスピリンは胎盤を通過し，その血小板凝集能抑制は不可
逆的であり，休薬後もその効果は 1〜2 週間持続するため妊娠 36 週 0 日
に中止している．アスピリンの添付文書には，動脈管早期閉鎖，子宮収
縮抑制のリスクため妊娠 28 週以降の使用は禁忌とされている．海外の
大規模研究では，胎児や新生児の死亡，子宮内胎児発育遅延，母体と新
生児の出血のリスクはみられなかった[22]．

ヘパリンの副作用としては出血傾向，血小板減少，骨粗鬆症がある
が，ヘパリン惹起性血小板減少症が最も重篤な副作用である．本邦では
患者の希望により，原因不明不育症に対して抗凝固療法が行われている
例が散見される．有効性がないというエビデンスがあることを説明して
も希望する場合は，「人を対象とした医学系研究に対する倫理指針」を
遵守して，適応外使用として同意書を取得する必要がある[23]．

H 抗リン脂質抗体症候群診療の問題点

① LA 強陽性は抗凝固療法によって出産率は 70〜80％に留まるため新
たな治療戦略が必要である．私たちはゲノムワイド関連解析によって
TSHR, C1D が関連遺伝子であることを見い出した[24]．

② LA は産科 APS において重要だが，その意義が本邦では周知されて

〔Ⅱ　各論〕4. 不育症と免疫

表2 抗リン脂質抗体症候群に対する抗凝固療法の報告 (Ziakas PD, et al. Obstet Gynecol. 2010: 115: 1256-62[21]) を改変)

報告者　年	aCL 基準値	LA 種類	Case (n)	Control (n)	生児獲得率% Case	生児獲得率% Control
Cowchock S 1992	IgG>30 IgM>11	dRVVT or aPTT	A+scUFH (26)	A+PSL (19)	73.1	68.4
Silver RK 1993	IgG>8 IgM>5	dRVVT	A+PSL (12)	A (22)	100	100
Kutteh WH 1996	IgG≧27 IgM≧27	No	A+scUFH (25)	A (25)	80.0	44.0
Rai R 1997	IgG>5 IgM>3	RVVT aPTT (exclude SLE)	A+scUFH (45)	A (45)	71.1	42.2
Pattison 2000	IgG≧5 IgM≧5	aPTT, dRVVT, KCT		A (20)		80.0
Farquharson 2002	IgG>9 IgM>5	dRVVT	A+scLMWH (51)	A (47)	78.4	72.3
Franklin and Kutteh 2002	IgG>20 IgM>20	dRVVT	A+LMWH (25)		76.0	
Noble LS and Kutteh WH 2005	IgG>20 IgM>20	dRVVT aPTT	A+scLMWH (25)	A+scUFH (25)	84	80
Laskin 2009	IgG>15 IgM>25	dRVVT, PTT-LA, DilPT, KCT	A+scLMWH (22)	A (21)	77.3	76.2

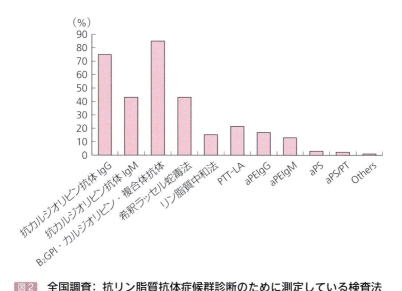

図2　全国調査：抗リン脂質抗体症候群診断のために測定している検査法
(厚生労働省村島班全国調査. Sugiura-Ogasawara, et al. Mod Rheumatol. 2015[25])

いないため，実施施設が限られていた．全国調査を行ったところ，希釈ラッセル蛇毒法を行っている施設は約40％，リン脂質中和法は約10％，両方実施している施設は10％未満だった 図2 [25]．国際学会は試薬の種類によって陽性となる患者が異なるため2種類以上の測定を推奨している．本邦の現状からはAPSの患者が診断できていないことが危惧される．

一方，抗カルジオリピン抗体と抗β_2GPI・カルジオリピン複合体抗体を両方測定している施設も多くみられた．国際学会が推奨する抗β_2GPI抗体とは，ELISA用プレートにγ線照射することでカルジオリピン非存在下で抗β_2GPI抗体を測定する系であり，本邦では委託検査されていない．抗カルジオリピン抗体もβ_2GPI存在下に測定しており，抗β_2GPI・カルジオリピン複合体抗体も抗カルジオリピン抗体に属するため，どちらか一方の測定でよい．

③ 12週間後に陰性となった偶発例をどうするかはまだ報告が限られる．
④ phosphatidylserine依存性抗prothrombin抗体は私たちの研究では産科的有用性が示された[15]．産科的有用性について研究は不十分で

〔Ⅱ 各論〕4. 不育症と免疫

ある.

◀文献▶

1) Miyakis S, Lockshin MD, Atsumi T, et al. International consensus statement of an update of the classification criteria for definite antiphospholipid syndrome (APS). J Thromb Haemost. 2006; 4: 295-306.

2) Sugiura-Ogasawara M, Suzuki S, Ozaki Y, et al. Frequency of recurrent spontaneous abortion and its influence on further marital relationship and illness: The Okazaki Cohort Study in Japan. J Obstet Gynaecol Res. 2013; 39: 126-31.

3) Sugiura-Ogasawara M, Ozaki Y, Kitaori T, et al. Midline uterine defect size correlated with miscarriage of euploid embryos in recurrent cases. Fertil Steril. 2010; 93: 1983-8.

4) Branch DW, Gibson M, Silver RM. Clinical Practice: Recurrent miscarriage. N Engl J Med. 2010; 363: 1740-7.

5) Sugiura-Ogasawara M, Ozaki Y, Katano K, et al. Abnormal embryonic karyotype is the most frequent cause of recurrent miscarriage. Hum Reprod. 2012; 27: 2297-303.

6) Ruiz-Irastorza G, Crowther M, Branch W, et al. Antiphospholipid syndrome. Lancet. 2010; 376: 1498-509.

7) 平成27年度日本医療研究開発機構成育疾患克服等総合研究事業「抗リン脂質抗体症候群合併妊娠の治療及び予後に関する研究」研究班. 抗リン脂質抗体症候群合併妊娠の診療ガイドライン. 東京: 南山堂; 2016.

8) Rand JH, Wu X, Anderee HAM, et al. Pregnancy loss in the antiphospholipid antibody syndrome –a possible thrombogenic mechanism. N Engl J Med. 1997; 337: 154-60.

9) Quenby S, Mountfield S, Chamley L, et al. Antiphospholipid antibodies prevent extravillous trophoblast differentiation. Fertil Steril. 2005; 83: 691-8.

10) Girardi G, Redecha P, Salmon JE. Heparin prevents antiphospholipid antibody-induced fetal loss by inhibiting complement activation. Nat Med. 2004; 10: 1222-6.

11) Tanimura K, Jin H, Suenaga T, et al. β2-Glycoprotein I/HLA class II complexes are novel autoantigens in antiphospholipid syndrome. Blood. 2015; 125: 2835-44.

12) Pengo V, Tripodi A, Reber G, et al. Subcommittee on Lupus Anticoagulant/Antiphospholipid Antibody of the Scientific and Standardisation Committee of the International Society on Thrombosis and Haemostasis. Update of the guidelines for lupus anticoagulant detection. J Thromb Haemost. 2009; 7: 1737-40.

1／抗リン脂質抗体症候群

13) Katano K, Aoki K, Sasa H, et al. beta 2-Glycoprotein I-dependent anticardiolipin antibodies as a predictor of adverse pregnancy outcomes in healthy pregnant women. Hum Reprod. 1996; 11: 509-12.

14) Ogasawara MS, Aoki K, Katano K, et al. Factor XII but not protein C, protein S, antithrombin III or factor XIII as a predictor of recurrent miscarriage. Fertil Steril. 2001; 75: 916-9.

15) Kitaori T, Sugiura-Ogasawara M, Oku K, et al. Determination of clinically significant tests for antiphospholipid antibodies and cutoff levels for obstetric antiphospholipid syndrome. Lupus. 2015; 24: 1505-19.

16) Lockshin MD, Kim M, Laskin CA, et al. Prediction of adverse pregnancy outcome by the presence of lupus anticoagulant, but not anticardiolipin antibody, in patients with antiphospholipid antibodies. Arthritis Rheum. 2012; 64: 2311-8.

17) Clark CA, Davidovits J, Spitzer KA, et al. The lupus anticoagulant: results from 2257 patients attending a high-risk pregnancy clinic. Blood. 2013; 122: 341-7.

18) Ogasawara M, Aoki K, Kajiura S, et al. Are antinuclear antibodies predictive of recurrent miscarriage? Lancet. 1996; 347: 1183-4.

19) Rai R, Cohen H, Dave M, et al. Randomised controlled trial of aspirin and aspirin plus heparin in pregnant women with recurrent miscarriage associated with phopholipid antibodies (or antiphospholipid antibodies). BMJ. 1997; 314: 253-7.

20) Kutteh WH. Antiphospholipid antibodies-associated recurrent pregnancy loss: treatment with heparin and low-dose aspirin is superior to low-dose aspirin alone. Am J Obstet Gynecol. 1996; 174: 1584-89.

21) Ziakas PD, Pavlou M, Voulgarelis M. Heparin treatment in antiphospholipid syndrome with recurrent pregnancy loss: a systematic review and meta-analysis. Obstet Gynecol. 2010 ; 115: 1256-62.

22) Askie LM, Duley L, Henderson-Smart DJ, et al; PARIS Collaborative Group. Antiplatelet agents for prevention of pre-eclampsia: a meta-analysis of individual patient data. Lancet. 2007; 369: 1791-8.

23) Kaandorp SP, Goddijn M, van der Post JAM, et al. Aspirin plus heparin or aspirin alone in women with recurrent miscarriage. N Engl J Med. 2010; 362, 1586-96.

24) Sugiura-Ogasawara M, Omae Y, Kawashima M, et al. The first genome-wide association study identifying new susceptibility loci for obstetric antiphospholipid syndrome. J Hum Genet. 2017. doi: 10.1038

25) Sugiura-Ogasawara M, Atsumi T, Yamada H, et al. Real-world practice of obstetricians in respect of assays for antiphospholipid antibodies. Modern Rheumatol. 2015; 30: 1-22

〈杉浦真弓〉

〔Ⅱ 各論〕4. 不育症と免疫

2／凝固異常（血栓性素因）

A 概説

　1980年代中頃に抗リン脂質抗体（aPL）が発見され，血栓塞栓症ならびに流死産と関連する自己抗体として注目されるようになり，現在ではaPLは不育症の原因と認識されている．その後，その他の血栓性素因と不育症の関連についても検討が行われ，1993年に凝固第XII因子低下と習慣流産の関連が報告されて以来，多くの報告がなされている．これまでにプロテインS（PS），プロテインC（PC），アンチトロンビン（AT）欠乏や凝固第V因子ライデン変異，プロトロンビン遺伝子多型（G21210A），凝固第VIII因子上昇，高ホモシステイン血症などと不育症の関係が報告されている[1]．また遺伝子多型の解析ではPAI-1 4G/5G遺伝子多型と反復流産の関連も示唆されている．

　血栓性素因と不育症の関連はaPLと同様に，胎盤で血栓を生じた結果流死産をきたすという仮説を基に論じられてきたものであるが，血栓歴のある女性に流死産が必ずしも多いわけではなく，血栓性素因と不育症との関連についてはいまだ不明な点が多い．近年，これらの病態には凝固因子に対する抗体の関連，なかでもプロテインSや凝固第XII因子に存在するEGF like domainに対する抗体が胎盤に悪影響を及ぼすとの推論もあり，今後の解明が待たれる．

　また，リスク因子として血栓性素因を有する不育症患者の治療に関しても，抗リン脂質抗体症候群に対する治療をもとに低用量アスピリン（LDA）やヘパリン［欧米では低分子量ヘパリン（LMWH），本邦では未分画ヘパリン（UFH）］が用いられてきたが，血栓性素因にLDAやLMWH/UFHを用いることについての有用性について確立されたエビデンスはまだないのが現状である．しかし，LMWHの胎盤関連妊娠合併症に対する有用性や[2]，LDAの妊娠高血圧腎症，在胎不当過小（SGA）児の予防効果[3]が報告され，これら治療の妊娠中の安全性についても一定のコンセンサスがあると考えられる．ヘパリンについては抗血栓作用以外にも補体活性化抑制，絨毛細胞のアポトーシス抑制，脱落膜の血管新生促進や局所免疫の調節といった胎盤に対する直接的作用な

2/ 凝固異常（血栓性素因）

らびに着床促進効果も示されている[4] ことから，これまでの妊娠合併症の既往歴，患者の希望を勘案してこれら薬剤を用いることは許容されると考えられる．

B 血栓性素因と産科異常

表1 にシステマティックレビュー[1] による血栓性素因と不育症を含む妊娠合併症の関連についての結果をまとめた．妊娠合併症と血栓性素因の関連は認めるが，強い関連とはいえず，血栓性素因は妊娠合併症の根本的原因とまではいえず，一因（リスク因子）と考えるのが妥当である．

1 プロトロンビン遺伝子多型，凝固第V因子ライデン変異

プロトロンビン遺伝子多型，凝固第V因子ライデン変異は欧米人（コーカソイド）でよくみられる血栓性素因で，アジア人では少ない．プロトロンビン遺伝子多型は主に初期流産と関係する報告が多いが[5]，凝固第V因子ライデン変異は凝固第V因子が変異の結果プロテインCによる不活化を受けにくくなり過凝固に傾くもので，早期流産[5] のみならず，妊娠中期以降の流死産や子宮内胎児死亡[6] とも関係すると報告されている．しかし，日本人においてはこれらの血栓性素因の報告はなく，不育症のリスク要因とはならない．

2 高ホモシステイン血症

高ホモシステイン血症は血管内皮細胞の障害から血栓症を引き起こす代謝異常で，原因となる代謝酵素としてはメチレンテトラヒドロ葉酸リダクターゼ（MTHFR）がよく知られている．MTHFR遺伝子多型は心筋梗塞，脳梗塞との関連が知られ，欧米では不育症（妊娠後期の死産，子宮内胎児死亡，妊娠高血圧腎症）との関係も報告されているが，本邦での報告は少ない．

C 本邦で問題となる血栓性素因

不育症に関わる血栓性素因としては，本邦では専らプロテインS低

〔Ⅱ 各論〕4. 不育症と免疫

表1 血栓素因と不育症を含む妊娠合併症の関連（システマティックレビュー[1]）

血栓素因	初期流産	中期以降の流死産	妊娠高血圧腎症	常位胎盤早期剥離	胎児発育不全
凝固第Ⅴ因子ライデン変異（Homozygous）	2.71 (1.32-5.58)	1.98 (0.40-9.69)	1.87 (0.44-7.88)	8.43 (0.41-171)	4.64 (0.19-116)
凝固第Ⅴ因子ライデン変異（Heterozygous）	1.68 (1.09-2.58)	2.06 (1.10-3.86)	2.19 (1.46-3.27)	4.7 (1.13-19.6)	2.68 (0.59-12.1)
プロトロンビン遺伝子多型（G21210A, Heterozygous）	2.49 (1.24-5.00)	2.66 (1.28-5.53)	2.54 (1.52-4.23)	7.71 (3.01-19.76)	2.92 (0.62-13.70)
MTHFR遺伝子多型（C677T, Homozygous）	1.4 (0.77-2.55)	1.31 (0.89-1.91)	1.37 (1.07-1.76)	1.47 (0.40-5.35)	1.24 (0.84-1.82)
アンチトロンビン欠乏	0.88 (0.17-4.48)	7.63 (0.30-196)	3.89 (0.16-97.2)	1.08 (0.06-18.1)	NA
プロテインC欠乏	2.29 (0.20-26.4)	3.05 (0.24-38.5)	5.15 (0.26-102)	5.93 (0.23-151)	NA
プロテインS欠乏	3.55 (0.35-35.72)	20.1 (3.70-109)	2.83 (0.76-10.57)	2.11 (0.47-9.34)	NA
ループスアンチコアグラント	NA	2.4 (0.8-7.0)	1.5 (0.5-4.6)	NA	NA
抗カルジオリピン抗体	3.4 (1.3-8.7)	3.3 (1.6-6.7)	2.7 (1.7-4.5)	1.42 (0.42-4.77)	6.9 (2.7-17.7)

上段はオッズ比，下段は95％信頼区間，NA-Not Available.

2/ 凝固異常（血栓性素因）

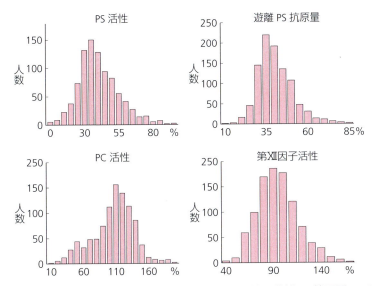

図1 産科異常なく正期分娩した933人のPS活性，遊離PS抗原量，PC活性第XII因子活性値の分布

表2 産科異常なく正期分娩した933人のPS活性，遊離PS抗原量，PC活性，第XII因子活性の1, 5, 10パーセンタイル値

	1st percentile	5th percentile	10th percentile
PS活性	7	17	21
遊離PS抗原量	17	23	26
PC活性	21	40	52
第XII因子活性	47	57	63

下，凝固第XII因子低下が注目されている．プロテインS欠乏の一般集団における頻度は欧米人で0.03～0.13％，日本人では2.0％とされる．ところが日本人不育症女性の中ではプロテインS低下は7.4％，第XII因子低下も7.2％にのぼると報告されている[7]．

我々は1,220人を対象とした前方視的コホート研究で，妊娠8～14週のPS活性，遊離PS抗原量，PC活性，凝固第XII因子の低値が産科異常と関連するかを解析した．1,220人のうち産科異常なく正期分娩に至った933人の各測定値は 図1 のとおり正規分布しており，その1, 5, 10パーセンタイル値は 表2 のとおりであった．PC活性，第XII因子活

〔Ⅱ 各論〕4. 不育症と免疫

性は基準値と大差ないが，PS 活性，遊離 PS 抗原量は妊娠初期から大きく低下していた．PS 活性 21%（10 パーセンタイル値）未満が重症妊娠高血圧症候群の（オッズ比 5.9），遊離抗原量 23%（5 パーセンタイル値）未満が妊娠高血圧腎症の（オッズ比 4.4）独立したリスク因子であった．また，初めて凝固第 XII 因子 47%（1 パーセンタイル値）未満が 34 週未満の早産と関連することを明らかにした[8]．

なお，aPL の存在がプロテイン S 低下や第 XII 因子低下に関連する可能性も報告されており，プロテイン S ないし第 XII 因子の低下を認めた際は，aPL を中心とする，他の不育リスク因子の検索を行うことが重要である．

1 プロテインS欠乏と産科異常

欧米ではプロテイン S 欠乏症は妊娠中後期の流死産・子宮内胎児死亡のリスク因子と考えられている．欧米での研究では 22 週以降死産・胎児死亡リスクが 7〜20 倍，後期流産リスクは 3〜40 倍とされ，胎児死亡，妊娠高血圧症候群，胎盤早期剥離，胎児発育不全，早産といった産科異常との関連も指摘されている[1, 9]．

一方本邦では，プロテイン S 低下不育症患者の 9 割が 10 週未満の初期流産患者[7]であるが，プロテイン S 低下が初期流産と直接関連するかについては，十分なエビデンスはなく，結論は出ていない．産科異常との関係について，我々は，妊娠初期の PS 活性低下（21%，10 パーセンタイル未満）と重症妊娠高血圧症候群の，遊離 PS 抗原量低下（23%，5 パーセンタイル未満）と妊娠高血圧腎症の関連を報告している[8]．

なお，妊娠中に計測したプロテイン S 値の評価については，妊娠後早期に PS 活性，遊離 PS 抗原量ともに低下することがわかっており[8]，非妊時の基準値を用いることには注意が必要である．

2 プロテインS低下例に対する治療

欧米ではプロテイン S 低下は妊娠中後期の流死産と関連すると考えられていることもあり，無治療または LDA 単独よりも LMWH の有用性を示す小規模な報告が多い[10]．一方，初期流産の頻度が高いとされる本邦での多施設症例調査では，無治療例の生児獲得率 6.3%，LDA 単独 77%，LDA＋UFH 併用で 67% と報告されている[7]．我々も，プロテイ

ンS低下不育症女性において，<u>aPL 陽性の場合</u>，LDA＋UFH 併用療法を行っても，早産や胎児発育不全といった産科異常を発症するリスクが高く，<u>aPL 陰性の場合</u>，LDA 単独と LDA＋UFH 併用療法との間で，妊娠帰結および産科異常に差はないことを報告しており[11]，プロテインS低下不育症例の全例に LDA と UFH/LMWH の併用療法を行うことは必ずしも必要でないと考えている．

　現時点では十分なエビデンスのある治療指針はないため，プロテインS低下を伴う反復流産患者については，aPL 陽性などその他のリスク要因がなければ，患者の同意を得て LDA 治療を行い，プロテインSの遺伝子変異，子宮内胎児死亡や死産歴，aPL 陽性などその他のリスク要因があれば LDA＋UFH 併用療法を患者の同意を得て行うことが考慮される．

3　凝固第 XII 因子と産科異常

　遺伝子多型の頻度からアジア系人種は白人に比して凝固第 XII 因子活性が低いといえる．第 XII 因子と血栓との関連については，第 XII 因子欠乏症であった Hageman 氏が，肺塞栓症で死亡したことをきっかけに，これまでに心筋梗塞などの動脈血栓と第 XII 因子欠乏との関連が示されている．第 XII 因子欠乏と不育症との関連についても数多くの報告はあるものの[12]，第 XII 因子欠損マウスの生殖能は正常で，第 XII 因子欠損女性での妊娠分娩例も報告されている[13] ことから，凝固第 XII 因子低下が直接的に不育症と関係するとは考えられていない．ただ，第 XII 因子には血管新生や組織修復に関わる成長因子としての働きもあることから，近年 抗第 XII 因子に対する抗体と不育症との関連が注目されている[14]．産科異常との関連では，妊娠初期の凝固第 XII 因子低下（47％，1パーセンタイル未満）と 34 週未満の早産との関連が報告されている[8]．

4　凝固第 XII 因子低下例に対する治療

　凝固第 XII 因子低下と不育症に直接の因果関係がない可能性も高く，第 XII 因子低下不育症患者の治療については，不要と考えるものも多い．本邦での多施設症例調査でも第 XII 因子低下を認める不育症女性において，LDA や UFH を用いた治療群と無治療群で，妊娠予後に差がなかった[7]．一方で，LDA が有効であったとの報告もあり[15]，凝固第

〔Ⅱ 各論〕4. 不育症と免疫

XII 因子低下不育症例の治療方針は定まっていない.

　現時点では全例に LDA＋UFH 併用療法を行うことは過剰と考えられ, aPL 陽性などその他のリスク要因がなければ, 患者の同意を得て無治療で経過観察ないし LDA 治療を行い, 妊娠中後期の産科異常の既往のある例に限って LDA＋UFH 併用療法を同意を得て行うことが考慮される.

D　生殖補助医療（着床不全）におけるヘパリン使用について

　これまで絨毛細胞による母体脱落膜血管の侵食が着床部位局所の血栓により障害されることが着床不全の一因と想定され, 反復着床不全患者に対してヘパリンが用いられてきた[4]. また, 近年は凝固のみならず炎症抑制とも関わるプロテイン C／トロンボモジュリン系が絨毛細胞の障害抑制にも関連し妊娠維持に働いていると考えられている. Qublan らは血栓性素因と 3 回以上の着床不全歴を有する 83 例において LMWH とプラセボ投与のランダム化比較試験を行い, LMWH 投与群で生児獲得率が有意に向上（23.8% vs 2.8%）することを報告している[16]. 他にも UFH の投与で同様の効果が報告されており, UFH/LMWH が着床不全を減少させる可能性はあるが, 最近の報告では着床不全と血栓性素因は無関係と報告するものも多い[17]. 大規模なランダム化比較試験は実施されておらず, 現時点では反復着床不全に対するヘパリン使用については十分なエビデンスはない. 特に, 本邦で多くみられるプロテイン S や凝固第 XII 因子低下と反復着床不全の関連, ならびにこれら患者に対するヘパリン治療の有用性については, エビデンスがほとんどないのが現状で, 今後の検討が必要である.

◀文献▶

1) Robertson L, Wu O, Langhorne P, et al. Thrombosis: Risk and Economic Assessment of Thrombophilia Screening (TREATS) Study. Thrombophilia in pregnancy: a systematic review. Br J Haematol. 2006; 132: 171-96.

2) Rodger MA, Carrier M, Le Gal G, et al. Low-Molecular-Weight Heparin for Placenta-Mediated Pregnancy Complications Study Group. Meta-analysis of low-molecular-weight heparin to prevent recurrent placenta-mediated pregnancy complications. Blood. 2014; 123: 822-8.

3) Greer IA, Brenner B, Gris JC. Antithrombotic treatment for pregnancy

2/ 凝固異常（血栓性素因）

complications: which path for the journey to precision medicine? Br J Haematol. 2014; 165: 585-99.

4) Nelson SM, Greer IA. The potential role of heparin in assisted conception. Hum Reprod Update. 2008; 14: 623-45.

5) Reznikoff-Etiévan MF, Cayol V, Carbonne B, et al. Factor V Leiden and G20210A prothrombin mutations are risk factors for very early recurrent miscarriage. BJOG. 2001; 108: 1251-4.

6) Pabinger I, Nemes L, Rintelen C, et al. Pregnancy-associated risk for venous thromboembolism and pregnancy outcome in women homozygous for factor V Leiden. Hematol J. 2000; 1: 37-41.

7) 齋藤 滋, 杉浦真弓, 田中忠夫, 他. 本邦における不育症のリスク因子とその予後に関する研究. 日本周産期・新生児医学会雑誌. 2009; 45: 1144-8.

8) Ebina Y, Ieko M, Naito S, et al. Low levels of plasma protein S, protein C and coagulation factor XII during early pregnancy and adverse pregnancy outcome. Thromb Haemost. 2015; 114: 65-9.

9) Rey E, Kahn SR, David M, et al. Thrombophilic disorders and fetal loss: a meta-analysis. Lancet. 2003; 361: 901-8.

10) Gris JC, Mercier E, Quéré I, et al. Low-molecular-weight heparin versus low-dose aspirin in women with one fetal loss and a constitutional thrombophilic disorder. Blood. 2004; 103: 3695-9.

11) Shinozaki N, Ebina Y, Deguchi M, et al. Protein S deficiency complicated pregnancy in women with recurrent pregnancy loss. Gynecol Endocrinol. 2016 β; 32: 672-4.

12) Pauer HU, Burfeind P, Köstering H, et al. Factor XII deficiency is strongly associated with primary recurrent abortions. Fertil Steril. 2003; 80: 590-4.

13) Matsuura T, Kobayashi T, Asahina T, et al. Is factor XII deficiency related to recurrent miscarriage? Semin Thromb Hemost. 2001; 27: 115-20.

14) Inomo A, Sugi T, Fujita Y, et al. The antigenic binding sites of autoantibodies to factor XII in patients with recurrent pregnancy losses. Thromb Haemost. 2008; 99: 316-23.

15) Ogasawara MS, Iinuma Y, Aoki K, et al. Low-dose aspirin is effective for treatment of recurrent miscarriage in patients with decreased coagulation factor XII. Fertil Steril. 2001; 76: 203-4.

16) Qublan H, Amarin Z, Dabbas M, et al. Low-molecular-weight heparin in the treatment of recurrent IVF-ET failure and thrombophilia: a prospective randomized placebo-controlled trial. Hum Fertil (Camb). 2008; 11: 246-53.

17) Steinvil A, Raz R, Berliner S, et al. Association of common thrombophilias and antiphospholipid antibodies with success rate of in vitro fertilisation. Thromb Haemost. 2012; 108: 1192-7.

〈出口雅士　山田秀人〉

〔Ⅱ 各論〕4. 不育症と免疫

3／ 具体的治療法の選択と注意点

① アスピリン

A 概説

　当科においては不育症，血栓症や中期以降の死産歴をもつ患者で抗リン脂質抗体症候群（anti-phospholipid syndrome：APS）と診断された症例を治療対象とし，エビデンスに基づく APS に準じた低用量アスピリンやヘパリン療法などの抗凝固療法を行っている 表1 ．

B アスピリンの薬理学的作用の特徴[1]

　アスピリンの語源はアセチルサリチル酸「ア」，サリチル酸の別名であるスピール酸「スピリ」と化学物質の一般的な接尾語の「ン」からなる．

　血管内皮障害の病態において，アラキドン酸の活性化が組織修復の引き金となる．アスピリンの薬理作用の基本は抗血小板作用によって，その反応過程において産生されるプロスタグランジンであるプロスタサイクリンとトロンボキサンの働きを阻害することである．

　プロスタサイクリンの抑制により血流が阻害され，またトロンボキサ

表1 **当院における不育症抗凝固療法**—低用量アスピリン・ヘパリン併用療法—

アスピリン: 妊娠判定後から妊娠 35 週 6 日まで
 1. バイアスピリン® 錠 100 mg（連日）
 2. 小児用バファリン® 81 mg（連日）
 3. アスピリン末 40 mg＋乳糖 1 g（連日）
ヘパリン: 妊娠判定後から分娩開始まで
 1. ヘパリンカルシウム「カプロシン® 皮下注 20000 単位 /0.8 mL」5000 単位 /0.2 mL（12 時間毎）
 2. ヘパリンカルシウム皮下注「モチダ」5000 単位 /0.2 mL（12 時間毎）
 3. ダナパロイドナトリウム「オルガラン®」1250 単位 /1 mL　皮下注（24 時間毎）

ンの抑制は血管拡張を惹起し，その結果，血小板が凝集せずに凝血塊や血栓が形成されないという相殺作用が発生する．この現象を"アスピリンジレンマ"という[2]．しかしながら少量のアスピリンであればプロスタサイクリンに影響を与えずトロンボキサンのみを抑制することが見い出された．このアスピリンの至適投与量が約80 mgであることが低用量アスピリン療法のアスピリン量（40〜100 mg）の根拠になっている．

我々は1980年代より低用量アスピリン療法を不育症患者に行っている．当初は40 mgに設定しアスピリン錠を粉砕して調製を試みたが，きわめて少量の細粒は薬包紙に静電気で付着し経口服用が困難であった．そこで乳糖を1 g加えバランスとして調合したが，現在では小児用バファリン®（81 mg）とバイアスピリン®（100 mg）を区別なく使用している．

C APSの診断基準を満たさない症例に対する治療法の実際

一度抗リン脂質抗体が陽性であっても約12週間後の再検査で陰性の場合，または2回目の検査と待たずして妊娠したケースは真のAPSとは診断されないものの，低用量アスピリン単独療法で生児獲得率が上昇することを報告してきた[3]．

産婦人科診療ガイドライン産科編2017[4]において原因不明の不育症患者に対するアスピリン単独療法の有効性は否定的である．原因が特定できない反復・習慣流産患者において夫リンパ球免疫療法，hCG，アスピリン療法，アスピリン・ヘパリン併用療法，免疫グロブリン療法の有用性はおおむね否定的であると記載されている．また，過去1年の間に1〜2回の流死産歴がある患者に対して原因スクリーニングを行わずに，一律に妊娠前から妊娠36週まで低用量アスピリンの服用を行うプロトコールにより米国で近年行われたプラセボ対象のランダム化比較試験において，アスピリン服用の有用性は否定的であった，とされている[5]．

我々は真の抗リン脂質抗体陽性不育症患者以外に対しては，既往歴（中期流産や死産歴など）を考慮したうえで，十分説明し同意を得てAPSに準じた治療方針（自費診療）を行っている．健康保険の適用がなく適用外使用であるものを治療に用いる場合には名古屋市立大学医学

〔Ⅱ 各論〕4. 不育症と免疫

D　アスピリン療法の実際

　アスピリン療法の開始と終了時期に関する明確なエビデンスはない．着床期内膜の血流を増加させることを目的に妊娠前（妊娠計画後）や排卵時からアスピリンの服用を指示するケースがある．一方着床現象に対してアスピリンの抗炎症作用が負の作用を及ぼす可能性を示唆する報告もある．当院では妊娠反応が陽性となったら可及的速やかに治療を開始する．妊娠悪阻によって服用直後に嘔吐した場合も追加は不要で24時間毎の服用を継続指示する．脱水は血栓症のリスクファクターであるので積極的に補液療法を行う．エビデンスのない安静療法（入院や自宅安静）は必要ない．アスピリンの手術前休薬期間が7日から10日間であることより，異所性妊娠を危惧し超音波断層検査法で子宮内に胎嚢が観察される時点でアスピリン療法を開始する施設がある．仮に流産や異所性妊娠で緊急手術を要する場合でも，出血傾向が問題になった症例を我々は経験してはいない．

　アスピリン療法は重篤な副作用もなく安価でコンプライアンスも遵守されやすいため安全に長期間の服用が可能である．当科では正期産の妊娠37週から約1週間を逆算し妊娠35週6日で終了としている．ただし薬剤添付書に妊娠28週以降は禁忌であると記載されているので，患者への十分な説明と同意が必要である．

　産科的APSの不育症患者であっても，分娩後はアスピリンの服用を再開することはない．非妊娠時にも抗凝固療法の必要な自己免疫疾患患者は膠原病内科との連携のもとに，分娩後24時間以内にワルファリンが再開される場合が多い．

E　アスピリン療法の副作用と注意点

　アスピリンの主な母体への副作用は出血傾向であるが低用量の場合で問題になることはない．胎児への影響として動脈管早期閉鎖や腹壁破裂の報告があり当科でも1例の腹壁破裂の経験があるが因果関係は証明さ

3/ 具体的治療法の選択と注意点

れていない.

　切迫流産の不正性器出血時の抗凝固療法の中止・変更決定に関しても明らかな基準はない. 副作用である出血傾向が流産を進展させているのではないかという不安に駆られても治療を中止する必要はない. 当科では基本的には治療効果が不十分であると判断し減量, 中止または増量することはない.

　ただし超音波断層法検査で絨毛膜下血腫のサイズが胎囊より大きくなった場合に抗凝固療法の中止を検討する. 絨毛膜下血腫は菌体の繁殖培地になり得るため, 細菌性腟症から細菌性腟炎に波及することを考慮しクロラムフェニコール（クロマイ®）やメトロニダゾール（フラジール®）などの腟錠を用いた絨毛膜羊膜炎の予防・治療を行う.

　現時点で不育症患者に対するアスピリン単独療法のエビデンスは存在しないが, 今後その有用性や開始および中止・終了時期に関する詳細な検討が必要であると考えている.

◀ 文献 ▶

1）平澤正夫. 超薬アスピリン　スーパードラッグへの道. 東京: 平凡社; 2001.

2）Francesca CL, Muredach PR, Shiv CK, et al. Cyclooxygenase inhibitors and the antiplatelet effects of aspirin. N Ehgl J Med. 2001; 345: 1809-17.

3）Sugiura-Ogasawara M, Ozaki Y, Nakanishi T, et al. Occasional antiphospholipid antibody positive patients with recurrent pregnancy loss also merit aspirin therapy: a retrospective cohort-control study. Am J Reprod Immunol. 2008; 59: 235-41.

4）日本産科婦人科学会・日本産婦人科医会, 編. 産婦人科診療ガイドライン産科編 2017. 2017.

5）Schisterman EF, et al. Preconception low-dose aspirin and pregnancy outcomes: results from the EAGeR randomized trial. Lancet. 2014; 384: 29-36.

〈尾崎康彦　杉浦真弓〉

〔Ⅱ　各論〕4. 不育症と免疫

②　ヘパリン

A　概説

　抗リン脂質抗体症候群（anti-phospholipid syndrome: APS）を合併する不育症患者に対して抗凝固療法を行う場合には，特にヘパリンの重篤な副作用である出血傾向，肝機能障害やヘパリン起因性血小板減少症（HIT）に留意することが重要である．真の APS でない症例においてはリスクがベネフィットを上回る場合があるため，治療の適応決定に際してはエビデンスに基づき正しい検査項目を選択し適切な基準値で解釈し正確に診断することが重要である．

B　不育症患者に対する低用量アスピリン・ヘパリン療法

　産婦人科診療ガイドライン産科編 2017[1] においては，APS の診断基準を満たす患者での流産率は無治療の場合には 90% であるとする報告がある[2] ことと，APS に該当する習慣流産患者に対する治療法では低用量アスピリンと未分画ヘパリンの併用療法のみで有効性が確立されている[3] との記載がある．

　抗リン脂質抗体が惹起する流産病態への治療薬としてのヘパリンの薬理作用としては，抗凝固作用のみならず抗リン脂質抗体結合抑制作用，抗炎症作用，絨毛浸潤促進作用や補体抑制作用が報告されている．

C　当科における APS 不育症患者の治療法の実際

　当科におけるアスピリン・ヘパリン併用療法を記す 表1．不育症患者において，バイアスピリン® 100 mg 1 錠 1 日およびヘパリンカルシウム 10,000 単位 1 日（1 日 2 回，12 時間毎，自己皮下注射）の標準的な抗凝固療法により成功率は 70〜80% である．

　当科においては血栓症や中期以降の死産歴をもつ症例と APS（特にループスアンチコアグラント［LA］）と診断された症例を治療対象とし，エビデンスに基づく APS に準じた抗凝固療法を行っている．妊娠

3/ 具体的治療法の選択と注意点

表1 ヘパリンおよびヘパリン類（類似薬）

1. 未分画ヘパリン（標準ヘパリン）
(1) ヘパリンカルシウム皮下注「モチダ」
  5000 単位 /0.2 mL（12 時間毎）
(2) ヘパリンカルシウム「カプロシン®皮下注 20000 単位 /0.8 mL」
  5000 単位 /0.2 mL（12 時間毎）
2. 低分子ヘパリン
(1) ダルテパリン「フラグミン®」
  半減期: 2〜4 時間　75 単位 /kg/24 時間点滴静注
(2) エノキサパリンナトリウム「クレキサン®」
  半減期: 2〜4 時間　2000 単位（12 時間毎）皮下注
3. ダナパロイドナトリウム「オルガラン®」
  半減期: 20 時間　1250 単位 /1 mL（24 時間毎）皮下注
4. フォンダパリヌクスナトリウム「アリクストラ®」
  半減期: 17 時間　2.5 mg（1.5 mg）　1 回皮下注

早期から治療を開始することが望ましく，当院では妊娠反応が陽性となったらアスピリンと同時に可及的速やかに治療を開始する．自己皮下注射のトレーニングのために 2〜3 日間の入院（自費診療）を要する症例もある．APS 合併妊娠では未分画ヘパリンのヘパリンカルシウムの保険適用が認められているがカプロシン® は保険適用ではない．未分画ヘパリンのほかに抗凝固薬として第 Xa 因子阻害薬であるダナパロイドナトリウムであるオルガラン® 1,250 単位 1 日（1 日 1 回自己皮下注射）がある．自費診療であるが煩雑で肉体的負担を伴う自己注射が 1 日 1 回であり出血傾向や血小板減少，骨粗鬆症などの副作用がヘパリンカルシウムと比較して少ない．低分子量ヘパリンであるダルテパリン（フラグミン®）は 24 時間点滴による治療となるため分娩までの長期間の入院管理を必要とする．同じくフォンダパリヌクスナトリウム（アリクストラ®）やエノキサパリンナトリウム（クレキサン®）は術後の血栓予防のための投与のみが認められている．

D 妊娠中の管理のポイント

　重症妊娠悪阻による脱水や切迫流早産などで安静（長期臥床）を余儀

〔Ⅱ 各論〕4. 不育症と免疫

なくされる場合には下肢のストレッチ運動や弾性ストッキング着用を指示する．ヘパリン起因性血小板減少症（HIT）の発症の可能性を念頭におきヘパリン治療開始約1週間後（その後は約2週間毎）に血小板数を測定する．また肝機能障害にも注意が必要である．APSの重症例では妊娠中期からHITに起因しない，病態そのものの重症化による血小板減少を認めることが少なくないので膠原病内科，血液内科との密接な連携が必要である．妊娠高血圧症候群の発症にも注意が必要である．

標準的な抗凝固療法ではアスピリンは抗血小板作用が中止後も約1週間程度継続することを考慮し，当科では妊娠35週6日まで投与している．ヘパリンは半減期が短いため陣痛発来時に中止する．予定帝王切開術の場合は前日夜まで投与している．緊急帝王切開術になった症例でも硫酸プロタミン（プロタミン硫酸塩静注100 mg「モチダ」）のようなヘパリン拮抗薬を要した症例を経験していない．

ヘパリンの再開時期に関しては分娩後6〜12時間後が通常であるが，当科では創部からの出血のないことを確認し約2時間後から再開している．帝王切開術症例でも術中の止血操作を慎重に行い，2時間後に腹部創部の状態を確認後，経腹超音波断層法で腹腔内および子宮周囲のエコーフリースペースの増大のないことを確認しヘパリンを再開している．

E ヘパリン起因性血小板減少症（HIT）のモニタリング

未分画ヘパリン療法の約0.5〜5%に副作用として出現するHITは血小板第4因子（PF4）・ヘパリン複合体抗体（抗PF4・HIT抗体）による免疫学的破綻状態である[4]．投与開始後4〜14日後に発症することが多い．ヘパリンとPF4が結合することで新たに提示される抗原性に対して抗PF4・HIT抗体が産生され血小板が活性化し血小板数が減少する．ヘパリンの投与は血小板の破壊を意味する．

ヘパリン投与開始後は1週間毎に血小板を測定する．4T'sスコアリング[5] 表2 において4点以上でHITを疑い，6点以上でヘパリンの投与を中止する．抗HIT抗体の検索や抗トロンビン剤や血小板傷害性の少ないダナパロイドナトリウム（オルガラン®）の投与を検討する．

3/ 具体的治療法の選択と注意点

表2 **4 T's スコア** (Lo GK, et al. J Thromb Haemost. 2006; 4: 759-65[5]) を改変)

4T's	2点	1点	血小板減少
血小板減少 (Thrombocytope- nia)	血小板数が>50％低下 ならびに血小板最低値が2万/μL以上	血小板数の30～50%減少. もしくは最低値が1万～2万/μL未満	血小板数30％未満の減少. もしくは最低値が1万/μL未満
血小板減少の発症時期 (Timing of platelet count fall)	投与後5～10日の明確な発症	投与後5～10日の不明確な発症(測定されていないため). 10日以降の発症	4日以内の発症
血栓症や続発症 (Thrombosis or oth- er sequelae)	確認された新たな血栓症の発症 ヘパリン投与部位の皮膚壊死	血栓症の進行や再発 ヘパリン投与部位の皮膚発赤 血栓症の疑い(未証明)	なし
他の血小板減少の原因 (Other cause of thrombocytopenia)	明らかに血小板減少の原因が他に存在しない	他に疑わしい血小板減少の原因がある	他に明確な血小板減少の原因がある

6点以上: HIT の可能性高
3点以下: HIT の可能性低

F 周産期管理のポイント

　産婦人科診療ガイドライン産科編 2017 の CQ004-1 (妊娠中の静脈血栓塞栓症［VTE］の予防は？) および CQ004-2 (分娩後の静脈血栓塞栓症［VTE］の予防は？) の項に不育症の有無に関わらずリスク分類に関する記載がある．後天性の血栓性素因に APS が含まれるので，本項に準じて周産期管理を行うべきである．APS 合併妊娠の女性では過去の VTE の既往がある場合にはとくに VTE を含めた動静脈血栓症にハイリスクである．

　当院では真の APS や自己免疫疾患合併不育症患者のアスピリン・ヘパリン併用療法の際に出血傾向，肝機能障害や HIT などの重篤な合併症の発生を経験している．

　今後ヘパリンおよびヘパリン類似薬の選択基準や，その有用性，開始および中止・終了時期や副作用の発生に関連するリスク因子や遺伝学的

〔Ⅱ 各論〕4. 不育症と免疫

素因に関する詳細な検討が必要であると考えている.

◀文献▶

1) 日本産科婦人科学会・日本産婦人科医会, 編. 産婦人科診療ガイドライン産科編 2017. 2017.

2) Rai RS, Clifford K, Cohen H, et al. High prospective fetal loss rate in untreated pregnancies of women with recurrent miscarriage and antiphospholipid antibodies. Hum Reprod. 1995; 10: 3301-4.

3) Ziakas PD, Pavlou M, Voulgarelis M. Heparin treatment in antiphospholipid syndrome with recurrent pregnancy loss: a systematic review and meta-analysis. Obstet Gynecol. 2010; 115: 1256-62.

4) Warkentin TE, Levine MN, Hirsh J, et al. Heparin-induced thrombocytopenia in patients treated with low-molecular-weight heparin or unfractionated heparin. N Engl J Med. 1995; 332: 1330-5.

5) Lo GK, Juhl D, Warkentin TE, et al. Evaluation of pretest clinical score（4 T's）for the diagnosis of heparin-induced thrombocytopenia in two clinical settings. J Thromb Haemost. 2006; 4: 759-65.

〈尾崎康彦　杉浦真弓〉

③ ステロイド

A 概説

　不育症において抗リン脂質抗体症候群（anti-phospholipid syndrome: APS）病態の存在がそのリスクを増加させることが広く知られている.

　産婦人科診療ガイドライン産科編2017において，不育症に関連する項目であるCQ204（反復・習慣流産患者の診断と取り扱いは？）には副腎皮質ステロイドホルモン剤（ステロイド）の記載は存在しない[1].ステロイドは主にSLEやSjögren症候群などの膠原病合併妊娠に使用されるが，抗リン脂質抗体陽性不育症患者に抗凝固療法と併用されることがある.

B ステロイドの薬理学的作用

　ステロイドは細胞膜を通過し糖質コルチコイドレセプター（GR）と結合し作用する．ステロイドの感受性や抵抗性に関与するGRのN363S変異やR23K変異などの遺伝子多型や変異に関する多くの検討は報告されているが，臨床現場でステロイド治療の選択において遺伝学的検査が活用される段階には至っていない.

　ステロイドの薬理作用[2]には免疫抑制作用と抗炎症作用があり，いずれも転写因子の活性と抑制作用による.

　転写因子の活性化はステロイドがannexin 1（lipocortin）の発現を増強し，それ由来のペプチドが好中球表面に存在するlipoxin A4受容体と結合して好中球遊走能やメディエーターの産生を阻止して抗炎症作用をもつ内因性タンパク質の遺伝子発現の亢進による産生増加を惹起している.

　また転写因子の抑制作用は，タンパク質遺伝子の発現抑制によるサイトカインや接着因子などの炎症を制御する生理活性物質の産生を低下させる．代表的な転写因子にはNF-κBがあり，ステロイドはGRの抗NF-κB作用により抗炎症作用を発揮する.

〔II 各論〕4. 不育症と免疫

　ステロイドの薬剤としての開発・応用においては，構造を改変（ステロイド骨格の修飾）することにより GR との結合親和性を強化し，従来のコルチゾールに比較してコルチゾンの長い作用時間と高力価という特徴を得ている．

　臨床的に広く使用されているステロイドはプレドニゾロン（PSL）であり，PSL1 錠は通常 5 mg である．健常成人の 1 日のステロイド分泌量は 5〜10 mg と報告されており，コルチゾール 15〜25 mg やコーチゾン 25.0〜37.5 mg に相当する[3]．

　ステロイドの生理的分泌の日内変動は早朝にピークが認められるため，臨床的に朝食後に服用されることが多い．生理学的に 12〜36 時間が半減期であるため 24 時間毎に投与される．また甲状腺機能亢進状態はステロイド代謝を亢進させるため，投与量の増加を指示することが考慮される．

C ステロイドの副作用

　ステロイドには多くの重篤な副作用が報告されており慎重なモニターが必要である．妊娠における注意すべき副作用としては高血圧と耐糖能異常・糖尿病があり妊婦健診における注意深い観察が必要である．PSL 20 mg/1 日以上使用のケースでは感染症の発生率が約 2 倍になると報告されている．

　非ステロイド系抗炎症薬（NSAIDs）を併用することで消化性潰瘍の発現率が上昇する．悪心・嘔吐や上腹部・季肋部症状を訴えた場合にはステロイドの副作用を念頭におき胃粘膜保護薬や抗潰瘍薬を適切に投与することが重要である．

　筆者らは不育症患者のステロイド療法において精神疾患を発症するケースをしばしば経験している．短期的副作用には多幸感や軽度の躁症状があるが，長期的に重篤な鬱症状が認められる症例があり，不育症患者へのメンタルケアが重要であることを鑑み，院内の産科に専属する臨床心理士と協力しケアをしている．

　妊娠中のステロイド療法の留意点として薬剤の胎盤通過性の問題がある．切迫早産の治療において胎児肺の成熟促進を目的とした経母体的ステロイド療法に使用されるステロイドは，胎児移行性の大きいベタメサ

ゾン（リンデロン®）やデキメタゾン（デカドロン®）であるが，不育症患者に使用するプレドニゾロン（プレドニン®）は胎盤通過性が小さく胎児への副作用は比較的少ない．

D ステロイドの離脱症状

妊娠中のステロイド剤の副作用のモニタリング以上に，産褥や流産後のステロイド療法の終了・中止時における離脱症候群（withdrawal syndrome）の予防を念頭においた慎重な漸減が重要である．内科的には1〜2週間ごとの10%毎の減量が推奨されているが，当科においては1週間毎に約4週間かけて半量ずつ（PSL 20 mg- 10 mg- 5 mg-2.5 mg- 終了）漸減し大きな問題を経験していない．

離脱症状には発熱・関節痛などの炎症症状や嘔吐・季肋部痛などの消化器症状があるため理学的所見や血液検査によって早期発見を心がける．

E 当科におけるステロイド治療法の実際

当科においては血栓症や中期以降の死産歴をもつ症例とAPS（特にループスアンチコアグラント［LA］）と診断された不育症を治療対象とし，エビデンスに基づくAPSに準じた低用量アスピリンやヘパリン療法などの抗凝固療法を行っている[4]．

ステロイド（PSL 20 mg 1日，適宜調整）は不育症治療において単独療法の効果はエビデンスに乏しいため 表1 [5]，抗血栓対策法の位置付けではなく非妊娠時より全身性エリテマトーデスやSjögren症候群などの自己免疫疾患の治療を受けている症例や抗リン脂質抗体が高値で標準的治療に抵抗性を示した既往のある症例や血小板減少などの病態が進行する症例に対して施行している．

ステロイド療法によって抗リン脂質抗体や疾患特異的な自己抗体は変化せず，抗体価の推移は治療効果の判定に意義はなく定期的な測定は行っていない．

ステロイドの免疫抑制効果ではなく抗炎症作用が治療効果に関連している可能性があり，不育症治療におけるステロイド療法の適応基準や作

〔Ⅱ 各論〕4. 不育症と免疫

表1 **不育症に対する介入の Benefit・No Benefit**（Rai R, et al. Lancet. 2006; 368: 601-11[5] より）

	Level of evidence
介入の benefit	
抗リン脂質抗体症候群に対するアスピリン・ヘパリン療法	Ib
支持的精神療法	III
血栓性疾患に対するヘパリン療法	IV
介入の no benefit	
プロゲステロン補充	I
イムノグロブリン / ステロイド	Ia
原因不明に対するアスピリン	IIa
受精卵スクリーニング	IIa

※ I がエビデンスレベルが最上位

用機序に関してさらなる検討が必要である.

◀文献▶

1) 日本産科婦人科学会・日本産婦人科医会，編. 産婦人科診療ガイドライン産科編 2017. 2017.

2) 山本一彦，編. ステロイド薬の選び方・使い方ハンドブック. 東京: 羊土社; 2008.

3) Arlt W, Allolio B. Adrenal insufficiency. Lancet. 2003; 361: 1881-93.

4) Miyakis S, Lockshin MD, Atsumi T, et al. International consensus statement of update of the classification criteria for definite antiphospholipid syndrome (APS). J Thromb Haemost. 2006; 4: 295-306.

5) Rai R, Regan L. Recurrent miscarriage. Lancet. 2006; 368: 601-11.

〈尾崎康彦　杉浦真弓〉

④ 大量免疫グロブリン

A 概説

厚生労働科学研究によれば不育症の 65.3％ が，原因やリスク因子が不明である[1]．原因・リスク因子不明の不育症に対する有効な治療法はないため，プラセボ効果も期待して低用量アスピリン（LDA）や黄体ホルモンの投与，およびテンダーラビングケアなどが行われている．施設によっては，ヘパリン皮下注や夫リンパ球免疫を自費診療で行っているのが日本の現状である．

このような治療を繰り返しても再度流産に至る難治性習慣流産に対して，我々は 25 年前から大量免疫グロブリン療法（high-dose intravenous immunoglobulin：HIVIg）を実施してきた．HIVIg は，1980 年代に特発性血小板減少性紫斑病でその有効性が確認されて以来，大規模な症例対照研究によって，Guillain-Barré 症候群，慢性炎症性脱髄性多発根神経障害，重症筋無力症，皮膚筋炎，川崎病，移植片対宿主病，多発性硬化症，自己免疫性ブドウ膜炎，抗好中球細胞質自己抗体陽性血管炎などの自己免疫疾患や炎症性疾患に対してその有効性が確定している．一般的に，100 g（20 g×5 日間）に代表される大量投与で効果を発揮する．

欧米では，原因不明習慣流産に対する免疫グロブリン療法の二重盲検法によるランダム化比較試験（RCT）が 1990 年代から開始された．しかし，有効性を報告したのは，Coulam ら[2] のみであった．その後のメタアナリシス解析[3] およびシステマティック・レビュー[4] の結果で，続発性習慣流産に対して免疫グロブリン療法の有効性を認めた．しかし，2011 年のシステマティック・レビュー[5] は，その有効性を否定した．2015 年の続発性習慣流産を対象とした RCT でも有効性は確認できなかった[6]．しかしながら，これら欧米の RCT で用いられた免疫グロブリン投与量は，週あたりせいぜい 20～50 g と少量であるため，HIVIg と同等の免疫修飾効果は期待できない．

〔Ⅱ 各論〕4. 不育症と免疫

表1 原因不明、難治性習慣流産（4〜14回流産）69人に対する妊娠初
期大量免疫グロブリン療法（100 g）の成績

（〜2017年4月）

生産	50	早産	9/50 18%
胎児死亡（31週）	1	胎児発育遅延	6/50 12%
自然流産	18	児異常（口唇裂）	1
染色体正常	3	母体副作用	
染色体異常	13	発疹・発熱	8/69 12%
核型不明	2	D-dimer上昇	4/69 6%

素有効率: 72.5%（50/69）
染色体異常流産を除いた有効率: 90.1%（50/55）

B 難治性習慣流産に対する妊娠初期大量免疫グロブリン療法

　我々は，倫理委員会承認のもと4回以上の自然流産歴を有する原因不明の習慣流産（難治性習慣流産）を対象に，妊娠初期のHIVIg（20 g×5日間，計100 g）を世界で初めて1993年に実施し継続している[7, 8]．以下の要件すべてを満たす場合，HIVIgの適応とする．

1）精査の結果，原因・リスク因子が不明である．
2）4回以上の自然流産歴がある．
3）IgA欠損やグロブリン製剤に対するアレルギーがない．
4）文書で同意が得られる．

　胎囊確認後，妊娠5〜6週にインタクト型免疫グロブリン製剤を用いてHIVIgを行う．この治療方法が欧米RCTと異なるのは，4回以上の流産歴がある難治性習慣流産を対象にしたこと，および100 gの免疫グロブリン投与を妊娠初期の5日間で完了する点である．我々は，妊娠5〜7週の母児接点におけるHIVIgの免疫修飾効果を期待した．

　その結果，2017年4月までに，HIVIgを69人に実施し妊娠が帰結した表1．対象者の年齢は24〜44歳で，既往流産数は4〜14回であった．69人中50人で生児を得て，18人は再度流産に至った．1人が妊娠高血圧症候群と常位胎盤早期剝離のため，妊娠31週に子宮内胎児死亡となった．HIVIgの素有効率は72.5%（50/69）で，胎児染色体異常が確認された13人を除いた有効率は90.1%（50/55）にのぼる．なお，流産

346

絨毛染色体検査は同意を得て流産の全例に実施し，染色体異常 13 人，染色体正常 3 人で，培養不良のため核形分析不可能が 2 人であった．産科異常としては，早産 18%，胎児発育不全 12%，口唇裂 1 人（2.0%）であった．母体副作用は，発疹・発熱 12%，D-dimer 上昇は 6% であった．1 日投与を延期した 1 人以外，投与中止が必要な副作用はなかった．

4 回以上の流産既往を有する習慣流産女性の素の生児獲得率は 51.9%（98/189）で，胎児染色体異常を除く生児獲得率は 57.0%（98/172）とされる[1]．したがって，妊娠初期 HIVIg による生児獲得率は 90.1% であるため，難治性習慣流産に対して有効である可能性がある．HIVIg の有効性を証明して，習慣流産をその保険適用にする目的で，多施設研究として「原因不明の不育症を対象とした GB-0998 の二重盲検群間比較試験」が現在進行中である．

C 治療抵抗性の抗リン脂質抗体症候群に対する大量免疫グロブリン療法

抗リン脂質抗体症候群（APS）の不育症では，LDA＋ヘパリン治療によって 70〜80% が生児を得られる．しかし，残りは LDA＋ヘパリン治療でも流死産に至る治療抵抗性の APS であり，これに対して HIVIg 併用が有効であった報告が散見される．

我々は，倫理委員会承認のもと LDA＋ヘパリン治療抵抗性の APS 不育症を対象に，観察研究として HIVIg（20 g×5 日間，計 100 g）の治療を行っている．以下の要件すべてを満たす場合，HIVIg の適応とする．

1) APS シドニー基準の検査基準を満たす．
2) 妊娠 10 週以前の 3 回以上連続した自然流産，または 10 週以降の原因不明の胎児死亡の既往がある．
3) LDA＋ヘパリン治療によって生児が得られない，ないし 34 週以前の分娩に至った．
4) IgA 欠損やグロブリン製剤に対するアレルギーがない．
5) 文書で同意が得られる．

投与方法として，LDA＋ヘパリン治療を継続しながら，妊娠 5 週以

〔II 各論〕4. 不育症と免疫

降に HIVIg を実施する．アナフィラキシーや過粘稠症候群に注意しながら，20 g を 4 時間以上かけて点滴静注する．症例ごと既往の流死産時期を考慮して HIVIg の投与時期を決める．

これまで，年齢 31～37 歳の 7 人に対して，LDA＋ヘパリン治療に加えて妊娠 5～15 週に HIVIg を行った．結果，4 人が生児を得，うち 2 人は初めての生児（29，31 週）で，他の 1 人は前回より 3 週間延長し 36 週で，残り 1 人は 26 週での分娩となった．他の 3 人中 2 人が初期流産，1 人が 17 週子宮内胎児死亡の帰結であった．HIVIg は LDA＋ヘパリン治療抵抗性の APS 不育症に有用な治療法である可能性がある．効果が出る対象，投与時期，回数（量）を明らかにするための前向き研究は，現在進行中である．

◀ 文献 ▶

1) 齋藤　滋，他．本邦における不育症リスク因子とその予後に関する研究 厚生労働科学研究費補助金成育疾患克服等次世代育成基盤研究事業 不育症に関する再評価と新たなる治療法の開発に関する研究．平成 20 年度～22 年度総合研究報告書．2011．p.53.

2) Coulam CB, Krysa L, Stern JJ, et al. Intravenous immunoglobulin for treatment of recurrent pregnancy loss. Am J Reprod Immunol. 1995; 34: 333-7.

3) The Practice Committee of the American Society for Reproductive Medicine: Intravenous immunoglobulin (IVIG) and recurrent spontaneous pregnancy loss. Fertil Steril. 2006; 86: S226-7.

4) Hutton B, Sharma R, Fergusson D, et al. Use of intravenous immunoglobulin for treatment of recurrent miscarriage: a systematic review. BJOG. 2007; 114: 134-42.

5) Ata B, Tan SL, Shehata F, et al. A systematic review of intravenous immunoglobulin for treatment of unexplained recurrent miscarriage. Fertil Steril. 2011; 95: 1080-5. e1-2.

6) Christiansen O, Larsen EC, Egerup P, et al. Intravenous immunoglobulin treatment for secondary recurrent miscarriage: a randomised, double-blind, placebo-controlled trial. BJOG. 2015; 122: 500-8.

7) Yamada H, Kishida T, Kobayashi N, et al. Massive immunoglobulin treatment in women with four or more recurrent spontaneous primary abortions due to unexplained aetiology. Hum Reprod. 1998; 13: 2620-3.

8) Yamada H, Takeda M, Maezawa Y, et al. A high dose intravenous immunoglobulin therapy for women with four or more recurrent spontaneous abortions. ISRN Obstet Gynecol. 2012; doi: 10. 5402/2012/512732, 1-5.

〈山田秀人　出口雅士〉

⑤ イントラリピッド

　不育症の約60%はリスク因子不明の原因不明不育症と診断される．原因不明不育症に対するアスピリン療法やヘパリン療法の有効性は否定的であり[1,2]，世界中の研究者が新たなリスク因子を解明するために日夜研究を行っている．NK細胞の検査は，厚生労働省不育症研究班による報告でも研究段階にある検査に分類されており，NK細胞異常が不育症を引き起こすのか否かについては，いまだ結論が出ていない．しかし妊娠成立時から妊娠第1三半期に子宮内に最も多く存在する免疫担当細胞はNK細胞であり，NK細胞が妊娠の成立・維持に重要な役割を果たしていることは間違いない．

　NK細胞の機能異常を有すると思われる不育症への対応として免疫グロブリン療法，夫リンパ球免疫療法などが行われてきた．近年，NK細胞異常を有する不育症，着床不全に対する治療法としてイントラリピッド療法も行われるようになってきた．

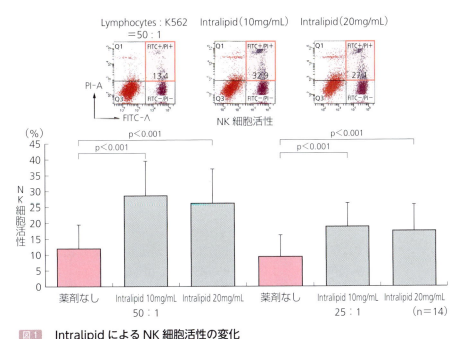

図1 IntralipidによるNK細胞活性の変化

〔Ⅱ 各論〕4. 不育症と免疫

A イントラリピッドとは

　　イントラリピッドの有効成分は精製ダイズ油であり，添加物として精製卵黄レシチン（乳化剤）が加えられている．一般的なイントラリピッドの適応は術前・術後，消耗性疾患などの栄養補給目的であるが，イントラリピッドの免疫調節効果の可能性が指摘されている．詳細なメカニズムは明らかではないが，大豆油が pro-inflammatory mediators（Th1細胞）を抑制する可能性が指摘されている．我々は，イントラリピッドによる直接的な NK 細胞活性抑制効果を検討したものの，そのような効果は認められず 図1，イントラリピッドによる NK 細胞活性抑制は非直接的な効果であると考えられる．妊娠の成立・維持に対する効果についても賛否両論あるのは事実であるが，安価であり，大豆や卵黄にアレルギーがないのであれば選択肢の一つになり得るのではないかと考えられる．ただし妊娠中の投与については安全性が完全に担保されているわけではないことには注意が必要である[3]．

B 適応

　　我々はリスク因子不明不育症のなかでも，NK 細胞に関する異常，すなわち末梢血 NK 細胞活性高値例（$\geqq 40\%$）や，NK 細胞分布の異常例（末梢血 $CD56^+$ NK 細胞$\geqq 16\%$，子宮内膜 $CD56^+/CD16^+$ NK 細胞$\geqq 18\%$）を適応としている．イントラリピッド投与により末梢血 NK 細胞は有意に低下する[4]．なお，NK 細胞に活性値や分布異常は，正常値が規定されているわけではないので各施設で正常値を設定する必要がある．

C 投与方法

　　本邦では脂肪乳剤としてイントラリポス®が使用可能である．10％製剤と 20％製剤があり，1 日あたりの投与量は 10％製剤で 500 mL，20％製剤で 250 mL である．なお投与速度は，イントラリポス®の添付文書では 3 時間以上かけてとあるが，静脈経腸栄養ガイドラインでは 0.1 g/kg/ 時が推奨されている．これは体重 50 kg の場合には，1 日量を投与

350

するのに 10 時間かかることになることに注意が必要である．これは投与速度が速すぎると加水分解されない脂肪粒子が血中に蓄積し，脂質異常症，血栓症などの原因になることがあるためである．なお我々は，外来で投与する場合には，血中中性脂肪を投与前，投与中，投与後で測定しながら 6 時間かけて投与している（2 回目以降の投与では前回，血中中性脂肪の上昇がみられなかった場合投与時間を 3 時間とすることも可）．

D 投与時期

　NK 細胞活性高値例では，投与直前に再度 NK 細胞活性を測定し，再び高値であることが確認された場合に投与を行っている．すなわち不育症症例では妊娠成立後可及的速やかに，着床不全症例では胚移植時あるいはその直前に NK 細胞活性を測定し高値であることを確認した後に投与を行う．またその後は NK 細胞活性を 1〜2 週毎に測定しながら 2〜4 週毎に NK 細胞活性が正常値になるまで，あるいは妊娠 22 週まで投与を行っている．また月経周期の 3 日目に投与を開始し，2 週間毎に妊娠 12 週まで投与を行うという報告[5]や採卵時に投与を行い，妊娠第 1 三半期に 2 週間毎に投与を行うという報告[6]もある．

E 治療成績

　NK 細胞活性が高値である不育症症例に対してイントラリピッドを投与することで有意に NK 細胞活性は低下する[5]．我々の検討では，投与一週間後の採血から NK 細胞活性が低下する傾向は認められるものの，有意に低下するまでには 3 週間ほどを要した．投与を継続することにより NK 細胞活性は低値で維持できることが多いと考えられる．

　また，NK 細胞異常を有する不育症に対してイントラリピッドを投与した場合の絨毛染色体異常となった例を除いた妊娠継続率は 88.8％であり，同様の適応で免疫グロブリン療法を施行した場合の妊娠継続率（84.2％）と同等の成績であった．同様の成績は他家からも報告されている[5,7]．さらに体外受精・胚移植を施行している NK 細胞活性が高値である不育症患者にイントラリピッドを投与すると，投与しなかった場合に比して，着床率や臨床的妊娠率，流産率には差を認めなかったもの

〔II 各論〕4. 不育症と免疫

　の妊娠継続率や生産率が有意に高値であると報告されており[6,8]，イントラリピッドは現時点ではリスク因子不明不育症に分類されている NK 細胞異常を有する不育症に有効であると考えている．

　NK 細胞異常を有しており，さらに 3 回以上の良好胚移植によっても妊娠が成立しなかった着床不全症例に対するイントラリピッド投与により 42.8％で着床が成立した．これらの結果から，イントラリピッド療法は NK 細胞異常を有する場合の選択肢として普及が期待される．

◀文献▶

1) Kaandorp S, Di Nisio M, Goddijn M, et al. Aspirin or anticoagulants for treating recurrent miscarriage in women without antiphospholipid syndrome. The Cochrane database of systematic reviews. 2009: Cd004734.

2) Schleussner E, Kamin G, Seliger G, et al. Low-molecular-weight heparin for women with unexplained recurrent pregnancy loss: a multicenter trial with a minimization randomization scheme. Annals of internal medicine. 2015; 162: 601-9.

3) Mekinian A, Cohen J, Alijotas-Reig J, et al. Unexplained recurrent miscarriage and recurrent implantation failure: Is there a place for immunomodulation? Am J Reprod Immunol. 2016; 76: 8-28.

4) Roussev RG, Acacio B, Ng SC. Duration of intralipid's suppressive effect on NK cell's functional activity. Am J Reprod Immunol. 2008; 60: 258-63.

5) Meng L, Lin J, Chen L, et al. Effectiveness and potential mechanisms of intralipid in treating unexplained recurrent spontaneous abortion. Arch Gynecol Obstet. 2016; 294: 29-39.

6) Dakhly DM, Bayoumi YA, Sharkawy M, et al. Intralipid supplementation in women with recurrent spontaneous abortion and elevated levels of natural killer cells. Int J Gynaecol Obstet. 2016; 135: 324-7.

7) Coulam CB, Acacio B. Does immunotherapy for treatment of reproductive failure enhance live births? Am J Reprod Immunol. 2012; 67: 296-304.

8) Hviid MM, Macklon N. Immune modulation treatments-where is the evidence? Fertil Steril. 2017; 107: 1284-93.

〈福井淳史〉

⑥ 柴苓湯

A はじめに

　柴苓湯は五苓散と小柴胡湯からなり，12種類の生薬で構成される漢方合剤であり，薬理作用として副腎皮質ステロイドホルモン類似の作用を有することが以前から指摘されている[1, 2]．この点に注目され，不育症に対する治療薬として応用されているが，不育症の発症要因としての自己免疫異常，特に抗リン脂質抗体の重要性[3, 4]と関連しているものである．本項では，抗リン脂質抗体陽性である不育症に対する柴苓湯を中心とした治療法の実際について解説する．

B 抗リン脂質抗体陽性不育症に対する治療の経緯

　1986年Hughesらにより「抗リン脂質抗体症候群」について初めて報告がなされた[5]が，論文のタイトルは "Anti-cardiolipin syndrome" であった．"Anti-cardiolipin syndrome" は抗カルジオリピン抗体が陽性で血栓症，不育症，血小板減少症などを呈する症候群として報告され，当時，治療として免疫抑制を目的とした副腎皮質ステロイドホルモン（ステロイド），抗凝固を目的とした低用量アスピリンの併用療法が提唱された[6, 7]．筆者らはHughesらの報告以前から「不育外来」を開設し不育症の診療を行ってきた経緯があり，Hughesらの報告を基に抗リン脂質抗体と不育症の関連性について各種の検討を行い，治療としてステロイド，低用量アスピリン併用療法を施行，一定の効果を認め報告を行った[8]．ただし，ステロイドには種々の有害事象があり，このことを考慮してステロイド類似作用のある漢方合剤である柴苓湯に注目し，治療に取り入れた．

　一方，欧米ではステロイドの有害事象を考慮したことは筆者らと同様であるが，抗凝固薬であるヘパリンと低用量アスピリンの併用療法が応用されるようになり，現在，抗リン脂質抗体陽性不育症に対する一般的な治療とされている[9]．

　抗リン脂質抗体症候群の診断基準の1つとして血栓症があげられてお

〔Ⅱ 各論〕4. 不育症と免疫

り，また，抗リン脂質抗体による血管内皮障害についての報告が多くみられることから，不育症発症のメカニズムとして，従来絨毛間腔における血栓形成亢進の重要性が指摘されている[10]．一方，抗リン脂質抗体と異常妊娠発症との関連性を考える場合，抗リン脂質抗体による絨毛細胞の直接障害がきわめて重要である[11]．このような抗リン脂質抗体による不育症発症の作用機序を考慮した場合，血栓形成抑制と同時に，免疫抑制療法（抗リン脂質抗体の抑制）および抗リン脂質抗体による血管内皮細胞，絨毛細胞などに対する障害を防ぐこと，などが合理的な治療である．

C 抗リン脂質抗体陽性不育症に対する柴苓湯を中心とした治療の実際

治療に際して留意すべき点は，対象症例の既往妊娠におけるクリティカルな時期がいつかという点である．初期流産を反復している症例であれば，予防のためには，妊娠前から治療を開始する必要がある．妊娠中期・後期に異常妊娠が発症する症例（既往死産例，重症妊娠高血圧症候群合併例など）では，妊娠成立後に治療を開始することでよいと判断される．

前者については，妊娠許可の3カ月前から柴苓湯を用い，妊娠成立後（基礎体温の高温相2〜3日目から）低用量アスピリンを用いることとしている．後者については原則として妊娠3カ月頃から治療（柴苓湯，低用量アスピリンの併用）を開始している．一方，自己免疫異常の程度も考慮し，抗カルジオリピンβ_2グリコプロテインⅠ抗体陽性例，抗カルジオリピン抗体強陽性例などでは，妊娠前からの柴苓湯の投与，妊娠成立後ステロイドの併用も行っている 表1 ．各薬剤の服用の期間については，柴苓湯は妊娠終了までの継続としている．低用量アスピリンについては，以前は妊娠36週頃までの服用としていたが，順調な妊娠経過の場合原則的に妊娠28週頃に終了（製剤説明書による）とし，症例によっては同意を得たうえでさらに継続する方針としている．ステロイドを使用する場合には，原則として開始時30〜40 mg/日を投与し，漸減しつつ5〜10 mg/日で維持し妊娠終了まで継続している．

抗リン脂質抗体陽性不育症例に対する上記の治療により流産・死産な

354 **JCOPY** 498-06088

3/ 具体的治療法の選択と注意点

表1 抗リン脂質抗体陽性不育症に対する柴苓湯を中心とした治療のプロトコール（新潟大学産婦人科不育外来）

		不育症のクリティカルな時期はいつか	
		妊娠初期（初期流産反復）	妊娠中期以降
自己免疫異常の程度は	*弱い	妊娠前から柴苓湯服用 妊娠成立後アスピリン併用	妊娠成立後，柴苓湯，アスピリン併用
	**強い	妊娠前から柴苓湯服用，妊娠成立後ステロイド，アスピリン併用	

* 抗リン脂質抗体弱陽性，LAC 弱陽性など
** 抗 CL-β2GPI 抗体陽性，抗リン脂質抗体強陽性，LAC 強陽性など

どを防ぐ効果は十分に得られる．また低用量アスピリンを使用することにより妊娠中の血栓予防も図られているが，分娩周辺期の血栓予防について，最近では，妊娠 36 週以降にヘパリンを使用する症例もある．

　治療の有効性についてはこれまでに報告を行っているとおりであり[12]，本治療で良好な成績を得ている．妊娠初期流産反復症例，妊娠後期に重症妊娠高血圧症候群，子宮内胎児死亡，胎児発育制限などを発症した症例それぞれで，良好な成績を得ているが，後者については 15 症例に対する治療結果を，2006 年に報告している[13]．対象症例の多くは重症妊娠高血圧症候群を合併し，結果として 1000 g 未満の児を出産（多くは死亡）した症例であり，常位胎盤早期剥離，HELLP 症候群，子癇発作などを合併した症例も多い．これらの症例に次回妊娠において，柴苓湯，低用量アスピリン，一部ステロイドも併用し，結果として 13 症例で 10 カ月以降の分娩に至るという結果を得ている．一方，初期流産反復例については 100 例以上の症例に対し本療法を行い，85％程度の妊娠継続率を得ている．

D おわりに

　不育症，特に抗リン脂質抗体陽性不育症に対する柴苓湯を中心とした治療について解説した．本療法は内服療法という点で，利便性が高い治療であるが，有害事象もあり，留意点を 表2 にまとめて示した．

〔Ⅱ 各論〕4. 不育症と免疫

表2 **柴苓湯を中心とした治療法における留意事項**（新潟大学産婦人科不育外来）

1. 柴苓湯の有害事象に注意する
   肝機能障害，間質性肺炎など

2. 低用量アスピリンは原則として妊娠28週で終了とするが，ICを得たうえで36週まで使用することもある

3. 副腎皮質ステロイドホルモンを使用する場合はその有害事象に注意する

◀文献▶

1) Kanauchi H, Imamura S, Takigawa M, et al. Evaluation of the Japanese-Chinese herbal medicine, kampo, for the treatment of lupus dermatoses in autoimmune prone MRL/Mp-lpr/lpr mice. J Dermatol. 1994; 21: 935-9.

2) Nakano Y, Suda T, Tozawa F, et al. Sairei-to (a Chinese herbal drug) -stimulated secretion and synthesis of pituitary ACTH are mediated by hypothalamic corticotrophin-releasing factor. Neurosci Lett. 1993; 160: 93-5.

3) Yasuda M, Takakuwa K, Tokunaga A, et al. Prospective studies of the association between anticardiolipin antibody and outcome of pregnancy. Obstet Gynecol. 1995; 86: 555-9.

4) Miyakis S, Lockshin MD, Atsumi T, et al. International consensus statement on an update of the classification criteria for definite antiphopholipid syndrome (APS) . J Thromb Haemost. 2006; 4: 295-306.

5) Hughes GRV, Harris EN, Gharavi AE. The anticardiolipin syndrome. J Rheumatol. 1986; 13: 486-91.

6) Lubbe WF, Butler WS, Palmer SJ, et al. Fetal survival after prednisone suppression of maternal lupus-anticoagulant. Lancet. 1983; 1: 1361-3.

7) Branch DW, Scott JR, Kochenour NK, et al. Obstetric complications associated with the lupus anticoagulant. N Engl J Med. 1985; 313: 1322-6.

8) Hasegawa I, Takakuwa K, Goto S, et al. Effectiveness of predonisolone/aspirin therapy for recurrent aborters with antiphospholipid antibodies. Hum Reprod. 1992; 7: 203-7.

9) Keeling D, Mackie I, Moore GW, et al. Guideline on the investigation and management of antiphospholipid syndrome. Br J Haematol. 2012; 157: 47-58.

10) Arakawa M, Takakuwa K, Honda K, et al. Suppressive effect of anticardiolipin antibody on the proliferation of human umbilical vein endothelial cells. Fertil Steril. 1999; 71: 1103-7.

11) Ichikawa G, Yamamoto T, Chishima F, et al. Effect of anti-β2-glycoprotein I antibody on PlGF, VEGF and sVEGFR1 production from cultured choriocarcinoma cell line. J Obstet Gynaecol Res. 2011; 37: 1076-83.

12) Takakuwa K, Yasuda M, Hataya I, et al. Treatment for patients with recurrent

abortion with positive antiphospholipid antibodies using a traditional Chinese herbal medicine. J Perin Med. 1996; 24: 489-94.

13) Takakuwa K, Ooki I, Nonaka T, et al. Prophylactic therapy for patients with reproductive failure who were positive for anti-phospholipid antibodies. Am J Reprod Immunol. 2006; 56: 237-42.

〈高桑好一　能仲太郎〉

〔II 各論〕4. 不育症と免疫

⑦ ビタミン D

A 妊娠成立のための免疫機序

　妊娠は究極の移植成功例といえる．Semiallograft である胎児が，妊娠子宮内で母体免疫細胞に攻撃されずにいることは神秘的であるが，胎児許容機構がうまく働かないと，流産や着床不全が生じる可能性も指摘されている．精子と卵子は受精後，まもなく胚となり透明帯から孵化し，子宮内膜に接着し，子宮内に浸潤して着床となり，胎盤形成へと続いている．子宮は腟を介した外界と腹腔内をつなげる臓器であるため，免疫学的には異物に対しては非常に機能的な側面をもっており，当然，胚も異物として着床後より母体由来免疫細胞に晒されることになる．しかし，そこには異物である胎児に対して母体の免疫反応を起こしていることと，拒絶反応を抑制する免疫寛容（トレランス）が存在し，母体の拒絶反応を制御する機構が存在している．

　母児接点である子宮内膜の免疫担当細胞の割合は末梢血とは異なっており，natural killer（NK）細胞 70%，マクロファージ 20%，T 細胞 10% である．この NK 細胞は細胞障害性がある末梢血 NK 細胞（CD56$^+$CD16$^+$）と異なる種類であり，子宮 NK 細胞（CD56$^+$CD16$^-$）とよばれている．子宮 NK 細胞は妊娠初期局所において絨毛・胎児を拒絶することなく外敵から守り，絨毛細胞の増殖に必要なサイトカインを分泌して妊娠維持のために積極的に働いている．反復流産患者の非妊時黄体期子宮内膜には子宮 NK 細胞が減少し，末梢血 NK 細胞が増加していると報告されている．

　古典的クラス I，II 抗原をもたない絨毛細胞は T 細胞の攻撃をも免れている．Th 細胞は産生するサイトカインの種類によって Th1，Th2 に分類される．Th1 細胞からは IL-2，IFNγ，TNF-β などの pro-inflammatory cytokine が産生され，NK 細胞や細胞障害性 T 細胞機能を高め，がん細胞やウイルス感染細胞を退治する．Th2 細胞からは IL-4，IL-5，IL-6，IL-10，IL-13 などの anti-inflammatory cytokine を産生し，抗体産生に関与する．Wegmann によるとほ乳類の正常妊娠は Th2 細胞からのサイトカインの分泌が盛んな Th2 優位現象であり，Th1 優

358

位な免疫応答によって流産が起こる．また Saito らは妊娠初期に制御性 T 細胞が増加し，胎児を母体免疫系の攻撃から守っていると報告している[1]．

B ビタミン D の免疫制御作用

　一方でビタミン D はカルシウム代謝に関与し，副甲状腺ホルモンによってコントロールされる．一般に欠乏症では乳幼児で骨格の形成異常（くる病），成人では骨軟化症や骨粗鬆症の原因となることで知られるほか，感染症，多発性硬化症，循環器疾患や発がんリスクの増加に関連する可能性が指摘されている．またビタミン D の生物学的作用の多くは核受容体であるビタミン D 受容体を介して発揮される．活性型ビタミン D である $1.25(OH)_2D_3$ は強い親和性をもってビタミン D 受容体に結合する．ビタミン D 受容体は古典的な標的臓器である腸管や副甲状腺，骨などのほか，さまざまな細胞，組織での発現が確認されている[2]．

　そして 2006 年，Liu らが Toll 様受容体（Toll like receptor：TLR）を介した細菌感染防御機構において，ビタミン D 受容体と CYP27B1 の発現誘導が関与することを Science に報告した[3]．それ以降，ビタミン D による免疫制御作用として多くの報告がされている[4]．活性型ビタミン D である $1.25(OH)_2D_3$ は全身または局所的に産生されたマクロファージ，樹状細胞（DC），T および B 細胞を含むいくつかの免疫担当細胞を制御する．特に T 細胞においては，$1.25(OH)_2D_3$ が，Th1 細胞（Th1）からの pro-inflammatory cytokines 産生を減少させることで Th1 の細胞傷害活性を弱め，Th2 細胞（Th2）からの anti-inflammatory cytokines 産生を増加させる．このことは $1.25(OH)_2D_3$ が Th2 優位にすることを意味している．さらに制御性 T 細胞（T-reg）の分化を促進し，Th17 細胞（Th17）からの IL-17 産生を減少させることで Th17 細胞の機能を抑制している．つまりビタミン D は Th1<Th2，T-reg>Th17 という妊娠維持機構にとっては必須の免疫制御能力を有していることがわかってきた．

〔Ⅱ　各論〕4. 不育症と免疫

C　ビタミン D と不育症

　最近，流産とビタミン D の関与を示唆する報告が散見されるようになってきた．動物実験では，8〜10 週齢の妊娠 ICR マウスを，対照群，ビタミン D 投与群（25 μg/kg），リポポリサッカロイド（LPS）投与群（150 μg/kg），LPS＋ビタミン D 投与群の 4 群に分けて検討したところ，LPS によって流産が 62.5% も引き起こされるものがビタミン D 投与によって流産率 14.3% と改善した報告がある．このことは動物モデルではあるがビタミン D が不育症の治療薬として有効であることを示している[8]．

　また，Ota らは 133 名の習慣流産のうち 63 名（47.4%）の方がビタミン D 低下（<30 ng/mL），22 名（16.5%）がビタミン D 欠乏（<20 ng/mL）であり，抗リン脂質抗体陽性者はビタミン D 正常群（22.9%）と比べ，ビタミン D 低下群（39.7%）で有意に高く，同様に NK 活性，抗核抗体，抗 DNA 抗体，甲状腺ペルオキシダーゼ抗体は，ビタミン D 低下群で有意に高値を示した．しかし，Th1/Th2 比は 2 群間で有意差認めなかった．そこで彼らは習慣流産患者の末梢血 CD56 陽性 NK 細胞を単離し，ビタミン D を培養液に添加したところ，NK 活性ならびに NK 毒性は有意に低下した．また，ビタミン D の培養液添加により NK 細胞からの IFNγ と TNF-α 分泌は有意に減少し，IL-10，IL-1β，VEGF，G-CSF 分泌は有意に増加した[7]．さらに TLR4 を介した細菌感染による流産モデルとして LPS で CD56 陽性 NK 細胞を刺激したものにビタミン D を培養液に添加すると NFκB の核内移行を有意に抑制し，IFNγ と TNF-α の分泌が有意に低下した[5]．Ota らの報告から「ビタミン D 低下→細胞性免疫（NK 活性など）増強，液性免疫（抗リン脂質抗体など）活性化→不育症」という病態の解明し，「ビタミン D 投与→細胞性免疫（NK 活性）減弱，Th1 サイトカイン減少，Th2 サイトカイン増加→不育症治療」へとつながる可能性を示唆した．実際にヒト試験で，Chen らはビタミン D 欠乏を伴う不育症患者に対して，活性型ビタミン D 製剤（1,25（OH)$_2$ ビタミン D$_3$）0.5 μg/日を 2 カ月間内服させたところ，NK 活性ならびに Th1 サイトカインが有意に低下したことを報告している[8]．最近，ESHRE（欧州ヒト生殖学会議）の不育症診療ガイドラインは不育症患者ではビタミン D 測定

360

とビタミンD摂取を考慮すべきという見解を示しており，ビタミンDの可能性を述べている[9]．一方で，アウトカムが妊娠・出産ではなくランダム化比較試験（RCT）でないため現時点でのビタミンDによる不育症治療には慎重になる必要がある．しかし，将来的には不育症患者に対するビタミンDのRCTが期待される．

D まとめ

　このようにビタミンDはこれまで骨を形成するホルモンと位置付けられてきたが，近年ではビタミンDの充足が感染症や自己免疫疾患，がん，糖尿病などの発症を抑制するというさまざまな知見が得られている．まだまだ解明されるべきことは多く残されているがビタミンDのもつ免疫制御作用は生殖免疫学領域においては不育症，妊娠高血圧症候群などの母児間での免疫異常によって引き起こされる疾患に対しては疾患リスクを低減させる有益な生理作用を有している可能性がある．

◀文献▶

1) Saito S, Shima T, Nakashima A, et al. Role of paterhal antigen-specific Treg cells in Am J Reprod Immunol. 2016; 75: 310-6.

2) DeLuca HF, Cantorna MT. Vitamin D: its role and uses in immunology. FASEB J. 2001; 15 2579-85.

3) Liu PT. Stenger S, LiH, et al. Toll-like receptor triggerng of a Vitamin D-mediated human anti icrobial response. Science. 2006; 311: 1770.

4) Mora JR, Iwata M, von Andrian UH, Vitamin effects on the immnne system: Vitamin A and D take centre stage. Nat Rev Immunol. 2008; 8: 685-98

5) Ji JL, Muyayalo KP, Zhang YH, et al. Immunological function of vitamin D during human pregnancy. Am J Reprod Immunol. 2017; 77: e12620

6) Ota K, Dambaeva S, Han AR, Vitamin D deficiency may be a risk factor for recurrent pregnancy losses by increasing cellular immunity and autoimmunity. Hum Reprod. 2014; 29: 208-19.

7) Ota K Dambaeva S, Kim MW, et al. 1,25-dihydroxy-Vitamin D3 regulates NK-cell cytotoxicity, cytokine secretion, and degranulation in women with recurrent pregnancy losses. Eur J Immunol. 2015; 45: 3188-99.

8) Chen X, Yin B, Lian RC, et al. Modulatory effects of vitamin D on peripheral

〔Ⅱ 各論〕4. 不育症と免疫

cellular immunity in patients with recurrent miscarriage. Am J Reprod Immunol. 2016; 76: 432-8.

9) ESHRE 不育症診療ガイドライン 〈http://www.eshre.en/Guidelines-and-legal.aspx〉

〈太田邦明〉

⑧ 夫リンパ球移植療法

A はじめに

　妊娠現象は母体にとって半同種移植片ともいえる胎児・胎盤系が，母体免疫能による拒絶を受けることなく生着・発育するという移植免疫学的に非常に興味深い現象である．妊娠が免疫的に維持される機序として，胎児・胎盤系に対し，母体免疫系が積極的な免疫応答を行い，適切な免疫反応が生ずることが重要であり，これが破綻した状態が反復する流産に繋がると考えられている．一方このような病態に対する治療として本項で扱う夫リンパ球移植療法の有効性が指摘されている．本項においては，夫リンパ球移植療法の実際について筆者らのデータも交え解説する．

B 妊娠の免疫的維持と原因不明習慣流産に対する夫リンパ球移植療法の歴史

　妊娠が免疫的に維持される機序として従来指摘されてきた理論が"Immunotrophism"（免疫刺激説）である[1]．これは母体免疫系が胎児・胎盤系に対し積極的な免疫反応を起こし，妊娠が継続するという理論であり，特に1型ヘルパーT細胞（Th1，主に細胞性免疫を誘導）に対し2型ヘルパーT細胞（Th2，主に液性免疫を誘導）が優位となることが重要であるとされてきた[2]．また，最近では調節性T細胞（Treg）の重要性が指摘されるようになっている[3]．

　前述の妊娠の免疫的維持機構が破綻した状態を習慣流産と捉え，夫リンパ球移植療法（以下，免疫療法という）が施行されてきた．最初の報告は1981年米国のBeerら[4]，英国のTailorら[5]によりなされた．Taylorらは第三者の白血球分画を用いた治療であったが，それ以外は夫リンパ球を用いた治療である．当初は免疫療法の有効性が指摘された[6,7]が，1999年Oberらによる二重盲検法による検討により否定的な結果が示され[8]，この報告を中心としたメタ解析がPorterらにより報告され[9]，現在，免疫療法については否定的な考え方がある．一方，Ober

〔II 各論〕4. 不育症と免疫

らの報告の後，免疫療法の有効性を指摘する報告もなされている．2004年 Pandey らにより遮断抗体活性を指標にした二重盲検試験で有効性が示され[10]，2016年には Liu らによるメタ解析[11]で，さらに2017年には Cavalcante らによるメタ解析[12]でその有効性が指摘されている．

C 免疫療法の実際

筆者らは免疫療法の指標として液性因子である遮断抗体活性を重視している[13, 14]．遮断抗体活性は夫リンパ球を刺激細胞，妻リンパ球を反応細胞としたリンパ球混合培養に対する抑制活性により判定しており，母体の胎児抗原に対する免疫反応を制御する液性因子である．

筆者らが応用している免疫療法のプロトコールは以下のとおりである．適応条件 表1 を満たす症例に対し十分な説明を行い，希望者に対し同意を得る．本療法は一種の輸血療法であり，夫について一般的に行われる輸血前検査が陰性であることが必須である．夫から採取されたヘパリン加末梢血約 100 mL のリンパ球層を遠心・分離し溶血操作を施行，約 1 mL の生理食塩水に浮遊させ，患者皮内に接種している．GVH 反応（移植片対宿主反応）予防のため X 線照射を行い，原則としてリンパ球接種を約1カ月間隔で2回行う．リンパ球接種施行後，患者から定期的に採血・保存された血清を用い，遮断抗体活性を測定，陽性となった後の妊娠を許可する．多くの症例で2回のリンパ球接種により遮断抗体が発現するが，しない場合には追加の接種を行い，遮断抗体活性の発現後妊娠を許可する．以上がこれまで筆者らが行ってきた免疫療法のプロトコールであるが，最近では，長年にわたるデータの集積結果から3回のリンパ球接種により遮断抗体活性の発現がほぼ全例に認められるこ

表1 **習慣流産に対する免疫療法の適応**（新潟大学医歯学総合病院，産婦人科不育外来）

- 3回以上の初期流産を反復していること（原発性および続発性習慣流産）
- 他のリスク因子検索で不明であること
- 遮断抗体活性が陰性であること
- 夫の感染症検査が陰性であること

3/ 具体的治療法の選択と注意点

とから，3回のリンパ球接種を行い妊娠を許可する方針としている．また，これまでの検討により，40歳以上の患者については効果が認めにくいため，現在は40歳未満の患者を対象としている．

D 免疫療法の成績

　以下に筆者らの施設における原発性習慣流産症例に対する治療成績を提示する 表2 [14] が，続発性習慣流産に対する成績も同様に良好な成績を得ている[15]．

　当科で免疫療法を施行し，その後妊娠が成立している症例140例中110症例（78.6%）において妊娠の継続を認め，分娩に至っている．一方，免疫療法の適応を満たしながら，患者本人の意志により免疫療法を施行せず次回妊娠に至った症例18症例20妊娠中，妊娠継続が認められた症例は6例（30.0%）であり，免疫療法施行例において有意に良好な妊娠継続率となっている（P＜0.00001，カイ二乗テスト）．また，遮断抗体活性が陽性であり免疫療法を行わず次回妊娠経過を追跡した32症例では24症例（75.0%）で妊娠の継続を認め，免疫療法施行群と有意の差は認められなかった．

　以上の当科における成績および最近のメタ解析に関する報告結果などから，原因不明習慣流産に対する免疫療法は対象症例を選択することにより，有効な治療法であるものと判断している．

表2 **原発性習慣流産に対する免疫療法の成績**
―免疫療法施行・非施行による妊娠継続率―

免疫療法	遮断抗体陰性 (免疫療法の適応)		遮断抗体陽性
	施行	非施行	非該当
妊娠成立例	140	20	32
妊娠継続例	110	6	24
流産例	30	14	8
妊娠継続率	78.6%	30.0%	75.0%

├─P＜0.00001─┘
└─────N.S.─────

365

〔Ⅱ 各論〕4. 不育症と免疫

E おわりに

　　原因不明習慣流産に対する夫リンパ球移植療法について，免疫的妊娠維持機構との関連性，歴史的経緯，当科における治療の実際や成績などを提示し，解説した．一定の条件に基づく本治療法は効果が期待できるものと判断されるが，一種の輸血療法と捉えられることから，実施にあたっては慎重な姿勢が望まれる．

◀文献▶

1) Wegmann TG. Placental immunotrophism: Maternal T cells enhance placental growth and function. Am J Reprod Immunol. 1987; 15: 67-70.

2) Raghupathy R. Th1-type immunity is incompatible with successful pregnancy. Immunol Today. 1997; 18: 478-82.

3) Shima T, Inada K, Nakashima A, et al. Paternal antigen-specific proliferating regulatory T cells are increased in uterine-draining lymph nodes just before implantation and in pregnant uterus just after implantation by seminal plasma-priming in allogeneic mouse pregnancy. J Reprod Immunol. 2015; 108: 72-82.

4) Beer AE, Quebbeman JF, Ayers JWT, et al. Major histocompatibility complex antigens, maternal and paternal immune responses, and chronic habitual abortions in humans. Am J Obstet Gynecol. 1981; 141: 987-99.

5) Taylor C, Faulk WP. Prevention of recurrent abortion with leucocyte transfusions. Lancet. 1981; 2: 68-70.

6) Mowbray JF, Gibbings C, Liddell H, et al. Controlled trial of treatment of recurrent spontaneous abortion by immunisation with paternal cells. Lancet. 1985; 1: 941-3.

7) Recurrent Miscarriage Immunotherapy Trialists Group. Worldwide collaborative observational study and metaanalysis on allogeneic leucocyte immunotherapy for recurrent spontaneous abortion. Am J Reprod Immunol. 1994; 32: 55-72.

8) Ober C, Karrison T, Odem RR, et al. Mononuclear cell immunisation in prevention of recurrent miscarriages: A randomized trial. Lancet. 1999; 354: 365-9.

9) Porter TF, LaCoursiere Y, Scott JR. Immunotherapy for recurrent abortion. Cochrane Database Syst Rev. 2006; (2) :CD000112.

10) Pandey MK, Agrawal S. Induction of MLR-Bf and protection of fetal loss: a current double blind randomized trial of paternal lymphocyte immunization for women with recurrent spontaneous abortion. Int Immunopharmacol. 2004; 4: 289-98.

11) Liu Z, Xu H, Kang X, et al. Allogenic Lymphocyte Immunotherapy for

Unexplained Recurrent Spontaneous Abortion: A Meta-Analysis. Am J Reprod Immunol. 2016; 76: 443-53.

12) Cavalcante MB, Sarno M, Araujo Junior E, et al. Lymphocyte immunotherapy in the treatment of recurrent miscarriage: systematic review and meta-analysis. Arch Gynecol Obstet. 2017; 295: 511 8.

13) Takakuwa K, Goto S, Tanaka K, et al. Result of immunotherapy on patients with unexplained recurrent abortion: A beneficial treatment for patients with negative blocking antibodies. Am J Reprod Immunol. 1990; 23: 37-41.

14) Nonaka T, Takakuwa K, Ooki I, et al. Results of immunotherapy for patients with unexplained primary recurrent abortions- prospective non-randomized cohort study. Am J Reprod Immunol. 2007; 58: 530-6.

15) Adachi H, Takakuwa K, Tanaka K, et al. Results of immunotherapy for patients with unexplained secondary recurrent abortion. Clin Immunol. 2003; 106: 175-80.

〈高桑好一　能仲太郎〉

〔Ⅱ 各論〕4. 不育症と免疫

⑨ タクロリムス

A タクロリムスとは？

　　タクロリムスは1984年に茨城県つくば市の土壌で分離された放線菌の代謝産物として発見された免疫調整薬の一種であり，本邦では1993年に肝移植における拒絶反応の抑制に用いられ，以降臓器移植の拒絶反応を抑えるのに用いられている．近年では，慢性関節リウマチ，ループス腎炎などの自己免疫性疾患の治療薬としても使用されている[1]．

B 妊娠中の使用に関して

　　タクロリムスの添付文書には，「妊娠中使用禁忌」と朱書きされている．これは日本のタクロリムスの添付文書における記載のみで，アメリカ食品医薬品局（FDA）による危険度分類ではカテゴリーC（有益性投与），また最近のアメリカの文献からは妊娠中の使用は「Low Risk」と記載されており[2]，カナダでも臓器移植を受けた女性が妊娠した場合，タクロリムスを使用すべき，と記載されている[3]．このように，タクロリムスの妊娠中の使用に関しては，国内と海外とでその取扱いが大きく異なっている．本邦でも「妊娠中使用禁忌」と明記されている薬剤ではあるが，臓器移植後の女性で妊娠した場合はタクロリムスを使用しており，明らかな因果関係のある奇形は認めなかったと報告している[4,5]．我々の施設では，免疫学的不育症症例以外にも免疫学的拒絶が原因と考えられる体外受精反復不成功症例に対してタクロリムスを使用している．それらの症例の90%は妊娠成立後も継続して使用しており，2017年4月現在で87名の健児を得ているが，先天奇形はファロー四徴症の1例のみであった（未発表）．

C 妊娠と免疫

　　CD4陽性T細胞のサブセットで1型ヘルパーT細胞（Th1），2型ヘルパーT細胞（Th2）はお互いに抑制し合って調節されている．Th1/

368　　JCOPY 498-06088

Th2 バランスでは，Th1 優位の場合は細胞性免疫が，Th2 優位の場合は液性免疫が強く働いていることを示唆している．母体は胎児・胎盤という一種の外来抗原を寛容にするために，免疫機構に変化が生じる．脱落膜では Th2 優位の免疫状態が説明されており[6]，これによる相対的な細胞性免疫の低下（Th1/Th2 の低下）が妊娠維持のために重要な因子と考えられる[7,8]．タクロリムスの作用点はカルシニューリンの阻害であり，ヘルパー T リンパ球から IL-2，IFNγ などのサイトカイン産生を阻害する．着床不全の場合は，Th1 リンパ球が胚を攻撃することにより着床阻害していると考えているが，不育症の場合は，妊娠成立後にTh2 が低下し（機序は不明，制御性 T 細胞の関与？？），相対的にTh1/Th2 比が上昇する．これは，免疫寛容の低下の状態，と推察でき，免疫抑制剤を用いて Th1 による受精卵への攻撃の手を緩める必要がある．

D 実際の使用方法

タクロリムスの使用基準値の設定を試みた．分娩既往のある続発性不妊症症例 28 名の Th1/Th2 をチェックした結果，平均値＋1SD＝10.3 であった[9]．この場合 CD4 陽性 T 細胞（IFNγ+/IL-4-）を Th1，CD4 陽性 T 細胞（IFNγ-/IL-4+）を Th2 とし，Th1/Th2＝10.3 をタクロリムス使用の基準値し，これより高値の場合，治療の適応とした．

タクロリムスの投与量は Th1/Th2 比によって投与量を 1～3 mg に調節した[9]．投与開始時期は，不育症症例の場合は妊娠成立してからの投与を基本としている（反復着床症例の場合は胚移植日より使用）．

E 実際の使用成績

我々の施設での成績を 表1 に示す．平均の流産回数は 5.1 回であり，全例，非妊娠時に Th1，Th2 をチェックした．一部の体外受精施行症例（8 例，26.7%）に対しては，着床不全症例と同様に胚移植後よりタクロリムスを使用したが，残りの約 7.5 割の周期（22 周期）では妊娠判定陽性時点よりタクロリムスを使用した．タクロリムスの投与量は非妊娠時の Th1/Th2 比により規定されており[9]，平均 1.6±0.8 mg であっ

〔Ⅱ 各論〕4. 不育症と免疫

表1 不育症症例に対するタクロリムス治療による臨床成績

治療症例数	27
治療周期数	30
年齢（歳）[#]	36.1±3.7
既往妊娠回数 [#]	5.1±2.0
既往出産回数 [#]	0.4±0.5
1型ヘルパーT（Th1）細胞（%）[#]	25.2±6.7
2型ヘルパーT（Th2）細胞（%）[#]	2.3±1.0
Th1/Th2[#]	13.0±6.4
タクロリムス投与量（mg）[#]	1.7±0.8
妊娠前使用周期数（%）	8（26.7）
妊娠後使用周期数（%）	22（73.3）
抗凝固療法併用周期数（%）	12（30.8）
分娩数	18（60.0）
流産数（%）	12（40.0）

[#]平均値±標準偏差

た．全例，妊娠判明時（つまりタクロリムス使用開始直前）に Th1/Th2 の再評価行い，Th1 不変 or 上昇，Th2 低下の症例にはタクロリムス増加を視野に入れている．タクロリムスの使用期間は，ほとんどの症例で 36 週までとしたが，一部，分娩直前まで服用した．妊娠中のタクロリムスの血中濃度は 0.5〜4.0 ng/mL であり，投与量に比例して血中濃度も上昇した．また，妊娠期間を通じて血中濃度に変化はなく，血中濃度は投与されたタクロリムスの量により規定される．30 周期のうち，18 周期では生児を獲得した（生児獲得率 60.0%）．一方，残りの 12 周期（40.0%）では流産となった．一部の症例で絨毛染色体検査を行っており，タクロリムスを併用しても流産を生じる症例では，絨毛染色体の異常の指摘が多く含まれていた．

F おわりに

免疫学的拒絶（免疫寛容の低下）が原因と考えられる不育症症例が存在し，タクロリムスの使用により 60% の周期で生児を獲得できた．注

3/ 具体的治療法の選択と注意点

目すべきは原因不明の子宮内胎児死亡（22週以降）経験者3名とも生児を得たことである．今後はタクロリムスの使用基準，使用量の設定など，安全にかつ効果的に使用できるように検討を重ねていきたい．

◀文献▶

1) 山下道雄. タクロリムス（FK506）開発物語. 生物工学. 2013; 91: 142-54.

2) Briggs GG, Freedman RK, Editors. Drug in Pregnancy & Lactation, 10th ed. NY: Lippomcott Williams & Wilkins; 2015: p. 1305-9.

3) Nevers W, Pupcp A, Koren G, et al. Safety of tacrolimus in pregnancy. Can Fam Physician. 2014; 60: 905-6.

4) 萩原大二郎，塩田浩平. プログラフの妊娠時使用経験. 今日の移植. 2004; 17: 451-3.

5) 打田和治. プログラフ他施設間長期成績調査——長期7年間のまとめ——. 今日の移植. 2006; 19: 380-9.

6) Uemura Y, Suzuki M, Liu TY, et al. Role of human non-invariant NKT lymphocytes in the maintenance of type 2 T helper environment during pregnancy. Int Immunol. 2008; 20: 405-12.

7) Saito S, Nakashima A, Shima T, et al. Th1/Th2/Th17 and regulatory T-cell paradigm in pregnancy. Am J Reprod Immunol. 2010; 63: 601-10.

8) Kwak-Kim JY, Chung-Bang HS, Ng SC, et al. Increased T helper 1 cytokine responses by circulating T cells are present in women with recurrent pregnancy lossess and in infertile women with multiple implantation failures after IVF. Hum Reprod. 2003; 18: 767-73.

9) Nakagawa K, Kwak-Kim JY, Ohta K, et al. Immuno suppression with tacrolimus improved reproductive outcome of women with repeated implantation failure and elevated peripheral blood Th1/Th2 cell ratios. Am J Reprod Immunol. 2015; 73: 353 61.

〈中川浩次〉

〔Ⅱ 各論〕4. 不育症と免疫

⑩ 抗 TNF-α 抗体

　炎症性サイトカインである TNF-α は，炎症，感染防御，抗腫瘍効果を有する．T 細胞や NK 細胞は TNF-α や IFNγ といったタイプ 1 サイトカインや IL-4，IL-5，IL-13 といったタイプ 2 サイトカイン，および IL-10，GM-CSF などのサイトカインを産生する．

　正常妊娠ではタイプ 1 サイトカインとタイプ 2 サイトカインの比でみた場合，タイプ 2 有意となることが知られており，不育症や着床不全といった生殖異常のうち，免疫異常を有するものではタイプ 1/タイプ 2 細胞比（Th1/Th2 比[1-3]，NK1/NK2 比[4, 5]）が高値となることが知られている．このような Th1/Th2 比高値例において抗 TNF-α 抗体製剤療法の有効性が報告されてきている．抗 TNF-α 抗体製剤はクローン病，潰瘍性大腸炎，慢性関節リウマチなどで使用されるが，妊娠中の投与に対する安全性についてはさまざまな報告がある．また本剤は不育症に治療に対して保険適用はなく，本剤を不育症治療に使用することには慎重にならなければならない．

A 抗 TNF-α 抗体製剤とは？

　本邦では，インフリキシマブ（レミケード®），アダリムマブ（ヒュミラ®），ゴリムマブ（シンポニー®），セルトリズマブペゴル（シムジア®），エタネルセプト（エンブレル®）の 5 剤が使用可能である．インフリキシマブ，アダリムマブ，ゴリムマブ，セルトリズマブペゴルは抗 TNF-α モノクローナル抗体製剤であり，エタネルセプトは可溶性 TNF-α/LTα 受容体製剤である．モノクローナル抗体製剤は半減期が長く，2 週間に 1 回程度の投与でよいが，可溶性 TNF-α/LTα 受容体製剤は週に 2 回の投与が必要である．

　その適応は関節リウマチ，ベーチェット病による難治性網膜ぶどう膜炎，尋常性乾癬，関節症性乾癬，膿疱性乾癬，乾癬性紅皮症，強直性脊椎炎，腸管型ベーチェット病，神経型ベーチェット病，血管型ベーチェット病，川崎病，クローン病，潰瘍性大腸炎である．抗 TNF-α 抗体製剤による治療を受けている妊娠可能な年齢の患者数は増加しつつあ

372　　JCOPY 498-06088

3/ 具体的治療法の選択と注意点

り，妊娠を望む患者にとって，抗TNF-α抗体製剤が妊娠中に安全に使用できるかどうかは非常に重大な問題である．カニクイザルを用いた胎児毒性に関する検討では，通常使用量では催奇性や他の有害事象は報告されていない[6]．またヒトにおいても，偶発的に抗TNF-α抗体製剤を使用中に妊娠が成立した例での検討においても特に胎児奇形の増加は報告されてはいない[7, 8]．

B 妊婦に対する抗TNF-α抗体療法の安全性

抗TNF-α抗体製剤はFDA（アメリカ食品医薬品局）の薬剤胎児危険度分類ではカテゴリーB（No evidence of risk in humans）とされている．日本における添付文書ではいずれの薬剤も治療上の有益性が危険性を上回ると判断される場合にのみ投与することとされている．最近，本邦の炎症性腸疾患患者を有する妊娠患者の多施設共同研究結果が報告された[9]．本報告によるとインフリキシマブ，アダリムマブ投与下での妊娠経過は，投与が行われていない疾患患者に比して流産率の増加が認められたものの，早産，低出生体重児の割合，出生体重，胎児奇形には投与の有無には差を認めなかったとしている．しかし，関節リウマチや炎症性腸疾患などの種々の抗TNF-α抗体製剤使用者における妊娠予後についての解析結果も報告されている[10]．本報告では疾患群における抗TNF-α抗体製剤使用者と非使用者，そして疾患を有さない対照群での比較を行っており，疾患を有する抗TNF-α抗体製剤使用者において対照群に比して，早産，流産，低出生体重児の有意な増加と，生産率の低下を認めている．疾患を有する抗TNF-α抗体製剤使用者と非使用者間，疾患を有する抗TNF-α抗体製剤非使用者と対照群間では有意差を認めず，また他にも妊娠成立時の抗TNF-α抗体製剤による流産率の増加が報告[11]されており，抗TNF-α抗体製剤は妊娠に対して何らかの影響がある可能性は否定できない．

C 不育症に対する抗TNF-α抗体療法

生殖異常に対する抗TNF-α抗体療法の有用性がいくつか報告されている．Wingerらは，習慣流産患者において抗TNF-α抗体製剤（アダ

〔Ⅱ 各論〕4. 不育症と免疫

リマブ）あるいは TNF-α 受容体製剤（エタネルセプト）を投与し，生産率が 71% であり，投与しなかった場合の生産率 19% に比して有意に高かったとしている[12]．同様に Th1/Th2 比が高値（TNF-α/IL-10 比が 30.6 以上あるいは IFNγ/IL-10 比が 20.5 以上）である体外受精・胚移植反復不成功例に妊娠前からアダリムマブを投与し，Th1/Th2 が有意に低下するとともに無投与群では生産率が 0% であったのに対し，アダリムマブ投与群で 50%，アダリムマブと免疫グロブリン併用群で 73% と有意に高い生産率が報告されている[13]．しかし抗 TNF-α 製剤単独での治療成績が明確に示されている訳ではなく，さらなる検討が必要であると思われる[14, 15]．

D 抗 TNF-α 製剤の具体的投与方法

①抗 TNF-α 抗体製剤　アダリムマブ（ヒュミラ®）：1 回 40 mg を 2 週間に 1 回皮下投与する．治療周期開始の 30 日前から投与を開始し，胎児心拍が確認されるまで投与する[12, 13]．

② TNF-α 受容体製剤　エタネルセプト（エンブレル®）：1 回 25 mg を 84 時間毎（週に 2 回）皮下投与する．治療周期開始の 30 日前から投与を開始し，胎児心拍が確認されるまで投与する[12]．

◀文献▶

1) Kwak-Kim J, Gilman-Sachs A. Clinical implication of natural killer cells and reproduction. Am J Reprod Immunol. 2008; 59: 388-400.

2) Kwak-Kim JY, Chung-Bang HS, Ng SC, et al. Increased T helper 1 cytokine responses by circulating T cells are present in women with recurrent pregnancy losses and in infertile women with multiple implantation failures after IVF. Hum Reprod. 2003; 18: 767-73.

3) Kwak-Kim JY, Gilman-Sachs A, Kim CE. T helper 1 and 2 immune responses in relationship to pregnancy, nonpregnancy, recurrent spontaneous abortions and infertility of repeated implantation failures. Chem Immunol Allergy. 2005; 88: 64-79.

4) Higuma-Myojo S, Sasaki Y, Miyazaki S. Cytokine profile of natural killer cells in early human pregnancy. Am J Reprod Immunol. 2005; 54: 21-9.

5) Fukui A, Kwak-Kim J, Ntrivalas E, et al. Intracellular cytokine expression of peripheral blood natural killer cell subsets in women with recurrent

3/ 具体的治療法の選択と注意点

spontaneous abortions and implantation failures. Fertil Steril. 2008; 89: 157-65.

6) Rychly DJ, DiPiro JT. Infections associated with tumor necrosis factor-alpha antagonists. Pharmacotherapy. 2005; 25: 1181-92.

7) Roux CH, Brocq O, Breuil V, et al. Pregnancy in rheumatology patients exposed to anti-tumour necrosis factor (TNF) -alpha therapy. Rheumatology (Oxford) . 2007; 46: 695-8.

8) Hyrich KL, Symmons DP, Watson KD, et al, British Society fRBR, Pregnancy outcome in women who were exposed to anti-tumor necrosis factor agents: results from a national population register. Arthritis Rheum. 2006; 54: 2701-2.

9) Komoto S, Motoya S, Nishiwaki Y, et al, Japanese study group for pregnant women with IBD. Pregnancy outcome in women with inflammatory bowel disease treated with anti-tumor necrosis factor and/or thiopurine therapy: a multicenter study from Japan. Intest Res. 2016; 14: 139-45.

10) Komaki F, Komaki Y, Micic D, et al, Outcome of pregnancy and neonatal complications with anti-tumor necrosis factor-alpha use in females with immune mediated diseases; a systematic review and meta-analysis. J Autoimmun. 2017; 76: 38-52.

11) Verstappen SM, King Y, Watson KD, et al, Bsrbr Control Centre Consortium BSRBR. Anti-TNF therapies and pregnancy: outcome of 130 pregnancies in the British Society for Rheumatology Biologics Register. Ann Rheum Dis. 2011; 70: 823-6.

12) Winger EE, Reed JL. Treatment with tumor necrosis factor inhibitors and intravenous immunoglobulin improves live birth rates in women with recurrent spontaneous abortion. Am J Reprod Immunol. 2008; 60: 8-16.

13) Winger EE, Reed JL, Ashoush S, et al. Treatment with adalimumab (Humira) and intravenous immunoglobulin improves pregnancy rates in women undergoing IVF. Am J Reprod Immunol. 2009; 61: 113-20.

14) Clark DA. Should anti-TNF-alpha therapy be offered to patients with infertility and recurrent spontaneous abortion? Am J Reprod Immunol. 2009; 61: 107-12.

15) Hviid MM, Macklon N. Immune modulation treatments-where is the evidence? Fertil Steril. 2017; 107: 1284-93.

〈福井淳史〉

〔Ⅱ 各論〕4. 不育症と免疫

症例解説

症例 1　不育症，29 歳，女性，3 経妊 0 経産

〈3-⑤　イントラリピッド　349 頁参照〉

【主訴】	挙児希望
【妊娠分娩歴】	3 妊 0 産 28 歳：自然妊娠成立．妊娠 8 週で自然流産，当初胎児心陽性であったが，消失．流産手術を受けたが，絨毛染色体検査は施行せず． 28 歳：自然妊娠成立．妊娠 6 週で自然流産，胎嚢のみで胎児心拍は確認されず．絨毛染色体検査：46, XX 28 歳：自然妊娠成立．妊娠 8 週で自然流産，当初胎児心陽性であったが，消失．絨毛染色体検査：69, XXX
【月経歴】	初経 12 歳　月経周期 30 日整順　過多月経なし　月経困難症なし
【既往歴】	特記事項なし
【嗜好歴】	機会飲酒のみ　喫煙なし
【現病歴】	不育症についての精査・加療を希望して当科を紹介・受診となった．
【現症】	身長 162.7 cm，体重 56 kg，BMI 21.2 内診：子宮は正常大，後傾後屈で可動性は良好．圧痛なし．両側付属器にも異常を認めず． 経腟超音波断層法：子宮は正常大，後傾後屈．両側卵巣は正常大．
【不育症スクリーニング検査】	経腟 3D 超音波：子宮形態異常なし 血算，生化学検査：特記事項なし． 甲状腺機能検査：TSH 2.3 μIU/mL，fT4 1.00 ng/dL，抗 TPO 抗体 7 U/mL 血糖：100 mg/dL 夫婦染色体検査：夫婦とも正常核型 抗リン脂質抗体（一次スクリーニング項目）：aCL-β2GP1 <1.3 U/mL，aCL-IgG 1 U/mL，aCL-IgM ≦5 U/mL，LAC 陰性 抗リン脂質抗体（選択的検査項目）：aPE-IgG 0.179，aPE-IgM 0.098 血栓性素因（選択的検査項目）：XII 因子 63%，プロテイン S 活性 68%，プロテイン S 抗原量 64%（再検 62%），プロテイン S 遊離型抗原量 78.9%，プロテイン C 活性 90% 研究段階の検査： 　NK 細胞活性　51%（再検 49%）

376

症例1　不育症，29歳，女性，3経妊0経産

子宮内膜 CD16$^+$/CD56^{dim}NK 細胞 10.5％
Th1/Th2：8.2
抗核抗体抗＜40倍，ssDNA 抗体 陰性，抗 dsDNA 抗体陰性

【治療方針】	NK 細胞活性高値に対して，妊娠成立後にイントラリピッドを投与することとし，プロテインS低下症を認めるためバイアスピリンの持続内服を行いながら妊娠を待機することとした．
【経過】	妊娠反応が陽性となり当科を再診．最終月経より妊娠5週時点で，経腟超音波断層法で子宮内に9mmの胎嚢を確認した．同日のNK細胞活性検査にて45％と高値であったため，当初の予定通りイントラリピッド療法を行うこととした．イントラリピッドは3〜4週毎に妊娠29週まで施行した 図1 ．初回投与でNK細胞活性は正常化し，イントラリピッドの反復投与により正常域を維持可能であった．イントラリピッドは初回〜3回目までは6時間かけて投与し，4回目〜7回目までは3時間で投与した．投与時は投与前，投与中，投与後に中性脂肪を測定した 表1 ． 特に妊娠経過には異常を認めず，妊娠40週5日で陣痛が発来し，3,066g，男児，Ap 9/10 を自然分娩となった．

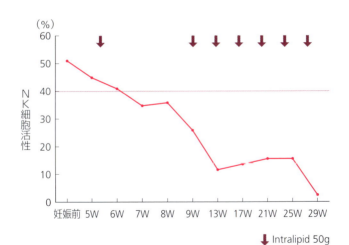

図1　末梢血NK細胞活性

表1　イントラリピッド投与による中性脂肪の変動

	妊娠6週	妊娠9週	妊娠13週		妊娠17週	妊娠21週	妊娠25週	妊娠29週
投与前	32	57	72	投与前	138	107	118	143
投与3h後	115	116	255	投与1.5h後	287	127	192	228
投与6h後	58	81	352	投与3h後	549	173	234	282

〔Ⅱ 各論〕4. 不育症と免疫

症例2　不育症，30歳代前半，女性，9経妊

〈3-⑥　柴苓湯　353頁参照〉

抗リン脂質抗体陽性不育症症例に対する治療として，約8割は柴苓湯，低用量アスピリン併用療法であり，約2割において柴苓湯，低用量アスピリンにステロイドを併用している．症例②，症例③に柴苓湯，低用量アスピリン，ステロイドを併用した2症例の経過を提示する．

既報の症例である[※]．臨床経過は 図2 ．30歳代前半の女性．妊娠歴；過去8回の流・死産歴があり，9回目の妊娠は継続したものの重症妊娠高血圧症候群を発症，妊娠27週でSFDの新生児を分娩したが，新生児死亡に終わった．リスク因子の検索では，夫婦染色体検査，子宮卵管造影検査，内分泌学的検査などいずれも異常は認められなかった．自己免疫検査により，抗カルジオリピン抗体 6.5SD（In houseによる検査，カットオフ値：3.0SD）と陽性であり，抗カルジオリピンβ2グリコプロテインI抗体，ループスアンチコアグラントもともに陽性であった．柴苓湯の投与を開始し，妊娠後，低用量アスピリン（同意を得て36週直前まで使用），ステロイドを併用した．治療に伴い自己免疫異常の改善を認め，この妊娠は順調に経過し，満期分娩に至った．

※）Yasuda M, Takakuwa K, Higashino M, et al. A typical case of reproductive autoimmune failure syndrome in which a patient experienced recurrent abortion, preeclampsia, and intrauterine growth retardation. Am J Reprod Immunol. 1993; 29: 45-7.

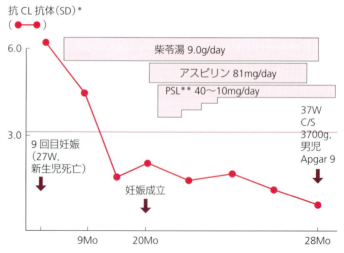

図2　臨床経過
*抗カルジオリピン抗体；正常3.0SD未満，**プレドニゾロン

症例3 不育症, 30歳代後半, 女性, 3経妊

〈3-⑥ 柴苓湯 353頁参照〉

最近の症例である. 臨床経過は 図3 . 30歳代後半の女性. 妊娠歴；妊娠2カ月の臨床的流産3回の既往があり, 当科不育外来を受診した. リスク因子の検索では, 夫婦染色体検査, 子宮卵管造影検査, 内分泌学的検査などいずれも異常はなかったが, 抗カルジオリピンIgG抗体（抗CL-IgG）が36 U/mL（正常10未満）と高値であった. 抗カルジオリピンβ2GPI抗体；1.7 u/mL（3.5未満であるが弱陽性の判定）, 血液凝固関連検査については凝固第XII因子が47％（正常値：50～150％）と若干の低下が認められた.

本症例に対し, 柴苓湯の投与を開始し, 経時的な抗CL-IgGの測定により一時有意な低下が認められたが再び30 U/mL前後となった. その後妊娠が成立し, 低用量アスピリンを併用, 抗CL-IgGが高値でありステロイドも併用した. この妊娠は順調に経過し満期で正常分娩をするに至った. なお十分な説明と同意のもと, 低用量アスピリンは妊娠36週直前まで継続し, 満期に入ってからヘパリンの点滴静注を行い, 分娩に備えた.

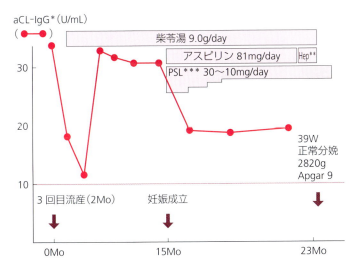

図3 臨床経過
＊抗カルジオリピンIgG抗体；10未満正常, ＊＊ヘパリン
＊＊＊プレドニゾロン

〔Ⅱ 各論〕4. 不育症と免疫

> **症例 4** 不育症，38 歳，女性，12 経妊 0 経産
>
> 〈3-⑦　ビタミン D　358 頁参照〉
>
> 血液検査ならびに夫婦染色体検査では異常を認めず．
> ビタミン D；12 ng/mL
> 免疫関連検査；NK 活性 36.4　Th1/Th2 56.2
> とビタミン D 欠乏症ならびに免疫細胞検査で非常に高い値を示す患者の CD56 陽性 NK 細胞と標的細胞の共培養したところ患者由来 CD56 陽性 NK 細胞内顆粒球（パーフォリン；緑蛍光色）の極性が標的細胞側への偏在していることが認められる（図4，矢印）．このことはこの患者の NK 細胞の攻撃性が非常に高いこと示している．

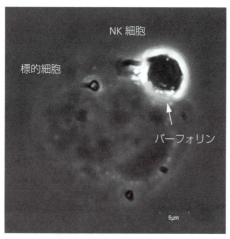

図4　NK 細胞顆粒球極性解析
(Ota K, Dambaeva S, Han AR, Vitamin D deficiency may be a risk factor for recurrent pregnancy losses by increasing cellular immunity and autoimmunity. Hum Reprod. 2014; 29: 208-19. より転載)

症例5 習慣流産患者（遮断抗体活性陰性），33歳，女性，5経妊

〈3-⑧　夫リンパ球移植療法　363頁参照〉

筆者らが免疫療法の対象とする症例は，臨床的流産を反復する症例が多いが，今回提示する症例は化学流産を主とした5回の流産歴があり，体外受精-胚移植を施行されている症例である．難治性ともいえる症例であり，経過について提示する．

症例は33歳の主婦であり，流産歴は以下のとおりである．初回：自然妊娠成立後化学流産．2回目：排卵誘発剤使用後妊娠成立するも化学流産．3回目：自然妊娠成立後化学流産．4回目：体外受精-胚移植後妊娠成立するも化学流産．5回目：凍結胚移植後臨床的妊娠成立するも自然流産．

習慣流産の診断により筆者らの不育外来を初診し，リスク因子の検索を開始した．その結果，夫婦の染色体検査は正常，子宮形態異常はなく，自己免疫検査，血液凝固検査もいずれも正常であった．遮断抗体活性は陰性〔－73%，（＋22%以上を陽性としている）〕であり患者夫婦に説明のうえ，夫リンパ球移植療法を施行することとした．経過を図に示したが，夫リンパ球接種を2回施行し，遮断抗体活性が陽性となった．直後に実施したIVF-ETで妊娠が成立，すぐに追加のリンパ球接種を実施し，この妊娠は順調に経過し，満期で正常分娩となった．遮断抗体活性の変動は 図5 に示したとおりであった．

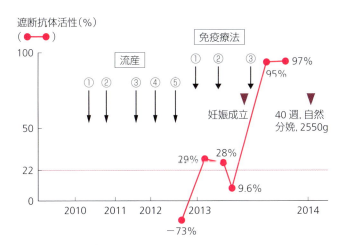

図5　免疫療法施行症例の臨床経過

〔Ⅱ 各論〕4. 不育症と免疫

症例6 不育症，37歳，女性，12経妊0経産

〈3-⑨　タクロリムス　368頁参照〉

12回の連続流産後，免疫療法により生児をえた症例を経験した．この症例は免疫異常による流産の可能性が示唆され，また，妊娠状態にならないと免疫異常を示さなかったことが流産原因を解明するのに時間を要した理由と考えられた．しかしながら，非妊娠時にその異常を指摘することは困難であり，今後はこのような症例が存在することを念頭におき，流産症例の診療にあたることが大切であると考えられた．

【症例】　37歳，12回妊娠，12回流産，生児なし．
家族歴：一卵性双胎の姉が健在で，経妊2回経産2回健児2名（男児；1，女児；1）あり．
妊娠歴および検査・治療歴 表2

表2　各妊娠の治療内容

No	Date	妊判	胎嚢	卵黄嚢	胎芽	児心拍	流産	D&C	Crom[1]	LDA[2]	Heparin	PSL[3]	IVIG[4]	Tacro[5]
1	2007-11	+	Yes	no	no	no	Yes	no	no	no	no	no	no	no
2	2008-02	+	Yes	Yes	Yes	Yes	Yes	Yes	no	no	no	no	no	no
3	2008-09	+	no	no	no	Yes	Yes	no	no	Yes	no	no	no	no
4	2009-03	+	Yes	no	no	Yes	Yes	no	no	Yes	no	no	no	no
5	2009-11	+	Yes	Yes	Yes	Yes	Yes	Yes	46,XX	Yes	no	no	no	no
6	2010-05	+	Yes	no	no	Yes	Yes	no	no	Yes	Yes[6]	no	no	no
7	2011-06	+	Yes	no	no	Yes	Yes	no	no	Yes	Yes[7]	no	no	no
8	2011-09	+	Yes	no	no	Yes	Yes	Yes	46,XY	Yes	Yes[8]	no	no	no
9	2012-05	+	no	no	no	Yes	Yes	no	no	Yes	No	no	no	no
10	2012-09	+	Yes	Yes	CRL: 16 mm	Yes	Yes	Yes	46,XY	Yes	Yes[8]	5 mg	no	no
11	2014-04	+	Yes	Yes	CRL: 15 mm	Yes	Yes	Yes	47,XX+22	Yes	Yes[8]	5 mg	Yes	no
12	2014-09	+	Yes	Yes	Yes	Yes	Yes	Yes	46,XX	Yes	Yes[8]	no	no	1 mg
13	2015-02	+	Yes	Yes	Yes	Yes	No	no	no	no	no	no	no	2 mg

[1] 絨毛染色体検査，[2] 低用量アスピリン，[3] プレドニン，[4] グロブリン療法，[5] タクロリムス，[6] ヘパリン2,500 IU/日，[7] ヘパリン5,000 IU/日，[8] ヘパリン10,000 IU/日

5 / 妊娠と免疫

1 / 血液型不適合妊娠

A 概説

　血液型不適合妊娠とは，母体内にある（または産生された）胎児赤血球に対する抗体が経胎盤的に胎児血に移行して，胎児または新生児に溶血を起こす可能性のある妊娠をいう．これにより胎児新生児溶血性疾患（hemolytic disease of the fetus and newborn：HDFN）が発症すると，胎児貧血，胎児水腫，胎児死亡，新生児黄疸などを起こす可能性がある．

B 分類

1 ABO 式血液型不適合妊娠 図1

　母体が O 型（抗 A 抗体と抗 B 抗体の両者を有する）で，児が A 型か B 型の場合のみに起こりうる．この場合，母体血の抗 A 抗体 / 抗 B 抗体が経胎盤的に児血中へ移行して，児の A 型 /B 型赤血球をこれら抗体が破壊する．

　他の血液型不適合妊娠との違いは以下 3 点である．①母体が妊娠前から抗体を有しているため第 1 子から発症しうること，②抗 A 抗体，抗 B 抗体のほとんどは IgM であり，胎盤を通過しない．胎盤を通過し血液型不適合を起こすのは IgG であるが，ABO 式関連 IgG は IgM に比してその量が少ないこと，③胎児赤血球は成人より A，B 抗原部位が少ないこと．②と③のために，ABO 式血液型不適合妊娠の頻度は低く，また発生（発症）した場合でも軽症例が多い[1]．重症化するのは抗体価

383

〔Ⅱ 各論〕5. 妊娠と免疫

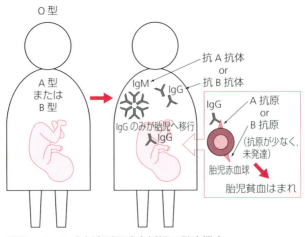

図1　ABO式血液型不適合妊娠の発症機序

が1000倍以上のときに限られる[2]．

2　不規則抗体陽性妊娠

a．Rh（D）血液型不適合妊娠　図2

　Rh式血液型には5種類（C, c, D, E, e）の抗原が含まれるが，このうちD抗原〔Rh（D）〕は，陰性率が日本人で約0.5％と低いものの抗原性が強く，Rh（D）陰性妊婦では，血液型不適合の可能性に注意して診ていく必要がある[3]．つまりRh（D）陰性妊婦がRh（D）陽性胎児を妊娠したときに，何らかの原因（特に分娩時の胎盤剥離時）で胎児血が母体血に流入し，母体血中に抗D抗体が産生される．初回の感作ではIgM抗体が産生され，IgMは胎盤を通過しないため胎児赤血球溶血を起こさないが，2回目の感作（2回目以降の妊娠など）でIgG抗体が産生されるとこれは経胎盤的に児へ移行し，胎児体内で，抗原抗体反応が起こり，胎児脾臓で溶血が起こる．抗体価が高くなるにつれ，胎児溶血の可能性は高まる．胎児貧血が起こり，重症化すると胎児水腫へ進行する．胎児では溶血で産生された間接ビリルビンは胎盤を介して母体に排出されるため高ビリルビン血症を示さない．一方，新生児は肝臓が未熟なため間接ビリルビンを処理できず，高ビリルビン血症をきたし重症新生児黄疸になる例が多い．

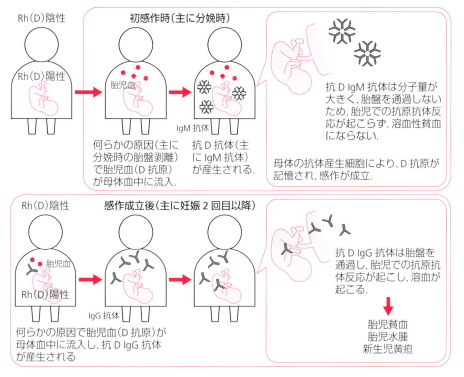

図2 Rh（D）血液型不適合妊娠の発症機序

b. 不規則抗体陽性妊娠（抗D抗体以外）

　ABO式血液型において，赤血球抗原に対する抗体で抗A，B抗体以外を不規則抗体という．日本人の不規則抗体陽性率は1.6〜3.3%と報告されている[4]．不規則抗体検査が陽性の場合，抗D抗体以外の不規則抗体のうち，胎盤通過性を有するIgG抗体であるかを判定する．胎児，新生児溶血性疾患の原因になる不規則抗体は，表1に示すとおり，その抗体の種類により重要度が異なる[5]．Rh（D）血液型不適合妊娠と同様，抗体価を定期的に測定し胎児貧血を評価する（後述）．

C 管理

1 管理方法 図3

　妊娠初期に血液型，不規則抗体スクリーニング検査を行う．

〔II 各論〕5. 妊娠と免疫

表1 胎児・新生児溶血性疾患の原因になる抗D抗体以外の不規則抗体

重要		c, K, Ku, k, Js^b Jk^a, Fy^a, Di^b, U, PP$_1$P^k（p）, anti-nonD（-D-）
可能性あり	高い	E, Kp^a, Kp^b, Js^a, Di^a, M
	低い	C, C^w, e, Jk^b, Fy^b, S, s, LW, Jr^a
関与しない		Le^a, Le^b, Lu^a, Lu^b, P$_1$, Xg^a, KANNO

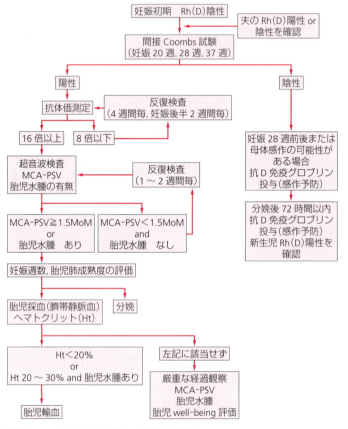

図3 Rh（D）陰性妊婦の妊娠管理例

　Rh（D）陰性妊婦である場合，夫のRh（D）陽性か陰性を確認する．陰性であれば児はRh（D）陰性であり，抗D抗体による血液型不適合は起こさない．夫のRh（D）陽性か不明の場合，図3のフローチャートに沿って管理していく．

定期的に抗 D 抗体の定性検査（間接 Coombs 試験）を行っていく．抗 D 抗体陰性妊婦にどの程度の頻度で定期的抗 D 抗体定性検査をすべきかについてのエビデンスはないが，American College of Obstetricians and Gynecologists（ACOG）では妊娠初回検査で，抗 D 抗体価が 8 倍以下の場合，以後 4 週毎の測定を提案している[6]．

抗 D 抗体陰性の場合，感作リスクは妊娠 28 週未満では低いが妊娠 28 週以降には上昇してくる．妊娠 28 週での抗 D グロブリン投与により第 3 半期における感作率が約 2%から 0.1%に減少しており[7]，感作予防に妊娠 28 週前後の抗 D 免疫グロブリン投与を検討する．分娩後も母体が抗 D 抗体陰性かつ新生児が Rh（D）陽性であれば，感作予防を目的に，分娩後 72 時間以内に抗 D 免疫グロブリンを投与する．

抗 D 抗体陽性の場合，定期的に抗体価を計測する．産婦人科診療ガイドライン 2017 では，妊娠後期は 4 週毎に抗体価を測定することが推奨されているが[5]，各施設でその測定間隔は異なり，当施設では抗体価が 8 倍以下の場合，定期検査は 4 週間毎に繰り返し，妊娠後半は 2 週間毎としている．抗体価が高値（施設間で抗体価高値の判断は異なるが，ここでは 16 倍以上を高値とした）であれば，1 週間毎に超音波検査で胎児中大脳動脈最高血流速度（middle cerebral artery peak systolic velocity：MCA-PSV）を測定し胎児貧血/胎児水腫の有無を評価する．妊娠週数や胎児肺の成熟度を評価し，分娩可能時期/状況であれば娩出を図る．妊娠継続が望ましい場合，胎児採血を行い胎児輸血も検討する．ただこれらの処置は侵襲的であり対象は限定される．輸血後も胎児 MCA-PSV，胎児 well-being，および胎児水腫有無を厳重に評価していく．

抗 D 抗体以外の不規則抗体陽性妊婦（当該抗体が新生時溶血性疾患を引き起こし得る場合）についても，上記の抗 D 抗体陽性例と同様に管理する．

2 抗 D 免疫グロブリン

抗 D 免疫グロブリンは血液製剤であり，感染症（特にパルボウイルス B19）のリスクを完全には排除できないことを十分に説明し，その投与には同意を得るべきである．先に述べた感作予防投与に加え，妊娠 7 週に母体血中に胎児赤血球の流入を認めた報告もあり[8]，妊娠 7 週以降

〔Ⅱ 各論〕5. 妊娠と免疫

表2 母体感作の可能性がある事象

妊娠 7 週以降まで児生存が確認できた自然流産後
妊娠 7 週以降の人工流産後
妊娠 7 週以降の異所性妊娠後
妊娠中の処置・検査 （絨毛採取，羊水穿刺，臍帯穿刺，減胎手術，胎児治療，胎児外回転術）
腹部外傷・打撲後
分娩前異常出血 （前置胎盤，常位胎盤早期剥離，出血を伴う切迫流・早産）
部分胞状奇胎
子宮内胎児死亡
分娩後

の流産後，異所性妊娠，妊娠中の検査・処置後など 表2 にも，感作予防に，当該事象／処置 72 時間以内に投与する．また抗 D 免疫グロブリンの半減期は約 24 日であり，妊娠 28 週時に感作予防投与した場合，15〜20％が分娩時にも抗 D 抗体弱陽性（通常 4 倍以下）を示すことを理解する必要がある．このような妊婦において，「分娩時の抗 D 抗体弱陽性」を「既感作」と誤認し，「抗 D 免疫グロブリン接種非該当」と判定しないように留意する．

3 胎児貧血評価

以前は羊水穿刺で得られた羊水の 450 nm での吸光度（ΔOD_{450}：ビリルビン様物質濃度を示す）を測定し，胎児貧血程度の有無／程度を推定されていた．しかし羊水穿刺は侵襲的処置であり，現在臨床では，超音波パルスドプラ法による胎児中大脳動脈最高血流速度測定が普及しているので，ΔOD_{450} はあまり用いられない．胎児貧血が続くと血液粘調度の低下と脳血流の増加により，MCA-PSV は上昇する[9]．MCA-PSVが 1.5 倍 multiples of the mediun：MoM 以上で中等度貧血以上に該当する 表3．一般に，妊娠週数が増えるごとに MoM の数値は大きくなる．「妊娠週数の 2 倍が 1.5 MoM 値の近似値」と記憶しておくと便利である（例：妊娠 30 週時：30×2＝60≒60.7 cm/sec）．

388

1/ 血液型不適合妊娠

表3 胎児中大脳動脈の最高血流速度（cm/sec）の正常域

妊娠週数	中央値の倍数（multiples of the median：Mom）			
	1（中央値）	1.29	1.50	1.55
18	23.2	29.9	34.8	36.0
20	25.5	32.8	38.2	39.5
22	27.9	36.0	41.9	43.3
24	30.7	39.5	46.0	47.5
26	33.6	43.3	50.4	52.1
28	36.9	47.6	55.4	57.2
30	40.5	52.2	60.7	62.8
32	44.4	57.3	66.6	68.9
34	48.7	62.9	73.1	75.6
36	53.5	69.0	80.2	82.9
38	58.7	75.7	88.0	91.0
40	64.4	83.0	96.6	99.8

4 胎児輸血

　　胎児貧血が疑われるが，妊娠継続が必要な場合には，胎児採血が考慮される．採血で，ヘマトクリット値が20％未満の場合や20～30％で胎児水腫がある場合は胎児輸血を考慮する．輸血すべき血液はO型でRh（D）陰性を用い，投与経路は臍帯静脈内投与が一般的だが，それが難しい場合腹腔内投与も選択され得る．

◀**文献**▶

1) Cunningham FG, Leveno KJ, Bloom SL, et al. Williams Obstetrics. 24th edition. NY: McGraw-Hill Education; 2014. p. 308-9.
2) 大戸　斉. 血液型不適合妊娠と周産期における産婦と新生児への輸血. 日本産婦人科・新生児血液学会誌. 2010; 19: 1-5.
3) 永尾暢夫. Rh血液型. 日本輸血学会認定医師制度審議会カリキュラム委員会，編. 改訂版日本輸血学会認定医制度指定カリキュラム. 東京: 日本輸血学会; 2005. p. 62-4.
4) 稲岡千佳子，矢原　健，安井昌博. 当センターにおける不規則抗体陽性妊婦と出生児溶血性疾患についての考察. 日本輸血学会誌. 2013; 59: 486-91.
5) 日本産婦人科学会・日本産婦人科医会，編・監. 産婦人科診療ガイドライン産科編2017. 東京: 日本産婦人科学会事務局; 2017. p. 41-3.

〔II 各論〕5. 妊娠と免疫

6) American College of Obstetricians and Gynecologists. ACOG Practice Bulletin No.75: Management of alloimmunization during pregnancy. Obstet Gynecol. 2006; 108: 457-64.

7) Bowman JM. The prevention of Rh immunization. Transfus Med Rev. 1988; 2: 129.

8) Ariga H, Ohto H, Busch MP, et al. Kinetics of fetal cellular and cell-free DNA in the maternal circulation prenatal diagnosis. Transfusion. 2001; 41: 1524-30.

9) Mari G. Noninvasive diagnosis by doppler ultrasonography of fetal anemia due to maternal red-cell alloimmunization. N Engl J Med. 2000; 342: 9-14.

〈鈴木寛正　松原茂樹〉

2/ 細菌性腟症

A はじめに

　細菌性腟症（bacterial vaginosis：BV）とは正常腟内に存在する *Lactobacillus* 属の菌量減少に伴って，種々の好気性菌や嫌気性菌が腟内に異常繁殖する状態である．女性の腟内にはさまざまな常在菌が存在するが，*Lactobacillus* 属はその8割以上を占めるといわれている．腟は自浄作用が強いことで知られているが，その原因はこの *Lactobacillus* 属である．*Lactobacillus* 属が過酸化水素を発生し，発酵によって腟上皮細胞が保有するグリコーゲンを分解し多量の乳酸を産生させることで，腟内をpH 4.5以下の酸性に保ち雑菌の侵入を防いでいる．したがって，*Lactobacillus* 属は，善玉菌などともいわれる．

　腟炎のなかでカンジダ症，トリコモナス症，淋菌など，特定の微生物が検出されないものを非特異性腟炎，もしくは細菌性腟症とよぶ．50%は無症状である．妊婦では約20%弱にみられ，妊娠中に自然治癒するものも多い[1, 2]．

B BVの頻度

　BVの頻度は確実に上昇している．妊婦におけるBVの頻度は1990年では10%だったものが，以後5年毎に15%，20%と増加している．日本産科婦人科学会の周産期委員会報告では32%と驚くべきほど高く[3]，地域別にも差がないことが報告されている．

C BVの診断

　BVの約半数は無症状であるが，帯下の増加，下腹部痛，不正出血が三大症状であるとの報告もみられる．産婦人科診療ガイドライン婦人科外来編では，CQ104のAnswerとして「帯下のグラム染色標本を用いたNugent score，または帯下生食標本を用いたLatobacillary grade，ま

〔Ⅱ 各論〕5. 妊娠と免疫

Type	Lactobacillus type					Gardnerella type					Mobiluncus type				
菌数/視野 (1,000倍)	0	<1	1〜4	5〜30	>30	0	<1	1〜4	5〜30	>30	0	<1	1〜4	5〜30	>30
Score	0	1	2	3	4	0	1	2	3	4	0	1	2	3	4

判定―合計スコア
0〜3 （正常群）
4〜6 （中間群）
7〜10（BV 群）

図1 Nugent score

表1 Lactobacillary grade

Lactobacillus spp. only	： grade Ⅰ （正常群）
Lactobacillus spp. > others	： grade Ⅱa （中間群）
Lactobacillus spp. < others	： grade Ⅱb （中間群）
others only	： grade Ⅲ （BV 群）

4 項目のうち少なくとも 3 項目が満たされたときに，細菌性腟症と診断する.

たは Amsel の臨床的診断基準のいずれかにより客観的に診断する（C）」，とされている．Nugent score **図1** とはグラム染色標本により細菌の形態診断と数を観察する方法である．表に示すように菌数で点数化されており，合計得点が 7 点以上の場合に BV と診断する．この方法は染色に多少ながらも手間がかかることと，鏡検には習熟が必要なため検者間誤差が大きいといわれている．Lactobacillary grade **表1** とは帯下を生食標本で鏡検し，細菌の形態を観察する検査法である．長桿菌（*Lactobacillus* spp）とその他の細菌との割合で診断する．長桿菌が観察されず他の細菌だけが観察される場合を grade Ⅲ とよび，BV があることを意味する．Amsel の診断基準 **表2** とは細菌性腟症にみられる症状などのうち，4 項目中何項目当てはまるか調べる方法である．3 項目以上満たされている場合，BV の診断となる．この方法は BV を簡便に診断することができるが客観性に乏しく，Nugent score より感度・特異度ともに劣るとの報告がある[4].

2/ 細菌性腟症

表2 細菌性腟症の診断基準（Amsel）

①腟分泌物の性状は，薄く，均一である．
②腟分泌物の生食標本で，顆粒状細胞質を有する clue cells が存在する．
③腟分泌物に，10% KOH を 1 滴加えたときに，アミン臭がある．
④腟分泌物の pH が 4.5 以上である．

4 項目のうち少なくとも 3 項目が満たされたときに，細菌性腟症と診断する．

D BV の治療

　産婦人科診療ガイドライン婦人科外来編 2014 では，「治療はメトロニダゾールの局所療法または内服療法を行う（A）」とある．しかし，2011 年度版ではクロラムフェニコールまたはメトロニダゾール（B）が推奨されていた．これは，クロラムフェニコール腟錠は雑菌だけでなく乳酸菌まで殺菌するため，腟内の自浄作用が保たれなくなるが，メトロニダゾールは乳酸菌を殺菌しないので有用であるからである．また，2011 年に国内でもメトロニダゾールが細菌性腟症に処方可能となったことも，ガイドラインが変わった理由の 1 つである．無症状のものは，必ずしも治療の必要はない．

E 妊娠中の BV

　妊娠中の BV は早産などの原因になる可能性があるため，治療を行わなくてはならない．産婦人科診療ガイドライン産科編 2014 では，CQ601 妊娠中の細菌性腟症の取り扱いは？の Answer として，以下の通り記載されている．

1. 症状のある妊婦には治療を行う（B）．
2. 早産既往などの早産ハイリスク妊婦には，細菌性腟症検出のための検査を行う（C）．
3. 上記 2. における妊婦が細菌性腟症と診断された場合は，早期に抗菌薬を用いて治療する（C）．

　複数の疫学的研究において，細菌性腟症により流・早産のリスクが増加することが知られている[5]．早産ハイリスク妊婦を対象とした検討で

〔II　各論〕5. 妊娠と免疫

は，早産既往女性に対する治療により，前期破水と低出生体重時を減少させるとの報告があるが，早産予防効果については，一定の結論に至っていない．流・早産のみならず，産褥子宮感染症の原因となりうるため，妊娠中の治療は重要である．

　近年，ウォシュレットなどとよばれる温水洗浄便座と早産の関係について，指摘する報告がある[6]．温水洗浄便座は今や日本の7割以上の家庭に配置され，温水洗浄も世界的傾向になりつつある．この温水洗浄便座を頻回に使用すると，腟内細菌叢が変化し，細菌性腟症の原因となるといわれている[7]．これは腟内の善玉菌であるデーデルライン桿菌が洗い流され，他の細菌が増えるためといわれている．細菌性腟症は子宮内感染を誘発し，絨毛羊膜炎の原因となる．ただし，実際に早産になるかどうかは異論もあり，1293名の日本人に対して行われた研究では，温水洗浄便座を使用の有無で早産率を検討したところ，いずれも15.8%〜16%と差を認めなかった[7]．

　細菌性腟症の治療としては，CDCがメトロニダゾールもしくはクリンダマイシンの内服を推奨しているが，国内ではクリンダマイシンの保険適用がないため，ガイドラインの解説内で，「メトロニダゾール500 mg　1日2回7日間内服」，「メトロニダゾール250 mg　1日3回7日間内服」，もしくは「メトロニダゾール腟錠250 mg　1日1回7から10日間」が紹介されている．なお，メトロニダゾールは妊娠3カ月以内の経口投与は禁忌とされている[1]．

F　おわりに

　細菌性腟症についてのガイドラインが産科婦人科ともに提示され，メトロニダゾールも臨床で使用されるようになった．早産ハイリスク妊婦においては，治療についての有用性は低い可能性はあるものの，症例ごとに検査・治療を考慮すべきであると考えられる．

◀文献▶

1) 日本産科婦人科学会，日本産科婦人科医会，編. 産婦人科診療ガイドライン産科編 2014. 2014.

2) 日本産科婦人科学会，日本産科婦人科医会，編. 産婦人科診療ガイドライン婦人科外来

編 2014. 2014.

3) 日本産科婦人科学会. 周産期委員会報告. 日産婦会誌. 2014; 62: 1520.

4) Schwebke JR, Hillier SL, Sobel JD, et al. Validity of the vaginal gram stain for the diagnosis of bacterial vaginosis. Obstet Gynecol. 1996; 88: 573-6.

5) Leitich H, Bodner-Adler B, Brunbauer M, et al. Bacterial vaginosis as a risk factor for preterm delivery: A meta-analysis. Am J Obstet Gynecol. 2003; 189: 139-47.

6) Morris M, Nicoll A, Simms I, et al. Bacterial vaginosis: a public health review. BJOG. 2001; 108: 439-50.

7) Goldenberg RL, Hauth JC, Andrews WW. Intrauterine infection and preterm delivery. New Engl J Med. 2000; 342: 1500-7.

8) Asakura K, Nakano M, Yamada M, et al. Effect of bidet toilet use on preterm birth and vaginal flora in pregnant women. Obstet Gynecol. 2013; 121: 1187-94.

〈桑田知之〉

〔Ⅱ 各論〕5. 妊娠と免疫

3 / 子宮頸管炎

A 概説

　我々の体は皮膚や粘膜によって外界と隔てられており，皮膚は角化重層扁平上皮が堅牢なバリアを形成しているが，女性内器器の子宮頸管や子宮体部の粘膜は腸管と同様に円柱上皮で構成されているため比較的脆弱である．子宮頸管粘膜には粘膜免疫システムがあり病原体を含めた外来抗原から生体を防御しているが，この感染防御機構が破綻すると上行性感染をきたす．妊娠中は絨毛膜羊膜炎へと進行し，流早産の原因となることがある．

B 女性内性器の解剖と生理

　子宮頸部の内腔が子宮頸管であり，上端は内子宮口で子宮腔に，下端は外子宮口で腟内につながっている．子宮腟部は腟に面しており角化を伴わない重層扁平上皮で覆われている．重層扁平上皮は squamo-columnar junction（SCJ）とよばれる移行帯で円柱上皮に変わる．子宮頸管内から子宮腔内は無菌部位であるといわれているが 図1 [1]，腟内には乳酸菌（グラム陽性桿菌）を主体とする細菌が存在している．乳酸菌は上皮に含まれるグリコーゲンを分解して乳酸を産生するため腟内 pH は 3.8〜4.5 であり他の細菌が増殖しにくい環境になっている．

C 女性内性器と粘膜免疫

　女性内性器の上皮細胞は tight junction によって強固に結合しており外来抗原の侵入を防いでいる．上皮細胞が産生するムチンは粘液層を形成して上皮を保護するとともに，ムチン表面を修飾する糖鎖が病原菌表面に結合して病原菌が上皮に到達することを防いでいる 図2 [2]．腸管ではパイエル板などの腸管関連リンパ組織（gut-associated lymphoid tissue：GALT）やリンパ濾胞を覆う上皮領域に存在し抗原輸送を行う

396　　JCOPY 498-06088

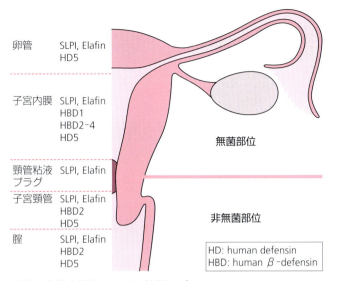

図1 女性内性器における抗菌ペプチド
(Horne AW, et al. Reproduction. 2008; 135: 739[1]) を一部改変)

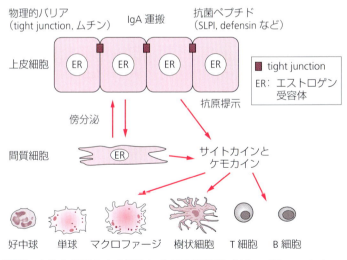

図2 女性内性器の上皮細胞による防御機構 (Wira CR, et al. Am J Reprod Immunol. 2005; 53: 65-76[2]) を一部改変)

〔Ⅱ 各論〕5. 妊娠と免疫

M細胞が知られているが，女性内性器にはGALTやM細胞のような免疫誘導組織が存在しない．腸管の粘膜固有層にある形質細胞は大量の分泌型IgAを産生して腸管内に分泌しているが女性内性器ではIgGが優位であるといわれている[3].

D 女性内性器の粘膜上皮における防御機構

子宮粘膜上皮の免疫機能は直接的あるいは間接的に性ホルモンによる調節を受けている 図1.

1 頸管粘液

頸管上皮細胞が産生・分泌する粘液の主成分はムチンである．ムチンはコアとなるタンパク質分子に多量の糖鎖が結合する高分子糖タンパクであり，頸管上皮細胞にはコアタンパク遺伝子MUC1, 2, 4, 5AC, 5B, 6, 8が発現している．分泌型ムチンであるMUC2, 5AC, 5B, 6はゲルを形成するが，MUC5Bが頸管粘液の主成分である．細胞膜型ムチン（MUC1, 4）は細胞膜に結合し，病原体の受容体としての作用や細胞の接着などの作用を担っている[4].

2 抗菌ペプチド

抗菌ペプチドは昆虫，哺乳類など多くの生物種に存在し抗菌作用を有するペプチドである．女性内性器にはSLPI（secretory leukocyte protease inhibitor），elafinやdefensinなどが発現している 図1, 2 [1-3]. SLPIにはグラム陽性菌，グラム陰性菌や真菌に対する作用があり，SLPIとelafinには抗HIV活性が報告されている．またSLPIとelafinはセリンプロテアーゼ阻害活性があり，炎症局所で好中球が放出する過剰な好中球エラスターゼによる組織障害を防御している．defensinは好中球や上皮細胞に発現しており細菌，真菌，ウイルスなど広い抗菌スペクトラムをもっている．α-defensinとβ-defensinに大別され，子宮頸管にはα-defensinであるhuman defensin-5（HD5）とβ-defensinであるhuman β-defensin-2（HBD2）の存在が報告されている 図1.

398　　JCOPY 498-06088

3 Toll 様受容体（Toll-like receptor：TLR）

　TLR は病原体そのものを認識するのではなく，病原体の構成成分（病原菌のリポタンパク，リポ多糖，二重鎖 RNA，一本鎖 RNA，DNAなど）を認識し，免疫応答を誘導する[1-3]．TLR は樹状細胞やマクロファージなどの抗原提示細胞だけでなく，上皮細胞にも発現している．女性内性器では頸管粘膜上皮や腟粘膜に TLR1〜TLR3, TLR6 が，子宮内膜に TLR1〜TLR9 が発現している．

E　子宮頸管炎と上行性感染

　子宮頸管炎を引き起こす病原体として淋菌（*Nisseria gonorrhoeae*）やクラミジア（*Chlamydia trachomatis*）がよく知られている[5-7]．性行為により感染し，男性は尿道炎，女性は子宮頸管炎を発症する．女性は感染しても無症状のことが多く，治療されずに放置されると病原体が上行し卵管炎や骨盤内炎症性疾患を引き起こす．さらに骨盤内感染が重症化して炎症が上腹部まで達すると肝周囲炎を発症することがある．卵管炎によって卵管障害や腹腔内癒着を発症すると異所性妊娠や不妊症の原因になる．妊娠中に淋菌，*Chlamydia trachomatis* やその他の病原体による上行性感染を生じると流早産や前期破水の原因となることがある．

F　クラミジア感染症と妊娠

　Chlamydia trachomatis は細胞寄生性微生物であり，さまざま型が存在しているが，性感染症で分離される型の標的細胞は円柱または移行上皮細胞である．感染粒子である基本小体（elementary body：EB）は食作用によってファゴソーム内に取り込まれ，網様体（reticulate body：RB）に変化して分裂増殖を繰り返す．増殖した RB は再度 EB に変換し，やがて細胞融解によって飛散した EB が次の細胞に感染する[6]．

　クラミジア感染が妊娠中の合併症の原因となるかどうかについては賛否両論あるが，多くの論文はクラミジア感染と流産との関連性については否定的である．未治療のクラミジア子宮頸管炎が早産，前期破水，周産期死亡率のリスクを増加させるかどうかについても議論がある．クラミジア感染は絨毛膜羊膜炎のリスク増加とは関連していないが，産後 2

〔Ⅱ　各論〕5. 妊娠と免疫

～3週間で発症する遅発性の産褥子宮内感染には関連性があると報告されている[5].

　妊婦に対する第一選択の治療薬はアジスロマイシン（ジスロマック®，ジスロマック® SR）である[7].

G 淋菌感染症と妊娠

　淋菌の感染が成立するためには頸管粘膜上皮細胞への付着が必要であり，菌体表面にある線毛や外膜タンパク質が重要な役割を果たしている．淋菌は線毛や外膜タンパク質が抗原変異を起こしたり，IgA プロテアーゼを放出して IgA 抗体を不活化し上皮への付着を容易にすることなどにより宿主の防御機構を免れて感染を繰り返す．淋菌は粘膜上皮細胞の間隙から粘膜下組織に侵入して増殖し進展していくが，血管内に侵入して菌血症を引き起こすと発熱，移動性多発関節痛や多発関節炎，四肢末端の膿疱性皮膚病変を起こすことがある（播種性淋菌感染症）[5, 7].

　淋菌感染は妊娠期間中のどの時期においても有害な影響を与える可能性がある．未治療の淋菌性頸管炎と感染性流産との関連性や，淋菌に感染した妊婦と早産，前期破水，絨毛膜羊膜炎，産褥感染症との関連性が報告されている[5].

　淋菌の抗菌薬に対する多剤耐性化が問題となっている．現在，妊婦に有効で保険適用がある薬剤はセフトリアキソン（ロセフィン®）である[7].

◀文献▶

1) Horne AW, Stock SJ, King AE. Innate immunity and disorders of the female reproductive tract. Reproduction. 2008; 135: 739-49.

2) Wira CR, Grant-Tschudy KS, Crane-Godeau MA. Epithelial cells in the female reproductive tract: a central role as sentinels of immune protection. Am J Reprod Immunol. 2005; 53: 65-76.

3) Weissenbacher ER, Wirth M, Mylonas I. General immunology of the genital tract. In: Weissenbacher ER, et al. editors. Immunology of the female genital tract. Berlin: Springer; 2014 p.15-64.

4) Martyn F, McAuliffe FM, Wingfield M. The role of the cervix in fertility: is it time for a reappraisal? Hum Reprod. 2014; 29: 2092-8.

5) Cunningham EG, Leveno KJ, Bloom SL, et al. Sexually transmitted infections. In: Cunningham EG, et al. Williams Obstetrics 24th eds. NY: McGraw-Hill; 2014.

p.1548-55.

6) 菅生元康. クラミジア感染症. In: 武谷雄二, 他編. 女性と感染症. 新女性医学大系. 東京: 中山書店; 1999. p.116-26.

7) 日本性感染症学会. 性感染症 診断・治療ガイドライン 2016. 日本性感染症学会誌. 2016; 27: 51-63.

〈前川正彦　苛原 稔〉

〔II 各論〕5. 妊娠と免疫

4 胎児発育不全

胎児発育不全は FGR（fetal growth restriction）あるいは IUGR（intrauterine growth restriction）とよばれる．周産期医療が飛躍的に進歩した現在でも FGR の予防・予測法はいまだ確立していない．いまだに年々平均出生体重が減少している日本では，重要な課題の1つである．

A 胎児発育不全の評価，診断

胎児の発育度を評価するには，胎児の大横径（BPD）と腹部計測値［腹囲長（AC）や腹部横断面積（FTA）］と大腿骨長（FL）など，胎児超音波計測から推定体重を算出し，胎児標準発育曲線と比較して判定する．2003年3月に日本超音波医学会から公示された「超音波胎児計測の標準化と日本人の基準値」が推奨されている 図1 （胎児推定体重＝$1.07 \times BPD^3 + 0.30 \times AC^2 \times FL$[1]）．算出された胎児推定体重と発育曲線の傾きを比較して，－1.5SD 以上小さい場合に FGR と判定する．FGRとは，その児がもともと胎内で想定される発育が阻害されていることを意味するが，そもそもの妊娠週数の正確な判定が困難な場合も多いこと，正確な胎児推定体重の算出に限界があること，その児の本来もって

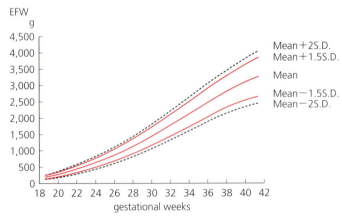

図1 胎児標準発育曲線

4/ 胎児発育不全

いる発育が不明なため低体重であってもそれがその児の個性によるものなのか，何か原因があって阻害されたものなのかがわかりにくいこと，また発育が阻害されている原因がはっきり特定しにくい，など臨床を行ううえでの問題は多い．実際，−1.5SD をカットオフとした場合，70%の児は出生後に体質的に小さいだけである（constitutional に小さい）ことが判明する[2]．

B FGR の原因

原因は，大きく分けて胎児因子，胎盤因子，母体因子に分けることができる．胎児因子には染色体異常を含む胎児疾患や TORCH 症候群（トキソプラズマ，風疹ウイルス，サイトメガロウイルス，ヘルペスウイルス，梅毒感染など）がある．胎盤因子には胎盤機能不全や臍帯因子（臍帯卵膜付着や過捻転）がある．母体因子には，①タバコや栄養不良，②母体合併症（慢性高血圧，腎疾患，心疾患，呼吸器疾患など），③妊娠高血圧症候群，④抗リン脂質抗体症候群などがあげられる．

まずはそれらの原因を調べることが重要である．まずは羊水による染色体検査を考慮する．また，感染症検査，母体合併症，抗リン脂質抗体症候群については，母体の血液検査である程度調べることができる．ただ，ほとんどの場合が原因不明（もしくは，その児の本来もっている発育ということになる）である．したがって，実臨床をするうえでは胎盤機能不全で胎児発育不全になっていることを一番心配して管理していくことになる．

C 治療，周産期管理について

FGR の場合，周産期死亡率が合併症のない児に比較して 6〜10 倍高いことが知られている[3]．死亡原因として早産の次に多い．また，FGR の重症度と児の神経学的予後とが関連するという報告がされている 図2 ．特に 3 パーセンタイル未満では神経学的予後不良症例の頻度が指数関数的に高くなり，児の死亡率も高くなる[4]．

現在のところ胎内における治療で有効なものは残念ながら報告されていない．本来であれば，早く分娩して原因精査や治療を行いたいところ

〔Ⅱ 各論〕5. 妊娠と免疫

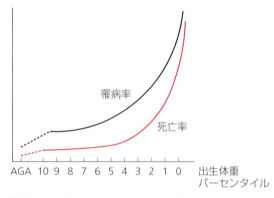

図2 出生体重パーセンタイルと児の罹病率・死亡率

だが，すぐに分娩すると未熟性という別の疾患を抱えてしまうため，胎内で小さいながらも元気であることを保障・観察しながら週数を稼ぐ必要がある．胎児心拍モニタリングと羊水量でそれらが推測でき，非常に簡便であるためよく使われている．しかしこれらはいつまでも児の状態を保障するものではなく4～5日しか保障してくれないので，週2回外来に通院してもらう．そして，児が元気で，体重も増加しているようなら正期産まで待機するが，正期産に入ったら未熟性の心配がなくなるので，分娩して出生後必要ならさらに精査や治療をしていく方が合理的である．また，分娩については発育不全の程度にもよるが，新生児管理の可能な高次施設で行うことが推奨される．

D 予後に関して

原因によりさまざまであるが，短期的には低血糖，低カルシウム血症，多血，高ビリルビン血症，低体温が合併症としてあげられる．より重篤なものに呼吸窮迫症候群，新生児壊死性腸炎，脳室内出血，凝固障害，多臓器不全がある．胎児に何もない場合，その子なりの大きさに小学校に入るぐらいにキャッチアップすることが知られている．また，発達に関しても，もし先天性疾患や重度に小さいことがなければ正常である．しかし，FGRの予後を成人期までみた場合，メタボリック症候群，

4/ 胎児発育不全

肥満，高血圧，糖尿病，冠血管疾患の頻度が増加するといわれている（Barker 仮説）ので将来の健康管理について啓発することが大事である[5]．

E　次回妊娠に向けて

　一般的に次児の FGR 再発率は 20％と報告されている[2]．そこでまず，今回の FGR の原因を推察することが重要である．喫煙など予防可能なことであれば禁煙させる．次回妊娠までの期間が早すぎたり（半年未満），遅すぎたり（5 年以上）するのもよくない．母体合併症が原因であれば，妊娠前に疾患の状態をしっかりコントロールすることが大事である．とくに抗リン脂質抗体が関与する場合は低用量アスピリン，ヘパリン療法などによる治療が有効である．しかし，現実ははっきりとした原因が特定できないことが多い．そのようなときには，FGR の根源的な原因は胎盤にあったかもしれないと推察する必要がある．胎盤を病理学的検査に出すことも重要である．胎盤機能不全とは漠然とした概念でしかないが，妊娠初期における胎盤形成不全というものがその原因と考えられている．正常な胎盤発生では，栄養膜細胞（トロホブラスト）は母体のらせん動脈に侵入し，動脈壁のリモデリングを促進するが，病態発生の第一段階において，その侵入は阻害され動脈のリモデリングは不十分となり，子宮胎盤循環の容量は非常に小さくなる．これは "poor placentation" とよばれ，胎盤は低酸素・酸化ストレス環境下にさらされる．これは妊娠 20 週以前，臨床的兆候が出現する前に確立される．この第一段階におけるトロホブラストのリモデリングには免疫学的な機序も大いに関係している．実際，胎児発育不全は初産婦に多い．とくに妊娠高血圧症候群を伴うような FGR においては胎盤形成不全を強く疑うべきであり，またこれらに加えて早産や後期流産，常位胎盤早期剥離といった胎盤に起因すると考えられる病態をまとめて "great obstetrical syndrome" とよぶことも提唱されている[6]．またこのような重度な胎盤機能不全が原因と考えられる場合，毎日 80〜100 mg の低用量アスピリンを妊娠 16 週以前から開始することが再発を減少させると報告されている[3]．

〔Ⅱ 各論〕5. 妊娠と免疫

◀文献▶

1) 金井雄二, 海野信也. 異常妊娠. 日産婦誌. 2008; 60: N-3-8.

2) Cunningham F. Williams Obstetrics, 24th ed, New York: McGraw-Hill Professional; 2014. p.872-90,

3) Gabbe SG. Obstetrics Normal and Problem Pregnancies, 7th ed. St. Louis: Elsevier Saunders; 2017 p.737-69.

4) 鮫島 浩. 胎児発育不全 (IUGR, FGR)：適切な娩出時期. 母子保健情報. 2010; 61: 46-9.

5) Barker DJP. Fetal and Infant Origins of Adult Disease. London: BMJ Publishing; 1992.

6) Brosens I, Pijnenborg R, Vercruysse L, et al. The "Great Obstetrical Syndromes" are associated with disorders of deep placentation. Am J Obstet Gynecol. 2011; 204: 193-201.

〈味村和哉　木村 正〉

5/ 妊娠高血圧腎症

5 / 妊娠高血圧腎症

A　はじめに

　　妊婦にとって胎児は異物であり，受精後分娩するまでの長期間胎児が拒絶されないことは不思議である．近年の分子生物学，免疫学の進歩によりその免疫寛容の機構の一部が明らかになってきた．一方，免疫異常が習慣流産，子宮内胎児発育不全，妊娠高血圧症候群，あるいは新生児異常に関わることも多くの疫学研究で明らかにされている．このように，正常な妊娠維持に免疫は深く関与している．近年，妊娠高血圧腎症（preeclampsia）の発症と病態形成に soluble fms-like tyrosine kinase 1 （sFlt-1）と placental growth factor（PlGF）のバランスが重要であることがわかってきたが，その詳細については最近の総説を参照されたい[1]．本項では，特に妊娠高血圧腎症に関連した免疫機構について述べる．

B　妊娠高血圧腎症の発症に免疫の関与を示唆する傍証

　　妊娠高血圧腎症は初産婦の疾患といわれるように，初産婦は経産婦と比較して妊娠高血圧腎症の発症リスクが 2 から 3 倍高い[1]．しかし，この経産による妊娠高血圧腎症予防効果は約 10 年で消失する[1]．経産婦であっても，2 回目の妊娠でパートナーが異なれば，妊娠高血圧腎症のリスクは約 0.5%（約 1.5 倍）増加する[1]．これらの疫学データは，妊娠高血圧腎症の発生に免疫が関与していることを示唆している．

C　螺旋動脈のリモデリングと galectin-1

　　妊娠初期から中期にかけて，絨毛外栄養膜細胞（extravillous trophoblast：EVT）は，脱落膜から子宮の筋層へ侵入し，螺旋動脈の血管内皮や血管平滑筋に置き換わることで，螺旋動脈のリモデリング（remodeling）が起こる[1]．この結果，螺旋動脈の血管抵抗が減少し，胎児胎盤循環での酸素分圧の上昇が起こらず，低酸素状態が持続することにな

407

る．最終的には，絨毛細胞で sFlt-1 の産生が亢進し，母体血中の sFlt-1/PlGF 比が上昇し，胎盤および母体の血管内皮機能不全に至る．脱落膜には，マクロファージ，子宮 natural killer（NK）細胞，樹状細胞，T 細胞，抑制性 T 細胞（regulatory T cells：Treg）が存在しており，これらの免疫細胞は生理的なリモデリングが正常に起こることを助けている．

2013 年に，Freitag ら[2] は galectin-1（Gal-1）欠乏マウスを作成し，螺旋動脈のリモデリング障害と妊娠高血圧腎症様病態を作成することに成功した．妊娠マウスの樹状細胞を破壊すると流産になるが，Gal-1 を投与すると妊娠が継続し，妊娠高血圧腎症様症状に加え，胎児発育不全，リモデリング障害を示した．また，妊娠マウスに Gal-1 阻害薬である anginex を投与しても，妊娠高血圧腎症様症状に加え，胎児発育不全，リモデリング障害を示した．このように，妊娠マウスで Gal-1 の作用を阻害すると，妊娠高血圧腎症モデルを作成することができる．

Gal-1 は glycan に結合する性質をもったタンパク質で，哺乳類の妊娠中に生殖器官での発現が増加する．血中の Gal-1 濃度は第 1 三分期に増加し，第 2 三分期に最大となり，以後分娩まで維持される．Gal-1 は，ヒト白血球抗原（HLA）-G の産生を促し，樹状細胞および $CD4^+$ $CD25^+IL-10^+$ 制御性 T 細胞を子宮内に増加させ，活性化した T 細胞をアポトーシスさせる．また，Gal-1 は，EVT の侵入能を亢進させる．さらに，Gal-1 は内皮細胞の neuropilin-1 に結合し血管新生を亢進させる．

Freitag ら[2] は，遅発型妊娠高血圧腎症では血中の Gal-1 濃度が上昇するが，早発型妊娠高血圧腎症では血中の Gal-1 濃度の上昇がみられないこと，そして，後に妊娠高血圧腎症を発症した群では妊娠 22 週時の血清 Gal-1 濃度が有意に低下していることをみつけた．我々も，妊娠高血圧，早発型妊娠高血圧腎症，および遅発型妊娠高血圧腎症において，疾患発症後の血清 Gal-1 濃度が正常コントロールよりも高値を示すこと，また，妊娠 18～24 週の Gal-1 濃度が低い群はその後妊娠高血圧腎症の発症率が高いことをみつけた[3]．しかし，妊娠初期の Gal-1 濃度については，これまで誰も検討しておらず，妊娠高血圧腎症の発症予知に役立つかどうかはまだわかっていない．

5/ 妊娠高血圧腎症

D angiotensin II type 1 receptor autoantibody（AT$_1$-AA）

妊娠高血圧腎症では，血中に angiotensin II type 1 receptor autoantibody（AT$_1$-AA）という自己抗体が出現する．この AT$_1$-AA の検出は，新生児ラット心室心筋細胞を用いて，心拍数の増加を観察することで検出できる．AT$_1$-AA は血管を収縮させるが，その作用は endothelin-1（ET-1）の活性化を介して生じる．AT$_1$-AA はヒト臍帯静脈内皮細胞にネクローシスとアポトーシスを誘導することから，血管内皮障害に関与している．AT$_1$-AA は組織因子（tissue factor）産生を刺激し，凝固亢進状態を作る．AT$_1$-AA は活性酸素種（reactive oxygen species：ROS）産生を促進する．AT$_1$-AA は絨毛血管を収縮させることで胎児発育遅延に関与している可能性が指摘されている．

妊娠高血圧腎症妊婦から抽出した IgG を妊娠マウスに投与すると妊娠高血圧腎症様病状〔高血圧，蛋白尿，糸球体係蹄内皮症（endotheliosis），胎児発育不全〕が生じ，血中の sFlt-1 値が増加する[4]．最近，Iriyama ら[5] は，この AT$_1$-AA 投与による sFlt-1 増加が，胎盤での hypoxia-Inducible factor-1 alpha（HIF1α）の増加を介して生じることをみつけた．通常 HIF1α の産生増加は，低酸素状態が誘因となって発生するが，AT$_1$-AA を介した HIF1α の増加は虚血状態でなくても発生するため，遅発型妊娠高血圧腎症での病態を説明しうる．

AT$_1$-AA は正常血圧妊婦では 30％未満の出現率であるのに対し，妊娠高血圧腎症妊婦では 95％以上に出現していたとの報告がある．早発型妊娠高血圧腎症のみならず，遅発型妊娠高血圧腎症でもこの AT$_1$-AA は増加している．この抗体は現在では ELISA キット（One-Lambda）での測定法も開発されているが，妊娠高血圧腎症妊婦では増加していなかったという報告がある．したがって，現時点では，信頼性のある AT$_1$-AA の測定は生物学的手法に頼らざるを得ない．今後，感度と特異度の高い AT$_1$-AA の ELISA キットが開発され，妊娠高血圧腎症予知に用いられるようになることを期待したい．

E 炎症と LIGHT

炎症と免疫はきわめて密接な関連がある．近年，免疫細胞の活性化を

〔Ⅱ　各論〕5. 妊娠と免疫

抑えるシステムとして Treg 細胞が，炎症を惹起するシステムとして Th17 細胞が重要な役割をもつことがわかってきた．妊娠維持にも Treg 細胞と Th17 細胞は重要な役割を担っている．特に妊娠高血圧腎症妊婦では，Treg 細胞比率が減少し，Th17 細胞比率が増加している[6]．Treg 細胞はインターロイキン（interleukin: IL）-10 を介して，また，Th17 細胞は，IL-17A を介して，免疫応答に関与する．実際，妊娠マウスに IL-17 を投与すると血圧が上昇し，Th17 細胞，活性酸素（reactive oxygen species: ROS），および AT_1-AA が増加する．このことから，IL-17 を介した妊娠高血圧腎症発症には，ROS の役割が重要と推測される．大動脈と子宮動脈血流を減少させる RUPP（reduced uterine perfusion pressure）ラットは胎盤虚血による妊娠高血圧腎症モデルとしてよく知られているが，正常な妊娠ラットから採取した Treg 細胞をこの RUPP ラット妊娠高血圧腎症モデルに導入すると，血圧レベルが低下し，胎児発育不全が改善し，炎症反応が減少し，AT_1-AA の産生が抑制され，ET-1 レベルと胎盤の酸化ストレスが減少した．また，RUPP ラット妊娠高血圧腎症モデルに IL-10 を投与すると，Treg 細胞数が正常化し，tumor necrosis factor（TNF）-α と IL-6 が正常化し，AT_1-AA，胎盤の ROS と ET-1 産生が減少し，血圧が低下した．以上の動物実験結果から，ヒトにおいても Treg 細胞の減少あるいは Th17 細胞の増加によって妊娠高血圧腎症が発症する可能性が示唆される．

　LIGHT（tumor necrosis factor superfamily member 14: TNFSF14）という TNF スーパーファミリーメンバーが，免疫細胞のみならず，胎盤で発現していることが知られていたが，2014 年に Wang ら[7] は，この LIGHT が妊娠高血圧腎症妊婦の血中で増加していること，マウスに LIGHT を投与すると妊娠高血圧腎症様症状を示し，血中で sFlt-1 と ET-1 が増加することを報告した．最近，Iriyama ら[6] は，この LIGHT 投与による sFlt-1 増加が，胎盤での HIF1α の増加を介して生じることをみつけた．すなわち，LIGHT も虚血症状を示さない遅発型妊娠高血圧腎症の発症に関与している可能性がある．

F　抗リン脂質抗体症候群と妊娠高血圧腎症リスク

　抗リン脂質抗体症候群は，動・静脈血栓症ならびに習慣流産，妊娠高

5/ 妊娠高血圧腎症

血圧症候群などの産科合併症を主要な臨床所見とし，抗リン脂質抗体が検出されることにより診断される症候群である（抗リン脂質抗体症候群合併妊娠の診療ガイドライン）．最近のシステマティックレビューでは，抗リン脂質抗体陽性の妊娠高血圧腎症発症の相対リスクは2.8倍と報告されている[1]．APS合併妊娠の診断と治療については，「抗リン脂質抗体症候群合併妊娠の診療ガイドライン」に詳細に記載されている[8]．

◀文献▶

1) Ohkuchi A, Hirashima C, Takahashi K, et al. Prediction and prevention of hypertensive disorders of pregnancy. Hypertens Res. 2017; 40: 5-14.

2) Freitag N, Tirado-González I, Barrientos G, et al. Interfering with Gal-1-mediated angiogenesis contributes to the pathogenesis of preeclampsia. Proc Natl Acad Sci USA. 2013; 110: 11451-6.

3) Hirashima C, Ohkuchi A, Nagayama S, et al. Galectin-1 as a novel risk factor for both gestational hypertension and preeclampsia, specifially its expression at a low level in the second trimester and a high level after onset. Hypertens Res. 2018; 41: 45-52.

4) Zhou CC, Zhang Y, Irani RA, et al. Angiotensin receptor agonistic autoantibodies induce pre-eclampsia in pregnant mice. Nat Med. 2008; 14: 855-62.

5) Iriyama T, Wang W, Parchim NF, et al. Hypoxia-independent upregulation of placental hypoxia inducible factor-1α gene expression contributes to the pathogenesis of preeclampsia. Hypertension. 2015; 65: 1307-15.

6) LaMarca B, Cornelius DC, Harmon AC, et al. Identifying immune mechanisms mediating the hypertension during preeclampsia. Am J Physiol Regul Integr Comp Physiol. 2016; 311: R1-9.

7) Wang W, Parchim NF, Iriyama T, et al. Excess LIGHT contributes to placental impairment, increased secretion of vasoactive factors, hypertension, and proteinuria in preeclampsia. Hypertension. 2014; 63: 595-606.

8) 「抗リン脂質抗体症候群合併妊娠の治療及び予後に関する研究」研究班，編．抗リン脂質抗体症候群合併妊娠の診療ガイドライン．東京：南山堂；2016.

〈大口昭英〉

〔II 各論〕5. 妊娠と免疫

6 / 前期破水

A 概説

　分娩開始前に卵膜の破綻をきたしたものを前期破水（PROM）という．全妊娠期間を通じて発症するが，管理上の問題点から，妊娠37週未満に発症した場合を，特に preterm PROM（pPROM）とよび，正期産の PROM とは異なった管理を行う．胎児の成熟の観点から37週以降の前期破水は通常自然陣痛が発来し，そのまま正常分娩に至ることがほとんどであり，産科臨床上問題になることは少ない．pPROM において，胎児の未熟性，PROM 後に起こる子宮内感染症などの問題点があり，pPROM として正期産における PROM と区別し集中治療が必要となる．

B 病態

　妊娠継続中に胎児は卵膜に包まれ，羊水の中で衝撃から緩衝され，臍帯の圧迫も回避されて胎児への酸素や栄養の供給を維持している．卵膜が存在することで胎児環境を外界の環境から分離して腟内からの細菌や微生物の上行感染から保護している．

　前期破水は全妊娠の3〜18％に起こり，pPROM は全 PROM の25％を占める[1]．正期産における前期破水は約10％に発生するとされている．早産の約30％が pPROM に関係しているとされ[2]，PROM から陣痛発来までの期間（latency period）は妊娠週数と逆相関する．妊娠28〜36週では50％が24時間以内に，80〜90％が1週間以内に陣痛発来する．妊娠26週未満では約50％が1週間以内に陣痛が発来する[3]．

　卵膜の構造は4〜6層の絨毛膜と単細胞層の羊膜からなり，膜構造を維持しているが，この膜を構成する細胞や結合織に病理学的な変性，変化をきたし破綻すると考えられる．前期破水の原因としては大きく2つに大別できる．1つは卵膜の異常によるもので下部生殖器からの上行性感染などにより絨毛膜羊膜炎を発症して，図1 に示すように遊走してくる白血球に由来するタンパク分解酵素により，卵膜のコラーゲンの脆弱

412　　　JCOPY 498-06088

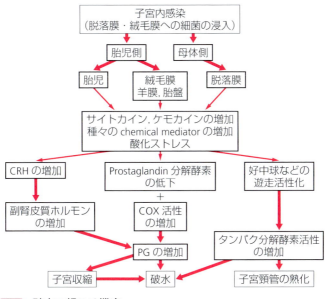

図1 破水の起こる機序

化を引き起こして前期破水に至るものである．早産の原因として子宮内感染が知られているが，早産時羊水細菌培養陽性率は 16.1%であるのに対して pPROM 時羊水細菌培養陽性率は 27.9%と報告されており，pPROM に感染が深くかかわっていることがわかる．感染によって誘導される感染性メディエーターが子宮収縮を惹起し，子宮頸管を軟化させ絨毛膜，羊膜のずれを引き起こし膜の破綻をきたすことも要因として考えられ，母体や胎児のストレスによってストレス誘導性の因子，特に視床下部‐下垂体‐副腎を介した corticotrophin releasing hormone (CRH) の産生が引き金となることも考えられる．もう 1 つは物理的な子宮内圧の上昇によるもので羊水過多・多胎妊娠，咳などに伴う腹圧の亢進，子宮奇形などがあげられる．その他の要因として羊水穿刺・臍帯穿刺，双胎間輸血症候群での胎児鏡下吻合血管レーザー凝固術などの子宮内操作による卵膜の損傷によって前期破水を起こすことがある．

〔II 各論〕5. 妊娠と免疫

C 診断

　PROM の診断は破水に至る前後の詳細な問診と理学的所見から開始する．大部分の症例では，突然の液体の腟からの流出と，以後間欠的な漏出である．しかし，ほとんどの羊水が流出して腟内に羊水が残存していない場合，診断を確定することは非常に困難になる．また尿，子宮頸管粘液，腟内帯下，血液などの混入は羊水の同定を難しくする．古典的診断法ではあるが，清潔腟鏡診で子宮口からの羊水流出を確認する．次いで腟内の水溶性液体の貯留（pooling）をみる．その際に臨床上汎用されるのは腟内の pH の測定である．通常の羊水の pH は 7.1〜7.3 の範囲内にあり，腟内（正常では pH 4.5 以下）と異なることを利用する．ニトラジン（エムニケーター）試薬の青変で確認され，90〜98%正診率とされている[4]．血液の混入によって偽陽性をきたすことにも注意が必要である．pH 試験と並んでシダ状結晶形成試験（Fern test）も有用である．補助診断として超音波断層法による羊水量の測定を用いる．生化学的診断法として，ヒトがん胎児性フィブロネクチン（ロムチェック），αフェトプロテイン（アムテック），ヒトインスリン様成長因子結合タンパク 1 型〔IGFBP-1，アムニテスト（明乳）〕などが用いられる．破水かどうかの判断に迷う場合には有用であるとされている．ごく早期の前期破水や羊水過少の原因検索のためにこれらの検査法で確定診断ができない場合にはインジゴカルミンを子宮腔内に注入して腟内への色素の漏出をみる色素注入試験を行うこともある．

D 管理（治療）

　正期産の前期破水の問題点は時間経過とともに上行性の子宮内感染リスクが高くなることである．前期破水に伴って感染徴候が認められる場合には誘発分娩が必要となるが，通常 90%は 24 時間以内に陣痛発来するとされている．前期破水に伴って直ちに誘発分娩を行うか待機するかに関しては妊婦の希望によるところが大きいが，誘発分娩を行っても帝王切開率を増加させることなく，子宮内感染率を低下させることが報告されている[5,6]．また，Hannah の報告でも待機群と誘発分娩群との間で帝王切開率および児の感染率には差を認めず，母体感染率が誘発分娩で

有意に少なかったとしている[7]．一方，正期産において破水後24時間以内の絨毛膜羊膜炎の発生頻度は10%未満であるが24時間を経過すると40%に増加する[8]．したがって原則的には長時間待機することは望ましくなく，また内診は感染を予防する意味でも最小限に留める必要がある．正期産の場合にはGBS陽性であれば原則的にはペニシリン系抗菌薬投与を行う．

　pPROMに続いて起こる胎児にとって重大な問題は未熟性の問題であり，原則としては入院管理を行う．未熟性の問題以外にもpPROMでは臍帯の合併症も多く発生し，臍帯脱出，羊水過少に伴う臍帯圧迫が高頻度に発生する．早期の前期破水であると羊水過少による胎児の肺低形成，関節拘縮も出現することにも注意を要する．母体感染として絨毛膜羊膜炎が13〜60%に認められ，その他子宮内膜炎，敗血症をきたす．また，胎盤早期剥離はpPROMの4〜12%に発生するとされ，産後過多出血も12%に認められている[9]．pPROMの管理の目標は妊娠期間の延長であり，子宮内感染，母体感染症，子宮収縮，変動一過性徐脈などの胎児心拍異常の兆候に注意しながら胎児の発育・成熟を目指した待機的な管理となる．感染徴候がない場合に待機的治療をどこまで継続するかについてはLate pretermの問題もクローズアップされており，議論の分かれるところであるが，妊娠34週以降であれば分娩誘発も選択肢の1つであると考えられる．また，妊娠26週以降で感染徴候が出現した場合には待機療法を中止して分娩を選択することが一般的である．さらに分娩時に備えてGBS培養を施行しておく必要がある．

　待機的管理の治療としては子宮収縮抑制剤の投与，抗菌薬の投与，副腎皮質ステロイド投与があげられる．子宮収縮抑制剤の投与に関しても議論のあるところであり，EBMの上では子宮収縮抑制薬の投与は長期間の妊娠延長の効果はなく，周産期予後を改善するとされていない[10][13]．したがってこのことを厳格に適応すると次に述べる副腎皮質ステロイド投与を行って効果発現までの間だけ子宮収縮抑制薬の投与を行うことが適切な子宮収縮抑制薬の使用ということになる．しかしながら現実的には多くの施設で子宮収縮抑制薬の継続投与を行っており，一定の効果を実感している場合もあるとは思われるが，その使用の科学的根拠については乏しいことを理解して副作用に注意して使用することが望まれる．一方，早産児に対する脳障害（脳性麻痺）予防としての硫酸マ

〔Ⅱ 各論〕5. 妊娠と免疫

グネシウムの有用性が報告されており[13-16]，pPROM の場合にも考慮の余地があると考えられる．

　子宮内感染を予防する目的で前期破水に対して抗菌薬投与が行われる．pPROM に対する抗菌薬投与の大規模研究である NICHD 研究では破水後 48 時間以内はアンピシリン 2 g とエリスロマイシン 250 mg を 6 時間ごとに点滴静注し，その後アモキシリン 250 mg とエリスロマイシン 333 mg を 8 時間ごとに 5 日間経口投与する抗菌薬投与群することで妊娠期間の延長が図れ，児の敗血症などの予後改善，絨毛膜羊膜炎の減少が認められている[17]．また，ORACLE 研究ではアモキシリンとクラブラン酸の合剤（オーグメンチン® など）が新生児壊死性腸炎を増加させると報告されている[18]．したがって，EBM として治療を施行する 7 日間に限って抗菌薬と投与を行うことが推奨される．Center for Disease Control and Prevention（CDC）が 48 時間は GBS 感染予防策を講じることを推奨している[19]．

　切迫早産の妊婦に対し，副腎皮質ステロイドの経母体投与が胎児の予後を改善することは知られているが，pPROM の場合はステロイド投与によって感染を増悪させる可能性や PROM の病態そのものが胎児肺成熟を促す可能性が示唆されて，議論のあるところであったが，現時点では副腎皮質ステロイドの経母体投与が感染リスクを増加させることはなく，新生児の罹病率・死亡率を低下させることが示されており[20]，妊娠 24 週以降 34 週未満で 1 週間以内の分娩が予測される場合には児の肺成熟や頭蓋内出血予防を目的としてベタメタゾン 12 mg を 24 時間あけて 2 回投与する．妊娠 24 週未満での児への効果は証明されてはいないが，同様の投与が推奨されている[21]．

E 予後

　新生児予後を決める要素は何といっても在胎週数であり，妊娠期間の延長が重要な鍵となる．また，感染の有無も児の予後に大きく影響する．依然として妊娠早期の破水に伴って肺低形成をきたした新生児の死亡率は 90%に達するとされている[22]．

6/ 前期破水

F まとめ

前期破水について以下の点に留意することが望ましい.

- 診断を確定させること
- 原則入院加療とすること
- 内診は極力避けること
- 抗菌薬投与を行うこと
- 妊娠 22 週以降 34 週未満で分娩が予測されるときは母体への副腎皮質 ステロイドホルモンを投与すること
- 超音波検査にて羊水量, 胎児発育の確認を行うこと
- 胎児心拍モニタリングを行うこと
- 34 週以降であれば分娩が選択肢となりうること
- 正期産の前期破水であれば待機あるいは 24 時間待機後の誘発分娩が 選択肢となること

◀文献▶

1) Gunn GC, Mishell DR Jr., Morton DG. Premature rupture of the fetal membranes. A review. Am J Obstet Gynecol. 1970; 106: 469-83.

2) Taylor J, Garite TJ. Premature rupture of membranes before fetal viability. Obstet Gynecol. 1984; 64: 615-20.

3) Mead PB. Management of the patient with premature rupture of the membranes. Clin Perinatol. 1980; 7: 243-55.

4) Smith RP. A technic for the detection of rupture of the membranes. A review and preliminary report. Obstet Gynecol. 1976; 48: 172-6.

5) Pasquier JC, Bujold E. A systematic review of intentional delivery in women with preterm prelabor rupture of membranes. J Matern Fetal Neonatal Med. 2007; 20: 567-8.

6) Hartling L, Chari R, Friesen C, et al. A systematic review of intentional delivery in women with preterm prelabor rupture of membranes. J Matern Fetal Neonatal Med. 2006; 19: 177-87.

7) Hannah ME, Ohlsson A, Farine D, et al. Induction of labor compared with expectant management for prelabor rupture of the membranes at term. TERMPROM Study Group. N Engl J Med. 1996; 334: 1005-10.

8) Seaward PG, Hannah ME, Myhr TL, et al. International Multicentre Term Prelabor Rupture of Membranes Study: evaluation of predictors of clinical chorioamnionitis and postpartum fever in patients with prelabor rupture of

〔Ⅱ 各論〕5. 妊娠と免疫

membranes at term. Am J Obstet Gynecol. 1997; 177: 1024-9.

9) Mercer BM. Preterm premature rupture of the membranes: diagnosis and management. Clin Perinatol. 2004; 31: 765-82, vi.

10) Gyetvai K, Hannah ME, Hodnett ED, et al. Tocolytics for preterm labor : a systematic review. Obstet Gynecol. 1999; 94: 869-77.

11) Mercer BM. Is there a role for tocolytic therapy during conservative management of preterm premature rupture of the membranes? Clin Obstet Gynecol. 2007; 50: 487-96.

12) Jazayeri A, Jazayeri MK, Sutkin G. Tocolysis does not improve neonatal outcome in patients with preterm rupture of membranes. Am J Perinatol. 2003; 20: 189-93.

13) Meller CH, Izbizky G, Otano L. Update on the use of magnesium sulphate for fetal neuroprotection in preterm birth. Arch Argent Pediatr. 2015; 113: 345-51.

14) Bouet PE, Brun S, Madar H, et al. Implementation of an antenatal magnesium sulfate protocol for fetal neuroprotection in preterm infants. Sci Rep. 2015; 5: 14732.

15) De Silva DA, Sawchuck D, von Dadelszen P, et al. Magnesium sulphate for eclampsia and fetal neuroprotection: a comparative analysis of protocols across Canadian tertiary perinatal centres. J Obstet Gynaecol Can. 2015; 37 : 975-87.

16) Committee Opinion No. 455: Magnesium sulfate before anticipated preterm birth for neuroprotection. Obstet Gynecol. 2010; 115: 669-71.

17) Mercer BM, Miodovnik M, Thurnau GR, et al. Antibiotic therapy for reduction of infant morbidity after preterm premature rupture of the membranes. A randomized controlled trial. National Institute of Child Health and Human Development Maternal-Fetal Medicine Units Network. JAMA. 1997; 278: 989-95.

18) Kenyon SL, Taylor DJ, Tarnow-Mordi W. ORACLE Collaborative Group. Broad-spectrum antibiotics for preterm, prelabour rupture of fetal membranes: the ORACLE I randomised trial. ORACLE Collaborative Group. Lancet. 2001; 357: 979-88.

19) Verani JR, McGee L, Schrag SJ. Prevention of perinatal group B streptococcal disease--revised guidelines from CDC, 2010. MMWR Recomm Rep. 2010; 59: 1-36.

20) ACOG Practice Bulletin No. 80: premature rupture of membranes. Clinical management guidelines for obstetrician-gynecologists. Obstet Gynecol. 2007; 109: 1007-19.

21) 日本産科婦人科学会, 日本産婦人科医会, 編. 産婦人科診療ガイドライン産科編 2017. 東京: 日本産科婦人科学会: 2017. p.158-62 (CQ303).

22) Vergani P, Ghidini A, Locatelli A, et al. Risk factors for pulmonary hypoplasia in second-trimester premature rupture of membranes. Am J Obstet Gynecol. 1994; 170: 1359-64.

〈下屋浩一郎〉

7/ 分娩後の子宮機能回復

ヒト分娩後の子宮復古は児が子宮から娩出された直後から始まるといわれている．子宮筋は持続的に収縮し子宮が縮小するとともに，子宮頸部は進展し菲薄化した状態から回復する．子宮筋においては妊娠中に肥大した筋細胞が萎縮し，妊娠中に胎盤を栄養するためにできた新生血管は硝子化変性して消失し，子宮内膜については表層部分（脱落膜）が産褥2〜3日壊死し悪露として排出され基底層では内膜新生が始まる．子宮内膜のリモデリングは，卵膜付着部では約10日，胎盤付着部では約6週で完了する．この分娩後の子宮で起こるリモデリングとその機能の回復の機序の詳細は不明のままである．最近の我々の研究で，マクロファージによる老化細胞のクリアランスがマウスの分娩後の子宮機能回復に重要であることを見い出している[1]．本項では，この知見を紹介する．

老化細胞はDNA損傷や酸化ストレス，がん遺伝子の発現など，さまざまな細胞ストレスによって不可逆的に細胞周期を停止した細胞と定義される．老化細胞は腫瘍だけではなくさまざまな正常組織にも存在し，個体の加齢に従って多くの組織で増加する．老化細胞は腫瘍の増殖と悪性化を抑制している一方，活発にサイトカインやプロテアーゼを分泌することで周囲組織の炎症を促進し，さまざまな組織障害の増悪因子となる 図1．組織の機能維持には適切な老化細胞の除去機構の存在が必須であると考えられるが，そのような機構の詳細はいまだよくわかっていない．

マウスにおいて妊娠子宮には生理的に老化細胞が出現することが知られている[2]．着床後の妊娠子宮では子宮内膜間質細胞の脱落膜化が進行し，この脱落膜に老化細胞が認められる．マウス胎盤の完成後は子宮間膜三角付近に間質細胞の細胞老化が認められ，分娩が近づくに従い細胞老化が増強する．マウスでは妊娠子宮における過剰な細胞老化が早産を誘導し[2-5]，ヒト早産子宮においても老化細胞が過剰に蓄積することから[4,5]，子宮においても老化細胞の過剰な蓄積は何らかの子宮機能異常を引き起こすことが示唆される．妊娠子宮の老化細胞の一部は，脱落膜として分娩時に子宮から脱落し除去されるが，マウス子宮間膜三角の間

〔Ⅱ 各論〕5. 妊娠と免疫

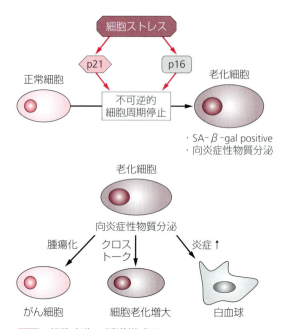

図1 細胞老化の誘導模式図
各種ストレスに応じて，不可逆的な細胞周期の停止，すなわち細胞老化が誘導される．p16 経路とp21 経路が関与している．老化細胞の特徴としてはSA-β-gal染色陽性，向炎症性サイトカイン分泌などがあげられる．老化細胞は他の細胞の腫瘍化，細胞老化のさらなる誘導，炎症の増悪（白血球の誘導など）に作用し，周囲微小環境に影響を与える．

質細胞すべてが胎盤と共に脱落するわけではないことから，一部は分娩後も産褥子宮に残存することが推察される．老化細胞の独特の性質を考えると，老化細胞の除去は産褥子宮の機能回復に重要であることが推測される．しかし，産褥子宮における老化細胞の動態や，それが過剰に蓄積した際の子宮機能障害の詳細については明らかになっていない．

そこで我々はマウスを用いて産褥子宮における老化細胞の挙動とその除去機構を検討した．細胞老化関連βガラクトシダーゼ染色（SA-β-gal染色）による老化細胞の検出検討から，老化細胞が産褥子宮間質に存在していることが確認され，これが徐々に減少して分娩後約1カ月で

7/ 分娩後の子宮機能回復

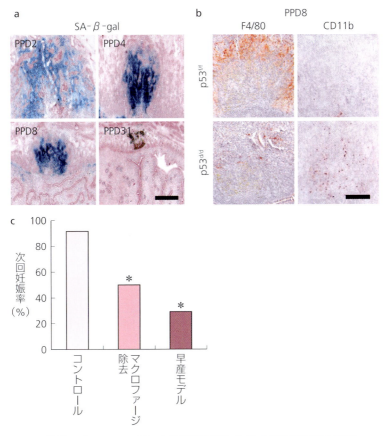

図2 F4/80 陽性マクロファージによる産褥子宮における老化細胞除去機構
(a) 野生型マウス産褥子宮の SA-b-gal 染色
青く染まっている部位が陽性領域となる．分娩を認めた日を分娩後 1 日目（Postpartum Day 1＝PPD1）と定義した．矢頭はヘモジデリン沈着を示す．対比染色はエオジンを用いた．Bar＝500μm.
(b) コントロール野生型マウス（p53$^{f/f}$）と早産（p53$^{d/d}$）の産褥子宮（PPD8）におけるマクロファージの局在を示す F4/80 および Cd11b の免疫染色
赤色の細胞が陽性を示す．対比染色はヘマトキシリンを用いた．Bar＝200μm.
(c) 野生型コントロールマウス，F4/80 中和抗体投与によるマクロファージ除去処理をした野生型マウス，早産モデル p53$^{d/d}$ マウスにおける分娩直後の妊娠率．
分娩に至ったものを妊娠の成功とみなした．カイ 2 乗検定を使用した．*$P<0.05$

〔II 各論〕5. 妊娠と免疫

消失することが明らかになった 図2a．このことから産褥子宮における老化細胞除去機構の存在が推測される．白血球による免疫系除去機構の可能性を考え，産褥子宮における各白血球分画の局在を各々に対して特異的な抗体を用いた免疫染色法によって調べた．その結果，Cd11b 陽性細胞，NK 細胞，T 細胞，および好中球は産褥子宮に認められなかった一方で，F4/80 陽性マクロファージが老化細胞周囲に集積し，老化細胞のクリアランスを促進していることが示された 図2b．分娩後のマウスから中和抗体により F4/80 陽性マクロファージを人為的に除去したところ，産褥子宮の老化細胞領域の増大とともに，分娩直後の次回妊娠率が有意に低下した 図2c．このことから，F4/80 陽性マクロファージによる産褥子宮における老化細胞除去機構が存在し，分娩後の子宮機能回復に寄与することが明らかとなった．分娩後子宮による老化細胞の過剰蓄積の影響をさらに確認するため，老化細胞が過剰に蓄積することが知られている早産マウスモデルを用いて検討を行った．その結果，この LPS 誘導性早産 $Trp53^{loxp/loxp}$-$Pgr^{cre/+}$（$p53^{d/d}$）マウスの分娩後子宮においては，F4/80 陽性マクロファージの減少と Cd11b 陽性細胞の増加がみられ 図2b，老化細胞のクリアランスが遅延していた．さらに分娩直後の次回妊娠率の顕著な低下が認められた 図2c．このことから産褥子宮における老化細胞の異常な残存が分娩直後の妊娠を阻害することが確認された．

　以上をまとめると，産褥子宮には老化細胞が存在しており，F4/80 陽性マクロファージによる老化細胞除去機構が存在することが明らかになった．さらに，この老化細胞除去機構の障害による産褥子宮内老化細胞が過剰に蓄積することで分娩後の次回妊娠障害が誘起されることから，産褥子宮老化細胞除去が分娩後子宮の機能回復に重要であることが明らかになった 図3．

　老化細胞はサイトカインやプロテアーゼを分泌する特性をもつため，老化細胞の過剰な蓄積は向炎症作用をもたらす．我々の検討でも老化細胞が過剰に蓄積する早産 $Trp53^{loxp/loxp}$-$Pgr^{cre/+}$（$p53^{d/d}$）マウスの分娩後子宮では IL-6 や TNF-α などの向炎症性サイトカインの発現が上昇していることが示されている．これまで子宮の炎症と妊娠との関連は定かではなかったが，近年の臨床知見から，子宮内膜の慢性炎症が着床障害に関連している可能性が明らかになってきている[6]．老化細胞除去機構

7/ 分娩後の子宮機能回復

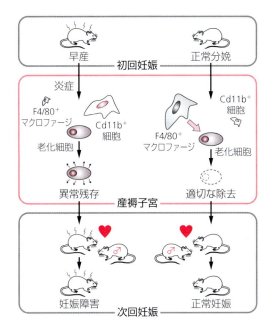

図3　産褥子宮における老化細胞除去機構と老化細胞の過剰な蓄積が生じる機構の模式図
正期産マウスにおいてはF4/80陽性マクロファージによって老化細胞のクリアランスが生じる．早産マウスにおいては子宮内微小環境の炎症亢進によってF4/80陽性マクロファージの減少が生じ，結果的に老化細胞の過剰な蓄積と分娩直後の妊娠の障害が引き起こされる．

の破綻による老化細胞の異常な蓄積が起こると，子宮内環境が向炎症性に傾き，次回妊娠率の低下が起こる可能性が考えられる．

◀文献▶

1) Egashira M, Hirota Y, Shimizu-Hirota R, et al. F4/80⁺ macrophages contribute to clearance of senescent cells in the mouse postpartum uterus. Endocrinology. 2017, in press.
2) Hirota Y, Cha J, Yoshie M, et al. Heightened uterine mTORC1 signaling provokes preterm birth in mice. Proc Natl Acad Sci USA. 2011; 108: 18073-8.

〔II 各論〕5. 妊娠と免疫

3) Hirota Y, Daikoku T, Tranguch S, et al. Uterine-specific p53 deficiency confers premature uterine senescence and promotes preterm birth in mice. J Clin Invest. 2010; 120: 803-15.

4) Cha J, Bartos A, Egashira M, et al. Combinatory approaches prevent preterm birth profoundly exacerbated by gene-environment interactions. J Clin Invest. 2013; 123: 4063-75.

5) Deng W, Cha J, Yuan J, et al. p53 coordinates decidual sestrin 2/AMPK/mTORC1 signaling to govern parturition timing. J Clin Invest. 2016; 126: 2941-54.

6) Johnston-MacAnanny EB, Hartnett J, Engmann LL, et al. Chronic endometritis is a frequent finding in women with recurrent implantation failure after in vitro fertilization. Fertil Steril. 2010; 93: 437-41.

〈清水良子　廣田 泰〉

8/歯周病

A 歯周病とは

　歯肉辺縁部，歯周組織の病変群に対し与えられた総括的疾患名である．歯と歯肉の境界に形成される細菌性バイオフィルム（プラーク）が原因となり，歯を支持している歯周組織（歯肉上皮，歯根膜，歯槽骨）が破壊される慢性炎症を主体とする．

　初期段階では歯肉の炎症（歯肉炎）から始まり，進行するにつれて骨の吸収が起こり（歯周炎），最終的には歯を失うこともある 図1,2．わが国では成人の約80％が歯周病に罹患しているといわれ，生活習慣がその発生・進行に関わることから，現在は生活習慣病の1つと考えられて

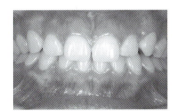
normal

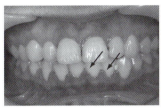
mild

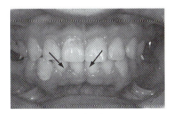
moderate

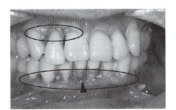
severe

図1　健常者と歯周病患者の口腔内写真
（廣畑直子，相澤聡一，相澤（小峰）．歯周病と全身疾患．日大医学雑誌．73巻5号より許諾を得て転載）
健常者と比較し，歯周病患者では歯肉に腫脹・発赤（矢印）を認め，進行とともにその程度も増強する．重度歯周病（severe）では，歯肉の退縮（丸で囲った部分）と多量の歯石付着（矢頭）を認める．

〔Ⅱ 各論〕5. 妊娠と免疫

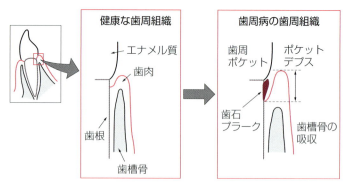

図2　歯周病の概念
(廣畑直子, 相澤聡一, 相澤(小峯)志保子. 歯周病と全身疾患.
日大医学雑誌. 73巻5号より許諾を得て転載)

いる．口腔内には約300〜400種類の常在菌が棲息し，このうち歯周病に関与する細菌は約10〜30種類である．多種多様な細菌が共生・集合した細菌性バイオフィルムのことをプラークという．歯周ポケット内のプラーク1 mg中には$10^{8〜9}$個の細菌が存在する．歯周病の病態は，原因となるプラーク中の細菌およびそれらが産生する代謝産物と宿主の炎症反応である．細菌毒素により刺激された宿主細胞は，IL-1β，TNF-αなどの炎症性サイトカインやタンパク分解酵素を産生し，歯周組織を破壊する．バイオフィルムは細菌排除機構に対するバリアとなるため，プラークを形成する細菌は排除されにくく，慢性的に歯周組織を刺激し続ける．その結果，宿主細胞は歯周組織において持続的かつ過剰な免疫反応を起こし歯周組織の破壊が進行する．歯周病は近年，口腔内局所だけでなく全身の疾患との関連が明らかになってきた[1]．疫学的に，誤嚥性肺炎や細菌性心内膜炎，糖尿病，虚血性心疾患などでは明らかな相関が報告され，歯科的介入による肺炎の減少や耐糖能の改善，虚血性心疾患の心機能改善が報告されている．

B　歯周病と妊娠合併症

1　早産・低出生体重児

歯周病に罹患した妊婦では早産やPIHのリスクが高まるという疫学

8/ 歯周病

的研究がある．歯周病と早産・低体重児出産との相関については，1996年に Offenbacher ら[2] が初めて論文報告を行い，その後数多くの報告がある．さらに近年は，メタアナリシスによるシステマティックレビューも多い[3]．17 報の症例対照研究，総数 10,000 名以上のメタアナリシスで，歯周病と早産（OR: 1.78, 95% CI: 1.58, 2.01），低体重児出産（OR: 1.82: 95% CI: 1.51, 2.20），あるいは早産および低体重児出産（OR: 3.00, 95% CI: 1.93, 4.68）といった有意な相関が報告されている．しかしながら，症例対照研究とコホート研究の研究デザインの違いや，歯周病の診断基準，交絡因子の取り扱いにばらつきがあり，その結果は一定しない．2012 年以降の 4 本のコホート研究では歯周病と早産，低体重児出産早産には相関を認めないとする結果が報告されている[4]．

2 歯周病と妊娠高血圧症候群（PIH）

近年，PIH についても歯周病との強い関連が報告される．PIH は妊娠 20 週以降に高血圧や蛋白尿がみられる症候群で，母児の周産期疾患の主因であり，妊婦の約 3〜4% が罹患する．PIH 発症原因には妊娠初期の脱落膜へのラセン動脈侵入不全や胎盤の形成異常，また妊娠後期の子宮内圧亢進による血流不全が考えられている．その原因には遺伝的背景や胎児に対する異物認識，炎症性サイトカイン産生亢進が関与するが，尿路や消化器の慢性炎症が増悪因子となることが知られている．慢性炎症である歯周病との相関も推定できるが，実際，複数のメタアナリシスと systematic review により歯周病と低出生体重児および早産よりも，歯周病と PIH の方が高い相関があると報告されている[5]（OR: 9.33）．

C 妊娠中の歯科的介入の意義

早産に関する妊娠中の歯科的介入については賛否両論がある．Offenbacher らは，妊娠中の歯周病治療が早産予防に効果的であると報告している．一方，妊娠中に歯科治療を行っても胎児予後に影響しないとする報告もあり，妊娠高血圧症候群に関する歯科治療の意義についても明確な結論は出ていない．また，歯周病がいかに胎児胎盤を傷害するかという病態も不明である．胎盤局所に歯周病菌が存在するという報告はあ

427

〔Ⅱ 各論〕5. 妊娠と免疫

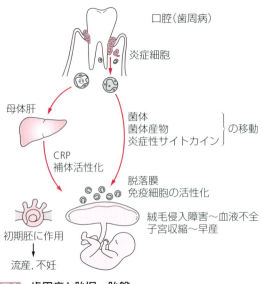

図3　歯周病と胎児・胎盤

るが，PCR レベルで検出されただけでは，必ずしも胎盤感染を起こしているとはいえない．in vitro で歯周病の最も重要な原因菌である *P. gingivalis* を trophoblast に感染させたという報告があるが，胎盤の免疫染色ではごく一部しか染色されず，胎盤の慢性感染とは考え難い．

歯周病では炎症性サイトカインが誘導される．歯周病変局所で産生された炎症性物質による血中の炎症性物質（IL-1，IL-6，TNF-α などケモカインや PG）が子宮収縮や頸管熟化，さらに胎盤血流に影響するという説もある．しかし歯周病はあくまで限局した局所の炎症であり，全身的に血中のサイトカインが上昇するというエビデンスはない．早産や PIH における血中サイトカインについても，敗血症や DIC などきわめて重篤な状態を除き，全身レベルでの上昇は否定的である 図3．不妊・不育との関連の報告は少ない．歯周病菌由来物質が抗リン脂質抗体を誘導するという報告もあるが，これが胎児胎盤を傷害するかどうかは不明である．筆者らは *P.gingivalis* の菌体成分や可溶性の細菌産物が初期絨毛の浸潤や胚様体形成を抑制するという知見を報告した[6,7]．絨毛の筋層内浸潤は妊娠の初期‒中期には既に完成していることから，妊娠前からの歯科受診と歯科医学的管理の重要性が示唆される．

8/ 歯周病

◀文献▶

1) 日本歯周病学会, 編. 歯周病と全身の健康. 東京: 医歯薬出版; 2015.

2) Offenbacher S, Katz V, Fertik G, et al. Periodontal infection as a possible risk factor for preterm low birth weight. J Periodontol. 1996; 67: 1103-13.

3) Kim AJ, Lo AJ, Pullin DA, et al. Scaling and root planing treatment for periodontitis to reduce preterm birth and low birth weight: a systematic review and meta-analysis of randomized controlled trials. J Periodontol. 2012; 83: 1508-19.

4) Puertas A, Magan-Fernandez A, Blanc V, et al. Association of periodontitis with preterm birth and low birth weight: a comprehensive review. J Matern Fetal Neonatal Med. 2017: 1-6.

5) Sgolastra F, Petrucci A, Severino M, et al. Relationship between periodontitis and pre-eclampsia: a meta-analysis. PLoS One. 2013; 8: e71387.

6) Komine-Aizawa S, Hirohata N, Aizawa S, et al. *Porphyromonas gingivalis* lipopolysaccharide inhibits trophoblast invasion in the presence of nicotine. Placenta. 2015; 36: 27-33.

7) Hirohata N, Komine-Aizawa S, Tamura M, et al. P. Gingivalis suppresses trophoblast invasion by soluble factors. J Periodontol. 2017: 1-18. doi: 10.1902/jop.2017.170193.

〈早川 智　相澤（小峯）志保子　廣畑直子〉

〔Ⅱ 各論〕5. 妊娠と免疫

9 / 産褥熱

A 定義

　子宮内膜炎が原因で，分娩後 24 時間以降 10 日以内に 2 日間以上にわたって 38℃以上の発熱をきたすものと定義されている．ただし，産褥期に発症する尿路感染，血栓性静脈炎，乳腺炎などの偶発的な感染症は省かれる．

B 病因

　産褥熱（puerperal fever）は，分娩前後の操作により，外陰，腟，子宮頸部の常在菌が上行性感染することにより発症する．

　特に，子宮腔内に貯留した凝血塊は細菌増殖の温床となる．子宮腔内の細菌が増殖すると脱落膜，子宮内膜炎から筋層へ進行し子宮筋層炎を引き起こす．その後，子宮壁から子宮傍結合織に波及し，付属器炎，付属器膿瘍，骨盤内膿瘍などが形成される．帝王切開では，切開創部位に縫合糸などの異物があるため，膀胱子宮窩に感染が起こりやすい．産褥熱は帝王切開による発症の頻度が高く，感染症の発生率は帝王切開が 7.6％に対し経腟分娩は 1.6％であると報告されており[1]，5〜20 倍のリスクがあるといわれている[2]．その他のリスク因子としては，糖尿病合併，ステロイド治療中の自己免疫性疾患，悪露流出を妨げる筋腫の存在があげられる 表1 [3]．

C 起因菌

　産褥熱の起因菌は，以前はブドウ球菌や連鎖球菌といった強毒菌であったが，弱毒菌である腸内細菌や嫌気性菌などの混合感染が原因であることが多い．近年では，クラミジアやウレアプラズマ，MRSA なども原因として報告されている 表2 [4]．

　A 群β溶血性連鎖球菌によるものは抗菌薬の普及とともに激減した．しかし劇症型 A 群連鎖球菌感染症は 1987 年に再興感染症として米国で

9/ 産褥熱

表1 産褥熱のリスク因子

産科的要因	母体要因
● 羊水検査，絨毛検査	● 肥満
● 頸管縫縮術	● 糖尿病
● 前期破水	● 免疫不全
● 頻回の内診	● 貧血
● 頸管裂傷	● 帯下
● 帝王切開	● 骨盤内感染既往
● 胎盤遺残，悪露貯留	● GBS 感染既往

表2 女性性器感染症の主な起因菌

好気性菌	
グラム陽性球菌	A，B，D 群溶血性連鎖球菌，腸球菌 黄色ブドウ球菌，表皮ブドウ球菌
グラム陰性菌	大腸菌，クレブシエラ属，プロテウス属
グラム不定菌	ガルドネレラ
嫌気性菌	
球菌	*Peptostreptococcus, Peptococcus* species
その他	*Clostridium, Bacteroides, Fusobacterium,* *Mobiluncus* species
その他	マイコプラズマ，ウレアプラズマ，クラミジア，淋菌

報告された[5]．わが国では 1992 年に報告されて以来最近注目されている．一般的に A 群 β 溶血性連鎖球菌は化膿性疾患（咽頭・扁桃炎）を起こすが，敗血症や劇症型連鎖球菌性感染症などの侵襲性感染症を引き起こすと毒素性ショック症候群を起こし，致死的であるために注意を要する．妊娠女性の生殖器における保菌率は 0.03％とまれである．産褥期におけるこれによる感染症発症率は，患者 10 万例あたり 6 例とまれであるが，非妊娠時と比較すると 20 倍も罹患しやすい[6]．さらに，連鎖球菌毒素性ショック症候群（streptococcus toxic shock syndrome：STSS）へ進行すると死亡率が 60％に達する．

〔Ⅱ　各論〕5. 妊娠と免疫

D　診断

　　全身状態を把握するために，vital sign を確認する．通常，問題のない産褥経過においても微熱が認められることがあるが，産褥3日目には平熱におさまる．微熱が持続している場合は脱落膜や子宮筋層の浅い部位に感染していると考えられ，38〜39℃の高熱で悪寒やシバリングがある場合は，菌血症・敗血症が疑われる．発熱の程度は感染の広がりに相関しているといえる．身体所見としては，内診にて子宮復古の状態，超音波検査で胎盤残留物の有無などを評価する．症状としては，腹痛を伴うことが多く子宮内膜炎では子宮の圧痛，悪露の悪臭を認める．しかしA群β溶血性連鎖球菌などの菌による感染では悪臭を認めない場合もある．骨盤内へ波及した場合には，悪寒，悪心，嘔吐や内診にて子宮傍組織に圧痛を認め，腹膜炎に進行した場合には，筋性防御，Blumberg 徴候などの腹膜刺激症状を認める．帝王切開後の子宮筋層周囲膿瘍，膀胱子宮窩またはダグラス窩膿瘍が疑われた場合には，診断にCTが有用である．血液検査では，白血球数の増加（好中球核の左方移動），CRP の上昇などを示す．ただし，帝王切開後では白血球の増加は正常でもみられる所見であり診断を慎重に行う必要がある．感染部位の同定のために，悪露や創部，血液，尿の細菌培養検査を行い，抗菌薬に対する感受性試験を行う．悪露の細菌培養検査はコンタミネーションが多いことから信頼性に欠けるが，血液培養は有用である．産褥熱の鑑別となる尿路感染の否定のためには尿培養は必要である．ただし，培養検査結果までは数日要するため，結果に先行して治療を開始する必要がある．産褥期にA群β溶血性連鎖球菌の感染を疑う場合には，イノムクロマト法を用いた迅速診断キットを活用し，早急な治療が必要である[7, 8]．

E　治療

　　内診と超音波で子宮内に胎盤・卵膜などの遺残物があればそれを除去する．子宮復古不全で悪露が貯留している場合は子宮収縮剤を投与し排出を促す．創部周辺に膿瘍形成がある場合には，切開・排膿を行う．腹腔内に膿瘍があれば手術を行い，洗浄後にドレーンを留置する．

　　全身治療としては，抗菌薬による薬物療法が必要であるが，実際の臨

9/ 産褥熱

表3 産褥熱の治療薬

抗生物質	特徴
クリンダマイシン＋ゲンタマイシン	経腟分娩後の感染に有効
クリンダマイシン＋ゲンタマイシン ＋アンピシリン	帝王切開後の骨盤内感染に対して有効 腸球菌が陽性の場合
クリンダマイシン＋第2世代セフェム	腎濾過量が低下しゲンタマイシンが 使用できない場合
βラクタム抗菌薬 (セフェム系，広域ペニシリン)	嫌気性菌に対して効果がある
メトロニダゾール	嫌気性菌に対して最も有効
バンコマイシン	黄色ブドウ球菌感染を疑う場合追加
カルバペネム系	重症化した場合に使用，子宮内膜炎 に関連する菌をすべてカバー

床では起因菌同定前に治療を開始する必要があるので，広い抗菌スペクトラムをもつ強力な薬剤を選択投与する．

経腟分娩後の軽症の子宮内膜炎に対しては経口の抗菌薬でカバーできる．中等症以上の感染症であれば経静脈的に抗菌薬が必要になる．帝王切開時の予防的な抗菌薬投与は，術後の創部感染と骨盤内感染は70〜80％減少すると報告されており，有用性が認められている．

使用する薬剤は，経腟分娩後の感染に対して90％の女性にアンピシリンとゲンタマイシン併用が有効である．それとは対照的に帝王切開後の感染に対しては嫌気性菌をカバーする必要がありクリンダマイシンとゲンタマイシン併用が一般的な治療法である．72時間以上経過しても臨床的効果がなく，腸球菌が陽性であり続ける場合はアンピシリンを追加投与する．しかし，ゲンタマイシンは腎毒性，聴神経障害を引き起こすことから腎濾過流量が減少している場合にはクリンダマイシンと第2世代セフェム系の投与が推奨される．ペニシリン系では広域剤であるピペラシリン，β-ラクタマーゼ阻害薬はアンピシリン，セフェム系では第2世代セフェム系であるセフォキシチン，セフォテタンが用いられる．また，重症化した場合にはカルバペネム系のイミペネム＋シラスタチンが用いられる **表3** [4]．

〔II 各論〕5. 妊娠と免疫

◀文献▶

1) Leth RA, Moller JK, Thomasen RW, et al. Risk of selected postpartum infections after cesarean section compared with viginal birth: A five-year cofort study of 32, 468 women. Acta Obstet Gynecol Scand. 2009; 88: 976-83.

2) Lucas DN, Robinson PN, Nel MR. Sepsis in obstetrics and the role of the anaesthetist. Int JObstet Anesh. 2012; 21: 56-67.

3) Smaill FM, Gyte GML. Antibiotic prophylaxis versus no prophylaxis for preventing infection after cesarean section. Cochrane database Syst Rev. 2014: CD007452.

4) 岡本愛光, 監修. ウィリアムス産科学原著24版. 東京: 南江堂; 2015. p.819-33.

5) Weiss KA, Laverdoere M. Group A *Streptococcus* invasive infections; A review. Can J Surg. 1997; 40: 18-25.

6) Deutscher M, Lewis M, Zwll ER, et al, Incidence and severity of invasive *Streptococcus pneumoniae*, group A *Streptococcus*, and group B *Streptococcus* infections among pregnant and postpartum women, Clin Infect Dis. 2011; 53: 114-23.

7) 原田 崇, 谷口文紀, 原田 省. 産褥熱. 周産期医学. 2016; 46:351-3.

8) 輪島丈明. *β*溶血性レンサ球菌感染症. 感染症診療 update. 2014; 143: 287-9.

〈原田佳世子〉

10/ 乳腺炎

乳腺炎は，授乳期の乳腺で起こる炎症性疾患で，発生頻度は3%から20%とされている．産後6週以内に発生することが多い．

A 定義

乳腺炎は，圧痛，熱感，腫脹のあるくさび形をした乳房の病変で，38.5℃以上の発熱，悪寒，インフルエンザ様の身体の痛み，および全身症状を伴うものであると臨床的に定義されている．乳腺炎は，乳腺に起こった炎症ではあるが，必ずしも感染を伴うわけではない．乳房の緊満や，乳管の閉塞があれば，発赤，疼痛，熱感が起こりうるが，その場合，必ずしも感染が存在するわけではない．乳管閉塞，非感染性乳腺炎，感染性乳腺炎，膿瘍と一続きに変化していくようである．

B 誘因

乳腺炎の誘因を以下に述べる．
- 乳頭に損傷があること，特に黄色ブドウ球菌が定着していること
- 授乳回数が少ないこと，回数もしくは授乳時間を決めて授乳していること
- 授乳をとばすこと
- 吸啜が弱かったり適切に吸啜運動ができなかったりするために，乳房から効果的に乳汁を飲めない
- 母親，または児の病気
- 乳汁の過剰分泌状態
- 急に授乳をやめること
- 乳房が圧迫されること（例：きついブラジャー，シートベルト）
- 乳頭の白斑，乳管口や乳管の閉塞
- 母親のストレスや疲労

435

〔Ⅱ　各論〕5. 妊娠と免疫

C　起炎菌

　　黄色ブドウ球菌が最も頻度が高く，表皮ブドウ球菌，緑色連鎖球菌，大腸菌などがあげられる．

D　検査

　　通常行われることは少ないが，以下のような場合は乳汁の細菌培養検査，感受性検査が勧められる．
- ・抗菌薬による治療を始めて2日以内に反応がないとき
- ・再発したとき
- ・院内感染のとき
- ・母親に通常使用される抗菌薬にアレルギーがあるとき
- ・重症例や経過が普通でないとき

E　治療

1　保存的療法
　　安静，水分補給，栄養，搾乳，乳房マッサージなどがある．

2　薬物療法
a. 鎮痛薬
　　鎮痛薬は射乳反射を起こしやすく，内服を勧める．イブプロフェンのような消炎鎮痛剤は，鎮痛効果だけのアセトアミノフェンよりも，炎症症状の軽減には効果的である．イブプロフェンは1.6 g/日までの内服では乳汁に検出されることはなく，母乳育児に適しているとされる．

b. 抗菌薬
　　合成ペニシリン系か第1世代のセフェム系が第1選択となる．

3　外科的療法
　　膿瘍を形成している場合は切開，排膿，ドレナージを行う．

10/ 乳腺炎

Topics

2017 年 12 月に東北大学大学院農学研究科「食と農免疫国際教育研究センター」の新實香奈枝らの研究グループが，哺育に欠かすことのできない授乳期の乳腺組織の発達免疫および微生物環境が関与するしくみを明らかにした．

外分泌器官の一つである乳腺は，唾液腺などの他の外分泌器官と比べ，その機能・形態形成機序が非常に特殊であり，性成熟後に導管が形成され，妊娠・出産を経ることで乳腺房構造が発達し，初めて機能する．また，この乳腺特有の機能や組織構造は，離乳後速やかに失われる．乳腺の主たる機能は母から子への栄養素や移行抗体の供給であり，これは哺乳動物において欠かすことのできない生命現象の一つである．一方で，授乳期の乳腺は高い頻度で炎症反応を呈することが知られており（ヒトでは乳腺炎，ウシでは乳房炎と呼ばれる），これは哺育や牛乳生産の大きな妨げとなる．今回，研究グループは，免疫学的，微生物学および形態学的手法を駆使し，マウスの乳腺を妊娠・出産・授乳・離乳期からなる生殖サイクルを通して観察することで，免疫および微生物環境に関する乳腺特有のダイナミックな環境変化と，その制御機構の一端を明らかにした．

乳腺に免疫システムが発達する（特に，抗体の一つのサブクラスである免疫グロブリン A（IgA）が産生される）際には，乳腺に IgA を産生する形質細胞が遊走することが必須である．今回この細胞遊走機序は子が乳を飲む際の刺激に依存したものであり，同時期の乳腺に認められる微生物がもたらす刺激に依存したものではないことを突き止めた．一方で，授乳期の乳腺には多数の細菌からなる微生物叢（多くの微生物からなる集団．消化管や呼吸器などの粘膜組織でよく発達しており，生体の恒常性の維持に重要であるとされている）が発達していることも明らかにした．このことは，良好な哺育ならびに乳腺での疾病制御を可能にするためには，乳腺の免疫および微生物環境の質の向上を目的としたアプローチが重要であることを示唆するものであり，またヒトの乳腺炎や乳牛の乳房炎を予防するための新たな着眼点をもたらすと期待される．

〔Ⅱ 各論〕5. 妊娠と免疫

非授乳期の乳腺	授乳期の乳腺
乳腺房の発達は認められず，大半は脂肪組織によって満たされている．免疫系と微生物叢は殆ど発達していない．	乳腺房が発達し，乳汁合成が活発になる．乳汁合成が活発になる．それに伴い，免疫系と微生物叢も発達する．

免疫環境

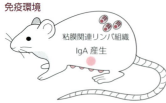 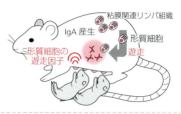

微生物環境

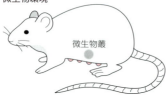 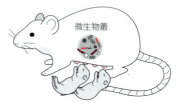

- 乳腺の免疫環境（IgA産生）は，授乳期特有の授乳刺激がもたらす内在性因子により，IgAを産生する．
- 形質細胞が乳腺内へと細胞遊走することで発達する．
- 授乳期の乳腺には微生物叢が発達するが，IgA産生形質細胞の乳腺への細胞遊走には，微生物由来の刺激は関与していない．

◀文献▶

1) 日本産科婦人科学会・日本産婦人科医会，編集・監修．産婦人科診療ガイドライン産科編2017；2017.
2) 井村真澄．母乳育児．In 村田雄二．産科合併症 第2版．大阪：メディカル出版；2013. p.677-86.
3) Cunningham FG, Leveno KJ, BloomSL, et al. 23rd Williams obstetrics. McGraw-Hill Medical; 2010. p.653-4.
4) Amir LH, The Academy of Breastfeeding Medicine，著．涌谷桐子，NPO法人日本ラクテーション・コンサルタント協会，訳．ABM臨床プロトコル第4号乳腺炎2014年改訂版．The Academy of Breastfeeding Medicine ホームページ．2014.
5) K Niimi, K Usami, Y Fujita, et al. Development of immune and microbial environments is independently regulated in the mammary gland. Mucosal Immunology. 2017.

〈田中宏幸〉

11/ 自己免疫疾患合併妊婦の無侵襲的出生前遺伝学的検査（NIPT）

A 概説

　無侵襲的出生前遺伝学的検査（non-invasive prenatal testing: NIPT）は胎児の染色体異常，特に異数性（13, 18, 21 トリソミー）のスクリーニング検査として実施されている．流産リスクがないという利点がある一方で，判定は陽性または陰性という形で提示され，異常か正常かの確定診断には侵襲的な検査を必要とする．また採血した妊婦の 1%程度に判定保留という，採血したが結果が明確に判定されないケースがあることも知られている．その原因として，胎児側または妊婦側の原因がいくつか報告されており，特に妊婦の自己免疫疾患の合併は判定保留の要因として重要とされている．自己免疫疾患合併妊婦に NIPT を実施する際の留意点を概説する．

B 原理

　NIPT は母体血を用いた新しい出生前遺伝学的検査や母体血胎児染色体検査，細胞フリー胎児 DNA を用いた出生前遺伝学的検査などの名称でよばれており，マスメディアでは新型出生前診断とよばれることが多い．原理としては，ヒトの血漿中の破砕した細胞から遊離した DNA を定量するものである．妊婦の場合にはその一部は胎児由来の DNA で，この DNA は細胞の核内の染色体の一部としてではなく，細胞に収まっていない"むき出し"の DNA として存在し，これは細胞フリー胎児 DNA（cell free fetal DNA: cff DNA）と総称されている．母体からの採血によって得られる cff DNA を用いて遺伝学的検査を行うのが NIPT の共通点で，具体的な検査方法は複数の手法がある．異数性のリスクが高い妊婦から採取した血液を用いて行われた大規模臨床試験（Sequenom 社で臨床応用されている）では，21 トリソミーについては感度 sensitivity（＝検出率 detection rate，全罹患児において検査で正しく陽性と診断される率）99.1%と特異度（全非罹患児において検査で正

〔Ⅱ 各論〕5. 妊娠と免疫

しく陰性と診断される率）99.9％が示されており，スクリーニング検査としてはきわめてすぐれたものである[1,2]．

C 日本での NIPT

新しい出生前診断の検査方法として日本では 2013 年から研究グループである NIPT コンソーシアムの施設を中心に，日本医学会による認定施設 90 施設（平成 30 年 4 月 1 日現在）で実施されている．NIPT コンソーシアムで集計した 2013 年 4 月から 2017 年 9 月までの検査実施データによると，51,139 人に検査が実施され，うち 933 人が陽性（13 トリソミー 88 人，18 トリソミー 291 人，21 トリソミー 553 人）となり，陽性率は約 1.82％となる．陽性者のうち，羊水検査などで真の陽性（本当に染色体異常）と確認された者は 700 人で 89.6％の陽性的中率（検査で陽性のなった場合に実際に罹患している確率）となる．出生した時点までのデータを集計した 2017 年 9 月までの検査実施データでは，検査時点で陰性となった 29,352 人のうち，3 人の罹患児が報告されており（偽陰性），陰性的中率（検査で陰性になった場合に実際に非罹患である確率）は 99.999％となり，約 1 万人に 1 人程度は偽陰性となっている．また NIPT には判定保留という検査を実施したが結果がでないというケースがあり，この原因としては胎児 DNA の過少や複雑な染色体異常パターンの出現などさまざまで，自己免疫疾患合併妊婦やヘパリン・アスピリン使用例で判定保留が増加する可能性が指摘されている．前記の最新データの前段階の論文が NIPT コンソーシアムから報告されている[3]．

D 判定保留と自己免疫疾患合併

前出の NIPT コンソーシアムの検査実施 37,506 人のうち初回の採血で判定保留となったのは 110 人（0.29％）となる．このうち 79 人が再採血を受けており，そのうち 24 人が再度の判定保留となっている．これら判定保留のうち詳細の判明している初回の採血の判定保留 62 人のうち何らかの理由によりヘパリンを投与されていたのは 10 人（16％）で，自己免疫疾患と判明しているのは 4 人（6.5％）（うち重複 1 人）と

440

なっている．判定保留群におけるこれらの割合は一般頻度に比べると高いと推定されるものの，ヘパリン投与群や自己免疫疾患合併群で判定保留率が高いのかどうかはデータの比較は行われていないので，明確ではない．

　判定保留となったヘパリン投与10人のうち再採血により再び判定保留となったのは5人で，再採血による判定保留率は全体では30％（24/79）に対してヘパリン投与患者では50％（5/10）と高率になっている．判定保留となった自己免疫疾患合併妊婦4人のうち再採血により再び判定保留となったのは，3例で75％（3/4）と高率になっている．特にSLE合併妊婦3人（1人はヘパリン投与も実施）は全員が判定保留となっており関連性が示唆される．

E　文献的考察

　NIPTと判定保留の関連については，自己免疫疾患合併自体の影響と抗リン脂質抗体症候群や凝固線溶系の異常に対して使用されているヘパリンの影響の2つの点が注目されている．

　自己免疫疾患合併自体の影響については，症例報告がいくつかあり，複数の自己免疫性血小板減少性紫斑病（IPT）を合併した妊婦で反復して判定保留になった症例が複数報告されている[4, 5]．1例は重症IPTで脾臓摘出やステロイド，経静脈的免疫グロブリン，シクロスポリン治療などを行っており，自己免疫性好中球減少や重症筋無力症，橋本病の既往がある．1例はアスピリンとヘパリンを併用している[4]．また別の1例はアスピリンと低分子量ヘパリンを使用している[5]．自己免疫疾患合併妊婦の判定保留の原因は胎児由来細胞フリーDNAの割合が低い（low cell-free fetal fraction）とされ，これは自己免疫により母体の炎症反応が惹起され，母体血中の母体由来の細胞フリーDNAが増加することで，相対的に胎児由来の細胞フリーDNAの割合が低下するのではないかと考察されている．またSLE患者ではT細胞においてDNAのメチル化異常が観察され，そのT細胞のアポトーシスに伴い長さが極端に短く低メチル化を受けた細胞フリーDNAが血中で増加することが知られている．そのことで次世代シーケンサーを用いたNIPTの解析において健常な受診者と異なる解析パターンを示すと考察されている[6]．

〔Ⅱ　各論〕5. 妊娠と免疫

表1　兵庫医科大学病院における初回採血 NIPT 判定保留例（2013.5.〜2017.3.）

症例	年齢	適応	合併症	服薬
症例 1	42 歳	高年妊娠	なし	なし
症例 2	37 歳	高年妊娠	潰瘍性大腸炎	サルファ剤・メサラジン・セレコキシブ・ステロイド注腸ほか
症例 3	36 歳	高年妊娠	なし	なし
症例 4	37 歳	高年妊娠・双胎	2 型糖尿病	インスリン
症例 5	37 歳	高年妊娠	SLE・シェーグレン症候群・橋本病	ヘパリン・アスピリン・チラージン・プレドニン

　一方で慢性関節リウマチでは cff DNA 濃度が低い傾向があるとされていたり，SLE においてはゲノムの測定パターンの変化やメチル化の低下，cff DNA のサイズの短縮などがあり，これらの原因は抗 DNA 抗体の DNA への結合が関連するとされているなどさまざまな報告がある[6, 7]．

　自己免疫疾患におけるヘパリン投与が NIPT の判定保留と関連するという報告もある．抗リン脂質抗体症候群などで流産を防止するために使用するヘパリンが NIPT の解析に影響を与えることが判定保留に関連するという[8]．その理由はヘパリン投与中の患者では，健常者に比べて cff DNA 断片のサイズがやや短く GC 含有量の高い cff DNA 断片が血中で増加し，NIPT の解析において次世代シーケンサーのカウント数に影響を及ぼすとされている．ヘパリンが母体血中の白血球と結合してアポトーシスを誘導し，母体由来の cff DNA 断片が血中で増加することが一因と考えられている．ヘパリンは半減期が短いので血中濃度が低いときに採血を行うことでヘパリンの影響を最小限に抑えられる可能性はある．前出の文献[5] においては ITP にヘパリンが投与されている．

F　当院の症例

　2013 年 5 月〜2017 年 5 月までの間に 2,125 人が当院で NIPT を受けており，そのうち 5 人（0.24%）が初回採血で判定保留となっている．これは 0.29% という前出の NIPT コンソーシアムの全国のデータと相

初回採血	2回目採血	結果	羊水検査
14週1日	16週2日	陰性	
14週2日	16週2日	判定保留	正常
13週6日	16週2日	陰性	
13週5日	15週4日	判定保留	実施せず妊娠継続
11週2日	13週0日	陰性	

違ない 表1 . このうち症例1と3は高年妊娠のみの適応でNIPTを実施しており, 初回採血で判定保留となって, 再採血を実施したところ, いずれも陰性となってそのまま経過をみている. 症例2は高年妊娠の適応であったが, 合併症として潰瘍性大腸炎があり, ラックビー® N, ガスター® D, ムコスタ®, アサコール®(メサラジン), アザルフィジン® EN〔サラゾスルファピリジン(サルファ剤)〕, 塩酸エピナスチン(エピナスチン), セレコックス®〔セレコキシブ(NSAIDs)〕・ステロネマ® (ステロイド注腸), ペンタサ®(メサラジン)を服薬していた. 2度の採血でいずれも判定保留となり, 羊水検査実施して染色体は正常核型と判明した. 症例4は高年妊娠が適応で双胎でもあったが, 2型糖尿病を合併しており, インスリンとしてヒューマログ® とレベミル® を注射していた. この症例も2度の採血でいずれも判定保留となったが, 羊水検査は受けずに妊娠継続となった. 症例5は高年妊娠の適応であったが, 合併症としてSLE・シェーグレン症候群・橋本病がありヘパリン・アスピリン・プレドニゾロン・チラージン® を服用していた. 初回採血で判定保留となったが2回目の採血では陰性となりそのまま妊娠継続した. 初回の判定保留5例中3例が何らかの合併症妊娠であり, そのうち2例は自己免疫疾患で, そのうち1例はアスピリンとヘパリンを併用していた.

〔Ⅱ 各論〕5. 妊娠と免疫

G まとめ

　　自己免疫疾患合併妊婦の NIPT では判定保留が生じやすいことが示唆されているが，その頻度などについてはコホート研究による大規模臨床研究のデータが必要とされる．現在の状況としては，自己免疫疾患合併妊婦に検査前の遺伝カウンセリングで，そのような可能性を十分に説明しておく必要がある．

◀文献▶

1) Palomaki GE, Deciu C, Kloza EM, et al. DNA sequencing of maternal plasma reliably identifies trisomy 18 and trisomy 13 as well as Down syndrome: an international collaborative study. Genet Med. 2012; 14: 296-305.

2) Ehrich M, Deciu C, Zwiefelhofer T, et al. Noninvasive detection of fetal trisomy 21 by sequencing of DNA in maternal blood: a study in a clinical setting. Am J Obstet Gynecol. 2011; 204: 205.e1-11.

3) Samura O, Sekizawa A, Suzumori N, et al. Current status of non-invasive prenatal testing in Japan. J Obstet Gynaecol Res. 2017; 43: 1245-55.

4) Hui L, Bethune M, Weeks A, et al. Repeated failed non-invasive prenatal testing owing to low cell-free fetal DNA fraction and increased variance in a woman with severe autoimmune disease. Ultrasound Obstet Gynecol. 2014; 44: 242-3.

5) Hui CY, Tan WC, Tan EL, et al. Repeated failed non-invasive prenatal testing in a woman with immune thrombocytopenia and antiphospholipid syndrome: lessons learnt. BMJ Case Reports. 2016; 2016.

6) Chan RW, Jiang P, Peng X, et al, Plasma DNA aberrations in systemic lupus erythematosus revealed by genomic and methylomic sequencing. Proc Natl Acad Sci U S A. 2014; 111: E5302-11.

7) Dunaeva M, Buddingh' BC, Toes RE, et al. Decreased serum cell-free DNA levels in rheumatoid arthritis. Auto Immun Highlights. 2015; 6: 23-30.

8) Grömminger S, Erkan S, Schöck U, et al. The influence of low molecular weight heparin medication on plasma DNA in pregnant women. Prenat Diagn. 2015; 35: 1155-7.

〈澤井英明〉

12/ 自己免疫疾患患者の妊孕性温存

A はじめに

　自己免疫疾患は全身の臓器が標的である全身性自己免疫疾患と，特定の臓器のみが標的である臓器特異的自己免疫疾患との2種類に分類される．全身性自己免疫疾患には関節リウマチや全身性エリテマトーデス（systemic lupus erythematosus：SLE），抗リン脂質抗体症候群，多発筋炎・皮膚筋炎，強皮症などがあり，臓器特異的自己免疫疾患には橋本病や自己免疫性アジソン病，重症筋無力症などがあげられる[1]．

　自己免疫疾患は妊孕性に影響を与える．慢性炎症による炎症性サイトカインの増加は視床下部からのGnRHの律動的分泌を阻害し，下垂体からのゴナドトロピンの分泌が抑制される[2]．その結果，視床下部－下垂体－卵巣系の内分泌機構が破綻し，排卵障害をきたす．また，自己抗体が自己免疫性卵巣炎を惹起し，早発卵巣機能不全（primary ovarian insufficiency：POI）の原因となり得る[3]．症例によっては，シクロホスファミド（エンドキサン®）静注療法（intravenous cyclophosphamide：IVCY）が行われるが，シクロホスファミドは用量依存性に不可逆的な性腺傷害毒性を有するため[1]，IVCY後の卵巣予備能の低下に起因するPOIが問題となる．

　自己免疫疾患の活動性から現時点では妊娠を許可できないが，将来の挙児希望がある例やIVCY導入予定の例において，妊孕性についての情報提供や，妊孕性温存を行うことは自己免疫疾患の女性のQOL向上に寄与すると考えられる．妊孕性温存を希望する場合に卵巣予備能の評価は必須であるが，妊孕性温存処置を希望しない場合でも，治療後の卵巣機能や閉経時期の予測などに関するカウンセリングに有用である．

　本項では，女性の自己免疫疾患患者における妊孕性温存に関して，卵巣予備能の評価法，シクロホスファミドによる卵巣毒性，妊孕性温存の方法とその特徴について説明し，IVCYが予定された活動性SLEに対して妊孕性温存を試みた1例を提示する（症例は475頁に掲載）．

〔Ⅱ 各論〕5. 妊娠と免疫

B 自己免疫疾患と卵巣予備能検査

　卵巣予備能とはある時点で卵巣に存在する卵胞や卵子の数であり，卵巣予備能の低下は妊孕性の低下を示唆する．卵巣予備能には個人差があり，また妊孕性が低下しても月経周期と排卵はしばらく維持されるため，年齢や規則的な月経だけでは卵巣予備能を評価することが困難なことがある．卵巣予備能の評価には，血中 FSH 値，E2 値，抗ミュラー管ホルモン（anti-Müllerian hormone：AMH）値，あるいは経腟超音波検査による胞状卵胞数の計測（antral follicle count：AFC）などが用いられる．

　橋本病や自己免疫性アジソン病などの臓器特異的自己免疫疾患と POI との間には関連があるとされ[3, 4]，SLE やシェーグレン症候群，関節リウマチなどの全身性自己免疫疾患も POI と関連性がある[5] とされている．しかし，SLE においては IVCY が施行されなくても AMH は低下し AFC も減少するという報告があるが[6, 7]，AMH は低下せず POI の頻度も非 SLE 女性に比較し上昇しないという報告がある[8, 9]．自己免疫疾患が卵巣予備能に及ぼす影響には相異なる報告があり，今後の知見の集積が待たれる．

C シクロホスファミドの卵巣毒性

　ループス腎炎や間質性肺炎を伴う多発筋炎・皮膚筋炎などでは，IVCY が行われる場合がある．シクロホスファミドはアルキル化薬に分類され，卵巣傷害毒性が強いことが知られている．シクロホスファミドの卵巣傷害機序については必ずしも明らかでないが，顆粒膜細胞に対する直接的な作用と同剤による酸化ストレスの蓄積を介した顆粒膜細胞のアポトーシス誘導により[10]，発育卵胞の閉鎖が促進される．また，顆粒膜細胞から分泌される AMH は，原始卵胞から一次卵胞へのリクルートメントを抑制する．そのため，発育卵胞が閉鎖し AMH の分泌が抑制されると，原始卵胞から胞状卵胞へのリクルートメントが促進され，原始卵胞数が減少する一因となり得る．

　シクロホスファミドは年齢と総投与量により，卵巣傷害性のリスクが異なる．20 歳未満では総投与量 7.5 g/m^2 以上で高リスクに，30〜40 歳

では総投与量 5 g/m² 以上で中リスクに，40 歳以上では総投与量 5 g/m² 以上が高リスクに分類される[11]．従来の IVCY プロトコールでは，治療後の無月経が 20 歳代では約 3 分の 1 に，30 歳代では約 3 分の 2 に，40 歳代以上ではほぼ全例に生じると報告されているが[12]，低用量 IVCY プロトコールでは治療成績に差がなく，かつ無月経の頻度も減少したと報告されている[13]．今後，卵巣傷害性の少ない治療プロトコールが開発されれば，医原性の POI のリスクが軽減されるかもしれない．

D 妊孕性温存の方法とそれらの特徴

妊孕性温存処置には主に胚凍結，未受精卵子凍結，卵巣組織凍結があり，パートナーの有無や IVCY 導入までの時間的猶予などを考慮して選択する．胚凍結，未受精卵子凍結では，ゴナドトロピンによる調節卵巣刺激を選択することが多く，採卵術を行うまでに約 2 週間を要する．採卵術は，局所麻酔や静脈麻酔下に経腟超音波ガイド下に行う．パートナーがいる場合は胚凍結を選択することが多く，パートナーがいない場合は未受精卵子凍結を選択する．調節卵巣刺激を行う際には，卵巣過剰刺激症候群（ovarian hyperstimulation syndrome：OHSS）の重症化を回避し，また，自己免疫疾患のなかには女性ホルモンが増悪因子である場合があり留意する必要がある．未成熟卵を体外成熟させる方法（in vitro maturation：IVM）もあり，通常の成熟卵での卵子や胚凍結の補助的手技としての可能性がある．

卵巣組織凍結は腹腔鏡下に卵巣組織を採取するが，排卵誘発が不要で月経周期に関係なく行える．IVCY まで時間的猶予がない場合や，初経発来前の小児が適応である．胚凍結や未受精卵子凍結に比べて多くの卵胞を保存できることや，移植後に自然な月経周期の再開が期待できること，自然妊娠も期待できることなどの利点がある．一方で，卵巣組織の凍結・融解に伴う虚血・再灌流障害などにより原始卵胞の大部分が死滅するため，移植後に卵巣機能が維持される期間は限定的である．適応が悪性腫瘍の場合は，移植組織への腫瘍細胞の混入が問題となる．現時点では研究段階と捉えられており，卵巣組織凍結の長所・短所について十分な説明を行い，インフォームドコンセントを得なければならない 図1．

〔Ⅱ 各論〕5. 妊娠と免疫

	胚凍結	未受精卵子凍結	卵巣組織凍結
対象	パートナーあり	パートナーなし 思春期の女子	小児・思春期女子 パートナーなし 時間的猶予がない
必要な期間	調節卵巣刺激開始から採卵まで 2～3 週間を要す		数日程度
麻酔 / アプローチ法	局麻・静脈麻酔 / 経腟的操作		全身麻酔 / 腹腔鏡下
温存可能な 胚・卵子・卵胞数	採卵数は 0～20 個程度 卵巣過剰刺激症候群の発症に注意が必要		多数の卵胞を温存可能
妊娠許可後の 妊娠方法	胚移植	顕微授精後に 胚移植	腹腔鏡下に移植 自然妊娠が可能
妊娠率など	妊娠率は約 33%	妊娠率は約 19%	生児報告多数

図1　妊孕性温存法とその特徴

妊孕性温存法としては胚凍結，未受精卵子凍結，卵巣組織凍結があり，パートナーの有無や年齢，原疾患の治療開始までの時間的猶予や全身状態により温存法を決定する．

E　おわり

　自己免疫疾患では臓器障害による不妊と，IVCY による医原性卵巣不全を呈する場合があり，妊孕性についての情報提供やリスクのある患者での妊孕性の温存は QOL 向上に寄与すると考えられる．原疾患の治療開始までに妊孕性温存のための猶予は短いことが多く，症例に応じて最善の方法を選択し，合併症の回避に努める．

◀文献▶

1) 平形道人, 訳. SECTION 2 免疫介在性障害による疾患　318　自己免疫と自己免疫疾患. In: 福井次矢, 黒川　清, 監. ハリソン内科学. 第 4 版. 東京: メディカル・サイエンス・インターナショナル; 2013. p.2354.
2) Oktem O, Yagmur H, Bengisu H, et al. Reproductive aspects of systemic lupus erythematosus. J Reprod Immunol. 2016; 117: 57-65.
3) Ebrahimi M, Akbari Asbagh F. The role of autoimmunity in premature ovarian failure. Iran J Reprod Med. 2015; 13: 461-72.

12/ 自己免疫疾患患者の妊孕性温存

4) Ayesha, Jha V, Goswami D. Premature Ovarian Failure: An Association with Autoimmune Diseases. J Clin Diagn Res. 2016 ;10: QC10-QC12.

5) Ebrahimi M1, Akbari Asbagh F, Pathogenesis and causes of premature ovarian failure: an update. Int J Fertil Steril. 2011; 5: 54-65.

6) Lawrenz B, Henes J, Henes M, et al. Impact of systemic lupus erythematosus on ovarian reserve in premenopausal women: evaluation by using anti-Müellerian hormone. Lupus. 2011; 20: 1193-7.

7) Ulug P, Oner G, Kasap B, et al, Evaluation of ovarian reserve tests in women with systemic lupus erythematosus. Am J Reprod Immunol. 2014; 72: 85-8.

8) Gasparin AA , Souza L , Siebert M, et al. Assessment of anti-Müllerian hormone levels in premenopausal patients with systemic lupus erythematosus. Lupus. 2016; 25: 227-32.

9) Mayorga J, Alpízar-Rodríguez D, Prieto-Padilla J, et al. Prevalence of premature ovarian failure in patients with systemic lupus erythematosus. Lupus. 2016; 25: 675-83.

10) Ben-Aharon I, Shalgi R. What lies behind chemotherapy-induced ovarian toxicity? Reproduction. 2012; 144: 153-63.

11) Loren AW, Mangu PB, Beck LN, et al. Fertility preservation for patients with cancer: American Society of Clinical Oncology Clinical Practice Guideline Update. J Clin Oncol. 2013; 31: 2500-10.

12) Mersereau J, Dooley MA. Gonadal failure with cyclophosphamide therapy for lupus nephritis: Advances in fertility preservation. Rheum Dis Clin N Am. 2010; 36: 99-108.

13) Houssiau FA, Vasconcelos C, D'Cruz D. Immunosuppressive therapy in lupus nephritis: the Euro-Lupus Nephritis Trial, a randomized trial of low-dose versus high-dose intravenous cyclophosphamide. Arthritis Rheum. 2002; 46: 2121-31.

〈村上直子　北島道夫　増﨑英明〉

〔Ⅱ　各論〕5. 妊娠と免疫

13/ 炎症性腸疾患合併妊娠

A はじめに

炎症性腸疾患（inflammatory bowel disease：IBD）は原因不明の慢性再燃性炎症性疾患で，潰瘍性大腸炎（ulcerative colitis：UC）やクローン病（Crohn's disease：CD）が含まれ，再燃と寛解を繰り返しながら慢性に経過する難治性炎症性腸疾患である．病因は不明で，近年本邦でも罹患者が増加しており，UC 患者は 18 万人，CD 患者は 4 万人を超えている．UC も CD も発症は若年者に多くみられるため，IBD を合併した妊婦も増加している．近年，免疫学的な病態が明らかになってきており，生物学的製剤をはじめとする新たな治療法が次々と登場している．多くの患者で妊娠中の病状は安定するが，ときに増悪することもある．また産褥期に病状が増悪することも知られている．そのため病状が安定した寛解期に妊娠に臨むことがよいと考えられている．この項では IBD 合併妊娠の妊娠・出産への影響，治療法について述べる．

1　潰瘍性大腸炎（UC）

UC は主として粘膜と粘膜下層に発症する大腸の特発性，非特異性の炎症性疾患である．性差はなく，発病年齢は 30〜39 歳にピークがみられ，30 歳以下の成人に多いが，小児や 50 歳以上の年齢層にもみられる．免疫病理学的機序や心理学的要因の関与が考えられている．通常は血性下痢と種々の程度の全身症状を示す．さらに大腸全体をおかす場合には悪性化の傾向がある．診断基準 表1 ，内科的治療指針 図1 を示す．外科的治療の適応は，内科的治療で改善しない，あるいは増悪する場合や著しく QOL が低下している場合である 表2 ．

表1　**潰瘍性大腸炎診断基準**（鈴木康夫．難治性炎症性腸管障害に関する調査研究．2017[1]）

次の a）のほか，b）のうちの 1 項目，および c）を満たし，下記の疾患が除外できれば，確診となる．
　a）**臨床症状**：持続性または反復性の粘血・血便，あるいはその既往がある．

450

13/ 炎症性腸疾患合併妊娠

b）①**内視鏡検査**：
　　　ⅰ）粘膜はびまん性におかされ，血管透見像は消失し，粗ぞうまたは細顆粒状を呈する．さらに，もろくて易出血性（接触出血）を伴い，粘血膿性の分泌物が付着しているか．
　　　ⅱ）多発性のびらん，潰瘍あるいは偽ポリポーシスを認める．
　　②**注腸 X 線検査**：
　　　ⅰ）粗ぞうまたは細顆粒状の粘膜表面のびまん性変化，
　　　ⅱ）多発性のびらん，潰瘍，
　　　ⅲ）偽ポリポーシスを認める．その他，ハウストラの消失（鉛管像）や腸管の狭小・短縮が認められる．
　c）**生検組織学的検査**：
　　　活動期では粘膜全層にびまん性炎症性細胞浸潤，陰窩膿瘍，高度な杯細胞減少が認められる．いずれも非特異的所見であるので，総合的に判断する．寛解期では腺の配列異常（蛇行・分岐），萎縮が残存する．上記変化は通常直腸から連続性に口側にみられる．

b）c）の検査が不十分，あるいは施行できなくとも切除手術または剖検により，肉眼的および組織学的に本症に特徴的な所見を認める場合は，下記の疾患が除外できれば，確診となる．

除外すべき疾患は，細菌性赤痢，アメーバ性大腸炎，サルモネラ腸炎，キャンピロバクタ腸炎，大腸結核，クラミジア腸炎などの感染性腸炎が主体で，その他にクローン病，放射線照射性大腸炎，薬剤性大腸炎，リンパ濾胞増殖症，虚血性大腸炎，腸型ベーチェットなどがある．

注1）まれに血便に気付いていた場合や，血便に気付いてすぐに来院する（病悩期間が短い）場合もあるので注意を要する．
注2）所見が軽度で診断が確実でないものは「疑診」として取り扱い，後日再燃時などに明確な所見が得られた時に本症と「確診」する．
注3）Indeterminate colitis
　　　クローン病と潰瘍性大腸炎の両疾患の臨床的，病理学的特徴を合わせ持つ，鑑別困難例．経過観察により，いずれかの疾患のより特徴的な所見が出現する場合がある．

表2 **潰瘍性大腸炎の手術適応**（鈴木康夫．難治性炎症性腸管障害に関する調査研究．2017）

(1) 絶対的手術適応
　① 大腸穿孔，大量出血，中毒性巨大結腸症
　② 重症型，劇症型で強力な内科治療（ステロイド大量静注療法，血球成分除去療法，シクロスポリン持続静注療法，タクロリムス経口投与，インフリキシマブ点滴静注，アダリムマブ皮下注射など）が無効な例
　③ 大腸癌および high grade dysplasia（UC-Ⅳ）
　〈注1〉①，②は（準）緊急手術の適応である．

〔Ⅱ 各論〕5. 妊娠と免疫

(2) 相対的手術適応

① 難治例：内科的治療（ステロイド，免疫調節剤，血球成分除去療法など）で十分な効果がなく，日常生活が困難になるなど QOL が低下した例，内科的治療（ステロイド，免疫調節剤）で重症の副作用が発現，または発現する可能性のある例．

② 腸管外合併症：内科的治療に抵抗する壊疽性膿皮症，小児の成長障害など．

③ 大腸合併症：狭窄，瘻孔，low-grade dysplasia（UC-Ⅲ）のうちがん合併の可能性が高いと考えられる例など

平成 28 年度潰瘍性大腸炎の治療指針（内科）

寛解導入療法		軽 症	中等症	重 症	劇 症
左側大腸炎型・全大腸炎型	炎症型	経口剤：5-ASA 製剤 注腸剤：5-ASA 注腸，ステロイド注腸 ●中等症で炎症反応が強い場合や上記で改善ない場合はプレドニゾロン経口投与 ●さらに改善なければ重症またはステロイド抵抗例への治療を行う ●直腸部に炎症を有する場合はペンタサ坐剤が有用		・プレドニゾロン点滴静注 ●状態に応じて以下の薬剤を併用 　経口剤：5-ASA 製剤 　注腸剤：5-ASA 注腸，ステロイド注腸 ●改善なければステロイド抵抗例の治療を行う ●状態により手術適応の検討	・緊急手術の適応を検討 ・外科医と連携のもと，状況が許せば以下の治療を試みてもよい 　・ステロイド大量静注療法 　・タクロリムス経口 　・シクロスポリン持続静注療法* ●上記で改善なければ手術
	直腸炎型	経口剤：5-ASA 製剤 坐 剤：5-ASA 坐剤，ステロイド坐剤 注腸剤：5-ASA 注腸，ステロイド注腸		●安易なステロイド全身投与は避ける	
難治例		ステロイド依存例		ステロイド抵抗例	
		免疫調節薬：アザチオプリン・6-MP* ●（上記で改善しない場合）：血球成分除去療法・タクロリムス経口・インフリキシマブ点滴静注・アダリムマブ皮下注射を考慮してもよい		中等症：血球成分除去療法・タクロリムス経口・インフリキシマブ点滴静注・アダリムマブ皮下注射 重　症：血球成分除去療法・タクロリムス経口・インフリキシマブ点滴静注・アダリムマブ皮下注射・シクロスポリン持続静注療法* ●アザチオプリン・6-MP*の使用を考慮する ●改善がなければ手術を考慮	
寛解維持療法		非難治例		難治例	
		5-ASA 製剤（経口剤・注腸剤・坐剤）		5-ASA 製剤（経口剤・注腸剤・坐剤） 免疫調節剤（アザチオプリン，6-MP*），インフリキシマブ点滴静注**，アダリムマブ皮下注射**	

*：現在保険適用には含まれていない，**：インフリキシマブ・アダリムマブで寛解導入した場合
5-ASA 経口剤（ペンタサ®顆粒 / 錠，アサコール®錠，サラゾピリン®錠，リアルダ®錠），5-ASA 注腸剤（ペンタサ®注腸），5-ASA 坐剤（ペンタサ®坐剤，サラゾピリン坐剤）
ステロイド注腸剤（プレドネマ®注腸，ステロネマ®注腸），ステロイド坐剤（リンデロン®坐剤）
※（治療原則）　内科治療への反応性や薬物による副作用あるいは合併症などに注意し，必要に応じて専門家の意見を聞き，外科治療のタイミングなどを誤らないようにする．薬用量や治療の使い分け，小児や外科治療など詳細は本文を参照のこと．

図1　潰瘍性大腸炎の治療指針（鈴木康夫．難治性炎症性腸管障害に関する調査研究．2017[1]）

2　クローン病（CD）

　　CD は，原因不明であるが，免疫異常などの関与が考えられる肉芽腫性炎症性疾患である．主として若年者，好発年齢は 10 歳代後半から 20 歳代である．小腸や大腸，またはその両者に縦走潰瘍や敷石像などの病変を示す．臨床症状として腹痛，下痢，体重減少，発熱などがよく現れる．時に腸閉塞，腸瘻孔（内瘻，外瘻），腸穿孔，大出血で発症する．腹部症状を欠き，肛門病変に伴う症状，不明熱，関節痛などで発症することもある 図2．診断基準 表3，内科的治療指針 図3，手術適応 表5 を示す．

13/ 炎症性腸疾患合併妊娠

平成28年度クローン病治療指針（内科）

活動期の治療（病状や受容性により，栄養療法・薬物治療・あるいは両者の組み合わせを行う）		
軽症～中等症	中等症～重症	重症（病勢が重篤，高度な合併症を有する場合）
薬物療法 ・ブデソニド ・5-ASA製剤 　ペンタサ®錠 　サラゾピリン®錠（大腸病変） **栄養療法（経腸栄養療法）** 許容性があれば栄養療法 経腸栄養剤としては ・成分栄養剤（エレンタール®） ・消化器栄養剤（ツインライン®など） を第一選択として用いる. ❏受容性が低い場合は半消化態栄養剤を用いてもよい ❏効果不十分の場合は中等症～重症に準じる	**薬物療法** ・経口ステロイド（プレドニゾロン） ・抗菌薬（メトロニダゾール*，シプロフロキサシン*など） ❏ステロイド減量・離脱が困難な場合：アザチオプリン，6-MP* ❏ステロイド・栄養療法が無効/不耐な場合：インフリキシマブ・アダリムマブ **栄養療法（経腸栄養療法）** ・成分栄養剤（エレンタール®） ・消化器栄養剤（ツインライン®など）を第一選択として用いる. ❏受容性が低い場合は半消化態栄養剤を用いてもよい **血球成分除去療法の併用** ・顆粒球吸着療法（アダカラム®） ❏通常治療で効果不十分・不耐で大腸病変に起因する症状が残る症例に適応	外科治療の適応を検討した上で以下の内科治療を行う **薬物療法** ・ステロイド経口または静注 ・インフリキシマブ・アダリムマブ（通常治療抵抗例） **栄養療法** ・経腸栄養療法 ・絶食の上，完全静脈栄養療法（合併症や重症度が特に高い場合） ❏合併症が改善すれば経腸栄養治療へ ❏通過障害や膿瘍がない場合インフリキシマブ・アダリムマブを併用してもよい

寛解維持療法	肛門病変の治療	狭窄/瘻孔の治療	術後の再発予防
薬物療法 ・5-ASA製剤 　ペンタサ®錠 　サラゾピリン®錠（大腸病変） ・アザチオプリン ・6-MP* ・インフリキシマブ・アダリムマブ（インフリキシマブ・アダリムマブにより寛解導入例では選択可） **在宅経腸栄養療法** ・エレンタール®，ツインライン®などを第一選択として用いる ❏受容性が低い場合は半消化態栄養剤を用いてもよい ❏短腸症候群など，栄養管理困難例では在宅中心静脈栄養法を考慮する	まず外科治療の適応を検討する ドレナージやシートン法など **内科的治療を行う場合** ・痔瘻・肛門周囲膿瘍： メトロニダゾール®，抗菌剤・抗生物質 インフリキシマブ・アダリムマブ ・裂孔，肛門潰瘍： 腸管病変に準じた内科的治療 ・肛門狭窄：経肛門的拡張術	【狭窄】 まず外科治療の適応を検討する ・内科的治療により炎症を沈静化し，潰瘍が消失・縮小した時点で，内視鏡的バルーン拡張術 【瘻孔】 まず外科治療の適応を検討する ・内科的治療（外瘻）としてはインフリキシマブ アダリムマブ アザチオプリン	**寛解維持療法に準ずる薬物療法** ・5-ASA製剤 　ペンタサ®錠 　サラゾピリン®錠（大腸病変） ・アザチオプリン ・6-MP* **栄養療法** ・経腸栄養療法 ❏薬物療法との併用可

*：現在保険適用には含まれていない　❏（治療原則）内科治療への反応性や薬物による副作用あるいは合併症などに注意し，必要に応じて専門家の意見を聞き，外科治療のタイミングなどを誤らないようにする.
薬用量や治療の使い分け，小児や外科治療など詳細は本文を参照のこと.

図2　クローン病の治療方針（鈴木康夫. 難治性炎症性腸管障害に関する調査研究. 2017[1]）

表3　クローン病の臨床所見（鈴木康夫. 難治性炎症性腸管障害に関する調査研究. 2017[1]）

[1] 腸病変:	[2] 肛門病変:	[3] 胃・十二指腸病変:	[4] 合併症:
縦走潰瘍（注1） 敷石像（注2） 非連続性または区域性病変（skip lesion） 不整形～類円形潰瘍 多発アフタ（注3）	裂肛 cavitating ulcer（注4） 難治性痔瘻 肛門周囲膿瘍 浮腫状皮垂（edematous skin tag）肛門狭窄など	多発アフタ 不整形潰瘍 竹の節状外観 ノッチ様陥凹 敷石像など	腸管狭窄 腸閉塞 内瘻（腸-腸瘻，腸-膀胱瘻，腸-腟瘻など） 外瘻（腸-皮膚瘻） 悪性腫瘍（腸癌，痔瘻癌）

453

〔Ⅱ 各論〕5. 妊娠と免疫

(注1) 基本的に 4〜5 cm 以上の長さを有する腸管の長軸に沿った潰瘍. 虚血性腸病変や感染性腸炎で縦走潰瘍を認めることがあるが, 発症や臨床経過が異なり, 炎症性ポリポーシスや敷石像を伴うことはまれである. 潰瘍性大腸炎でも縦走潰瘍を認めることがあるが, その周辺粘膜は潰瘍性大腸炎に特徴的な所見を呈する.

(注2) 縦走潰瘍とその周辺小潰瘍間の大小不同の密集した粘膜隆起. 虚血性腸病変でまれに敷石像類似の所見を呈することがあるが, 隆起部分の高さは低く, 発赤調が強い.

(注3) 本症では縦列することがある.

(注4) 肛門管から下部直腸に生じる深く幅の広い有痛性潰瘍.

臨床所見: 消化管外病変 (二次的な合併症を含む)

[1] 血液: 貧血, 凝固能亢進など
[2] 関節: 腸性関節炎, 強直性脊椎炎など
[3] 皮膚: 口内アフタ, 結節性紅斑, 壊疽性膿皮症, 多形滲出性紅斑など
[4] 眼: 虹彩炎, ブドウ膜炎など
[5] 栄養代謝: 成長障害, 低蛋白血症, 微量元素欠乏, ビタミン欠乏, 骨障害など
[6] その他: 原発性硬化性胆管炎, 血管炎, 膵炎, 胆石症, 尿路結石症, 肝障害, アミロイドーシスなど

表4 **クローン病の診断基準** (鈴木康夫. 難治性炎症性腸管障害に関する調査研究. 2017[1])

(1) **主要所見** 〈A〉縦走潰瘍 (注7)
　　　　　　　〈B〉敷石像
　　　　　　　〈C〉非乾酪性類上皮細胞肉芽腫 (注8)

(2) **副所見** 〈a〉消化管の広範囲に認める不整形〜類円形潰瘍またはアフタ (注9)
　　　　　　　〈b〉特徴的な肛門病変 (注10)
　　　　　　　〈c〉特徴的な胃・十二指腸病変 (注11)

確診例 [1] 主要所見の〈A〉または〈B〉を有するもの. (注12)
　　　　　[2] 主要所見の〈C〉と副所見の〈a〉または〈b〉を有するもの.
　　　　　[3] 副所見の〈a〉〈b〉〈c〉すべてを有するもの.

偽診例 [1] 主要所見の〈C〉と副所見の〈c〉を有するもの.
　　　　　[2] 主要所見の〈A〉または〈B〉を有するが潰瘍性大腸炎や腸型ベーチェット病, 単純性潰瘍, 虚血性腸病変と鑑別ができないもの.
　　　　　[3] 主要所見の〈C〉のみを有するもの. (注13)
　　　　　[4] 副所見のいずれか2つまたは1つのみを有するもの.

(注7) 小腸の場合は, 腸間膜付着側に好発する.

(注8) 連続切片作成により診断率が向上する. 消化管に精通した病理医の判定が望ましい.

(注9) 典型的には縦列するが, 縦列しない場合もある. また, 3カ月以上が恒存することが必要である. また, 腸結核, 腸型ベーチェット病, 単純性潰瘍, NSAIDs 潰瘍, 感染性腸炎の除外が必要である.

(注10) 裂肛, cavitating ulcer, 痔瘻, 肛門周囲膿瘍, 浮腫状皮垂など. Crohn 病肛門病変肉眼所見アトラスを参照し, クローン病に精通した肛門病専門医による診断が望ましい.

(注11) 竹の節状外観, ノッチ様陥凹など. クローン病に精通した専門医の診断が望ましい.

454

（注 12） 縦走潰瘍のみの場合，虚血性腸病変や潰瘍性大腸炎を除外することが必要である．敷石像の
みの場合，虚血性腸病変を除外することが必要である．
（注 13） 腸結核などの肉芽腫を有する炎症性疾患を除外することが必要である．

表5 クローン病の手術適応（鈴木康夫．難治性炎症性腸管障害に関する調査研究．2017[1]）

（1）絶対的手術適応
① 穿孔，大量出血，中毒性巨大結腸症，内科的治療で改善しない腸閉塞，膿瘍（腹腔内膿瘍，後腹膜膿瘍）
② 小腸癌，大腸癌（痔瘻癌を含む）
〈注〉①は（準）緊急手術の適応である．

（2）相対的手術適応
① 難治性腸管狭窄，内瘻（腸管腸管瘻，腸管膀胱瘻など），外瘻（腸管皮膚瘻）
② 腸管外合併症：成長障害など（思春期発来前の手術が推奨される．成長障害の評価として成長曲線の作成や手根骨のＸ線撮影などによる骨年齢の評価が重要であり，小児科医と協力し評価することが望ましい）
③ 内科治療無効例
④ 難治性肛門部病変（痔瘻，直腸腟瘻など），直腸肛門病変による排便障害（頻便，失禁など QOL 低下例）

B 妊娠が IBD に与える影響

妊娠が IBD に与える影響は少ないという報告は多いが，いまだ結論は得られていない．ただし活動期での妊娠でその経過中に IBD の増悪がみられたという報告もあり，一般的には寛解期に妊娠に臨むことがよいと考えられている．当院での検討によると，妊娠中の再燃は第 1 三半期，産褥期に多くみられ，再燃率は UC が CD より高い．本邦の報告でも妊娠は UC の再燃因子となる可能性があるとの報告がある．

C IBD が妊娠に与える影響

IBD の妊孕性に及ぼす影響は少ないと考えられるが，外科手術が行われた場合，妊孕性は低下する．海外では活動期の IBD 合併妊娠では流早産，帝王切開率，低出生体重児，新生児の先天異常の発生率が高い

〔II 各論〕5. 妊娠と免疫

という報告が多い．当院での検討によると，流早産，帝王切開率，低出生体重児の発生率に差はなかったが，新生児の先天異常の発生率は高率であった．

表6 当院における IBD 合併妊娠の臨床的背景 （2011.1-2015.11）

Demography	Subgroups	Mean±SE	(n)
IBD	Ulcerative Colitis Crohn's Disease	58.5% (24) 41.5% (17)	(41)
UC	Rectum Left-sided Total colitis	25.0% (6) 41.6% (10) 33.3% (8)	(24)
CD	L1 (terminal ileum) L2 (Colon) L3 (Ileocolonic)	11.8% (2) 35.3% (6) 52.9% (9)	(17)
Age (year)		33.0±4.8	(41)
Disease duration (year)		7.0±5.6	(41)
Primipara/Multipara		28/13	(41)
Active/Inactive prior to pregnancy		8/33	(41)

16 症例が CD 23 症例が UC

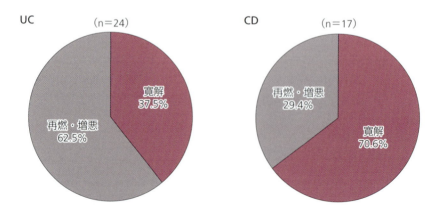

図3 当院における IBD の妊娠中における寛解・増悪 （2011.1-2015.11）

13/ 炎症性腸疾患合併妊娠

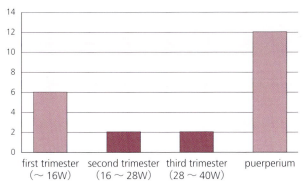

図4 当院におけるIBD合併妊娠の妊娠・分娩への影響（2011.1-2015.11）

表7 当院のIBD合併妊娠の妊娠予後と新生児合併症（2011.1-2015.11）

	Non-IBD (n=394)	IBD (n=41)	P-value
早産	112（28.4%）	5（12.2%）	0.0831
低出生体重児	127（32.2%）	9（22.0%）	0.4011
帝王切開術	183（46.4%）	13（31.7%）	0.1960
先天異常	1（0.2%）	3（7.3%）	0.0023

先天異常：未熟児網膜症，ASD，VSD

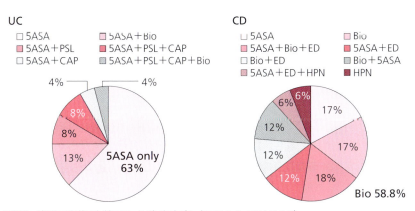

図5 当院で妊娠中使用した治療内容（2011.1-2015.11）
5ASA, 5-aminosalicylates; ED, elemental diet; PSL, prednisolone; CAP, cytapheresis; Bio, anti-TNF biologics; HPN, home parenteral nutrition

〔II 各論〕5. 妊娠と免疫

表8 当院における IBD 合併妊娠での有害事象（2011.1-2015.11）

	Normal outcome (20)	Adverse outcome (21)	P-value
UC/CD	14/6	10/11	0.2399
Age	32.0±5.5	33.9±4.0	0.2292
Duration (yr)	5.4±3.9	8.5±6.4	0.2081
UC (Total/Left sided/Proctitis)	6/5/3	2/5/3	0.7252
CD (L1/L2/L3)	2/3/1	0/3/8	0.2399
Primipara/Multipara	13/7	14/7	0.5874
Active/Inactive prior to pregnancy	1/19	7/14	0.0461
History of surgery for IBD	0	3	0.2327
Anti-TNF biologics	8	6	0.5726
AZA	0	0	-
5ASA	17	18	0.8942
Prednisolone	1	4	0.3451
Elemental diet	2	7	0.1328
Cytapheresis	1	3	0.3422
Home parenteral nutrition	0	2	0.4885

有害事象: 流早産，帝王切開術，低出生体重児，先天異常を含む

D IBD 合併妊娠の治療

　　IBD 合併妊娠に関わらず，治療は母体と児に対する有益性と危険性を検討したうえで行われる.

　　UC は 5-aminosalicyclic acid（5-ASA）製剤が維持療法と同様に活動期にも用いられ，ステロイドもよく使用される. Azathioprine, 6-mercaptopurine, cyclosporine などの免疫調節薬も，必要であれば妊娠中の投与は可能であり，寛解維持療法に使用される.

　　抗 TNF-α 抗体製剤は近年妊娠中でも使用される. FDA 分類でもカテゴリー B であり，比較的安全である. 胎盤移行性があり，Infliximab は 24～26 週で投与を終了することが多い.

　　また栄養療法や血球成分除去療法などが併用されることもある.

◀文献▶

1) 鈴木康夫. 潰瘍性大腸炎・クローン病診断基準・治療指針. 厚生労働省科学研究費補助

金難治性疾患等政策研究事業「難治性炎症性腸管障害に関する調査研究」(鈴木班) 改訂版; 2017.

2) 鈴木康夫. 一目でわかる IBD 炎症性腸疾患を診察されている先生方への厚生労働省科学研究費補助金難治性疾患等政策研究事業「難治性炎症性腸管障害に関する調査研究」(鈴木班). 第 2 版. 2015; 160-3.

3) 上野文昭. クローン病診療ガイドライン. 難治性炎症性腸管障害に関する調査研究プロジェクト研究グループ・日本消化器病学会クローン病診療ガイドライン作成委員会・評価委員会, 2011.

4) 信永敏克. 消火器疾患. In: 村田雄二. 合併症妊娠. 大阪: メディカル出版 第 3 版. 2012; 160-3.
遠藤克哉, 高橋成一, 下平陽介, 他. 炎症性腸疾患の妊娠・分娩に関する臨床的検討. 日消誌. 2011; 108: 1858-71.

5) 小林清典, 勝又伴栄, 五十嵐正広. 潰瘍性大腸炎 (UC) と妊娠についての臨床的検討. 日消誌. 1991; 88: 1313-8.

6) Cunningham FG, Leveno KJ, BloomSL, et al. 23rd Williams Obstetrics. McGraw-Hill Medical. 2010; 1054-57.

7) Korelitz BI. Inflammatory bowel disese and pregnancy. Gastroenterol Clin North Am. 1998; 27: 213-24.

8) Mahadevan U, Sandborn WJ, Li DK, et al. Pregnancy outcomes in women with inflammatory bowel disease: a large community-based study from Northern California. Gastroenterology. 2007; 133: 1106-12.

9) Van der Woude C.J., Ardizzone S, Bengtsun M.B, et al. The second european evidenced-based isnensus on reproductism and preqnany in inflammutory bowel disease. J of Crohns and Colitis. 2015, 107-24.

〈田中宏幸　横山陽子〉

〔Ⅱ 各論〕5. 妊娠と免疫

卵子提供後妊娠と免疫

A 卵子提供の現状

　1978年にイギリスのEdwardsとSteptoeにより世界で初めての体外受精・胚移植（in vitro fertilization-embryo transfer：IVF-ET）による妊娠，出産例が報告され[1]，5年後の1983年に国内第1例が誕生している[2]．さらに1983年に凍結融解胚移植（frozen-thawed embryo transfer：FET）[3]，1992年に卵細胞質内精子注入法（intracytoplasmic sperm injection：ICSI）[4]，による妊娠，出産が報告された．これらの生殖補助医療（assisted reproductive technology：ART）の成功は多くの不妊カップルに福音をもたらし，急速に普及している．日本産科婦人科学会ART登録データによると，2015年には42万周期以上のARTが行われ，ARTによる出生児は5万1千人を超え，全出生児の5.1%まで増加している[5]．

　ARTの発展はさらに，カップル以外の第三者の卵子や子宮を用いる生殖医療を可能とした．1984年には世界で初めての卵子提供による妊娠，出産例が報告され[6]，その後，夫婦間ART反復不成功症例や高齢女性を適応とし，急速に普及されるに至った．現在卵子提供周期数はヨーロッパで40,000周期を超え[7]（2013年），アメリカで21,000周期を超えている[8]（2015年）．

　日本においては生殖医療に関する法律は未整備の状態であり，その代わり日本産科婦人科学会が定めた見解に従って生殖医療を提供している．しかしながら，胚提供および代理懐胎を禁止する見解が示される一方で，卵子提供については見解が示されていない．このような日本の現状では，大多数の生殖医療に従事する医師は卵子提供によるARTの実施に躊躇せざるを得ない．卵子提供を希望する夫婦の多くは海外の卵子提供可能な国へ渡航し，卵子提供を受けていると考えられ，日本における卵子提供後妊娠の正確な実数を把握することは不可能である．

B 卵子提供後妊娠のリスク

卵子提供後妊娠にはさまざまなリスクがあると報告されている．最近の meta-analysis から得られたデータを示す[9]．

1 妊娠高血圧症候群（hypertensive disorders of pregnancy：HDP）

単胎妊娠における HDP 発症率は卵子提供群で 13.0〜39.3％，IVF 群で 1.9〜23.3％，自然妊娠群で 2.1〜3.8％であった．IVF 単胎妊娠に対する卵子提供単胎妊娠の HDP リスク調整オッズ比は 2.30（95％ CI, 1.60〜3.32）と有意差を認めた．また，多胎妊娠における HDP 発症率は卵子提供群で 23.8〜62.5％，IVF 群で 7.0〜25.0％であった．IVF 多胎妊娠に対する卵子提供多胎妊娠の HDP リスク調整オッズ比は 2.45（95％ CI,1.53-3.93）と有意差を認めた．

2 子癇前症（preeclampsia：PE）

単胎妊娠における PE 発症率は卵子提供群で 9.3〜16.9％，IVF 群で 3.2〜11.5％，自然妊娠群で 2.4〜3.8％であった．卵子提供単胎妊娠の PE リスク調整オッズ比は，IVF 単胎妊娠に対して 2.11（95％ CI, 1.42-3.15），自然単胎妊娠に対して 2.94（95％ CI, 2.29-3.76）と有意に高かった．また，多胎妊娠における PE 発症率は卵子提供群で 15.8〜45.8％，IVF 群で 7.4〜13.0％，自然妊娠群で 7.1％であった．IVF 多胎妊娠に対する卵子提供多胎妊娠の PE リスク調整オッズ比は 3.31（95％ CI, 1.61-6.80）と有意差を認めた．

3 帝王切開

単胎妊娠における帝王切開率は卵子提供群で 31.4〜85.0％，IVF 群で 25.3〜56.0％，自然妊娠群で 16.3〜17.5％であった．卵子提供単胎妊娠の帝王切開リスク調整オッズ比は，IVF 単胎妊娠に対して 2.20（95％ CI, 1.85-2.60），自然単胎妊娠に対して 2.38（95％ CI, 2.01-2.81）と有意に高かった．

4 分娩後異常出血（postpartum hemorrhage）

単胎妊娠における分娩後異常出血率は卵子提供群で 4.2〜17.3％，IVF

〔Ⅱ　各論〕5. 妊娠と免疫

群で 0〜9.4％であった．卵子提供単胎妊娠の分娩後異常出血リスク調整オッズ比は，IVF 単胎妊娠に対して 2.40（95％ CI, 1.49-3.88）と有意に高かった．

5　早産（preterm birth）

単胎妊娠における早産率は卵子提供群で 10.0〜24.3％，IVF 群で 5.9〜18.9％，自然妊娠群で 4.4〜5.0％であった．卵子提供単胎妊娠の早産リスク調整オッズ比は，IVF 単胎妊娠に対して 1.75（95％ CI, 1.39-2.20），自然単胎妊娠に対して 2.30（95％ CI, 1.09-4.87）と有意に高かった．また，多胎妊娠における早産率は卵子提供群で 29.8〜83.0％，IVF 群で 31.6〜57.1％，自然妊娠群で 37.7％であった．IVF 多胎妊娠に対する卵子提供多胎妊娠の早産リスクは有意に高いという報告と有意差なしとの報告があり，controversial である．

6　低出生体重（low birth weight: LBW）

単胎妊娠における LBW 率は卵子提供群で 8.2〜13.5％，IVF 群で 3.4〜11.2％，自然妊娠群で 3.2〜3.4％であった．卵子提供単胎妊娠の LBW リスク調整オッズ比は，IVF 単胎妊娠に対して 1.53（95％ CI, 1.16-2.01），自然単胎妊娠に対して 1.94（95％ CI, 1.10-3.41）と有意に高かった．また，多胎妊娠における LBW 率は卵子提供群で 50.0〜77.1％，IVF 群で 39.0〜60.3％，自然妊娠群で 42.4％であった．IVF 多胎妊娠に対する卵子提供多胎妊娠の LBW リスクは有意に高いという報告と有意差なしとの報告があり，controversial である．

C　卵子提供後妊娠と免疫

妊娠中に母体の子宮内で異物と認識されるべき胎児が拒絶を逃れるためには，免疫寛容が必要である．通常の妊娠では胎児の半分は母体由来（semigraft）であるが，卵子提供妊娠では胎児はすべて非自己（allograft）となるため，免疫寛容が起こりにくいことが推測される．

母体と母体由来の抗原をもたない胎児胎盤の免疫応答により胎盤形成異常が起こり，HDP や PE の発症率が高まるという仮説がある．IVF 妊娠より卵子提供妊娠において，絨毛・脱落膜の炎症，母体血管床の虚

血性変化などの胎盤異常が高頻度に認められることが報告されている[10, 11)．さらに，卵子ドナーとレシピエントのHLAを一致させることにより，胎盤形成異常，HDPやPEリスクを低減できるという報告もあり[11, 12)，これらの報告は前述の仮説を支持するものである．しかしながら，卵子提供後妊娠における免疫に関してはいまだ解明されていない部分も多く，さらなる研究の蓄積を要する．

D おわりに

　卵子提供はそれ以外の方法で子供をもつことができない夫婦にとって必須な技術であり，日本でも早期の導入が期待されている．しかしながら，卵子提供後妊娠はHDPやPEリスクが高く，それに伴い帝王切開・分娩後異常出血・早産・LBWリスクも高いことが明らかとなってきている．さらに出自を知る権利と提供者の匿名性をどう扱うかなどの倫理的問題点も包含している．卵子提供を希望する夫婦が増加している日本において，卵子提供システムの整備に関して議論を続けていく必要がある．

◀文献▶

1) Steptoe PC, Edwards RG. Birth after the reimplantation of human embryo. Lancet. 1978; 312: 366.
2) 鈴木雅洲，星 和彦，星合 昊．体外受精・胚移植により受精・着床に成功した卵管性不妊症の1例．日不妊会誌．1983; 28: 440-3.
3) Trounson A, Mohr L. Human pregnancy following cryopreservation, thawing and transfer of an eight-cell embryo. Nature. 1983; 305: 707-9.
4) Palermo G, Joris H, Devroey P, et al. Pregnancies after intracytoplasmic injection of single spermatozoon into an oocyte. Lancet. 1992; 340: 17-8.
5) 平成28年度倫理委員会登録・調査小委員会報告（2015年分の体外受精・胚移植等の臨床実施成績および2017年7月における登録施設名）．日産婦誌．2017; 69: 1841-915.
6) Lutjen P, Trounson A, Leeton J, et al. The establishment and maintenance of pregnancy using in vitro fertilization and embryo donation in a patient with primary ovarian failure. Nature. 1984; 307: 174-5.
7) European IVF-Monitoring Consortium (EIM) for the European Society of Human Reproduction and Embryology (ESHRE). Assisted reproductive technology in

〔II 各論〕5. 妊娠と免疫

Europe, 2013: results generated from European registers by ESHRE. Hum Reprod. 2017; 32: 1957-73.

8) National Center for Chronic Disease Prevention and Health Promotion of the Centers for Disease Control and Prevention. 2015 Assisted Reproductive Technology National Summary Report. 2017.

9) Storgaard M, Loft A, Bergh C, et al. Obstetric and neonatal complications in pregnancies conceived after oocyte donation: a systematic review and meta-analysis. BJOG. 2017; 124: 561-72.

10) Gundogan F, Bianchi DW, Scherjon SA, et al. Placental pathology in egg donor pregnancies. Fertil Steril. 2010; 93: 397-404.

11) van der Hoorn ML, Lashley EE, Bianchi DW, et al. Clinical and immunologic aspects of egg donation pregnancies: a systematic review. Hum Reprod Update. 2010; 16: 704-12.

12) Lashley LE, Haasnoot GW, Spruyt-Gerritse M, et al. Selective advantage of HLA matching in successful uncomplicated oocyte donation pregnancies. J Reprod Immunol. 2015; 112: 29-33.

〈鈴木達也〉

15/ 臍帯血バンク

15/ 臍帯血バンク

A はじめに

　近年，疾病や加齢に伴う機能障害や消滅していく細胞や組織に対する再生医療が脚光を浴びている．造血幹細胞は基本的に骨髄に存在して日々血液細胞を産生しているが，血液細胞産生が不能となる病態に対して造血幹細胞移植を行うことは，造血組織の再構築が行われることであり，まさに再生医療といえる．本項では，造血幹細胞と造血幹細胞移植について解説し，臍帯血幹細胞移植のための臍帯血バンクのしくみと移植の成績を示し，臍帯血幹細胞の血液細胞以外の「再生医療」への応用の現状についても触れる．

B 造血幹細胞と造血幹細胞移植

　造血幹細胞は骨髄の中で盛んに細胞分裂を行い「自己複製」によって造血幹細胞を増殖しつつ，赤血球，白血球，血小板などの血液細胞へと「分化」する能力をもち，日々消滅する血液細胞を再生している．基本的に骨髄に存在するが，特殊な状態などで，骨髄で大量の造血幹細胞を複製したときに末梢血液中に造血幹細胞が流出することがあり，これを末梢血幹細胞とよんでいる[1]．また，臍帯血の中にも，血液系の細胞をつくる造血幹細胞が多く含まれており，これを臍帯血幹細胞とよぶ．一方，ES細胞（Embryonic Stem Cells: 胚性幹細胞）やiPS細胞（induced Pluripotent Stem Cell）は，体内のどのような細胞でも作り出すことのできる「多能性幹細胞」（Pluripotent Stem Cell）であり，特にiPS細胞は，普通の体細胞をもとにして人工的につくった「多能性幹細胞」のことである[1]．

C 臍帯血幹細胞移植の種類

　大きく分けて2つの方法がある．1つは臍帯血を提供した人がその出生児（ドナー）以外の他者に移植することを目的とした他家移植（同種

〔Ⅱ　各論〕5. 妊娠と免疫

造血幹細胞移植）であり，もう1つは，出生児が将来必要になった際に自身の身体に戻すための「自家造血幹細胞移植」である．

生下時に臍帯静脈から血液を採取し，有核細胞（移植に必要な有核細胞は患者体重あたり，2×10^7 個/kg，50 kg の成人では10億個以上が必要[2]）を分離して−196℃の液体窒素の中で凍結保存する．臍帯血造血幹細胞は点滴投与で移植され，持続的に幹細胞としての機能を発揮しつつ，血液細胞をつくる．移植された臍帯血幹細胞が骨髄に生着して正常な造血機能を回復するまでには，約3〜4週間を要すとされる[3]．

D　3種類の同種造血幹細胞移植の比較

表1 [4-6] に3種類の造血幹細胞移植の比較を示す．一般に「同種造血幹細胞移植」の場合は，拒絶反応が起きないように，白血球の血液型である HLA 型をできる限り一致させる必要がある[2, 7]．全6種類の HLA 型が一致するドナーは全くの他人では6の6乗分の1，すなわち，数百から数万人に1人と算定される．臍帯血幹細胞移植では，幹細胞の未熟性により，骨髄移植や末梢血幹細胞移植とは異なり，HLA 抗原がすべて一致しなくても生着率は比較的高いといわれ，HLA の6抗原のうち2個が不適合であっても生着が可能とされている[2, 4]．しかし，採取量に限りがあり，骨髄移植に比較して，幹細胞の数に制限がある．

他の重要な注意点として，「移植片対宿主病（graft versus host disease: GVHD）」の問題がある．移植された造血幹細胞から分化した白血球は免疫機能を担い，移植された患者そのものを異物と認識し，皮膚や肝臓，腸管といった部分で免疫反応を起こすことがある．こうした反応によって起こる症状を GVHD[7] とよぶが，臍帯血移植では GVHD は比較的軽度である[7, 8]．また，移植後の重大な合併症の1つに，血栓性微小血管病変（thrombotic microangiopathy: TMA）があり，特に同種骨髄移植では6〜10%の発生頻度で起こるとされ，高い死亡率を示すため注意を要する[7, 9]．

E　適応疾患と成績

表2 に造血幹細胞移植が必要な主な疾患を示した[10]．適応疾患は，強

15/ 臍帯血バンク

表1 骨髄移植，末梢血幹細胞移植，臍帯血移植の比較（文献 4-6 より作成）

		骨髄移植	末梢血幹細胞移植	臍帯血移植
ドナー	長所	通常 1 回の採取で必要細胞数を確保できる 過去の実績があり，採取方法が確立している	全身麻酔が不要である 自己血貯血が不要である	ドナーに対する負担がほとんどない
	短所	全身麻酔に伴う合併症を認める 穿刺部の疼痛，出血，感染などの合併症を認める 移植前に自己血貯血を必要とすることが多い	G-CSF 投与に伴う合併症を認める アフェレーシスに伴う合併症を認める 1 回の採取で必要細胞数を確保できないことがある G-CSF 投与の長期的安全性が不明である	分娩中あるいは分娩直後に臍帯血を採取する
患者	長所	慢性 GVHD が末梢血幹細胞移植に比べて少ない	造血回復が早い	申し込みから提供までの期間が短い GVHD が起こりにくい HLA 抗原が 1〜2 個不一致でも移植可能
	短所	造血回復が末梢血幹細胞移植に比べて遅い	急性 GVHD が多い可能性がある 慢性 GVHD が多い	造血回復が遅い 移植可能な細胞数が限られている 同一ドナーからの再移植・ドナーリンパ球輸注が不可能 ドナーに遺伝的疾患があった場合に伝播の可能性

GVHD: 移植片対宿主病；Graft Versus Host Disease

力な化学療法や全身放射線照射などによるがん治療によって骨髄抑制をきたす疾患（白血病，悪性リンパ腫，多発性骨髄腫など）や造血機能の低下を認める疾患（再生不良性貧血や骨髄異形成症候群など）である．15 歳以下の小児においては，急性白血病は，同種移植全体の 55％ を占める．一方，16 歳以上では非ホジキンリンパ腫が多くなる．また，多発性骨髄腫は高齢者に多い．

467

〔Ⅱ 各論〕5. 妊娠と免疫

表2 同種造血幹細胞移植の適応となる主な疾患
（日本における造血細胞移植の実績；2016 年度 [10].
より作成）

造血器腫瘍
- 急性骨髄性白血病
- 急性リンパ性白血病
- 慢性骨髄性白血病
- 骨髄異形成症候群
- 骨髄増殖性腫瘍
- 非ホジキンリンパ腫
- 若年性骨髄単球性白血病
- 多発性骨髄腫を含む形質細胞性腫瘍

血液疾患
- 再生不良性貧血
- 先天性造血障害
- サラセミア

表3 移植後生存率 – 移植種類別（日本造血細胞移植データセンター，日本における造血幹細胞移植の実績 2016 年度 [10]）

	移植件数	移植後 1 年	移植後 5 年	移植後 10 年
自家移植*	27,150 件	82.4%	59.5%	49.6%
血縁者　骨髄移植	10,772 件	73.2%	57.6%	53.8%
血縁者　末梢血幹細胞移植	8,413 件	58.3%	39.2%	34.3%
非血縁者　骨髄移植	16,553 件	65.0%	49.6%	45.0%
非血縁者　臍帯血移植	9,486 件	54.5%	40.7%	37.3%

1991 年〜2015 年に移植された登録例の生存率（初回移植）
*主として自家末梢血幹細胞移植であるが，自家骨髄移植，および自家骨髄＋末梢血幹細胞移植を含む

　　移植後全体の成績を 表3 に示した [10]．小児に比較して，成人では体格も大きく，より多くの幹細胞が必要である．年齢，疾患により，成績は異なるが，同種移植のいずれにおいても移植後 5 年を過ぎると，生存率の低下は穏やかである．

468

F 日本の臍帯血バンクの状況

公的バンクと私的バンクがある.

公的バンクは, 他家移植を目的とした公的事業の中のバンクで, 一時は 11 個のバンクが存在した[2] が, 集約化されて現在日本全国で 6 つのバンクがある[8, 10]. 第三者の善意の妊産婦から分娩時に臍帯血(採血バッグ総重量 130 g 以上で臍帯血 60 mL に相当⇒概ね有核細胞 10 億個を含む[2, 8])を採取し, バンクに送られ, ここで感染症, 血液型, HLA, 無菌検査などを行い, 調整・保存を経て登録され, 匿名化される. これらのデータは「造血幹細胞提供支援機関」である日本赤十字社(2014年 3 月までは日本さい帯血バンクネットワーク)へ送られ, ここで情報が一元的に管理され, 公開検索システムを通じて, 患者を擁する移植病院が安全かつ公平に移植医療を行うことができる. 日本さい帯血バンクネットワークは 1999 年に設置され, 事業を進めてきた[2] が, 2012 年 9月に「移植に用いる造血幹細胞の適切な提供の推進に関する法律」が成立し, 2014 年 3 月に事業を終了し, 同年の 4 月から日本赤十字社が引き継いで運営している[8, 10]. なお, 臍帯血の採取は, これら公的バンクと連携して, 医療スタッフによる採血方法などの技術訓練や一定の設備基準が達成されている協力分娩施設で行われ, 2012 年 5 月の時点では98 施設あった[2] が, 87 施設程度へ減少している[8]. 公的バンクでは, 現在年間 1100〜1200 例ほどの臍帯血幹細胞移植が行われている[1, 10]. 図1 に造血幹細胞同種移植件数の年次推移[10] を示した. 本邦の第 1 例目の臍帯血移植は 1997 年であり, 以後移植件数も全体に増加しており, 非血縁者間の臍帯血移植は全体の 1/3 を占めている.

私的臍帯血バンクは, 有料で運営されており, 自家移植であるため, 血液型や HLA 検査などを行う必要はなく, 調整・保存, 情報管理を行う. また, 米国などでは, その子供のためというよりは, 家族のための臍帯血バンクとしてのビジネスが広がっている[11]. 私的バンクの臍帯血は, 一般の産科施設で採取されるため, 採血量の不足や細菌の混入などの懸念もある[8].

〔II 各論〕5. 妊娠と免疫

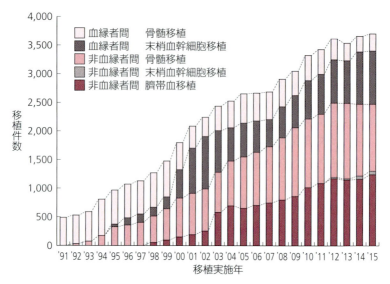

図1 造血幹細胞移植件数の年次推移　移植種類別（日本造血細胞移植データセンター，日本における造血細胞移植の実績 2016 年度[10]）

わが国において非血縁者間骨髄移植の登録が開始された 1993 年以降，また第 1 例目の臍帯血移植が行われた 1997 年以降，非血縁者間の移植の普及により移植を受ける患者の総数は増加しており，特に臍帯血移植の増加は著しい．また，非血縁者間末梢血幹細胞移植が 2010 年から導入され，この 2 年間で年間約 50 件行われている．

G 再生医療への応用

　臍帯血幹細胞を用いた再生医療研究は，米国を中心に約 10 年前から始まり，現在アジア諸国へも広がっている．なかでも，小児の脳障害（脳性麻痺や新生児低酸素性虚血性脳症）に対しては効果が検証されており[11]，近年の自閉症（自閉症スペクトラム障害）に対する臨床研究（米国）も有効性が指摘されている．また，小児難聴や I 型糖尿病（小児糖尿病）への研究も進んでいる．さらに，小児の疾患ばかりでなく，成人の心筋梗塞，脳梗塞，アルツハイマー病などへの応用に対する研究も行われている[12]．臍帯血を利用した再生医療の取り組みを 表4 [12] に示した．米国などでは，これらの疾患を考慮した，私的臍帯血バンクにおけるビジネスが展開されており，公的バンクとも連動したビジネスへ

表4 Regenerative medicine approaches for the use of cord blood[12]　臍帯血を利用した再生医療の取り組み

Approach	Disease	Investigator	N	Results	Current trial
Fresh autologous UCB	Hypoxic brain injury at birth	Cotten, et al.	23	Improved function at 1 year	NCT01072370
Autologous UCB	Cerebral palsy	Sun, et al.	184	Parental reports of improved function	NCT01072370
BM-MSC	Acute MI	Jeevanantahm, et al.	Meta analysis	Improved LV function	NCT01569178
Intramuscular UCB	Limb ischemia	Perotti, et al.	Case report	Healing ulcers	NCT01019681
Autologous UCB	Type I diabetes	Haller, et al.	24	Increased insulin requirements	
Allogeneic UCB or bone marrow	Epidermolysis bullosa	Wagner, et al.	6	Partial correction of collagen deficiency	

BM: bone marrow, LV: left ventricular, MI: myocardial infarction,
MSC: mesenchymal stem cell, UCB: umbilical cord blood.

と発展している.

H　おわりに

　　臍帯血幹細胞移植と公的バンクの仕組みを中心に解説した．臍帯血幹細胞移植は，骨髄幹細胞移植と比較してメリットがあり，需要は増大しているが，これに対応する供給システムを含むバンクの種々の問題もある[2, 8]．今後の再生医療への展望も含め，さらに医学的にも，社会的にも，経済的にも発展する分野である．臍帯血バンクに対する理解は重要である．

◀文献▶

1)　宮崎泰司. 血液学のなかの再生医療. 日産婦新生児血会誌. 2017; 26: 9-15.

2)　中林正雄. 臍帯血バンク. 周産期医学. 2011; 41（増刊号）: 441-2.

3)　原 宏. 臍帯血移植. 東京: 新興医学出版社; 2006. p.30-9.

〔Ⅱ 各論〕5. 妊娠と免疫

4) 国立がん研究センター. がん情報サービス. 造血幹細胞移植の種類.
　〈http://ganjoho.jp/public/dia_tre/treatment/HSCI/type.html〉

5) 浅野茂隆, 池田康夫, 内山　卓, 監. 三輪血液病学. 東京: 文光堂; 2006. p.833-4.

6) 神田善伸, 編. みんなに役立つ造血幹細胞移植の基礎と臨床 上巻. 大阪: 医薬ジャーナ
　ル. 2008. p.255-63.

7) 国立がん研究センター. がん情報サービス. 造血幹細胞移植の副作用.
　〈http://ganjoho.jp/public/dia_tre/treatment/HSCI/SE_GVHD.html#prg7_1〉

8) 鈴木俊治. 臍帯血バンク. 周産期医学. 2016; 46（増刊号）: 474-5.

9) 非典型溶血性尿毒症症候群基準改定委員会. 非典型溶血性尿毒症症候群（aHUS）診療ガ
　イド 2015. 日腎会誌. 2016; 58: 62-75.

10) 日本造血細胞移植データセンター. 日本における造血幹細胞移植の実績 2016 年度.
　〈http://www.jdchct.or.jp/data/slide/2016/transplants_2016_JDCHCT_20170324.pdf〉

11) Cotten CM, Murtha AP, Goldberg RN, et al. Feasibility of autologous cord blood cells for infants with hypoxic-ischemic encephalopathy. J Pediatr 2014; 164: 973-9.

12) Ballen KK, Verter F, Kurtzberg J. Umbilical cord blood donation: public or private? (review) Bone Marrow Transplantation. 2015; 50: 1271-478.

〈安達知子〉

症例1　血液型不適合妊娠，32歳，A型　Rh（D）陰性

症例解説

症例1　血液型不適合妊娠，32歳，A型　Rh（D）陰性

〈1　血液型不適合妊娠　383頁参照〉

妊娠1回目	人工妊娠中絶1回（妊娠週数不明）．抗D免疫グロブリン投与歴なし．
妊娠2回目	自然妊娠．妊娠初期：間接Coombs試験陰性．妊娠経過に問題なし．
妊娠28週	間接Coombs試験陽性．
妊娠30週	抗D抗体陽性のため管理目的に当科へ紹介された．抗体価4倍だが，妊娠後期であるため2週間毎に抗D抗体価をフォローした．抗D免疫グロブリンはすでに抗D抗体陽性（既感作）のため投与せず．その後も抗体価は4倍で推移した．
妊娠34週	抗体価16倍のため胎児超音波検査でMCA-PSVを測定し，44.4 cm/sec（<1.5 MoM: 66.6 cm/sec）と正常範囲であり，胎児水腫も認めなかった．
妊娠35週	MCA-PSVは55.1 cm/sec．
妊娠36週	抗体価16倍，MCA-PSVは52.2 cm/sec（<1.5 Mom: 80.2 cm/sec）でやはり正常範囲で，胎児水腫も認めなかった．
妊娠37週0日	骨盤位，破水のため帝王切開術で分娩した．児（女児）は2596 g，Rh（D）陽性．出生時，ヘモグロビン15.2 g/dL，ヘマトクリット47.4％で，貧血を認めず，総ビリルビン値は光線療法の治療ライン未満で経過し，その後も新生児黄疸を認めなかった．
妊娠3回目	自然妊娠．妊娠初期より当科外来フォロー．
妊娠12週	妊娠初期検査で抗D抗体陽性，抗体価32倍．胎児水腫なし．
妊娠16週	抗体価32倍．胎児水腫なし．
妊娠20週	抗体価16倍，MCA-PSVは25.3 cm/sec（<1.5 MoM: 38.2 cm/sec），胎児水腫なし．その後も抗体価16～32倍で推移したため，1～2週間毎にMCV-PSVと胎児水腫の有無を確認した．MCA-PSVも1.5 MoM以下で推移し，胎児水腫は認めなかった．

473

〔Ⅱ 各論〕5. 妊娠と免疫

妊娠 29 週	抗体価が 128 倍に上昇し，管理入院した．MCA-PSV は 31.7 cm/sec で，胎児水腫を認めず．この後も抗体価は 2 週毎にフォローし，64 倍で推移した．MCA-PSV は 1 週間毎にフォローし，毎週 1.5 MoM 以下で，胎児水腫も認めなかった．
妊娠 36 週	抗体価 64 倍，MCA-PSV は 60.9 cm/sec（<1.5 MoM：80.2 cm/sec）で，胎児水腫は認めなかった．
妊娠 37 週 2 日	既往帝王切開，前期破水のため，帝王切開分娩した．児（男児）は 2322 g，Rh（D）陽性．出生時，ヘモグロビン 14.6 g/dL ヘマトクリット 46.6％と貧血は認めなかったが，総ビリルビン 5.45 mg/dL と高値であり，光線療法を開始した．その後も光線療法治療ライン上の高ビリルビン血症（新生児黄疸）が続くため光線療法を継続し，日齢 8 日目に光線療法を中止し，その後正常に経過している．

症例 2　自己免疫疾患患者，36 歳，女性，未婚（婚約者あり）

症例 2　自己免疫疾患患者，36 歳，女性，未婚（婚約者あり）

〈12　自己免疫疾患患者の妊孕性温存　445 頁参照〉

[現病歴]	21 歳時に SLE と診断され，ループス腎炎，ループス腸炎に対し，メチルプレドニンパルス療法，免疫抑制療法を施行されたが再燃を繰り返した．低補体血症が持続し，36 歳時に IVCY の導入を予定されたため，妊孕性温存の相談目的に当科へ紹介された．元来月経不順で，当科初診時には多嚢胞卵巣症候群による続発性無月経と診断された．
[既往歴]	21 歳 SLE，22 歳 ループス腎炎，30 歳 ループス腸炎，大腿骨頭骨折
[家族歴]	叔父・叔母 4 人：甲状腺疾患，母方祖母：甲状腺癌
[当科で行った妊孕性温存に関するカウンセリング内容]	●シクロホスファミドは卵巣傷害毒性を有し，治療後に著明な卵巣機能低下をきたすことがある． ●卵巣機能には個人差があり，治療後の卵巣機能低下を予測するのは困難な場合もある． ●将来の妊娠を希望する場合，治療開始前に妊孕性温存処置を行うことが有効な場合がある． ●妊孕性温存法として未受精卵子凍結，胚凍結，卵巣組織凍結があげられる． ●パートナーがいる場合は，未受精卵子凍結よりも胚凍結の方がより確実な方法と考えられる． ●卵巣組織凍結は全身麻酔下に腹腔鏡手術を行う必要があり，現在の SLE の活動性からは困難と考えられる．
[方針]	婚約者がいたため，胚凍結を行う方針とした．
[調節卵巣刺激法」	ゴナドトロピン＋GnRH アンタゴニスト＋アロマターゼ阻害剤（aromatase inhibitor．AI，フェマーラ®）による調節卵巣刺激を行い，トリガーは GnRH アゴニスト（スプレキュア®）を使用した．
[調節卵巣刺激から採卵までの経過]	消退出血は起こさず調節卵巣刺激を開始した（random 法）．両側卵巣には多数の小卵胞が存在し OHSS のハイリスクと捉えられた．刺激開始後 12 □目には大多数の卵胞が 18 mm 以上に発育したが，血中 E2 は 14,645 pg/mL と高値だったため，coasting を行い，翌日 E2 が 9,275 pg/mL に低下したため採卵可能と判断し，GnRH アゴニストを投与して採卵術を施行した．
[採卵と胚凍結の結果]	採卵数は 16 個で，conventional な体外受精により 11 個が受精した．Day 5 に胚盤胞 4 個を凍結し，Day 6 に胚盤胞 3 個を凍結した．

JCOPY 498-06088

475

〔Ⅱ 各論〕5. 妊娠と免疫

症例

[採卵後経過]	重症卵巣過剰刺激症候群をきたし，12日間の入院加療を要したが後遺症はなく，採卵後2カ月目からIVCYを3回施行された．低補体血症が持続し治療効果は乏しいと判定された．その後も低補体血症が持続し，プレドニゾロンの増減量を繰り返されており妊娠は許可されていない．
[考察]	妊孕性温存処置では，それに伴う合併症で原疾患の治療を遅らせないように細心の注意を払う必要があるが，婦人科でフォローされていなかった自己免疫疾患の女性で急遽妊孕性温存処置を行う際には，OHSSのリスク軽減策を講じても回避が難しい．

症例3　45歳，女性，3経妊0経産（自然流産2回，現妊娠）

症例3　45歳，女性，3経妊0経産（自然流産2回，現妊娠）

〈14　卵子提供後妊娠と免疫　460頁参照〉

38歳結婚，41歳から不妊治療，41歳子宮筋腫核出術．
アメリカで卵子提供を受け，二絨毛膜性二羊膜性双胎が成立した．非妊娠時の血圧は正常だった．妊娠25週，出血を主訴に受診した．切迫早産，部分前置胎盤の診断で入院し，塩酸リトドリン持続点滴を開始した．妊娠33週，血圧の急激な上昇および浮腫の出現により緊急帝王切開術を施行した．児体重は二人とも1700g台，胎盤は一部癒着していた．術中出血量は5,000mL，RCC14単位，FFP14単位を輸血した．術後ICU管理としたが，さらに2,000mLの出血，Hbは5mg/dLまで低下したため子宮全摘術の方針とした．子宮全摘術中の出血量は8,950mL，RCC36単位，FFP32単位，PC20単位を輸血した．術後ICU管理し，全身状態改善後に産科病棟へ転棟，その後退院した．ICU管理中の出血も含めて，総出血量17,160mL，RCC64単位，FFP57単位，PC30単位の大量輸血を要した重症症例であった．

6 感染症と免疫

1 婦人科感染症

① クラミジア トラコマティス（クラミジア）

A 概説

　性器クラミジア感染症は，世界的に最も頻度高い感染症である．わが国では，感染症法の「感染症の予防及び感染症の患者に対する医療に関する法律」のもと，性器ヘルペス，尖圭コンジローマ，淋菌感染症とともに定点調査が行われている．疾患別の定点あたりの報告数は，性器クラミジア感染症が最も多く，5月から10月の春〜秋にかけて頻度が高い．また，男女ともに増加傾向にあった報告数は，2003年に減少に転じ，2011年以降男性は横ばい，女性では微増を推移している 図1 ．さらに，報告数を性別で比較したところ，女性では男性に比べ年齢分布が低く，男性のピークが25〜29歳であるのに比べ，女性は20〜24歳の報告数が最も多く，妊娠を控えた若年女性で頻度が高い[1] 図2 ．一方で，全数調査が行われている梅毒の報告数は，25〜29歳代で2倍（2015年51例，2016年100例）に急増しており，今後も特に若年者における性感染症の罹患者数の推移に注視する必要がある．

　クラミジアは，直径 $0.3\,\mu\mathrm{m}$ の球形の病原体であり，その大きさは，一般細菌とウイルスの中間に位置する．性行為により子宮頸部の円柱細胞に感染したクラミジアは，細胞質内に封入体を形成し増殖する．このため，宿主の免疫能に感作されにくく，クラミジア子宮頸管炎の90%が無症状とされている[2]．

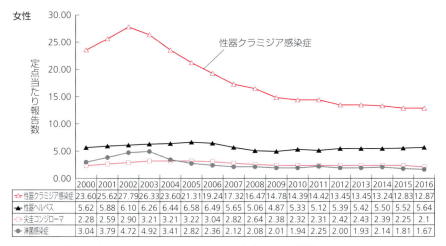

図1 性感染症定点把握4疾患の定点あたり報告数の年次推移
(砂川 富正, 荒川 創一. 厚生労働科学研究費補助金新興・再興感染症及び予防接種政策推進研究事業.「性感染症に関する特定感染症予防指針に基づく対策の推進に関する研究」. 平成28年度報告[1])

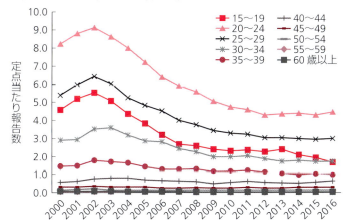

図2 性器クラミジア感染症の定点あたり報告数の年齢別年次推移
(砂川 富正, 荒川 創一. 厚生労働科学研究費補助金新興・再興感染症及び予防接種政策推進研究事業.「性感染症に関する特定感染症予防指針に基づく対策の推進に関する研究」. 平成28年度報告[1])

〔Ⅱ 各論〕6. 感染症と免疫

B 女性性器クラミジア感染症の病態

　クラミジア子宮頸管炎に罹患した女性の約50％は，自己免疫により自然治癒するが，残りの50％は残存し，治療せずに放置すると持続感染に移行する．さらに，10％が上行感染し，卵管炎や骨盤内炎症性疾患（PID）を引き起こす[3]．

　性器クラミジア感染に対する宿主の応答は，細胞性免疫が重要であるが，持続感染への移行は，HLAサブタイプおよび宿主遺伝因子，菌量や感染経路などの複合因子が影響すると考えられている．

　卵管上皮に感染したクラミジアは，卵管上皮に存在する線毛細胞を破壊し，線毛運動による卵子の輸送能を障害する．また，卵管炎が持続すると卵管上皮下間質に線維化を形成し卵管閉塞を引き起こす．さらに，卵管周囲に炎症が波及すると卵管周囲にフィルム状の癒着を形成し，卵管采を閉塞する 図3 ．これらの変化は，クラミジア感染症の治療後も残存し，卵管性不妊症や異所性妊娠，また卵管峡部と卵管采が同時閉塞すると卵管留水腫を引き起こす 図4 ．実際に，腹腔鏡検査で，クラミジアによるPIDを診断された症例の16％が妊娠に至っておらず，さらに67％で卵管性不妊症が確認された[4]．

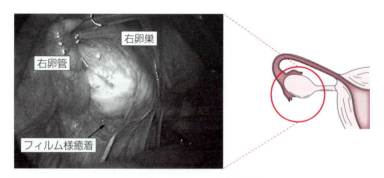

図3　クラミジア卵管周囲炎によるフィルム様癒着
クラミジア感染により卵管周囲に形成されたフィルム様癒着

1/ 婦人科感染症

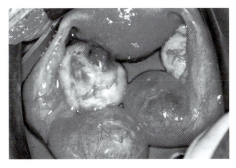

図4 クラミジア感染による両側卵管留水腫
クラミジア感染治療後も後遺症として残存する．

C 性器クラミジア感染症の診断

1 抗原（菌体）検査

　　現行感染の診断は，子宮頸管分泌物から核酸増幅法によりクラミジア菌体を検出することで行う．核酸増幅法は，きわめて高感度であるため，子宮頸管炎だけでなくクラミジアによる卵管炎やPIDの診断にも有用である．

2 クラミジア抗体検査

　　宿主の免疫を惹起するクラミジア由来のタンパクとして主要外膜タンパク（major outer membrane protein：MOMP），クラミジア由来熱ショックタンパク60（Chlamydial heat shock protein 60：C-HSP60）が存在する．MOMP，C-HSP60ともに，宿主の細胞性または液性免疫を刺激し，宿主の免疫を誘導する．

　　臨床的には，MOMPなどクラミジア特異抗原に対する血中IgGとIgA抗体価が保険適用により測定可能であり，クラミジア既往感染の診断に用いられる．特に，クラミジア慢性感染では，これらの抗体価が高値を維持することが知られている．また，クラミジア抗体検査のcut off index（COI）が高値になるにつれ，卵管周囲癒着スコア（AFS score）が重症化するという報告がある．さらに，クラミジア抗体検査は，卵管組織障害を反映することから不妊症治療開始時のスクリーニングとして重要視され，クラミジア抗体価が高値を示す不妊症例では，卵管周囲癒着や卵管障害の存在を念頭におき治療にあたる[5]．

　　HSP60は，感染や高温など物理化学的なストレス変化により細胞内

〔Ⅱ 各論〕6. 感染症と免疫

に発現誘導され，その強い抗原性が自己免疫を誘導し慢性炎症を引き起こすと考えられている．

　慢性化したクラミジア感染では，クラミジアより C-HSP60 が過剰に産生され多彩な免疫反応を引き起こし，宿主はこれに反応し C-HSP60 抗体を産生する．C-HSP60 抗体価も卵管組織障害と相関が報告[6]されているが，保険適用外であり臨床的には使用されていない．

D 治療と予後

　クラミジア感染症の治療は，マクロライド系，ニューキノロン系抗菌薬が有効であり，耐性菌は確認されていない．このため，適切な抗菌療法により治療が可能である．一方で，クラミジア感染または免疫応答により生じた卵管障害を確実に治療する方法がなく，クアラミジア感染症の治療の基本はあくまでも早期発見と治療である．

◀ 文献 ▶

1) 砂川 富正，荒川 創一. 厚生労働科学研究費補助金新興・再興感染症及び予防接種政策推進研究事業.「性感染症に関する特定感染症予防指針に基づく対策の推進に関する研究」，平成 28 年度報告.

2) Johnson BA, Poses RM, Fortner CA. Derivation and validation of a clinical diagnostic model for chlamydial cervical infection in university women. JAMA. 1990; 264: 3161-5.

3) Dean D, Suchland RJ, Stamm WE. Evidence for long-term cervical persistence of Chlamydia trachomatis by omp1 genotyping. J Infect Dis. 2000; 182: 909-16.

4) Weström L, Joesoef R, Reynolds G. Pelvic inflammatory disease and fertility. A cohort study of 1,844 women with laparoscopically verified disease and 657 control women with normal laparoscopic results. Sex Transm Dis. 1992; 19: 185-92.

5) Broeze KA, Opmeer BC, Coppus SF. Chlamydia antibody testing and diagnosing tubal pathology in subfertile women: an individual patient data meta-analysis. Hum Reprod Update. 2011; 17: 301-10.

6) Tiitinen A, Surcel HM, Halttunen M. Chlamydia trachomatis and chlamydial heat shock protein 60-specific antibody and cell-mediated responses predict tubal factor infertility. Hum Reprod. 2006; 21: 1533-8.

〈野口靖之〉

1/ 婦人科感染症

② マイコプラズマ

マイコプラズマ（*Mycoplasma*）は他細胞を必要としない環境で増殖できる最小（一般細菌の 10 分の 1 の大きさ）の細胞壁のない細菌で「Mollicutes 網」「Mycoplasmatacae 科」の「*Mycoplasma* 属」に属する．同じ「*Mycoplasma* 属」には後述する *Ureaplasma* も属しており *Mycoplasma* と *Ureaplasma* は同じ「属」の細菌である．Mollicutes 網は柔らかいという意味があり，マイコプラズマ属は細胞膜をもたない柔らかい細菌で，さらに通常の細菌の 10 分の 1 から 20 分の 1 程度の大きさで，培養液の 0.22μ 滅菌フィルターを通過するため培養系細胞に持続感染することがあるので研究上の問題を起こすこともある．

Mycoplasma 属は通常培養が難しいことが多く，培養できても増殖が遅いのでコロニー形成に長時間を要する．

また血清学的に分類が困難であり，同定や診断は PCR などの遺伝子的に決定する．ヒトから分離されるのは *Mycoplasma pneumoniae, Mycoplasma urealytium, Mycoplasma genitalium, Mycoplasma hominis Mycoplasma fermentation, penetrans* と *Mycoplasma prium* であるが，このうち病原性があると推定され臨床的情報が集まっているのは *Mycoplasma pneumoniae, Mycoplasma genitalium* と *Mycoplasma hominis* である．特に *Mycoplasma pneumoniae* はマイコプラズマ肺炎（非定型性肺炎）の病原菌と知られておりヒトに対する病原性が *Mycoplasma* 属の中で最も高いと思われる．

A *Mycoplasma* の感染

臨床的に最もよく知られ病原性の強いマイコプラズマ肺炎の原因である *Mycoplasma pneumoniae* について述べる．

マイコプラズマ肺炎は 6 月から秋にかけて主に 4 年ごとに流行がみられるが最近は通年流行し入院を要するような重症例の増加，さらに菌の耐性化などがみられる．

このマイコプラズマ肺炎の病原菌である *Mycoplasma pneumoniae* では，肺炎を起こすだけでなく，多くの慢性的な疾患や自己免疫性疾患に関係していることが知られており臨床免疫学的に重要である．

JCOPY 498-06088

483

〔Ⅱ 各論〕6. 感染症と免疫

　従来マイコプラズマ肺炎は発症すると肺以外に自己免疫性貧血，皮膚炎，腎炎，関節炎，また神経症状を呈する脳炎，喘息・リウマチ性疾患・膠原病・神経疾患自己免疫疾患に関与することも多く報告されている．

　宿主に感染の病原性について最近 Jun He ら[1] の review では *Mycoplasma pneumoniae* がどのようにして病原性をもつかについて以下の例があげられる．

1 *Mycoplasma* の直接毒

　Mycoplasma は P1 タンパクを通じて肺胞上皮や赤血球や HeLa 細胞などに強く接着する．特に気管支の線毛上皮に強く付着して繊毛の動きを止めて繊毛運動により自己が排出されないようにする．また，*Mycoplasma* は小さな遺伝子しかもたないのでアミノ酸やコレステロールなどを合成できない．宿主に感染すると，この接着機能を用いて，自己と宿主の細胞膜と fusion を起こすとともに独自の microtubules を宿主の細胞内に送り込んで，それを通じて宿主細胞内のグルコース，アミノ酸やコレステロールなど *Mycoplasma* が自分で産生できない栄養物質を自己の細胞内に輸送して利用する．その結果栄養素を吸い取られた宿主細胞に障害を与える．

　また *Mycoplasma* は宿主細胞に付着し，さらに宿主細胞に侵入し宿主細胞内から障害を与え，また nuclease や phosphatase などの酵素を宿主細胞内で働かせて細胞を破壊し，H_2O_2 を宿主細胞内に蓄積させるなどの直接的障害も与える．

　Mycoplasma は直接的な cytotoxin を分泌するわけではない．だから培養細胞に感染していても増殖の早い培養細胞は必ずしも死滅することもなく細胞が継代されるとともに *Mycoplasma* も継代され，それを用いた実験結果に影響を与える．細胞培養では *Mycoplasma* 汚染には細心の注意を要する．

　Mycoplasma pneumonia で は *Mycoplasma pneumonia* associated pathogenic factor MPN372 は百日咳毒素によく似た構造をもち，宿主の血管変性を惹起して細胞死を引き起こす．この物質が *Mycoplasma* による市中肺炎急性呼吸切迫症候群（community acquired respiratory distress syndrome：CARDS）の病原物質であるとして CARDS-Toxin

1/ 婦人科感染症

と名付けられている．ただ CARDS-Toxin は細胞外に放出される物質でなく，どの程度臨床的な病原性に関与するかはわかっていない．

2 *Mycoplasma pneumoniae* 感染に伴う自己免疫現象
交差抗原によるもの

　Mycoplasma pneumoniae の膜抗原は赤血球の膜抗原と類似した部分がありまた肺炎連鎖球菌 23 型や 32 型の表面抗原とも類似している．またそれ以外にヒトの脳神経細胞や肺細胞と交叉抗原ももっている．*Mycoplasma pneumoniae* の感染で自己免疫溶血性貧血や Guillain-Barré syndrome を発生することがある（Baheerathan A ら）[2] Guillain-Barré syndrome の患者で *Mycoplasma pneumoniae* の対する抗体と同時に神経細胞の重要な表面構成成分である galactrocerebroside（GalC）に反応する抗体が上昇しており，この抗体の上昇が *Mycoplasma pneumoniae* に反応する IgM 抗体と高い相関をなしていたという報告（Sauteur PMM ら）[3] や *Mycoplasma pneumoniae* がそれを介して宿主の細胞に付着する P1 と P30 タンパクの Carboxyl 終末構造が fibinogen，サイトケラチンなどに類似の構造をもっており，このことが *Mycoplasma pneumoniae* 感染に引き続き脳，肺，赤血球，リンパ球，心筋細胞などに対する自己抗体が作成されることがあり自己免疫障害を起こすことがある．また，宿主の免疫を乱し免疫不全の状態にすることもある．

B 治療

1 *Mycoplasma pneumoniae* のマクロライド高耐性化

　Mycoplasma が細胞壁をもたないので β-ラクタム系やアミノグリコシド系などの細胞壁合成阻害薬は無効である．マクロライド系，テトラサイクリン系，を第一選択薬とする．しかしマクロライド系の抗菌薬は最近急速に耐性菌が増加している．*Mycoplasma pneumoniae* ではマクロライド系抗菌薬の耐性率は 90％にまで達していて通常使われるクラリスやジスロマック® はほとんど効かなくなっている．現在耐性菌がないのはミノマイシン® だけであり，その他トスフロキサシン，レボフロキサシンやレスピラトリーキノンも有効であると思われるがそれについての研究は少ない．

JCOPY 498-06088

485

生殖への関与（特に *Mycoplasma genitalium* 感染について）

　Mycoplasma 属でヒトの泌尿生殖器に問題を起こすのは *Mycoplasma genitalium* と *Mycoplasma hominis* であるが，このうち *Mycoplasma genitalium* は病原性の高い *Mycoplasma pneumoniae* と遺伝子的に似ているからか，泌尿生殖器疾患との関連が知られている．それに対して *Mycoplasma hominis* の病原性は有意な証明はない．そこで病原性が高く疾患との報告が多い *Mycoplasma genitalium* について述べる．

　Mycoplasma genitalium と泌尿生殖器疾患との関係 *Mycoplasma genitalium* は以前から性伝搬感染症（STD）の男性の非クラミジア非淋菌性尿道炎と強く関連することが確立しているといえる．しかし女性の場合，子宮頸管炎，骨盤腹膜炎，早産，流産に検出されることが多いがこれが原因になるかは議論がある．そのために，女性の生殖医療について *Mycoplasma genitalium* について検査をするべきか，あるいは治療することがメリットあるかどうかについて明確でなかった．これについてシアトル，ワシントン大学のLis Rら[4]の1980年1月1日から2014年6月25日1080の論文を用いた大規模なMeta-analysisがあるので，これを紹介する．

　婦人科的疾患と *Mycoplasma genitalium* 感染との関連性は対象論文すべてを総合して，

子宮頸管炎	OR	1.36	95% CI 1.35-2.04
骨盤腹膜炎	OR	2.14	95% CI 1.31-3.49
自然流産	OR	1.82	95% CI 1.010-3.03
早産	OR	1.89	95% CI 1.25-2.85
不妊症	OR	2.43	95% CI 0.93-6.34

（Lis R, et al. Clin Intect Dis. 2015; 61: 418-26[4]）

　このようにほぼすべての生殖に関係する疾患と *Mycoplasma genitalium* との関連がみられている．今まで子宮頸管炎と *Mycoplasma genitalium* との関連はよく知られていたが，骨盤復膜炎，自然流産，早産，不妊症などと *Mycoplasma genitalium* 感染との関連は必ずしも証明され

ていなかったが，この大規模な Meta-analysis により，これら疾患の直接的な原因ではないにせよ *Mycoplasma genitalium* の感染はこれらの疾患に何らかの増悪因子になり得ることを証明している．しかし，このように大規模 Meta-analysis の結果 *Mycoplasma genitalium* 感染と関与あるということがわかったとしても *Mycoplasma* を対象とした抗菌薬治療がメリットあるかは疑問がある．

D 治療（*Mycoplasma pneumoniae* のマクロライド高耐性化）

Mycoplasma は細胞壁をもたないのでβ-ラクタム系やアミノグリコシド系などの細胞壁合成阻害薬は無効である．マクロライド系，テトラサイクリン系，を第一選択薬とする．しかしマクロライド系の抗菌薬は最近急速に耐性菌が増加している．2011 年 10 月 25 日の国立感染症研究所ホームページ〈http://strep.umin.jp/mycoplasma/index.htm〉によると *Mycoplasma pneumoniae* ではマクロライド系抗菌薬の耐性率は 90%にまで達していて通常使われるクラリスやジスロマック® はほとんど効かなくなっている．現在耐性菌がないのはミノマイシン® だけであり，その他トスフロキサシン，レボフロキサシンやレスピラトリーキノンも有効であると思われるがそれについての研究は少ない．このために *Mycoplasma genitalium* 感染が関与すると推定される疾患に積極的に *Mycoplasma* 感染検査を行い，陽性の場合，積極的に抗菌薬治療しておくべきかについては情報は得られていない．元々正常でも 10%以上で陽性となるためにこれらをすべて治療することが利益があるか疑問である．むしろ *Mycoplasma* 属全体に抗菌薬耐性化が進んでおり，特に第一選択であったマクロライド系抗菌薬に対する耐性は *Mycoplasma genitalium* でも著しいので不必要な抗菌薬投与はますます耐性化を進める．むしろ *Mycoplasma genitalium* 感染が病原性を発現するためにはどのような条件があるかを今後も研究が必要である．

◀文献▶

1) He J, Liu M, Ye Z, et al. Insights into thepathogenesis of Mycoplasma pneumoniae (Review). Mol Med Rep. 2016 14: 4030-6. Epub 2016 Sep 23. Review.

〔Ⅱ 各論〕6. 感染症と免疫

2) Baheerathan A, Ross Russell A, Bremner F. A rare case of bilateral optic neuritis and Guillain-Barré syndrome post *Mycoplasma pneumoniae* Infection. Neuroophthalmology. 2016 41: 41-7.

3) Meyer Sauteur PM, Huizinga R, Tio-Gillen AP, et al. *Mycoplasma pneumoniae* triggering the Guillain-Barré syndrome: A case-control study. Ann Neurol. 2016 80: 566-80.

4) Lis R, Rowhani-Rahbar A, Manhart LE. *Mycoplasma* genitalium infection and female reproductive tract disease: a meta-analysis. Clin Infect Dis. 2015; 61: 418-26.

〈辻 芳之〉

③ ウレアプラズマ

　Ureaplasma は *Mycoplasma* と同じ Mycoplasmataceae 科に属し，細胞壁をもたない自己増殖能をもつ最小の細菌である．1954 年に Maurice C. Shepard ら[1] よりヒトの尿生殖器に小さな *Mycoplasma* として発見しその後 Denys K. Ford ら[2] によって 1962 年に低 pH 下で目玉焼のような小さな培養コロニーを作る *Ureaplasma genus* として認められた．*Mycoplasma* との違いはその増殖に urea を要求し，尿道や性器の粘膜に寄生する．人に感染する *Ureaplasma* は *Ureaplasma urealyticum* と *Ureaplasma parvum* の 2 種類であり，これらの違いは遺伝子的に分けられ血清学的には分離不能である．*Ureaplasma* は非淋菌性尿道炎，腟炎，骨盤炎　卵管炎などにしばしば検出されているが，*Ureaplasma* 単独で病原性を発現するかまだはっきりしない．しかしいくつかの条件が整った環境下で *Ureaplasma* が疾患の原因もしくは病状の悪化に関与しているとも考えられる．人の尿道や生殖器には同定され病原性があると思われるのは *Ureaplasma urealyticum* and *Ureaplasma parvum* の 2 つがある．これらは血清学的に分類できず遺伝子的に分離する．*Ureaplasma* は発育に urea を必要とすることと pH 6.0〜6.5 の酸性の環境を必要とすることから，尿道や生殖器周囲の環境に適応する．そのうち *Ureaplasma parvum* は正常の尿道などから広く検出され，その臨床的意義については疑いの余地がある．それに対し最近の報告に限れば *Ureaplasma urealyticum* は男性の非淋菌性尿道炎や子宮頸管炎など病的な状態との関連性が *Ureaplasma parvum* より高く，病原性も強いと推定される．そこでここでは，文献が多い *Ureaplasma urealyticum* について review する．

A　不妊症と *Ureaplasma urealyticum*

1　男性不妊症

　Qing L ら[3] は 2607 人の男性不妊症の尿で *Chlamydia trachomatis*, *Nisseria gonorrhoeae*, *Mycoplasma genitalium*, *Ureaplasma urealyticum* の 4 つの病原体についてそれらの 16S ribosome RNA に対する simulta-

〔Ⅱ 各論〕6. 感染症と免疫

neous amplification test（SAT）を用いて測定した．同時に患者の精子の染色体の DNA fragmentation index を flow cytometry で検討した．その結果 *Chlamydia trachomatis* と *Nisseria gonorrhoeae* の感染では精子の DNA fragmatation index に関係なかったが，*Ureaplasma urealyticum* と *Mycoplasma genitalium* に感染している男性は非感染の不妊症男性に比して精子の DNA fragmatation index が有意に上昇いていた．このことは *Ureaplasma urealyticum* と *Mycoplasma genitalium* の感染で男性の精子の染色体の安定性が損なわれ不妊症に関係することを示唆している．

これ以外にも *Ureaplasma urealyticum* の感染が男性不妊症に関連するという報告が多い．しかし，いずれも確定的な報告はなく不妊症の主たる原因となり得るほどのものではないと思われる．

2 IVF-ET

IVF-ET の成績に *Ureaplasma urealyticum* 感染が影響を与えるかどうかの研究もあるが *Ureaplasma urealyticum* 感染していることが IVF-ET の成績を明らかに低下させるということはない．

3 女性不妊症

Ureaplasma urealyticum が女性の細菌性腟症で陽性率が高いことが報告されている．しかし，細菌性腟症が不妊症の原因にならないように，*Ureaplasma urealyticum* の女性不妊症との関連性は証明されたものはない．総合的には不妊症に対する医療で *Ureaplasma urealyticum* は何らかの影響を与えてかも知れないが，積極的に検査をして陽性者を治療しなければならないということには今のところ evidence が認められた報告はない．

4 Premature Rupture of Membrane（PROM）

これに対して早産につながる早期破水については *Ureaplasma urealyticum* の関与についての報告が多い．

PROM を発生した68%に *Ureaplasma urealyticum* の感染がみられたが，PROM を起こさなかった例ではわずか17%のみ検出された（Kapatais-Zoumbos K ら[4]．150例の早産例 PROM を伴う例では96%

が *Ureaplasma urealyticum* が検出されたが早期破水を伴わない例では
32%が *Ureaplasma urealyticum* 陽性に過ぎなかった（Lere SE ら[5]）.
また早産児の喉頭から *Ureaplasma* が検出されるなど PROM と
Ureaplasma 感染が関係することが強く示唆される. しかし正常の女性
の腟からも *Ureaplasma urealyticum* が多く検出される. 細菌感染が強
い炎症を発生させて PROM を発生させることは周知の事実であるが,
Ureaplasma urealyticum はじめ一般的に *Mycoplasma* 属では *Mycoplasma pneumoniae* のような強毒なものを例外として即時型の強い炎症を
発生させることはない. 実際 *Ureaplasma urealyticum* の感染でも強い
炎症症状は少ない. そのために *Ureaplasma* が直接 PROM の誘発原因
になるか, なるとすれば, どのようなメカニズムで PROM が起こるか
の問題が提起される. 我々のグループ[6] は *Ureaplasma urealyticum* の
特異的な urease に対するラットモノクローナル抗体を樹立することに
成功したので, これを用いた蛍光抗体法を樹立することで直接
Ureaplasma urealyticum の感染を局所で証明できる信頼性の高い検出法
を開発した. この蛍光抗体法を用いて PROM を起こして早産に至った
症例の子宮頸管の *Ureaplasma urealyticum* 感染を調べた. その結果,
PROM を起こして早産を起こした症例に *Ureaplasma urealyticum* 感染
の有意な増加が認められたが, 真菌 *Gardnerella vaginalis*, *Enterococcus faecalis*, *Escherichia coli*, group B *Streptococci* などの感染率には
早産例と, 非早産例との有意な差はなかった. このように *Ureaplasma
urealyticum* の菌体を直接観察する信頼性のある方法でみると PROM
の発生に *Ureaplasma urealyticum* が関連することが強く示唆された.

　Ureaplasma urealyticum 感染では明らかな炎症症状を伴わなくとも
PROM を発生する例が多いことから, どのようなメカニズムで PROM
を発生するかを in vitro の系で検討した. 一般に細菌は表面にある細胞
壁成分の lipopoly saccharide（LPS）が monocyte に対して直接的な免
疫反応（innate immunity）を惹起させ IL-8 を介して各種の protease が
誘導され卵膜の破綻が誘導されると考えられている. しかし *Ureaplasma urealyticum* は細胞壁がないので他の細菌のように LPS は認められ
ない. 我々は *Ureaplasma urealyticum* の細胞膜を構成する lipoprotein
（LP）に着目しこの LP が monocyte を直接刺激し IL-8 を介する protease 誘導の系を刺激することができるかを検討した. *Ureaplasma urea-*

〔Ⅱ 各論〕6. 感染症と免疫

lyticum から LP を精製しこれをヒト monocyte の culture cell line である THP-1 細胞に添加し，IL-8 の産生誘導を *Escheria coli* 由来の LPS と比較し経時的に観察した．その結果 LPS での THP-1 の IL-8 の産生誘導は早期の 2 時間目から始まり 8 時間でピークに達してその後下降する即時型の反応を示すのに対して，LP の場合は 8 時間経過してようやく増加が明らかとなり LPS の反応が低下している 48 時間を過ぎても上昇を続け，遅延持続型の刺激を示すことがわかった．またこの刺激は innate immunity の TOLL-like receptor 2 を介する刺激であることもわかった．この in vitro の系を，細菌感染による即時的な強い炎症がみられなくとも突然 PROM が発生する臨床的にみられる現象に当てはめると，*Ureaplasma urealyticum* の潜行感染があり，それにより，innate immunity の遅延的な刺激が IL-8 を介し porotease を誘導して，それに何かの他の要因が加わることにより突然卵膜を破綻させて PROM を発生させるという臨床的にみられる現象に当てはめられるのではないかとも思われる．

B まとめ，*Ureaplasma urealyticum* 検査，治療の意義があるかについて

Ureaplasma urealyticum 感染は女性不妊症や IVF-ET の outcome にはあまり大きな影響はないようである．しかし男性の *Ureaplasma urealyticum* は男性の精子の受精能力には悪い影響を与えているようである．また周産期においては *Ureaplasma urealyticum* の感染は PROM 発生の促進因子になることはかなりあり得るといえる．しかし *Ureaplasma urealyticum* 感染の有無を検査することと，もし感染しているときに抗菌薬で治療するべきであるかについては今のところ慎重であるべきである．なぜならば，我々が用いたモノクロナール抗体による蛍光抗体法は直接局所感染をみることはできるがあくまでも実験的ではあって一般的ではない．また現在 PCR 法で *Ureaplasma urealyticum* の検出するキットが市販されてはいるが臨床的評価がされていない．さらに *Mycoplasma* の項でも述べたように現在 *Ureaplasma urealyticum* だけではなく *Mycoplasma* 属すべてにおいて著しい抗菌薬の耐性化が進んでおり，妊婦に安全に用いることのできるマクロライド系に対する耐性化が特に著しい．*Ureaplasma* は酸性培地，urea の添加，コレステ

1/ 婦人科感染症

ロール要求性や非常に増殖が遅いなど，*Mycoplasma* 属の中でも特に培養が困難で抗菌薬に対する感受性検査ができない．そのためにエピジェニックに抗菌薬治療を行っても抗菌薬の効果があったかどうかわからず，さらに耐性化を進めることとなる．生殖医療について *Ureaplasma* 感染は悩ましいところであるが今後の研究成果を待たねばならないであろう．

◀文献▶

1) Sherad MC. The recovery of pleuropneumonia-like organisms from Negro men with and without nongonococcal urethritis. Am J Syph Gonorrhea Vener Dis. 1954; 38: 113-24.

2) Ford DK. Culture of human genital "T-STRAIN" pleuropneumonia-like organisms. J Bacteriol. 1962; 84: 1028-34.

3) Qing L, Song QX, Feng JL, et al. Prevalence of Chlamydia trachomatis, Neisseria gonorrhoeae, Mycoplasma genitalium and Ureaplasma urealyticum infections using a novel isothermal simultaneous RNA amplification testing method in infertile males. Ann Clin Microbiol Antimicrob. 2017; 16: 45.

4) Kapatais-Zoumbos K, Chandler DK, Barile MF. Survey of immunoglobulin A protease activity among selected species of Ureaplasma and Mycoplasma: specificity for host immunoglobulin A. Infect Immun. 1985; 47: 704-9.

5) Lee SE, Romero R, Kim EC, et al. A high Nugent score but not a positive culture for genital mycoplasmas is a risk factor for spontaneous preterm birth. J Matern Fetal Neonatal Med. 2009; 22: 212-7.

6) Harada K, Tanaka H, Komori S, et al. Vaginal infection with Ureaplasma urealyticum accounts for preterm delivery via induction of inflammatory responses. Microbiol Immunol. 2008; 52: 297-304.

〈辻 芳之〉

〔Ⅱ 各論〕6. 感染症と免疫

④ 尖圭コンジローマ

A 病因

　尖圭コンジローマは，性器，肛門，尿道周囲に隆起性病変を生じる性感染症である．病因となるヒトパピローマウイルス（HPV）の90%はlow risk typeである6型，11型である．その他，16，18，31，33，35型が検出されることがあるが，6型，11型とともに検出されることも多い[1,2]．

B 診断

　診断は特異な乳頭状，鶏冠状の外観と症状から可能であるが，診断が不確実である場合や，治療抵抗性であったり，免疫不全者の場合などは生検による組織診断を行う．組織学的には，扁平上皮が線維血管間質の軸を中心に乳頭状増殖をする．有棘細胞の増殖，錯角化などをみる．表層角化細胞の核周に明庭をもつコイロサイトーシスの所見を示す．HPV型別検査が診断に役立つ場合があるが，保険診療としては認められていない[3]．

C 感染の自然史

　HPVは重層扁平上皮の基底層にある基底細胞を標的としているため，感染には扁平上皮の微細な傷により基底細胞までウイルスが侵入する必要がある．そのため，HPVは剥離した上皮とともに，性的なものを含む直接の接触により生殖器粘膜，外陰部皮膚に感染する．湯船や銭湯で感染することはないとされる．成人の予防としてはコンドームの使用が大切であるが，外陰部など広汎に感染がある場合は完全に予防することはできない[4]．

　HPV 6，11型に感染してから尖圭コンジローマ病変を形成するまでの期間の中央値は6〜10カ月である．無治療経過観察で改善，不変，増悪がそれぞれ認められる．HIV感染がない女性であれば診断後1年で

80％に病変の消退がみられる．病変が消えても，HPV 感染そのものは持続して不顕性感染の状態になっていることは多く，若年女性の HPV 感染調査において，HPV 6，11 型を検出した群のうち，コンジローマ病変を有していたのが 25％だったという報告もある[1]．

尖圭コンジローマ合併妊婦から出生する児には時に HPV 6，11 型の産道感染により若年性再発性呼吸器乳頭腫症を発症することがあり，妊娠中の管理も重要になる[3]．

尖圭コンジローマは感染症法に基づく定点報告性感染症（5 類感染症）であり，全国の定点報告では女性患者は 2006 年以降減少傾向であり，20〜24 歳が最多，次いで 25〜29 歳に患者が多い．

D 尖圭コンジローマ感染と免疫反応

尖圭コンジローマのような low risk HPV 感染症の場合，多くはウイルス初期タンパク，特に E2，E6 タンパク質に対して細胞性免疫が働くことによって病変が消退する．

免疫組織学的には，尖圭コンジローマ病変には多数の単核球（CD4陽性，CD8 陽性，CD56 陽性，マクロファージ）の浸潤と，Th1 サイトカインの発現が出現するが，局所の反応の激しさに対して，全身性の抗原特異的 T 細胞免疫応答は弱く，しばしば一時的である[5]．

E 宿主の免疫と尖圭コンジローマ

HPV 感染は宿主の免疫能と関連があり，古くから尖圭コンジローマは妊婦や低栄養状態で多く認められることは知られていた．

近年の報告でも，HIV 感染，特発性 CD4 陽性リンパ球減少症，移植後の免疫抑制剤使用時などの免疫抑制状態ではコンジローマ病変の発症も多く，難治性であり，治療後も再発率が高いとされている．HIV 感染があれば，初回診断後のコンジローマ病変の消退は 60％に留まる．

また，妊娠は一般に細胞性免疫能を低下させるため，妊娠中は尖圭コンジローマ発症をしばしば経験する．これは，前述した児への若年性再発性呼吸器乳頭腫症リスクという意味でも問題となる．分娩時に肉眼的にコンジローマ病変がある状態での経腟分娩が最もリスクが高いとされ

〔Ⅱ　各論〕6. 感染症と免疫

ているが，病変を認めなくてもコンジローマ既往母体からの感染例もある．帝王切開分娩による児の乳頭腫症発症予防効果は明らかではない[1, 3, 4]．

F　治療

外陰部病変に対しては，imiquimod 5% cream（ベセルナクリーム5%®）を使用するのが近年の第一選択である．連続塗布を避けて週3回，疣贅部位に薄く塗布し，6〜10時間を目安に必ず洗い流す．使用は16週を限度にする．外陰部，肛門周囲のみ使用し，腟内，子宮腟部には重篤な粘膜障害が認められることがあるので禁忌である．

その他の治療法として，冷凍療法，外科切除，インターフェロンの局所注射，レーザー蒸散がある．病変の状態，患者の希望，費用，副作用，担当医の治療経験などにより治療法を決定する．視診上は治癒しても3カ月以内に約25%が再発するため，治療後約3カ月のフォローアップは必要である[3]．

G　予防

2011年7月には，HPV 6型，11型にも予防効果をもつ4価HPVワクチン（ガーダシル®）が認可され，若年女子に対して公費による定期接種に指定されている．HPVワクチンはHPVウイルスキャプシドを模倣したウイルス様粒子（virus like particle：VLP）によって抗体を誘導する予防的ワクチンであり，感染性は全くない．感染の予防効果はあるが，既感染のHPVに対する治療効果はない．多様なHPV型それぞれのVLPをカクテルにしたカクテルワクチンとすることで，16，18型の悪性腫瘍ハイリスク型に加えて尖圭コンジローマの主原因となっている6，11型の2型を加えた予防効果を得ている．治験の結果集積では6型，11型に関連した外性器病変の予防効果は100%であった．オーストラリアおよびニュージーランドではワクチン定期接種によりワクチン接種世代のコンジローマ患者の減少が報告され，定期集団接種の有効性が証明されている[6]．しかし，わが国では2013年6月から副反応の再調査のために国による積極的勧奨が差し控えられており現在（2017年5

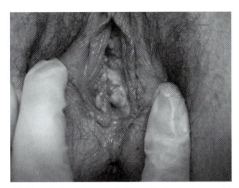

図1 腟入口部から外陰に散在するコンジローマ病変

月）も勧奨再開はされていないため，接種率が極端に低い状態が続いている．日本のみがワクチンで予防可能なHPV関連疾患のリスクに曝されたままの状態であり，尖圭コンジローマ患者の減少が確認されているワクチン接種が進んだ諸国との差が大きくなることが懸念される．

◀文献▶

1) Mao C, Hughes JP, Koutsky LA, et al. Clinical findings among young women with genital human papillomavirus infection. Am J Obstet Gynecol. 2003; 188: 677-84.
2) Park IU, Introcaso C, Dunne EF. Human Papillomavirus and genital warts: A review of the evidence for the 2015 centers for disease control and prevention sexually transmitted diseases treatment guidelines. Clin Infect Dis. 2015; 61 8: S849-55. doi: 10.1093/cid/civ813
3) Workowski KA, Bolan GA. Sexually transmitted diseases treatment guidelines, 2015. MMWR Recomm Rep. 2015; 64: 1-137.
4) Zur Hausen H. Papillomavirus and cancer. From basic studies to clinical application. Nature Review. 2002; 5: 342-50.
5) Stanley MA. Epithelial cell responses to infection with human papillomavirus. Clin Microbiol Rev. 2012; 25: 215-22. doi: 10.1128/CMR.05028-11.
6) Oliphant J, Stewart J, Ward D, et al. Trends in genital warts diagnoses in New Zealand five years following the quadrivalent human papillomavirus vaccine introduction. N Z Med J. 2017; 130: 9-16.

〈植田多恵子　蜂須賀徹〉

〔Ⅱ　各論〕6. 感染症と免疫

2／妊娠と感染症

① トキソプラズマ

A 概説

　トキソプラズマ（*Toxoplasma gondii*）は，ヒトを含むほぼすべての哺乳動物に感染することができる細胞内寄生生物である．この宿主域の広さが広い範囲への感染拡大を可能にしており，ヒトに限っていえば全世界人口のうちの約3分の1（約20億人）が感染していると試算されている．

　免疫機能が正常な健常人がトキソプラズマに感染してもほとんど症状はないが，エイズ患者や抗がん剤や免疫抑制剤投与下にある患者などの免疫不全者においては致死性の脳症や肺炎を引き起こすことはよく知られている．免疫能が未成熟な胎児においても同様であり，流産・死産や出生児の神経学的異常や眼の異常を引き起こすことがあり，先天性トキソプラズマ症とよばれている．いわゆる TORCH 症候群の "T" である．日本では欧米ほどの発症数は認められず，まれな疾患と考えられていたが，1990 年代以降に報告例が増加し，近年ではその対応は見直されつつある．出生前からの対応が可能であることから，妊娠初期スクリーニングにトキソプラズマ抗体検査を薦める声は多い．

B トキソプラズマ原虫の生活環と宿主の免疫応答

　通常は日和見感染にしかならない感染が，なぜ免疫不全者や妊婦に対しては脅威となるのかを理解するためにはトキソプラズマの生活環と宿主の免疫応答について知る必要がある．

1 トキソプラズマの3つの形態

　トキソプラズマにはタキゾイト（急速増殖体）・ブラディゾイト（緩慢増殖体）・オーシスト（有性生殖分裂体）という3つの異なる形態が

あり，周囲の環境によって3つの形態を行ききする．オーシストが形成されるのはネコの腸管内のみであるためトキソプラズマの有性生殖はネコの体内でしか起こらない．そのためネコが終宿主とされている．

2 宿主への侵入と増殖

　ネコの腸管内で形成されたオーシストは糞便中に排泄され土壌を汚染する．そのオーシストは中間宿主となるヒトを含むさまざまな動物に経口的に体内へ取り込まれ腸管内でタキゾイトに変態する．タキゾイトは腸管の白血球細胞に能動的に侵入し細胞質内に寄生胞（parasitophorous vacuole：PV）を作り，その中で増殖しつつ血流に乗り全身へと移動してゆく．タキゾイトの増殖は速く，やがて白血球細胞はタキゾイトで充満され破裂する．放出された多数のタキゾイトは，それぞれが近接した別の白血球に侵入し，増殖を繰り返しながら全身臓器へと拡散する．

3 宿主の免疫応答と潜伏感染

　白血球に感染することは，全身に拡散できるという利点がある一方で，宿主の免疫系に認識されやすいというリスクを冒している．宿主の免疫系は，トキソプラズマの侵入を認識するとやがて大量のガンマーインターフェロン（IFNγ）を産生し始める．IFNγは宿主細胞内にさまざまなタンパク質群を誘導し，それらの一部はタキゾイトを擁する寄生胞を破壊することでその増殖を阻害し殺傷する[1]．

　正常な免疫能をもつ健常な個体では，このような機序でほとんどのタキゾイトは免疫系に排除されるが，排除される前に脳や筋肉や眼や胎盤などの免疫系が強く働かない臓器に到達することができたタキゾイトは，ブラディゾイトに姿を変え，臓器内に形成したシストの中に隠れることで免疫系から逃れ，潜伏感染することができる．

　この状態にある動物を他の動物が食すると，経口的にシストを体内へ取り込み，新たな感染が成立する．そのようなことが起こらなければ，潜伏感染の状態のままトキソプラズマは二度と表へ出てくることはなく，宿主の死亡とともに死滅する．

4 胎児を含む免疫不全者の場合

　しかし，免疫不全の患者や妊婦では，異なった経過をたどる．免疫不

〔Ⅱ 各論〕6. 感染症と免疫

全者では，細胞性免疫能が低下しているため，タキゾイトの増殖を阻止できず重症化しやすい．さらには脳内に潜伏感染していたシスト内のトキソプラズマに再活性化を許し，脳症を発症することもよく知られている．妊娠中の母体では，胎児という半分が自分ではない異物を自分の免疫系が拒絶しないように免疫寛容な状態になっているため，寄生虫などの感染に対し抵抗力が弱いとされているが，非妊娠時より重症化するという知見は少ない．しかし胎盤に到達し形成されたシストから，未熟な免疫能しかもたない胎児へと感染が及ぶと，予後不良の先天性トキソプラズマ症を発症し得る．

C 妊婦の管理

1 トキソプラズマ母子感染の予防

ヒトへの感染経路は，次の3経路である．

① ネコの糞便に汚染した土から，ヒトの手などを介して，オーシストが食品へ運ばれ，経口的に摂取して感染する．

② 潜伏感染しているウシ・ブタなどの肉を不十分な加熱処理のまま食することで，筋肉内のシストを経口的に摂取して感染する．

③ 妊娠中に母体がトキソプラズマに初感染した場合，胎盤を介して胎児へ感染する．

母体感染の予防として，未感染の妊婦には次のことに注意するように啓蒙する必要がある．

① ネコの糞便は速やかに処理する（排出後4〜5日間は感染力をもたない）．

② ネコと接触後や公園の砂場やガーデニングなど土いじりをした後は十分に手洗いをする．また，野菜や果物はよく洗ってから食べる．

③ 食肉は十分加熱するか冷凍保存後調理する．

2 スクリーニング

トキソプラズマ抗体検索を，全例に対する妊娠初期スクリーニングに加えるべきかどうかについては，世界的にも統一見解はない．本症罹患率の高いフランスでは肯定されているが，わが国よりも高い罹患率をも

2/ 妊娠と感染症

つアメリカでも，スクリーニングの有用性は認められていない．わが国の産科ガイドラインでは，その推奨レベルは C である．

3 初感染疑い妊婦への対応

妊娠中に初感染を疑った場合，トキソプラズマ IgG 抗体をペア血清として測定し，抗体価が陽転するか 4 倍以上上昇するとき，最近の感染と診断する．最初の抗体価がすでに高値であれば，トキソプラズマ IgM 抗体測定が有用で，陰性であれば最近の感染は否定的である．しかし，陽性なら診断は困難である．なぜならば，トキソプラズマ IgM 抗体の存続は長く，数年に及ぶ例もあるからである．近年，トキソプラズマ IgG 抗体のアビディティ（抗体結合力）の測定が可能となり，感染時期の診断に有用であり臨床応用されている[2]．アビディティは時間とともに強固になるため，低値を示せば最近の感染の可能性が高いとされている．

4 胎児感染の診断

胎児への感染が疑われる場合，羊水穿刺で得た羊水中にトキソプラズマ DNA を PCR 法にて同定することで診断が可能である[3]．ただし，偽陽性は非常に少ないが偽陰性は起こりうる．

5 胎児への治療

母体の感染が診断されるか，強く疑われる場合には，アセチルスピラマイシンを開始する．胎盤へ移行してトキソプラズマの胎児への感染を防ぐと考えられている．胎児感染ありと診断された場合は，スルファジアジン＋ピリメサミンに変更する．これらの薬剤は，アセチルスピラマイシンよりも駆虫効果が強いが，ピリメサミンに催奇形が考えられること，また 28 週以降ではスルファジアジンによる新生児核黄疸のリスクを増すことから，妊娠 16〜27 週に限定した使用が推奨される．また，ピリメサミンは葉酸代謝を阻害するため造血機能の監視や葉酸の補充にも留意する必要がある．

〔Ⅱ 各論〕6. 感染症と免疫

表1 妊娠中のトキソプラズマ感染時期と予後との関係（Hohlfeld P, et al. N Engl J Med. 1994; 331: 695-9[4]）より引用，邦訳）

感染時期	1st trimester	2nd trimester	3rd trimester
児の予後	No.（%）	No.（%）	No.（%）
胎内感染せず	109（86）	173（71）	52（41）
胎内感染あり			
不顕性	3（2）	49（20）	68（53）
顕性（軽症）	1（1）	13（5）	8（6）
顕性（重症）	7（6）	6（2）	0（0）
死亡	6（5）	5（2）	0（0）
総計	126（100）	246（100）	128（100）

D　先天性トキソプラズマ症

　胎児に感染が及ぶと，流産や死産あるいは出生児に水頭症，脳内石灰化，脈絡網膜炎の3主徴の他に，小頭症，失明，てんかん，精神運動発達遅延，血小板減少などがみられることがある．

　胎児感染率や重症度は母体が初感染した妊娠週数によって異なり，**表1**[4] に示すように妊娠後期になるほど胎児感染率は高く，逆に重症例は妊娠初期の感染例に多く，娠後期では不顕性か軽症がほとんどである．

　顕性感染児の予後は不良で，死亡率は12%といわれ，生存してもその多くに脳性麻痺や精神発達遅滞などの重症後遺症がみられる．ただし，出生時に典型的な所見を呈する例は少なく，多くは非特異的な所見のみ～不顕性感染児である．しかし，出生時に不顕性であっても，その後に網脈絡膜炎や聴覚障害やてんかんが明らかになる児は少なくないため，長期にわたるフォローアップが必要である[5]．

E　新生児管理

　まず，ヒトからヒトへの感染はないので隔離の必要はない．新生児期に非感染を確実に診断できる方法はないので，抗体陽転妊婦からの出生児は専門施設での管理が望ましい．検査の進め方や治療については他書

2/ 妊娠と感染症

に譲る.

◀文献▶

1) Yamamoto M, Okuyama M, Ma JS, et al. A cluster of interferon-γ-inducible p65 GTPases plays a critical role in host defense against *Toxoplasma gondii*. Immunity. 2012; 37: 302-13.

2) 小島俊行, 他. トキソプラズマ. 産科と婦人科. 2008; 75: 1662-72.

3) Wallon M, Franck J, Thulliez P, et al. Accuracy of real-time polymerase chain reaction for *Toxoplasma gondii* in amniotic fluid. Obstet Gynecol. 2010; 115: 727-33.

4) Hohlfeld P, Daffos F, Costa JM, et al. Prenatal diagnosis of congenital toxoplasmosis with a polymerase-chain-reaction test on amniotic fluid. N Engl J Med. 1994; 331: 695-9.

5) Berrébi A, Assouline C, Bessières MH, et al. Long-term outcome of children with congenital toxoplasmosis. Am J Obstet Gynecol. 2010; 203: 552.e1-6.

〈丸山有子〉

〔Ⅱ 各論〕6. 感染症と免疫

② 風疹

A 症状

　風疹は，風疹ウイルスが感染する急性の発疹性感染症である．感染経路は飛沫感染で，ヒトからヒトへ感染が伝播する．症状は発疹99.5%，発熱89.2%，リンパ節腫脹71.7%，関節痛・関節炎19.1%であり，不顕性感染から重篤な合併症併発まで幅広く，特に成人で発症した場合，高熱，発疹，関節痛の長期化など，小児より重症化することがある．また，脳炎や血小板減少性紫斑病を合併することもある（2,000～5,000人に1人くらいの割合）[1]．通常小児期に感染するが，最近の妊婦の風疹罹患の機会は家族および職場（男性）からが多い．妊娠初期，特に妊娠5カ月までの妊婦が罹患すると，胎児に先天性風疹症候群（congenital rubella syndrome：CRS，白内障，先天性心疾患，難聴などを主症状とする）のリスクが生じる．

B 診断

　10～15%が不顕性感染である．発疹出現後3～4日で風疹特異的IgGおよびIgM抗体が産生されるため，この抗体を測定することにより感染の既往の有無を診断する．赤血球凝集抑制反応法による風疹HI抗体価は風疹IgM抗体と同時に256倍以上に上昇し，1年後には32～128倍まで下降し漸減する．IgM抗体は約1週間でピークを迎え，2～3カ月後には陰性化するが，一部は長期（数年）持続することがある．

C ワクチン接種の実際

　本邦では1977年以降，女子中学生に風疹ワクチン定期接種を実施した結果，ワクチン接種率は約70%となり成人女性のほぼ95%に風疹抗体保有率を維持できた．つまり，現在38～54歳の女性は中学校での集団接種により風疹抗体保有率は高い．しかし，29～37歳では個別接種のため接種もれなどのため抗体価は低い．27～29歳では幼児期に1回

504

2/ 妊娠と感染症

の個別接種となっている．27歳未満の世代では2回接種による接種率の改善が図られたが83％にとどまっている．一方，男性では38歳以上はワクチン接種が行われていないこと，37歳以下でも接種率が低いという問題がある．このように風疹感染の流行を抑える努力をしてきたものの約5年ごとに風疹の流行が起こっている事実がある．以上より，女性は21～37歳，男性は21歳以上が免疫の低い世代である[2]．すなわち，1990年以降に生まれた人は2回のワクチンを受ける機会があったが，それより年齢が上の人は受けていても1回のみ．1979年以前に生まれた男性は1回もその機会がなく，十分な免疫をもたない人が増えている[1]．

さらに，2011年から，海外で感染して帰国後発症する輸入例が散見されるようになった．渡航先としてはアジアおよびアフリカ諸国で，中国，インド，モンゴル，パキスタン，ナイジェリアなどからの報告が多いとされている．本邦では2012年10月～2014年10月に，45人の先天性風しん症候群の患者が報告されている[1]．妊婦の風疹罹患の機会は家族および職場からが多いことから，妊婦をとりまく環境も含めた予防対策指導が必要である．そのためには，女性だけでなく男性への抗体価測定とワクチン接種の啓発が欠かせないことを意味している．

D ワクチン接種のポイント

定期の予防接種については，2回の接種をそれぞれ95％以上の人に接種することを目標としているが，医療・教育関係者や海外渡航を計画している成人も，風疹の罹患歴や予防接種歴が明らかでない場合は予防接種を検討することが求められる．既往感染，ワクチン接種後であっても頻度は少ないが風疹罹患はありうるが，以下の場合にワクチン接種をすべきである[1]．

- 定期接種の対象者（1歳児，小学校入学前1年間の幼児）．
- 過去の制度の変遷から，定期接種の対象については，1990年以降に生まれた人は2回，1979～1990年に生まれた人は1回，1979年以前に生まれた男性は0回であることを考慮してワクチン接種を行う．
- 妊婦もしくは妊娠を考えている女性はHI 16以下を陰性扱いとする．
- 医療従事者や学校関係者・保育福祉関係者など，風疹にかかるリスク

505

〔Ⅱ 各論〕6. 感染症と免疫

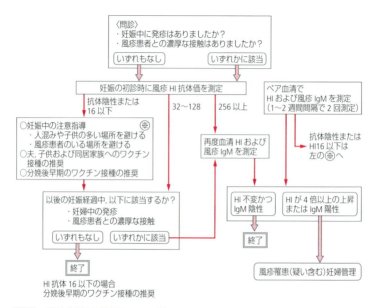

図1 診療対応の概略フロー図
(風疹流行に伴う母児感染の予防対策構築に関する研究班 2004 年 8 月提案[4])

が高い人や風疹にかかることで周囲への影響が大きい場合,流行国に渡航するような場合である.産科医師も接種対象者への啓発と自らのワクチン接種を促進すべきである.

E 妊婦の風疹についての診療対応の概略フロー図を示す 図1 [2-5]

初診時に風疹 HI 抗体価測定,接触歴および発疹の有無を問診,低抗体価例は,妊娠中の生活指導に加え,家人へのワクチン接種を推奨し,本人には産褥期に接種およびその後 3 カ月間の避妊の指導を行う.

1 初診時の問診

妊娠中に風疹患者との明らかな接触,自覚症状などがあった場合

潜伏期間は 2〜3 週間.ペア血清検査(HI 抗体価と風疹 IgM 測定)で HI 4 倍以上の上昇または IgM 陽性ならば精査する.

2 初診時の検査

風疹 HI 抗体価測定

陰性または 16 倍以下：妊娠中の生活指導に加え，家人へのワクチン接種を推奨し，本人には産褥期に接種およびその後 3 カ月間の避妊の指導を行う．

32～128 倍：自覚症状の把握．

256 倍以上：再検とともに風疹 IgM 測定し，HI 不変かつ IgM 陰性を確認する．一方，HI 4 倍以上の上昇または IgM 陽性の場合は風疹罹患と考える．1 年以上の長期間にわたり IgM 抗体が陽性を示した場合は，avidity index（AI）≧60%，IgG 抗体価≧80，1～2 カ月後の IgM 抗体価不変，IgM 抗体価≦3.0 を参考にして判断する．

3 胎内感染の診断

絨毛・羊水・児血液・臍帯血・新生児唾液や尿からの風疹ウイルスRNA，あるいは児血液などの風疹 IgM 抗体の測定による．不顕性感染例では胎児感染率 2～4%．妊娠初期の顕性感染では胎児感染率 40%，風疹患者との接触による胎児感染率は 60%．胎児感染のうち CRS 発症は 30%程度で症状と重症度は，感染時の妊娠週数に依存する．

F オリンピックまでに撲滅

風疹の流行に伴う先天性風疹症候群の発症を防ぐため，日本産婦人科医会は日本産科婦人科学会，日本周産期新生児医学会，国立感染症研究所と協力し，"2 月 4 日"を"風疹の日"—"風疹ゼロ"プロジェクトデー—，2 月を"風疹ゼロ"月間として，"風疹ゼロ"プロジェクトを立ち上げた．2020 年のオリンピック・パラリンピックまでに風疹を撲滅（風疹ゼロプロジェクト）することを目標としている[3, 6]．2017 年より多くの官公署，関係機関，学会などに，情報発信，啓発活動にご協力をお願いし，毎年 2 月を，計画的な啓発強化キャンペーン月間としてワクチン接種推進活動を加速させている．

2 月 4 日"風疹の日"—『"風疹ゼロ"プロジェクト』—要点．

①風疹にご注意！わが国では風疹流行のリスクはいまだに消えていな

〔Ⅱ　各論〕6. 感染症と免疫

い.

② 妊娠 20 週頃まで（主に妊娠初期）に風疹ウイルスに感染すると胎児が CRS になるおそれが生じる.

③ 30〜50 代の男性は風疹に対する免疫のない方が多く，風疹流行の要因となっている.

④ 海外流行地への渡航は風疹ウイルスに感染するリスクを上げる．渡航の際は万全の風疹予防対策，また帰国後は風疹発症リスクに対する適切な対応策をとる.

⑤ 現在，MR（麻疹風疹）ワクチンが一部不足し，流通が滞っている地域がある．ワクチン増産にはかなりの時間がかかり，流行してからワクチン接種を推進するのではなく，計画的なワクチンの増産と検査キットの確保が必要である.

◀ 文献 ▶

1) 厚生労働省ホームページ．風しんについて．
〈http://www.mhlw.go.jp/seisakunitsuite/bunya/kenkou_iryou/kenkou/kekka-ku-kansenshou/rubella/〉

2) 谷垣伸治，金沢誠司，松島幸生，他．風疹　特集　妊娠と感染症―外来で聞かれてどう説明する？　産科と婦人科．2016; 83: 1004-9.

3) 日本産婦人科医会ホームページ．
〈http://www.jaog.or.jp/rubella/〉

4) 診療対応の概略フロー図．
〈http://idsc.nih.go.jp/iasr/32/379/graph/df37951.gif〉

5) 厚生労働科学研究費補助金新型インフルエンザ等 新興・再興感染症研究事業．
〈http://www.mhlw.go.jp/file/05-Shingikai-10601000-Daijinkanboukouseikaga-kuka-Kouseikagakuka/0000026976.pdf〉

6) “風疹ゼロ”プロジェクト．〈http://www.jaog.or.jp/all/103_161109.pdf〉

〈小林 浩〉

2/ 妊娠と感染症

③ サイトメガロウイルス

A はじめに

　妊婦がサイトメガロウイルス感染により重症化することは少ない．しかしながら，胎児のサイトメガロウイルス感染は先天性感染症の中でも高頻度に起こっており，胎児期・新生児期での死亡例も含め重症例が少なくはない．さらには，乳児期まで無症状であっても幼児期以降に神経学的な症状が現れる後障害（神経学的後遺症）例も存在する．胎児の感染には妊婦の感染が大きく関与しているため，本項では妊婦と胎児それぞれのサイトメガロウイルス感染について理解しやすいようにまとめた．

B サイトメガロウイルス（cytomegalovirus: CMV）について

　CMV はヘルペスウイルス科に属する 2 本鎖 DNA ウイルスであるが，ヘルペス（小水疱の集簇）は生じない．CMV はヘルペスウイルス科の中でも外分泌腺に潜伏感染する β ヘルペスウイルス亜科に分類され，唾液腺以外には腎などに潜伏感染する．β ヘルペスウイルス亜科にはサイトメガロウイルス属に属する CMV の他，ロゼオウイルス属に属するヒトヘルペスウイルス（human herpesvirus: HHV）-6A，HHV-6B，HHV-7 がある．なお，HHV-5 は CMV のことであるが，HHV-5 が学名，CMV が一般名である．サイトメガロウイルス属は種特異性が高く，ヒトに感染する CMV は他の哺乳類などには感染しない．つまり，臨床においては CMV という記載で十分であるが，ウイルス学において正しくはヒトサイトメガロウイルス（human cytomegalovirus: HCMV）である．

C 感染の種類について

　CMV 感染には先天性感染，周産期感染，後天性感染の 3 通りがある．先天性感染は主に経胎盤感染（血行性）であり，周産期感染は主に

JCOPY 498-06088

509

〔Ⅱ 各論〕6. 感染症と免疫

経産道感染（子宮・腟分泌物から）と経母乳感染である．これらが垂直感染であるのに対し後天性感染は水平感染であり，経口感染（尿，唾液などから），性感染（子宮・腟分泌物，精液から），輸血感染，臓器感染（移植臓器から）である．産科領域において最も問題となるのは妊婦の後天性感染とそれに引き続く児の先天性感染である．

D 妊婦の後天性感染と児の先天性感染について

後天性感染を起こすのが特に基礎疾患を有しない健常妊婦であることは注目すべきである．つまり，どの妊婦でも後天性感染が起こり得るのである．

自分の子供を含む幼児の尿，唾液との接触による未感染妊婦での妊娠中の初感染（妊娠前には未感染だった女性が，妊娠後に感染を起こすこと）や，非初感染妊婦での再感染（妊娠前には既に感染していた女性が，妊娠前とは異なる株のウイルスにより妊娠後に再び感染を起こすこと）により，胎盤を介して子宮内の未熟な胎児へ感染が起こった場合に児の重症度が高いことが多い．なお，非初感染妊婦での再活性化（妊娠前に感染し潜伏状態にあった CMV が再び活性化すること）によっても先天性感染は起こり得るが，重症度は低い．

E 疫学について 図1

国内において 1980 年代には全体の 1 割にも満たなかった未感染妊婦が，2000 年代には 3 割に上っており，妊娠中の初感染の増加が危惧されている[1]．

我々の調査では，未感染妊婦のおよそ 100 人に 1 人が妊娠中に初感染を起こしており，全新生児のおよそ 500 人に 1 人が妊婦の初感染による先天性感染を起こしている[2]．厚生労働科学研究（藤枝・古谷野班，山田班）の報告によれば，国内の全新生児のおよそ 300 人に 1 人が妊婦の初感染と再感染・再活性化の両方を合わせた先天性感染児である．また，全新生児のおよそ 1,000 人に 1 人が脳 MRI 異常を含めた症候性感染児である[3]．

510

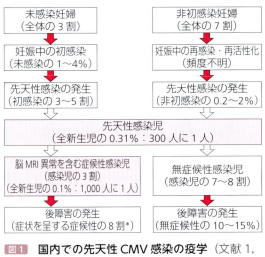

図1 国内での先天性 CMV 感染の疫学（文献 1, 3 をもとに作成）
*残り 2 割のうち 1 割は死亡，もう 1 割は正常発達

F 症状について

1 妊娠中の初感染妊婦の症状について

　無症状が多く（不顕性感染），一部に肝炎や伝染性単核球症，インフルエンザ様症状などが現れることがあるが重篤化は少ない．

2 先天性感染児の症状について

　胎児期には全身所見として胎児水腫，胎児発育不全，羊水量異常，胎児機能不全など，頭部所見として水頭症，脳室拡大，脳室周囲高輝度エコー，小頭症など，腹部所見として胎児腹水，肝脾腫，腸管高輝度エコーなどが現れることがある．

　出生時に何らかの症状を認める場合を症候性感染児（およそ 2 割だが脳 MRI 異常を含めると 3 割），症状を認めない場合を無症候性感染児（およそ 7〜8 割）と表現する．症候性感染児の新生児期には，胎児期からの症状に加え，新生児仮死，SGA（small for gestational age），点状出血斑，黄疸，貧血，肝機能障害，血小板減少，新生児聴覚スクリーニング要再検を含む聴覚異常，てんかん，脳室周囲石灰化，脳 MRI 異常

〔Ⅱ　各論〕6. 感染症と免疫

（大脳皮質形成異常，大脳白質信号異常など），網脈絡膜炎などが現れる．症候性感染児の典型例が巨細胞封入体症である．

症状を呈する症候性感染児のおよそ8割と無症候性感染児のおよそ1割において後障害として難聴（感音性，片側性・両側性，非進行性・進行性），発達障害，運動障害を生じる．

G　検査と診断について

1　妊婦の検査と診断について

妊娠初期に血清CMV IgG抗体陰性を確認しており，妊娠中に陽転（陰性から陽性への変化）した場合には妊娠中の初感染と診断できる．一方，妊娠初期にIgG抗体陰性が確認できていない場合や妊娠初期にIgG陽性である場合に初感染かどうかを診断するのは容易ではない．

血清CMV IgM抗体は初感染の診断における感度は高いものの特異度が低い（偽陽性が多い）．そこで，IgG抗体アビディティー検査が有用となる．アビディティーとは，初感染後の時間経過とともに増していくIgG抗体のCMVに対する結合力のことである．初感染後2～4カ月の間であれば結合力が弱くアビディティーは低い．妊娠中のIgG陽転を示すことができない場合でも，アビディティーが低いことにより妊娠中の初感染を疑うことが可能となる．

また，未感染（IgG抗体陰性）と初感染以外の場合は非初感染と診断されるが，非初感染妊婦の再感染・再活性化についての有効な検査法はなく診断は困難である．

2　児の検査と診断について

胎児または新生児の検体からCMVが検出された場合に先天性感染と診断できる．CMVの検出法としては，生きたウイルスを検出するウイルス分離検査よりも，ウイルスDNAを高感度に検出できる核酸増幅検査が主流となっている．また，診断は胎児期でも可能であるが，倫理面や診断精度の面で問題が残っているためあくまで新生児期が基本である．

胎児期には羊水や胎児腹水例での胎児腹水からCMVが検出された場合に先天性感染と診断できる．

2/ 妊娠と感染症

新生児期には生後3週以内の尿からCMVを検出するのが先天性感染診断の標準である[4]. 血中のウイルス量は尿や唾液中に比べ少ないため感度が下がる. また, 末梢血や臍帯血CMV IgM抗体も感度が低い (偽陰性が多い). 胎盤病理検査においてはHE染色で核内封入体を有する巨細胞 (フクロウの目細胞ともよばれる) の検出だけでなく, 免疫染色やISH (in situ hybridization) 法の追加により感度が上がる. なお, 生後3週以内の新生児尿が採取できていない乳児例において, 保存乾燥臍帯 (いわゆるへその緒) からのCMV DNA検出により先天性感染の診断がつく場合がある.

H 治療について

1 妊婦の治療について

妊婦の初感染自体が特別な治療を要することは少なく, 経過観察か対症療法で十分である. 我々が経験した初感染による肝炎例も1週間の輸液で軽快した[5].

2 先天性感染児の治療について

出生前に症候性感染児が疑われる場合, 胎児期に妊婦または胎児に免疫グロブリンを投与する治療法があるが, まだ確立されてはいない. 一方, 出生した症候性感染児に対し新生児期から抗CMV薬であるガンシクロビル (注射) またはバルガンシクロビル (内服) を6または24週間投与することで聴力や発達などの神経学的予後の改善を期待することができる.

I 感染予防について

未感染妊婦が妊娠中に初感染した場合に胎児感染を予防する有効な手段はまだない. また, 先天性感染を減少させるのに有効なワクチンもまだ開発されていない. そのため, 未感染妊婦には妊娠中に自分の子供を含む幼児の尿, 唾液との接触を避けるよう初感染予防の指導を行うことが重要である[6]. また, 妊娠中の性生活ではコンドームを使用することも指導内容に加える必要がある. なお, 非初感染妊婦での再感染・再活

〔Ⅱ　各論〕6. 感染症と免疫

性化の予防法についてはよくわかっていないが，何もしないよりは初感染予防と同様の指導を行っておくのもよいかもしれない．

J　おわりに

　　最近，国内での先天性 CMV 感染の疫学がわかってきたことに加え，先天性感染児の診断法が標準化されつつある．今後は AMED（Japan Agency for Medical Research and Development）研究（藤井班）などの活動により，国内での初感染妊婦の検査法や症候性感染児の治療法の標準化が待望される．

◀文献▶

1) 石橋麻奈美，森内浩幸．サイトメガロウイルス抗体保有率の変遷〜妊娠・周産期管理の方向性〜．日本産婦人科・新生児血液学会誌．2017; 26: 29-34.

2) Toriyabe K, Morikawa F, Ikeda T, et al. Anti-cytomegalovirus immunoglobulin M titer for congenital infection in first-trimester pregnancy with primary infection: a multicenter prospective cohort study. J Perinatol. 2017 doi: 10.1038/jp.2017.133 [In press]

3) Fujii T, Oka A, Inoue N, et al; Japanese Congential Cytomegalovirus Study Group. Newborn congential cytomegalovirus screening based on clinical manifestations and evaluation of DNA-based assays for in vitro diagnostics. Pediatr Infect Dis J. 2017; 36: 942-46.

4) Fujii T, Oka A, Inoue N, et al. Newborn congenital cytomegalovirus screening based on clinical manifestations and evaluation of DNA-based assays for in vitro diagnostics. Pediatr Infect Dis J. 2017 doi: 10.1097/INF.0000000000001630. [Epub ahead of print].

5) 北村亜紗，鳥谷部邦明，池田智明，他．妊娠中のサイトメガロウイルス（CMV）肝炎および慢性胆嚢炎の一例．東海産婦人科学会雑誌．2017; 53: 183-9.

6) 日本産科婦人科学会／日本産婦人科医会．産婦人科診療ガイドライン産科編 2017．東京：日本産科婦人科学会；2017.

〈鳥谷部邦明　池田智明〉

2/ 妊娠と感染症

④ 肝炎ウイルス

A はじめに

　肝炎ウイルスには A〜E 型の 5 種類があり，そのうち母子感染予防が必要となる肝炎ウイルスとして，B 型肝炎ウイルス（Hepatitis B virus：HBV），C 型肝炎ウイルス（Hepatitis C virus：HCV）が広く知られている．母児感染には，胎内感染，産道感染，および経母乳感染などがあり，HBV，HCV はほとんどが産道感染である．感染経路の解明，ワクチンや治療法の開発により，さまざまな予防対策が講じられ母児感染は年々減少している．本項では，HBV，HCV に関する基礎知識および最新の予防・治療法について解説する．

B 妊娠と HBV

　妊娠初期検査で HBs 抗原を測定し，陽性の場合には，追加で HBe 抗原・肝機能検査を行い，出生児に母児感染予防が必要となることを説明する．HBe 抗原陽性であった場合は，母児感染ハイリスク群とされ，予防処置を行わなかった場合，約 90％がキャリア化する[1]．HBs 抗原陽性，HBe 抗体陽性の場合は，無治療でもキャリア化することは非常に稀であるが，新生児に一過性感染が起こり，急性肝炎や劇症肝炎を発症する危険があり，注意が必要である．

　母児感染はほとんどが出生時に起こるとされ，出生後に適切な感染防止処置を行えば母児感染を予防できる．以前の予防処置プロトコールは下記に示すように煩雑であり，接種漏れなどが問題となっていた．2013 年 10 月より国際標準でもある新方式が導入され，出生直後（できる限り早期に，可能であれば生後 12 時間以内）に抗 HBs 人免疫グロブリン（HBIG）と HB ワクチンを接種し，2 回目は 1 カ月健診の時期に HB ワクチン接種，3 回目は 6 カ月健診の時期にワクチン接種するように変更となった 図1．新方式は病院を訪れる機会に合わせたスケジュールとなっており，より多くの症例でプロトコール完遂が見込まれる．生後 9〜12 カ月ごろに HBs 抗原/抗体検査を行い，HBs 抗原陰性かつ HBs

498-06088

515

〔Ⅱ 各論〕6. 感染症と免疫

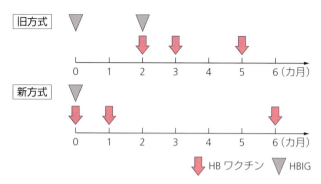

図1 母児感染予防処置プロトコール
(日本小児科学会. B型肝炎ウイルス母子感染予防のための新しい指針. 2013[2])

抗体≧10 mIU/mL の場合は予防成功であり，処置を終了する．HBs 抗原陰性かつ HBs 抗体＜10 mIU/mL の場合は HB ワクチン追加接種を行い，HBs 抗原陽性の場合は専門医療機関へ紹介する．なお，HBIG は血液製剤であるので，児に接種する前に両親にそのことを説明し，同意を得ておく必要がある．また最近では，胎内感染ハイリスクである母体血中 HBV-DNA 高値（＞6 log copies/mL）の症例に対して，妊娠第三半期に抗ウイルス薬投与が行われるようになってきた．実際にメタアナリシスで予防に対する有効性が示され，今後はハイリスク症例については妊娠中に肝臓専門医へ紹介する必要がある[3]．

授乳に関しては，十分な母児感染予防処置が行われていれば，問題なく行うことができる．

C HBV ワクチン定期接種

母児感染予防は大きな成果を収めている一方で，HBV はすべての体液（唾液，涙，汗，尿，精液など）に含まれており，家庭内や集団での水平感染が問題となってきている．2013 年に予防接種法改正法案が提出され，2016 年 10 月からようやく HB ワクチン定期接種が開始された．予防接種対象年齢は生後 1 歳までとされ，生後 2 カ月，3 カ月，7〜8 カ月の 3 回接種となっている．母児感染予防対象者は定期接種の対象外となっており，注意が必要である．また水平感染のリスクが高い新生児（同居者に HB キャリアがいるなど）は出生直後（可能であれば

2/ 妊娠と感染症

12 時間以内）からの 3 回接種（0 カ月，1 カ月，6 カ月）が推奨されている．妊婦健診の際には，同居者の HB キャリアの有無についても確認する必要がある．

D 妊娠と HCV

HCV の感染経路には，輸血や血液製剤による感染，針刺し事故などの医原性感染，水平感染，母児感染などがあるが，ほとんどが母児感染であり，その対策について熟知しておくことは周産期医療において非常に重要である．

妊娠中の取り扱いとして，まず妊娠初期検査で HCV 抗体を測定する．抗体陽性であった場合は，現在の感染状態（キャリア）もしくは既往感染を意味し，その鑑別のため HCV-RNA 定量検査を行う．抗体陽性の場合は肝機能検査も行う．一般妊婦での HCV 抗体陽性率は 0.3～0.8％とされ，そのうち約 70％から HCV-RNA が検出される．検出されたもののうち約 10％に母児感染が成立し，検出されなかった場合は，既往感染であり母児感染は成立しない[5]．母児感染のリスク因子として，HIV 重複感染と血中 HCV-RNA 高値（2.5×10^6 copies/mL 以上），破水からの時間が長い（6 時間以上）などが知られており，HIV 重複感染の場合は感染率が約 3～4 倍上昇すると報告されている．また，女児で 2 倍のリスクになるという報告もある．HCV キャリアは胎児発育には影響ないと考えられているが，背景因子として，薬物や喫煙などがあり，そのため早産や低出生体重児が多くなっていると考えられる．

分娩形式については，2006 年の厚生労働省科研からの報告では，経腟分娩と比較して，予定帝王切開の方が感染率が低かったと報告されて

表1 **HCV-RNA 陽性妊婦の分娩様式別の母子感染率**（厚生労働科研「C 型肝炎ウイルス等の母子感染防止に関する研究（主任研究者：大戸　斉)」平成 17 年度総括分担研究報告書．2006 年 3 月（III）[5]）

	帝王切開分娩児	経腟分娩児
母体 HCV-RNA 陽性	1/21 （0.05％）	9/51 （17.6％）
母体 HCV-RNA 高値※	0/12 （0.0％）	8/20 （40.0％）

※母体 HCV-RNA 高値：2.5×10^6 copies/mL 以上

〔Ⅱ 各論〕6. 感染症と免疫

いるが 表1 ，海外のレビューでは HCV 感染が帝王切開を勧める理由にならない，としている[3]．このため分娩法については，本人とその家族に実際の感染率やそれぞれのメリット・デメリットを説明し選択してもらうことになる．

　母乳中に HCV-RNA は検出されるが，児の HCV 感染リスクを増加させないため，通常通りの授乳は可能である．しかし，乳頭や乳輪から出血している場合には授乳を控えるよう説明する．

E 出生児の管理について

　母体の HCV 抗体は新生児に移行するため，出生後しばらくは陽性となるが，12～18 カ月までには陰性化する．母体が HCV 抗体陽性のみで，血中 HCV-RNA が陰性の場合，生後 18 カ月の時点で児の HCV 抗体が陰性となっていればフォロー終了できる．母児感染が成立した児は生後 0～3 カ月までに血中 HCV-RNA が陽性となるが，約30％は生後 3 年ごろまでに，自然経過で血中 HCV-RNA が陰性化するため，原則生後 3 歳までは治療を行わない[4]．なお，現在 HCV 慢性肝炎の治療法は改善してきており，感染が成立した場合でも適切な治療が行われれば，完治が期待できる．

◀文献▶

1) Okada K, Kamiyama M, Inomata M, et al. E antigen and anti-e in the serum of asymptomatic carrier mothers as indicators of positive and negative transmission of hepatitis B virus to their infants. N Engl J Med. 1976; 294: 746-49.
2) 日本小児科学会．B 型肝炎ウイルス母子感染予防のための新しい指針．2013.
〈https://www.jpeds.or.jp/uploads/files/HBV20131218.pdf〉
3) Dunkelberg JC, Berkley EM, Thiel KW, et al. Hepatitis B and C in pregnancy: a review and recommendations for care. J Perinatol. 2014; 34: 882-91.
4) 厚生労働科学研究補助金「肝炎等克服緊急対策研究事業」C 型肝炎ウイルス等の母子感染防止に関する研究班：C 型肝炎ウイルス（HCV）キャリア妊婦とその出生児の管理指導指針（平成 16 年 12 月）．日本小児科学会雑誌．2005；109：78-9.
5) 厚生労働科研「C 型肝炎ウイルス等の母子感染防止に関する研究（主任研究者：大戸斉）」平成 17 年度総括分担研究報告書．2006 年 3 月（Ⅲ）．

〈玉田祥子　平松祐司〉

2/ 妊娠と感染症

⑤ 単純ヘルペスウイルス

　単純ヘルペスウイルス（HSV）による感染は，不顕性感染から皮膚粘膜の限局病変，中枢神経感染症，全身感染症に至るまで非常に多彩な病態を示す．HSV は，抗原性の違いにより 1 型，2 型のサブタイプに分類され，かつて 1 型は主に口唇ヘルペスを生じ，2 型はおもに性器ヘルペスおよび新生児ヘルペスの原因となるとされていたが，現在ではそのような棲み分けは成り立っていない．

　初感染時に皮膚粘膜局所に病巣を形成したのち，知覚神経を上行して三叉神経節や仙骨神経節に潜伏感染する．潜伏した HSV は，繰り返し再活性化して同じ場所に病変を形成する．

　妊娠と HSV 感染との関係においては，経腟分娩時に性器ヘルペス病変部の HSV が新生児へ感染することで起こる新生児ヘルペスの致命率が高いことが最大の問題であるが，この事象には母体や新生児の免疫能の特殊性が強く影響しているため，本項ではその点を中心に述べる．

A 性器ヘルペスの病型分類と妊娠中の再発

　臨床的な病型分類として，記録や問診などから，性器ヘルペス罹患既往がない「初発」か，ある「再発」かに 2 分類する．初発ならば，抗体をもたない「初感染初発」か，抗体をもっている「非初感染初発」にさらに 2 分類する．

　一般に初発の症状は強く，外陰部に瘙痒感・疼痛が現れ，強度の疼痛を伴う水疱と浅い潰瘍（多くは対称性: kissing ulcer）をもって発症する．これらの病変は 1～3 週間続き，病変部よりウイルスが排出される．圧痛のある鼠径リンパ節腫脹や発熱などの全身症状を伴うことも多い．病変は子宮頸部，膀胱にも及び，排尿困難や歩行困難を伴い，入院加療を必要とする例もある．潰瘍は瘢痕を残すことなく症状の消退とともに約 3 週間で自然退縮する．

　性器に感染した HSV は，局所で増殖した後，前述のように仙骨神経節で潜伏感染する．その後，何らかの刺激により再活性化されて，性器に再発する．特に妊娠中は再発しやすい．不顕性であることも多いが，

JCOPY 498-06088

519

〔II 各論〕6. 感染症と免疫

妊娠中などの免疫力が弱い場合には顕性になりやすいと考えられている．一般に再発の症状は軽く水疱や潰瘍の数も少なく，1週間程度で治癒する．しかし，軽症〜不顕性の場合でも，ウイルスは排出され感染することはできる．

B 産道感染〜新生児ヘルペスの発症

児が産道を通過する際に性器ヘルペスの病変部に接触すると HSV が児へ感染し新生児ヘルペスを発症することがある．分娩周辺期に母親が初感染である場合，新生児ヘルペス発症率は 30〜60％といわれるが，再発である場合は 0〜3％前後と極端に低くなる[1]．この発症率の大きな差に影響する因子として，第一に児が曝露されるウイルス量の差があげられる．児が曝露されるウイルス量は，性器ヘルペス病巣に存在するウイルス量に比例するが，初感染時の病巣には再感染時よりも多量のウイルスが分離されるからである．次に重要な因子は，母体から移行する HSV 中和抗体の有無である．（非初感染初発）や（再発）であれば，母体はすでに HSV 中和抗体をもっているので，それらが妊娠中に胎盤を通過して新生児へ移行しているため，たとえ産道などで感染しても発症することは少ない[2]．分娩周辺期に初感染の場合には，まだ十分量の中和抗体は母体内に存在しないため，新生児は HSV に対し無防備であり発症率は高くなる．

C 新生児ヘルペスの頻度と病型分類

HSV による児への影響には，胎内感染による先天奇形・異常の問題と出生時あるいは出生後に発症する新生児ヘルペスがある．幸い前者はきわめてまれであり，専ら後者が問題となる．

わが国の新生児ヘルペスの発生頻度は 14,000〜20,000 人の出生に 1 人程度であり[3]，それほど高い頻度ではないが，最も重篤な母子感染症の 1 つである．

出生後の水平感染でも起こりうるが，分娩時の産道感染により発症する場合が多い．出生後 1 週間以内に発症することが多く，初発症状は発熱，哺乳力低下，活気の低下など，非特異的であることが多い．その後

の臨床像の違いにより以下の3型に分類される.

全身型： HSV感染が全身に播種される型であり，出生後，数日して元気がなく，哺乳力低下，発熱から全身状態の悪化が急速に進み，肝障害や呼吸障害，DICを併発する.

中枢神経型： ウイルスが中枢神経系へ感染，脳炎，髄膜炎症状を呈し，しばしばけいれんを伴う.

表在型： 病変が皮膚，眼，口腔に限局する型で，比較的軽症である.

　全身型では，アシクロビルが普及した今日でも約30％は死の転帰をとり[4]，その多くは多臓器不全で死亡する．生存した場合でも重症な障害が残るなど予後は不良である．中枢神経型の生命予後は全身型と比べ良好だが，半数以上に神経学的後遺症がみられる.

D 新生児のHSVへの免疫反応と多臓器不全

　HSVによる感染症は，成人にとってはひどい痛みを伴うとはいえ粘膜の潰瘍形成が主な病状であるのに対し新生児は多臓器不全で死亡するなど，病態に大きな差がある．従来，その理由は新生児の免疫反応が未熟なためであると説明されてきた．新生児の特徴としての細胞性免疫の未熟性はその一因ではあるが，最近の研究[5]では，TLRを介した自然免疫の仕組みが過剰に働き大量のサイトカインが産生されることが，多臓器不全の原因になっていると報告されている．すなわち，一概に新生児期の免疫反応は弱いとはいえないのである．この研究の中で著者らは，新生児ヘルペスの全身型で，炎症性サイトカインのTNF-αやapoptosisマーカーであるチトクロームCが強く産生されていること，アシクロビルの治療によりこれらは低下していくこと，またTNF-αの値はチトクロームCの値とよく相関することなどを明らかにした．これらの事実より，従来，新生児ヘルペス全身型の臓器障害はウイルスの増殖に伴う直接的な細胞破壊（necrosis）の結果と考えられてきたが，実際には，TNF-αなどの炎症性サイトカインにより誘導されたapoptosisが臓器障害をさらに悪化させているのだと述べている．近年，ステロイドパルス療法などの炎症反応の制御により完全治癒に至った症例報告もみられている[6].

〔Ⅱ 各論〕6.感染症と免疫

E 管理

1 妊婦の治療

妊娠後期の初発型への全身投与法として，アシクロビル1回200 mgを5回/日内服 5～10日間や，バラシクロビル1回500 mgを2回/日内服 5～10日間などがあるが，重症の場合は入院のうえ，静脈内投与も考慮される．

性器ヘルペス再発の防止のために，妊娠末期から継続的にアシクロビルを投与し，帝王切開率を低下させることができたとする報告がある[1,7]．が，一般的な管理方法ではない．

2 分 娩

産婦人科診療ガイドライン2017[8]では，以下の場合は予定帝王切開を行うと記載されている．

- 分娩時にヘルペス病変が外陰部にある，あるいはその可能性が高い場合．
- 初感染（初感染初発）発症から1カ月以内に分娩となる可能性が高い場合．
- 再発または初発非初感染発症から1週間以内に分娩となる可能性が高い場合．

破水した場合：予定日近くの前期破水時に性器ヘルペスの病変が認められる場合は，速やかに帝王切開を行う．preterm PROMの場合，胎児の未熟性とヘルペスによる危険性とを比較検討し新生児担当医とともに方針を決める．抗ウイルス療法下に待機するという選択肢もあり得る．

3 新生児の取り扱い

感染している母親から出生した新生児は，眼，口，鼻，耳などから検体を採取し分離検査やPCR法を行い，新生児ヘルペスの早期発見に努める．新生児ヘルペスの診断は決して簡単ではないことを考慮し，疑わしい場合にはアシクロビルを投与しつつ診断を進めることも許容される．帝王切開施行など予防対策が適切にとられた場合の母子の取り扱い方法は，他の児からは隔離するが，厳重に経過観察が行えるならば母

2/ 妊娠と感染症

児同室でもかまわない．母親の口唇などにヘルペス病変を認める場合は，その治療をすすめることと厳格な手洗い，手指の消毒，マスクの着用などを指導する．

4 授乳

産褥期に病変がみられる場合は，授乳時はガウンを着用し，十分な手洗いを励行する．初感染の場合は，母乳から感染する可能性もあるがリスクは確定しておらず，母乳栄養の有益性が勝ると考えられるため，母乳哺育を禁止する方針はとらない．ただ，乳頭周囲にヘルペス病変がある場合は授乳を制限する必要がある．また，授乳中のアシクロビルの使用は安全であろうといわれている．

5 新生児ヘルペスの診断

新生児ヘルペスを発症した児の母親の70％は不顕性であるため発症の予測は困難であり，非特異的症状のみで発症することが多いため，一般に新生児ヘルペスの診断は難しく，遅れがちである．このため，発熱や哺乳力低下，活気の低下があり，明らかな原因が同定できない新生児を診たときは，新生児ヘルペスを常に念頭に置き，積極的に検査を行う必要がある．また，全身型では肝機能障害はほぼ必発であるため，早期診断において肝機能障害の把握は重要である[9]．

確定診断にはHSVの検出同定が必要であるが，ウイルス分離は診断価値が高いが判定まで数日を要するため，最近ではもっぱらPCR法を用いたウイルスDNA検出法が行われている．

血清抗体による診断は，母親からの移行抗体の存在を考慮して6カ月以上継続するIgGの上昇，あるいは特異的IgM抗体の上昇などにより可能であるが，早期診断法ではない．

6 新生児ヘルペスの治療

早期の治療開始が重要である．臨床的に本症を疑ったときは，確定診断を待たずに治療を開始してもよい．現在では，アシクロビル20 mg/kg/回を1日3回，21日間静注が勧められている[10]．また，全身型や中枢神経型では，呼吸循環管理，抗けいれん薬の使用，抗炎症療法やDICの治療などが必要となる．治療は確実に行うべきである．軽症で

〔Ⅱ　各論〕6. 感染症と免疫

経過しても，後に再発し脳炎をみることもあり，退院後の経過観察も大切である.

◀文献▶

1) ACOG: Management of Herpes in pregnancy: ACOG Practice Bulletin, Clinical Management Guidolines for Obstetrician-Gynecologists. 2007; 82: 1489-98.

2) Brown ZA, Wald A, Morrow RA, et al. Effect of serologic status and cesarean delivery on transmission rates of herpes simplex virus from mother to infant. JAMA. 2003; 289: 203-9.

3) 森島恒雄，川名尚，平川宗弘. 新生児ヘルペスの全國調査. 日本小児科学会誌. 1989; 93: 1990-5.

4) Ito Y, Kimura H, Torii Y, et al. Japanese Society for Pediatric Infectious Diseases. Risk factors for poor outcome in congenital cytomegalovirus infection and neonatal herpes on the basis of a nationwide survey in Japan. Pediatr Int. 2013; 55: 566-71.

5) Kawada J, Kimura H, Ito Y, et al. Evaluation of systemic inflammatory responses in neonates with herpes simplex virus infection. J Infect Dis. 2004; 190: 494-8.

6) Nagamori T, Koyano S, Asai Y, et al. Sequential changes in pathophysiology of systemic inflammatory response in a disseminated neonatal herpes simplex virus (HSV) infection. J Clin Virol. 2012; 53: 265-7.

7) Pinninti SG, Angera R, Feja KN. Neonatal herpes disease following maternal antenatal antiviral supprssive therapy: a multicenter case series. J Pediatr. 2012; 161: 134-8.

8) 日本産科婦人科学会，日本産婦人科医会，編. 産婦人科診療ガイドライン産科編 2017. 2017.

9) 木村　宏，葛島清隆，森島恒雄，他. 新生児ヘルペス全身型に伴う肝機能異常の早期診断における重要性について. 日児誌. 1991; 95: 955-9.

10) Kimberlin DW, Lin CY, Jacobs RF, et al; National Institute of Allergy and Infectious Diseases Collaborative Antiviral Study Group. Safety and efficacy of high-dose intravenous acyclovir in the management of neonatal herpes simplex virus infections. Pediatrics. 2001; 108: 230-8.

〈丸山有子〉

2/ 妊娠と感染症

⑥ パルボウイルス B19

A 概説

　　ヒトパルボウイルス B19（PVB19）は，パルボウイルス科パルボウイルス亜科エリスロウイルス属に属する，エンベロープをもたない小型一本鎖 DNA ウイルスである．PVB19 は，小児でよくみられる両頬の紅斑を特徴とした伝染性紅斑（リンゴ病）の原因ウイルスである．通常は年長児に好発する予後良好な急性感染症である．成人では不顕性感染が多いが，妊娠中の初感染によって胎児水腫や胎児死亡を引き起こすことがある．伝染性紅斑は春から夏にかけて流行する傾向があり，4〜5 年周期で流行がみられる．近年では，2007 年と 2011 年の流行の後，2015 年に全国的な流行があった．

　　PVB19 母子感染は，流産，死産および胎児貧血の原因となる．ウイルス血症のときに唾液，痰，鼻水の中に出て飛沫・接触感染を起こすため，特に小児と接する頻度が多い職業や環境にある妊婦は，初感染に注意が必要である．学校や地域で流行しているときには，妊婦は感染者や風邪症状のある人との接触を減らし，子供の発熱や風邪症状に注意する．食事や食器の共有やキスは避け，普段から手洗い，うがい，マスクの使用を心がけることが大切である．

B 病態

　　PVB19 は，血液型物質である P 抗原（globoside）をレセプターとして細胞に付着する．P 抗原は，赤血球前駆細胞，巨核球，血管内皮細胞，胎児筋細胞に発現するが，PVB19 の感染と増殖は赤血球前駆細胞以外では確認されていない．

　　PVB19 感染は二相性の臨床経過をとる 図1 ．まず，感染から 1 週間で発熱，鼻かぜ様の症状，不快感，筋肉痛，瘙痒感をきたす．この時期にウイルス排出が最も多い．続いて感染後 14〜20 日を経過して，両頬の紅斑，体や手足の網目状発疹，瘙痒感や関節痛が出現し，1 週間程度で消失する．関節痛や関節炎症状は小児では 10％以下と少ないが，成

525

〔II 各論〕6. 感染症と免疫

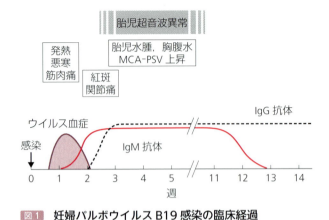

図1 妊婦パルボウイルス B19 感染の臨床経過

人女性においては約 60％に認められる．関節痛の部位としては，手関節や腕・膝の関節が多い．成人が罹患した場合，およそ半数は症状が出ない．

C 診断

ウイルス曝露から約 10 日で血清 PVB19 IgM（保険適用あり）は陽性となり，急性期の 3 カ月間陽性となる．初感染から 2～3 週後に PVB IgG（保険適用なし）は陽性となって，生涯にわたり陽性が続く 図1．PVB19 感染を疑うとき，IgM 陽性で初感染と診断する．確かなウイルス曝露があって IgM が陰性のときは，2 週間後に再検査を行い IgM 陰性であれば感染はないと判断する．PVB19 DNA PCR 検査（リアルタイム法）は，保険収載されていない．

ウイルス血症の時点で網状赤血球数は減少し，7～10 日かけて回復する．ヘモグロビン値は，一時的に低下する．健康成人では赤血球寿命は約 120 日であるため，PVB19 感染が起こっても，重篤な貧血を呈することがほとんどなく，主に免疫反応による関節痛や皮疹が出現する．もともと赤血球の寿命が短縮する疾患（溶血性貧血，再生不良性貧血など）の患者に PVB19 感染が起こると，骨髄無形成クリーゼが起きることがある．免疫抑制状態の患者ではウイルス感染が持続し，慢性貧血が持続することがある．

2/ 妊娠と感染症

鑑別診断は，両頬の蝶形紅斑，四肢の発疹と関節炎を伴う全身性エリテマトーデスや関節リウマチなどの膠原病，風疹，麻疹，水痘，突発性発疹，川崎病など発疹性の疾患である．

D 母子感染

日本人妊婦の PVB19 抗体保有率は，20〜50％である．妊婦が初感染した場合，約2割の妊婦でウイルスが胎盤を通過して胎児感染が起き，その約2割が胎児貧血や胎児水腫を呈する．これは，PVB19 に初感染した妊婦のおよそ4％にあたる．PVB19 は胎児の赤血球前駆細胞に感染し造血障害を惹起して，重症貧血，心不全や低酸素血症を引き起こす．また，胎児心筋に感染し心筋障害をきたすことがある．胎児は軽度〜中等度の貧血に対しては抵抗性があり自然軽快するが，重症貧血では胎児水腫や胎児死亡が起きる．胎児死亡は PVB19 感染妊婦の6〜7％に起き，妊娠20週未満の初感染に多い．胎児水腫は母体初感染から9週以内に発症し，その多くは妊娠28週以前に出現する[1]．胎児水腫の1/3は，自然に軽快する[2]．胎児輸血は胎児水腫に有効である可能性があるが，倫理委員会などの承認を得て行う．先天性 PVB19 感染の生存児では，非感染児と比べて長期予後および成長発達は同等であるとされる．

E パルボウイルス B19 初感染妊婦の周産期管理

大人の PVB19 感染は，症状だけでは診断が難しいことがある．伝染性紅斑患者との接触の有無や職業などについて問診を行い，PVB19 IgM や IgG の測定によって感染の有無を判断する．IgM 陽性の妊婦は，最近初めて感染した可能性があるため，図2 のように週1回程度，超音波断層法で胎児の状態〔中大脳動脈最高血流速度（middle cerebral arterial peak systolic velocity： MCA-PSV），胎児水腫・腔水症の有無，biophysical profile scoring（BPS），羊水量など〕を調べる．異常が認められた場合には，高次施設へ紹介する．

一般的に，胎児は軽度〜中等度の貧血に対して抵抗性があり，症状を呈さずに自然に軽快する．しかし，重症貧血では胎児水腫，胎児死亡が起きる．PVB19 感染による貧血は一過性のものであり，胎児水腫の徴

候(胎児水腫,腹水,胸水,心囊液貯留など)をきたさない限りは,臍帯穿刺など侵襲的検査によって胎児ヘモグロビン値を測定する必要性は低い.超音波パルスドプラ法を用いたMCA-PSV測定は,胎児ヘモグロビン値の推測に有用である.1.50 multiples of the medianのカットオフ値で,PVB19感染による胎児貧血の診断感度は94%,特異度は93%である[3].MCA-PSVの上昇ないし胎児水腫徴候がみられ,重症貧血が疑われたときには,確認のため臍帯穿刺による胎児血液検査が必要となる場合がある.胎児感染は羊水や胎児体液のPBV19 DNA PCR検査(リアルタイム法)で診断する.胎児血小板減少を伴う場合があるので,臍帯穿刺には胎児出血リスクが潜在することに留意する.

　未熟性のために胎外管理リスクが高いと判断される場合,胎児輸血など胎児治療の選択肢がある.しかしながら,胎外管理リスクが低い時期であれば娩出とし,適切な新生児治療を優先させるべきである.出生児は精査と治療を行う図2.

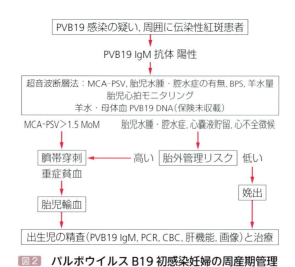

図2 パルボウイルスB19初感染妊婦の周産期管理

F 胎児輸血

　胎外管理リスクが高い在胎週数では,胎児輸血の選択肢がある.実際には,妊娠18～32週の胎児が対象となる.PVB19母子感染による胎児

水腫705例を対象にした14研究のレビューによれば，胎児輸血群の児生存率は82%で，輸血なし群の55%に比較して高かった[2]．一方，日本の2011年の全国調査[4, 5]では，胎児水腫・腔水症11例が妊娠20〜24週に胎児輸血を受けた．その結果，3例（27%）が無症候性の先天性PVB19感染で出生したが，他の8例はすべて妊娠20〜26週に流死産に至っている．日本の治療成績からみれば，胎児輸血の有効性は明らかとはいえない．

G 母子感染対策

現在，PVB19に対するワクチンはない．家庭内で感染者と接触した人の約半分が感染し，学校の流行では感染者と同クラスの生徒の10〜60%が感染する．したがって，家庭内に伝染性紅斑の子供がいるとき，ないし地域でリンゴ病が流行している時は格別に，妊婦はPVB19感染に注意し感染予防を行う．妊娠中のPVB19初感染が胎児に影響を及ぼすと認識しているのは，日本人妊婦の約3割しかいない[4, 5]．そして，妊婦の多くは，自分がPVB19に免疫があるかを知らない．

妊娠前ないし妊娠初期に 表1 に示す内容を説明して，PVB19感染予防のための啓発と教育を行う．「パルボウイルスB19によるリンゴ病の感染予防パンフレット」は，〈http://www.med.kobe-u.ac.jp/cmv/〉からダウンロード可能である．

表1 **パルボウイルスB19感染の特徴と予防**

・パルボウイルスB19は，感染者の唾液，痰，鼻水の中に出て，人から人へと感染する（飛沫感染，接触感染）．

・伝染性紅斑（リンゴ病）の患者は，両頬紅斑や関節痛の1〜2週前にウイルス血症となり感染性がある．このとき，発熱，悪寒，頭痛などの風邪症状を伴うことがある．

・流行時期には感染者や風邪症状のある人との接触をできるだけ減らす．小児と接することが多い職業では，特に注意が必要である．

・学校や地域で流行しているとき，妊婦は家族，特に上の子供の発熱や風邪症状に注意し，食事や食器の共有やキスは避ける．

・普段から手洗い，うがい，マスクの使用を心がける．

〔II 各論〕6. 感染症と免疫

◀文献▶

1) Enders M, Weidner A, Zoellner I, et al. Fetal morbidity and mortality after acute human parvovirus B19 infection in pregnancy: prospective evaluation of 1018 cases. Prenat Diagn. 2004; 24: 513-8.

2) Rodis JF, Borgida AF, Wilson M, et al. Management of parvovirus infection in pregnancy and outcomes of hydrops: a survey of members of the Society of Perinatal Obstetricians. Am J Obstet Gynecol. 1998; 179: 985-8.

3) Cosmi E, Mari G, Delle Chiaie L, et al. Noninvasive diagnosis by Doppler ultrasonography of fetal anemia resulting from parvovirus infection. Am J Obstet Gynecol. 2002; 187: 1290-3.

4) 山田秀人（研究代表者）. 先天性サイトメガロウイルス感染症対策のための妊婦教育の効果の検討，妊婦・新生児スクリーニング体制の構築及び感染新生児の発症リスク同定に関する研究. 厚生労働科学研究費補助金（成育疾患克服等次世代育成基盤研究事業）平成 23〜24 年度総合研究報告書. 2013; p.1-201.
〈http://mhlw-grants.niph.go.jp/niph/search/NIST00.do〉よりダウンロード可能)

5) Yamada H, Tairaku S, Morioka I, et al. Nationwide survey of mother-to-child infections in Japan. J Infect Chemother. 2015; 21: 161-4.

〈山田秀人　蝦名康彦〉

⑦ ジカウイルス

A ジカウイルスと感染経路

1 ジカウイルスとは

　ジカウイルスはフラビウイルス科フラビウイルスに属する一本鎖 RNA ウイルスであり，ウガンダの Zika の森林のアカゲザルより 1947 年に初めて分離された．ウイルスのリザーバは完全には特定されていないが，オランウータン，シマウマ，ゾウ，げっ歯類からウイルスが検出されているほか，水牛，ヤギ，ウマ，ライオン，ヒツジなどから抗体が検出され四十種以上の動物に感染が確認されている．発生地域は中南米，大洋州，アフリカ，東南アジア，米国など 50 カ国以上での発生が報告されているが，流行状況の確認には WHO，厚生労働省などから最新の情報を入手する必要がある．

2 感染経路

　主な感染経路は蚊による吸血であり，媒介蚊はネッタイシマカ（*Aedes aegypti*）とヒトスジシマカ（*Ae. albopictus*），*Ae. africanus*, *Ae. hensilli*, *Ae. Polynesiensis* である．日本に生息するヒトスジシマカは媒介が可能であり，本州，四国，九州，沖縄の草むら，ヤブに生息する．ネッタイシマカは熱帯，亜熱帯に分布し，現在の日本では，通常の環境にはみられない．蚊がジカウイルスを保持する哺乳動物から吸血すると，ウイルスは蚊体内で増殖し，他の哺乳動物を吸血することにより伝播する．ヒトへの感染後，血液からのウイルス検出は発症後 0〜11 日間や，56 日間の検出例，妊婦において 11 週に感染し 21 週でも検出された例が報告されており，明確な期間は不明である[1-3]．ヒト－ヒト感染は，アナルセックスを含む性行為（男性－女性，男性－男性）および経胎盤的な胎児への感染がみられる．性交渉による感染事例は，発症後 41 日以降での性交渉では報告されていないが，発症後 69 日の精液からウイルスが培養で検出され，発症後 188 日で RT-PCR で検出されたとの報告がある．しかし，性交渉による感染期間は正確には判明していない[4,5]．また，輸血による伝播の可能性を示す報告がわずかではあるが

〔Ⅱ 各論〕6. 感染症と免疫

表1 ジカウイルス感染症確定例における症状と発生頻度

症状	発生頻度（%）	症状	発生頻度（%）
斑状丘疹	97	悪心	24
瘙痒感	79	粘膜疹 / 点状出血 / 出血	21
虚脱感	73	鼻閉	20
頭痛	66	発汗	19
関節痛	63	下痢	19
筋肉痛	61	腹痛	17
非化膿性結膜炎	56	咳嗽	16
下部背部痛	51	鼻炎	15
後眼窩部痛	45	失神	15
リンパ節腫脹	41	嗄声	11
悪寒	37	耳痛	9
発熱	36	排尿障害	7
食思不振	35	黄疸尿	6
羞明	34	呼吸困難	6
口腔咽頭痛	32	嘔吐	4
浮腫	29	肝腫大	2
味覚異常	27		

(Brasil P, et al. PLoS Nesl Trop Dis. 2016; 10: e0004636[20] を一部改変)

報告されている[6]．母乳を介した感染は現在のところ報告されていない[7]．

B 臨床症状と診断

1 症状

2〜12 日間の潜伏期間の後，2〜7 日間症状が持続する．80％は不顕性感染であり，発症例では軽度の皮疹，関節痛，発熱などを認めるのみである[8]．発疹を認めた患者でジカウイルス感染が確認された患者でのその他の症状は，斑状丘疹 97％，瘙痒感 79％，疲労感 73％，頭痛 66％，発熱は 37％などとされており多彩である**表1**．

ジカウイルス感染による免疫反応は，急性期には IL-1b，IL-2，IL-4，IL-6，IL-9，IL-10，IL-13，IL-17，regulated on activation,

2/ 妊娠と感染症

normal T cell expressed and secreted（RANTES），macrophage inflammatory protein 1 alpha（MIP-1a），血管内皮細胞増殖因子（VEGF）のなどの上昇がみられている．回復期ではIL-1b，IL-6，IL-8，IL-10，IL-13，IP-10，RANTES，MIP-1a，MIP-1b，VEGF，線維芽細胞増殖因子，顆粒球単球コロニー刺激因子などが上昇しており，急性期に上昇したサイトカインおよび因子の多くは，回復期に正常なレベルに戻る傾向を示したとしている[9]．これらの免疫反応と症状や合併症との関連性は十分な理解には至っていない．

2 妊娠期と小頭症

妊娠期のジカウイルス感染症が小頭症と関連すると考えられている．2013年に人口の73%が感染したポリネシアでの流行例では，23カ月間にみられた8例の小頭症のうち，ジカウイルスアウトブレイクの発生直後の4カ月間に7例（88%）がみられた．これは，妊娠第1期に感染した10,000人の女性あたり95例（0.95%）（95 CI: 34-191）に相当すると報告されている．通常，小頭症の発生率は1.9〜2.0/10,000例と推定されており，53.4（95% CI: 6.5-1061.2）のリスク比に相当すると報告している[10]．妊婦とジカウイルス感染の時期との関係については，ジカウイルス感染症に関連する小頭症児35例のうち21例は妊娠第一期，5例は妊娠第二期，9例は不明と報告している．小頭症のリスクは妊娠第一期で最も高いとされる[11]．さらに，小頭症だけでなく，余剰頭皮，大泉門閉鎖，痙攣，振戦，感音性難聴，脳幹，小脳の形成不全，脳室拡大，脳実質と脳回欠損，ミエリン形成の遅延などが先天性ジカウイルス感染で報告されている[12, 13]．in vitroの研究では顔面骨の骨，軟骨，および神経の形成に関与する頭部の神経堤細胞にジカウイルスが感染し，アポトーシスを誘導する．また，leukemia inhibitory factor，vascular endothelial growth factorといったサイトカインを産生させ，神経前駆細胞の異常分化も誘導される[14]．また，脳発達とオートファジーの調節に関与するAkt-mTORシグナル伝達がジカウイルスの構造タンパクであるNS4A，NS4Bにより抑制され，細胞調節障害をきたすことも報告されている[15]．これらのことからもジカウイルス感染が発達中の頭部や脳構造の先天異常との関連性が示唆される．

〔Ⅱ 各論〕6. 感染症と免疫

3 Guillain-Barré 症候群

Guillain-Barré 症候群との関連性も指摘されている．ポリネシアの流行では Guillain-Barré 症候群のうち 41/42 例，コロンビアでは 42/68 例にジカウイルス感染が証明されている．すべての流行地域で Guillain-Barré 症候群の増加が報告されているわけではないが，ジカウイルス感染と Guillain-Barré 症候群の関連性を支持する報告も多い．感染症状と Guillain-Barré 症候群発症の期間は 6～7 日の中央値（3～10 日）と報告されている[16, 17]．

4 診断

2017 年現在では，市販されている検査薬はなく，衛生研究所や感染症研究所などに診断を依頼する．ジカウイルスを疑う場合，可能な限り急性期の血液と尿を採取する．血液，尿からのウイルスを分離，RT-PCR によるウイルス遺伝子の検出，血清の IgM，中和抗体の検出することにより診断される．鑑別診断には蚊媒介性の感染症であるデング熱，チクングニア熱が必要である．日本では 2016 年 2 月より 4 類感染症に指定されており，ジカウイルス感染症と診断した医師ただちに保健所に届け出る．

C 治療

ジカウイルス感染症に対する特異的な治療は現在のところはなく，対症療法にとどまる．解熱を目的としてアスピリンを用いる場合，デング熱では出血傾向，アシドーシスをきたすため，デング熱が否定されるまではアセトアミノフェンを用いる．

D 感染予防

感染予防には流行地での蚊の刺咬を避けることが重要である．流行地においては長袖，長ズボンを着用，昆虫の忌避剤を使用により蚊に刺されないようにする．また，ジカウイルス感染症患者が蚊に刺され，さらに周囲の患者などに蚊を介して感染が拡大させないよう蚊対策を行う．また，蚊の発生は流水では生じず，屋外の古タイヤ，空き缶，植木鉢な

534

2/ 妊娠と感染症

どの水たまりがみられるため，これらの環境にも留意する．ジカウイルスは 70 vol%エタノール，70 vol%イソプロパノール，1％次亜塩素酸，2％paraformaldehyde，2％グルタラールへの1分間の存在下，60℃以上，5分の加熱により感染性を失う[18]．血液汚染があれば血液を拭き取った後，0.1%次亜塩素酸にて消毒を行う．

　性交渉を介した伝播を防ぐために，流行地域に滞在中は性行為の際には，症状の有無にかかわらずコンドームを使用するか，性行為自体を控えることを推奨している．また流行地域からの帰国後も，症状の有無にかかわらず少なくとも6カ月間（パートナーが妊婦の場合は妊娠期間中）は性行為の際にコンドームを使用するか性行為を控えることも推奨している[3, 19]．

◀文献▶

1) Lanciotti RS, Kosoy OL, Laven JJ, et al. Genetic and serologic properties of Zika virus associated with an epidemic, Yap State, Micronesia, 2007. Emerg Infect Dis. 2008; 14: 1232-9.

2) Driggers RW, Ho CY, Korhonen EM, et al. Zika virus infection with prolonged maternal viremia and fetal brain abnormalities. N Engl J Med. 2016; 374: 2142-51

3) Lustig Y, Mendelson E, Paran N, et al. Detection of Zika virus RNA in whole blood of imported Zika virus disease cases up to 2 months after symptom onset, Israel, December 2015 to April 2016. Euro Surveill. 2016; 21.

4) Turmel JM, Abgueguen P, Hubert B, et al. Late sexual transmission of Zika virus related to persistence in the semen. Lancet. 2016; 387: 2501.

5) Arsuaga M, Bujalance SG, Díaz-Menéndez M, et al. Probable sexual transmission of Zika virus from a vasectomised man. Lancet Infect Dis. 2016; 16: 1107.

6) Jimenez A, Shaz BH, Bloch EM. Zika virus and the blood supply: What do we know? Transfus Med Rev. 2017; 31: 1-10.

7) Dupont-Rouzeyrol M, Biron A, O'Connor O, et al. Infectious Zika viral particles in breastmilk. Lancet. 2016; 387: 1051.

8) Duffy MR, Chen TH, Hancock WT, et al. Zika virus outbreak on Yap Island, Federated States of Micronesia. N Engl J Med. 2009; 360: 2536-43.

9) Tappe D, Pérez-Girón JV, Zammarchi L, et al. Cytokine kinetics of Zika virus-infected patients from acute to reconvalescent phase. Med Microbiol Immunol. 2016; 205: 269-73

10) Cauchemez S, Besnard M, Bompard P, et al. Association between Zika virus and microcephaly in French Polynesia, 2013-15: a retrospective study. Lancet.

〔II 各論〕6. 感染症と免疫

2016; m387: 2125-32.

11) Johansson MA, Mier-y-Teran-Romero L, Reefhuis J, et al. Zika and the risk of microcephaly. N Engl J Med. 2016; 375: 1-4.

12) Cavalheiro S, Lopez A, Serra S, et al. Microcephaly and Zika virus: neonatal neuroradiological aspects. Childs Nerv Syst. 2016 ;32: 1057-60.

13) de Fatima Vasco Aragao M, van der Linden V, Brainer-Lima AM, et al. Clinical features and neuroimaging (CT and MRI) findings in presumed Zika virus related congenital infection and microcephaly: retrospective case series study. BMJ. 2016; 353: i1901.

14) Bayless NL, Greenberg RS, Swigut T, et al. Zika virus infection induces cranial neural crest cells to produce cytokines at levels detrimental for neurogenesis. Cell Host Microbe. 2016; 20: 423-8.

15) Liang Q, Luo Z, Zeng J, et al. Zika virus NS4A and NS4B proteins deregulate Akt-mTOR signaling in human fetal neural stem cells to inhibit neurogenesis and induce autophagy. Cell Stem Cell. 2016; 19: 663-71.

16) Cao-Lormeau VM, Blake A, Mons S, et al. Guillain-Barré syndrome outbreak associated with Zika virus infection in French Polynesia: a case-control study. Lancet. 2016; 387: 1531-9.

17) Parra B, Lizarazo J, Jiménez-Arango JA, et al.. Guillain-Barré syndrome associated with Zika virus infection in Colombia. N Engl J Med. 2016; 375: 1513-23.

18) Müller JA, Harms M, Schubert A, et al. Inactivation and environmental stability of Zika virus. Emerg Infect Dis. 2016; 22: 1685-7.

19) 国立感染症研究所. 蚊媒介感染症ガイドライン 第4版. 2016.

20) Brasil P, Calvet GA, Siqueira AM, et al. Zika virus outbreak in Rio de Janeiro, Brazil: clinical characterization, epidemiological and virological aspects. PLoS Negl Trop Dis. 2016; 10: e0004636.

〈中嶋一彦　竹末芳生〉

2/ 妊娠と感染症

⑧ HIV・AIDS

A HIV とは

　HIV 感染症はヒト免疫不全ウイルス（human immunodeficiency virus：HIV）による感染症である．1981 年に米国の同性愛者に発症したニューモシスチス肺炎（当時はカリニ肺炎）で死亡した患者が報告され 1983 年にはヒトの免疫細胞，特に CD4 陽性のヘルパー T 細胞を選択的に破壊して免疫不全を起こすウイルスが分離された．

　HIV は遺伝学的系統から HIV type 1，type 2 の 2 種類に分類されるが，後者が西アフリカに限局した流行がみられるのに対し，前者は全世界に広がっている．20 世紀前半に各々の自然宿主であるチンパンジーあるいはマガベイを獲物としたアフリカ原住民が狩猟あるいは解体時に感染し，その後変異を経て性感染症として広まった．HIV 自体は他の RNA ウイルスに比較して特に感染力が強いとはいえないが，宿主の免疫能を破壊し，逆転写されてゲノム内に潜伏するため自然治癒は起きず，最終的には日和見感染で死に至る．

　性交渉や経静脈麻薬，輸血などで体内に侵入した HIV は，その表面にある糖タンパク gp120 が CD4 陽性リンパ球のケモカインレセプター CCR5 や CXCR4 に結合し，V3 loop の gp41 が露出し，これが細胞膜を貫通することによって感染が成立する．HIV は逆転写酵素を用いてみずからのゲノムをプロウイルスとして宿主の DNA に組み込み増殖する．HIV に感染した CD4 陽性リンパ球はアポトーシスに陥るが，一部は長期間生存してリザーバーとなるため宿主免疫系は潜伏ウイルスを排除できない．

B 抗 HIV 療法の進歩

　HIV に対して最初に有効性が証明されたのはヌクレオシド逆転写阻害剤 azidothymidine（AZT）である．当初，抗がん剤として開発されたが 1987 年ごろから HIV 感染者，AIDS 患者に投与され，CD4 リンパ球数の回復による免疫状態の改善や日和見感染症の予防に有効性が証明さ

537

〔Ⅱ　各論〕6. 感染症と免疫

れた．しかし，耐性を生じやすく延命効果は限定的であった．1996年には多剤併用による治療法（highly active anti-retroviral therapy：HAART，現在ではARTという）が開発され，患者の予後は劇的に改善した．2007年のデンマークコホート解析では，25歳でHIVに感染していると診断された患者の平均余命は，HAART導入前は数年であったのが，2000年以降のHAARTを受けている患者の生命予後は非感染者と変わらない．しかし，予後の改善に伴う患者の高年齢化により，これまでにはなかった薬剤の長期内服に伴う副作用や慢性疾患の合併，悪性疾患の出現などさまざまな問題への対策の必要性も出てきている．

C　治療のパラダイム変換

近年，HIV感染症の病態理解に大きな進歩があった．従来，HIV感染症は「細胞性免疫不全を引き起こす疾患」という側面のみで理解され，ARTを行っている患者に対し，CD4数が200 μLを下回らないように投薬のon-offにより，日和見疾患を防ぐと同時に薬を中断することで副作用を軽減し，耐性の出現と治療コストを下げるという治療戦略が外国であった．しかし，5,472人を登録した国際的大規模臨床試験SMART（Strategies for Management of Antiretroviral Therapy）Studyでは「治療中断群」（on-off群：CD4数が250 μLを下回れば治療を再開し，350 μLを超えれば治療を中断）が，統計的に有意に治療継続群よりも死亡率が高いことが判明し，臨床試験自体が途中で中断された[1]．治療中断群の死亡は，治療中断時に起こるHIVの再増殖により血管炎が惹起され，心血管疾患のリスクを増大させたのであった．このことから，HIV感染症は「細胞免疫不全疾患」であると同時に，慢性ウイルス血症による「全身性炎症性疾患」であるという，新たな疾患パラダイムを生むに至った．

D　早期治療の意義

早期治療の生命予後に与える影響について，さらに2つのprospective studyがこれを明らかにした．Strategic Timing of AntiRetroviral

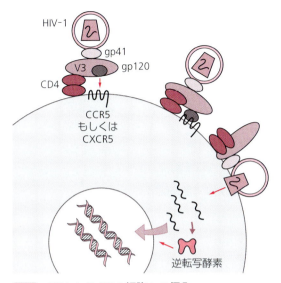

図1　HIV-1のCD4細胞への侵入
Envを形成するgp120がCD4に結合すると，V3ループが露出してケモカインがレセプターに結合．gp41が細胞腔を貫通してウイルスの細胞腔が宿主細胞腔に癒合．ウイルスのコアが注入される．ウイルスRNAのコートする逆転写酵素の作用でプロウイルスDNAとなり宿主のゲノムに組み込まれる．

Treatment（START）trialは，CD4＞500μLで治療開始する群とCD4＜350μLとなるまでART開始を待機する群を比較する試験でありANRS 12136 TEMPRANO trialは，診断後ただちに治療開始する群とCD4＜350μLまで治療を待機する群を比較したものである．ともに早期治療を受けた群で生命予後が改善し，これを受けて米国では「感染者の全員治療」という戦略が提唱されるに至った．しかしながら，先進国でもHIV感染者／AIDS患者は経済的に恵まれないminorityが多く，国全体の経済力が追い付かない途上国では実行が不可能である．

E　予防的治療（treatment as prevention）

治療を行うことで感染者の血中のウイルス量を検出限界以下まで低下

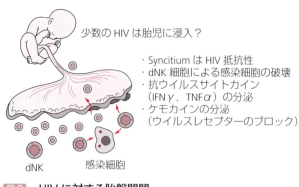

図2　HIVに対する胎盤関門

させれば，感染者からパートナーへの二次感染のリスクが低下する．この予想を実証したのがHPTN052試験である[2]．この国際共同臨床試験は，9カ国13施設から1,763組のカップルが参加して実施された．CD4数が350〜550 μL のHIV感染者を，ただちに治療する群と，CD4＜250 μL に低下もしくはAIDS発症までART開始を待つ群に無作為割付けし，パートナーへの二次感染の有無を比較した．その結果，早期治療群では治療待機群に比べて感染率が96％減少した（P＜0.001）．感染者の治療により二次感染者を大きく減少させることから，社会全体の感染者を減らすうえで早期治療はきわめて有効な戦略であることが証明された．

F　HIV非感染者への曝露前予防（preexposureprophylaxis: PrEP）

有効なワクチンのないマラリアや新型のインフルエンザに対しては曝露者に対し予防的な抗微生物薬の投与が行われる．HIV感染に対しても予防内服が有効で，抗ウイルス作用の強いTDF＋FTC合剤（ツルバダ®）では90％以上の予防が期待される．2012年7月に，米国FDAはTDF＋FTCをHIV非感染者の曝露前予防薬として認可した．しかし，非感染者における長期内服の安全性とコスト，服薬アドヒアランス，耐性ウイルスの出現そしてコンドーム不使用に伴う他の性感染症の蔓延といった新たな問題が生じている[3]．

2/ 妊娠と感染症

G 妊娠の HIV 感染に及ぼす影響

かつて，妊娠は HIV 感染者の免疫能を低下させ，AIDS 発症要因となると考えられてきたが，現在では否定的である．HIV 感染も適切にコントロールされていれば妊娠高血圧症候群や流早産など妊娠合併症の頻度を高めるとはいえない．HIV 母子感染の大部分は産道感染であり，胎児は膨大な面積のある胎盤母体面で母体血に接しながら子宮内感染をきたすことはきわめてまれである．その背景には絨毛細胞が HIV-1, 2 に対して抵抗性があること[4]，脱落膜 NK 細胞が HIV 感染細胞を効率的に破壊できることがある[5]．

風疹や CMV に比較して HIV 胎盤関門はより強固であり未知の機構が存在する可能性がある．少量の HIV や HIV 感染細胞が胎盤や胎児に侵入することはあっても，大部分の胎児は感染を免れる．非感染児は典型的な曝露非感染者であり彼ら彼女らを守る機構の解明が待たれる．

H 母子感染の予防

HIV 母子感染対策は 1990 年代よりもっとも成功をおさめた領域の 1 つである．HIV 母子感染予防対策として，当初妊婦に AZT 単剤を投与する抗 PACTG076 に沿った治療が基本となっており，これのみでも母子感染を有意に減少させられることが判明した．しかし，9 カ月の間 AZT 単剤を投与することにより，高い確率で耐性ウイルスを誘導することが明らかになり，現在は非妊婦同様に 2〜3 剤併用による ART を行う（ただし，胎児毒性を考慮し慎重な薬剤の選択が必要である）．わが国では，①妊婦検診時の全例 HIV 検査，②妊娠中の ART，③陣痛発来前の選択的帝王切開，④新生児への AZT 投与，⑤人工栄養により，妊娠前に HIV 感染が判明した妊婦では垂直感染は 100％予防可能となっている[6]．海外では十分に血中ウイルス量を下げた場合には経腟分娩が可能であるとする意見や，人工栄養が不可能な途上国では一定期間の母乳哺育が可能とする見解もあるが，わが国において現在の経済状態と患者数（年間数十例程度）が続くならばあえて，リスクを冒す必然性はない．

〔Ⅱ 各論〕6. 感染症と免疫

◀文献▶

1) Strategies for Management of Antiretroviral Therapy (SMART) Study Group. CD4$^+$count-guided interruption of antiretroviral treatment. N Engl J Med. 2006; 355: 2283-96.

2) Cohen MS, et al. Prevention of HIV-1 infection with early antiretroviral therapy. N Engl J Med. 2011; 365: 493-505.

3) Bailey JL, Molino ST, Vega AD, et al. A review of HIV pre-exposure prophylaxis: the female perspective. Infect Dis Ther. 2017 Jun 9. doi: 10.1007/s40121-017-0159-9. [Epub ahead of print]

4) Kudoh A, Miyakawa K, Hayakawa S, et al. H11/HSPB8 restricts HIV-2 Vpx to restore the anti-viral activity of SAMHD1. Front Microbiol. 2016; 7: 883.

5) Quillay H, El Costa H, Duriez M, et al. NK cells control HIV-1 infection of macrophages through soluble factors and cellular contacts in the human decidua. Retrovirology. 2016; 13: 39.

6) 厚生労働科学研究補助金エイズ対策事業　平成 25 年度. HIV 母子感染予防対策マニュアル第 7 版.

〈http://api-net.jfap.or.jp/library/guideLine/boshi/images/H25_manual.pdf〉

〈早川 智　須﨑 愛〉

2/ 妊娠と感染症

⑨ HTLV-1

A はじめに

　2010 年 11 月の厚生労働省母子保健課長通達を経て，妊婦に対する HTLV-1（ヒト T 細胞白血病ウイルス I 型，human T cell leukemia virus type 1）抗体スクリーニング検査が実施されるようになった．この背景には，① 1990 年の調査でわが国の推定キャリア数が約 120 万人であったが，2006～07 年の調査でも約 108 万人と減少があまり認められていないことや大都市圏にキャリアが拡散していること，②高齢化に伴い成人 T 細胞白血病（adult T cell leukemia：ATL）が増加していること[1]，③ ATL や HTLV-1 関連脊髄症（HTLV-1 associated myelopathy：HAM）の予後向上が十分でないこと，④ ATL の発症には母子感染が関与しており，母子感染予防が現時点では最も効果的であること[2]，⑤産婦人科診療ガイドラインにおいても妊婦抗体検査の推奨度が A（実施することが強く推奨される）とされたこと[3]，などがあげられる．

B HTLV-1 感染症とは

1 ウイルスの特徴

　HTLV-1 は，RNA ウイルス‐レトロウイルス科‐オンコウイルス亜科に分類される．T リンパ球（CD4$^+$）に感染後，ウイルス RNA から逆転写酵素の働きで DNA を合成し，宿主細胞の染色体 DNA に組み込まれるプロウイルスとして存在する．プロウイルスは原則として 1 つの宿主細胞に 1 つ組み込まれるので，その数は感染細胞の数として反映され，HTLV-1 細胞感染率 proviral load（%）は HTLV-1 関連疾患のリスクと相関しているとされている．宿主細胞の染色体上のウイルス DNA から，宿主の遺伝子と同じように RNA が作られ，それが子孫のウイルス遺伝子やウイルスの殻などを作るタンパク質合成のもととなる．

JCOPY 498-06088

543

〔Ⅱ　各論〕6. 感染症と免疫

表1 乳汁栄養法と母子感染率

乳汁栄養法	検査対象 (人)	陽性者 (人)	陽性率 (%)	機序
母乳栄養 (90日以上)	525	93	17.7	中和抗体の減少, 長期間にわたる感染細胞の曝露
完全人工栄養	1553	51	3.3	感染細胞の曝露がない
短期母乳 (90日未満)	162	3	1.9	中和抗体の存在, 感染細胞の曝露が短期間
凍結母乳	64	1	3.1	感染細胞の破壊・死滅

厚生労働省科学研究費補助金・特別研究事業「HTLV-1 の母子感染予防に関する研究」(研究代表者: 齋藤滋). 平成21年度総括・分担報告書 (医師向け手引き)[5]

2　感染経路

　　一般にレトロウイルスの感染力は弱い. HTLV-1 は感染リンパ球を介した細胞同士の接触により感染が伝播される. 主要な感染経路には, 母子感染, 性行為感染, 輸血がある. 輸血については, わが国では献血時のチェックが行われており, 現在は実質的に考慮せずともよいと思われる. 性行為感染による HTLV-1 感染は男性から女性に起こりやすく, 全キャリアの約20%がこれに由来する. したがってキャリアの多くが母子感染に由来する.

　　これまでの研究から, 母子感染ルートの主体は感染した T リンパ球を含む母乳であることが明らかとなっている. キャリアの母親から出生した児の乳汁栄養法別にみた感染率は, 完全人工栄養児の3.3%に比べ4カ月以上の母乳栄養児では17.7%である **表1**[3, 4]. しかし, 完全人工栄養児であっても3.3%に母子感染がある. これは母乳以外の母子感染ルートの存在を示唆するものであるが, 現時点では明らかにされていない.

3　HTLV-1 関連疾患

a. 成人 T 細胞白血病 (ATL)

　　ATL 症例のほとんどが母子感染に由来する. 40歳以前の発症はまれで, 発症年齢の中央値は67歳である. キャリアの生涯発症率は男性に多く, 男女を合わせると全キャリアの約5%と考えられる. 臨床病型

544

は, 急性型, リンパ腫型, 慢性型, くすぶり型に分類される. とくに急性型では末梢血に花細胞 (flower cell) とよばれる特徴的な切れ込みのある核分葉を有する異常リンパ球が出現する. proviral load 4%以上がハイリスク群であるとされている[4].

臨床症状は, リンパ節腫脹, 皮疹, 高カルシウム血症に伴う意識障害, 肝腫大, 脾腫大などが認められ, また種々の日和見感染を起こす. HTLV-1抗体検査が陽性で, かつサザンブロット法によって血液, あるいは皮膚病変, リンパ節病変のHTLV-1感染細胞がモノクロナールに増殖していることを確認されれば診断が確定する.

ATLは白血病のなかでも予後は著しく不良である. 免疫系の要であるCD4$^+$T細胞の機能不全が免疫不全状態を招くことや, 患者が高齢者でかつ寛解期間が短く再発しやすいために骨髄抑制状態が不可避となりさらに免疫不全状態を重症化・長期化させるなどが主な理由である.

b. HTLV-1関連脊髄症 (HAM)

30〜50歳代の発症 (平均40歳) が多く, 1年間でキャリア約3万人に1人の割合で発症し, 現在, 全国で約3,000人の患者がいると推定されている. キャリアのHAM発症率はATLに比べ低く, 生涯発症率は0.3%程度と推定される.

臨床症状の中心をなすのは進行性の両下肢の痙性不全麻痺で, 下肢のツッパリ感や歩行時の足のもつれ以外に, 膀胱直腸障害が初発症状となることもある. 上肢の完全麻痺や嚥下障害を認めることは少ない. 病勢の進行は, 遅い場合から急速に進行する場合など多彩である.

診断はHAMを疑わせる症状があり, 血液によるHTLV-1抗体が陽性で, 脳脊髄液のHTLV-1抗体が検出されれば確定される. ステロイドが奏効するが, 治療が遅れると有効性が減じる. 生命予後は悪くないが, 日常生活が著しく制約されるため, 難病指定となっている.

c. HTLV-1ぶどう膜炎 (HU)

ぶどう膜炎は, ベーチェット病や真菌, 細菌, HTLV-1以外のウイルス感染症によっても起こるが, HTLV-1感染によって発症するものは, HTLV-1ぶどう膜炎 (HTLV-1 associated uveitis: HU) とよばれる. 発症の多くは成人で, 飛蚊症や霧視, 眼の充血, あるいは視力の低

下などが急に起こる．ステロイドが奏効する．

C 妊婦に対する HTLV-1 抗体スクリーニング検査とその対応

1 スクリーニング検査

妊婦健診において HTLV-1 感染の有無を診断するためのフローチャートを 図1 [5]) に示す．妊婦の HTLV-1 抗体スクリーニング検査は，妊娠初期〜中期（30 週あたりまで）に実施する．抗体スクリーニング検査は，PA 法や CLEIA 法あるいは CLIA 法がある（図には示されていないが，スクリーニング検査法として ECLIA 法も利用されている）．いずれのスクリーニング検査法にも偽陽性があることから，スクリーニング検査が陽性であることのみでキャリアであると判定してはならな

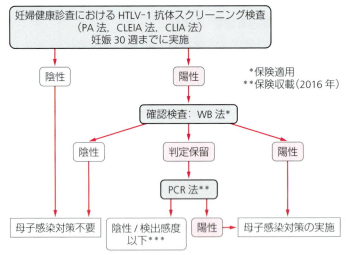

***現時点では PCR 法で陰性または感度以下の場合に，母子感染が成立しないというエビデンスは確立していない

図1 **妊婦健診における HTLV-1 抗体検査の流れ**（厚生労働科学研究費補助金（成育疾患克服等次世代育成基盤研究事業）「HTLV-1 母子感染予防に関する研究：HTLV-1 抗体陽性妊婦からの出生児のコホート研究」（研究代表者：板橋家頭夫）HTLV-1 母子感染予防対策マニュアル，2016[5]）

（注）スクリーニング検査には図に示した検査法以外に ECLIA 法も用いられている

い．陽性の場合には必ずウエスタンブロット（WB）法による確認検査を行う[3, 5]）スクリーニング検査が陰性の場合には，妊婦は感染していないと判断される．

2　WB 法および PCR 検査

確認検査としての WB 法であっても判定保留例が避けられない．日本産婦人科医会の協力により行った調査では，2011 年のスクリーニング検査陽性妊婦は全対象の 0.3% であった．このうち WB 法の陽性率は 51.6% で，陰性率 36.7%，判定保留率 11.7%，WB 法陽性妊婦は全対象の 0.16% であった．また，WB 判定保留妊婦の PCR 法陽性率は約 20% であったことから，この結果をもとに推定された 2011 年のわが国の妊婦キャリア数およびキャリア率はそれぞれ約 1700 名，0.17% であった[6]．キャリア妊婦数の分布は，九州・沖縄に多いが，一般のキャリアと同様に大都市圏にも多い．

3　キャリア妊婦の対応

WB 法が陽性あるいは PCR 法でプロウイルスが検出されれば，妊婦は HTLV-1 キャリアであると判定される．初めて自分がキャリアであることを知った妊婦は，精神的な動揺が著しいこともあるので，結果の告知は，可能な限り静かな環境で時間をかけて行う．この際，キャリアであることを知らせる家族の範囲についても確認する．妊婦を支援していくうえで少なくとも夫（パートナー）にもこの情報を共有してもらうことが望ましい．その他の家族（夫婦の両親など）にキャリアであることを知らせるかどうかは，十分に説明したうえで妊婦（あるいは夫婦）の決断に委ねる．診療録には，必ず母親がキャリアであることを知っている家族が誰であるかを明示しておく．また，医療者はこの情報を共有するとともに，他者に情報が漏洩しないように配慮しなければならない．

D　母子感染予防対策としての乳汁の選択

1　人工栄養が原則[5]

HTLV-1 母子感染ルートはおもに経母乳感染であることから，妊婦

〔Ⅱ　各論〕6. 感染症と免疫

がキャリアであることが明らかな場合には，感染細胞を含む母乳を遮断することが母子感染予防の原則である．母子感染予防のための乳汁栄養法として確立された手段は，現時点では完全人工栄養のみであり，まずこの方法を勧める．長崎県ではこのような手段によって長期母乳栄養に比べて有意に HTLV-1 母子感染率が低下したと報告されている[7]．

WB 法判定保留妊婦については，PCR 法未検査あるいは PCR 法陽性の場合には，WB 法陽性妊婦と同様に対応する．PCR 法陰性の場合には，母乳による母子感染のリスクは低いと推測されるが，現時点でのエビデンスは十分でない．なお，乳汁選択は予め分娩前に決定しておくことが望ましい．選択された乳汁栄養法は診療録に明示しておく．

2　母乳栄養を強く望む場合の対応

母乳による感染のリスクを十分に説明してもなお母親が母乳を与えることを強く望む場合[5]に短期母乳（90 日未満）や凍結母乳という選択肢もあるが，これらの方法は母子感染予防効果のエビデンスが確立されていないことを家族に十分に説明しておくべきである．とくに短期母乳栄養の場合，母乳分泌が増加してくる時期に中断せざるを得ず，ついつい長期化してしまうことが懸念されるため，きめ細かい指導が必要である．新生児壊死性腸炎のリスクが高い早産低出生体重児に対しては，pooled human milk が得られなければリスクとベネフィットの視点から凍結母乳の選択はやむを得ないと思われる．

E　キャリア妊婦から出生した児の対応[5]

HTLV-1 母子感染があったとしても，ATL や HAM が小児期に発症することはきわめてまれであり，この時期に健康上の問題が出現する可能性は低い．留意すべきは，母子感染予防対策と母親の不安への対応，および母子感染の評価である．これらのポイントを 表2 [5] に示す．

児の抗体検査の必要性については現時点ではコンセンサスが得られていない．だが，母子感染が明らかな場合には，時期をみて本人に説明することにより以下の利点があると考えられる．それらは，①献血時や妊娠時に突然キャリアであることを知らされることの精神的な影響を回避できる，②近い将来，治療法や HTLV-1 関連疾患発症予防法が開発さ

2/ 妊娠と感染症

表2 キャリア妊婦から出生した児の対応（厚生労働科学研究補助金（成育疾患克服等次世代育成基盤研究事業）「HTLV-1 母子感染予防に関する研究：HTLV-1 抗体陽性妊婦からの出生児のコホート研究」（研究代表者：板橋家頭夫）HTLV-1 母子感染予防対策マニュアル．2016[5]）

- 医療者は，キャリアであることを知っている家族は誰であるのかを共有するとともに，それ以外の者に個人情報が漏洩しないようにする．
- 医療者は，母親が選択した乳汁栄養法に関する情報を共有しておく．
- キャリアの血液曝露による医療者への感染例の報告はない．
- 乳幼児期に HTLV-1 関連疾患を発症することはないことから，キャリアから出生した児のフォローアップは，原則として通常の乳幼児健診のスケジュールでよい．なお，母親の不安が強い場合には適宜対応する．
- 短期母乳が選択された場合には生後 3 カ月以前に母乳を中断するための支援を行う．
- 母子感染の有無を評価するには，3 歳以後で抗体検査を行い，陽性である場合には WB 法により確認する．

れたときに確実にその恩恵を受けることができる，③性行為によるパートナーへの感染を最小限にする．いずれにせよ，医療者の考え方を強要するべきではなく，これらの情報を母親や両親に対して適切に与え，抗体検査を行うかどうかの意志決定を支援する．児の抗体検査を行う場合は，母体からの移行抗体が消失し，さらに感染によって抗体が確実に出現する 3 歳以後に行う．

F おわりに

妊婦の HTLV-1 抗体スクリーニング検査が開始されてはいるものの，ATL や HAM の発症は小児期では稀であるため，残念ながら産婦人科医や小児科医の関心が低いといわざるを得ない．産婦人科医と小児科医の連携不足や小児科医の知識の不足などの課題は克服されておらず，母子感染予防対策も標準化されていない．2016 年度に作成された HTLV-1 母子感染予防対策マニュアル[5]を是非一度は熟読し，キャリアの母親への対応や児の診療に役立てていただきたい．

（本論文の内容の一部は，厚生労働科学研究補助金・成育疾患克服等次世代育成基盤研究事業「HTLV-1 母子感染予防に関する研究：HTLV-1 抗体陽性妊

〔Ⅱ 各論〕6. 感染症と免疫

婦からの出生児のコホート研究」および「HTLV-1 母子感染予防に関するエビデンス創出のための研究」によって行われたものである）

◀文献▶

1) 厚生労働省科学研究費補助金・新型インフルエンザ等新興・再興感染症研究事業「本邦における HTLV-1 感染及び関連疾患の実態調査と総合対策」（研究代表者: 山口一成）. 平成 21 年度総括研究報告書.

2) 厚生労働科学研究費補助金・特別研究事業「ヒト T 細胞白血病ウイルス-1 型（HTLV-1）母子感染予防のための保健指導に関する標準化に関する研究」（研究代表者: 森内浩幸）. 平成 22 年度研究報告書（保健指導マニュアル）.

3) 厚生労働省科学研究費補助金・特別研究事業「HTLV-1 の母子感染予防に関する研究」（研究代表者: 斎藤 滋）. 平成 21 年度総括・分担報告書.（医師向け手引き）

4) Iwanaga M, Watanabe T, Utsunomiya A, et al. Human T-cell leukemia virus type I (HTLV-1) proviral load and disease progression in asymptomatic HTLV-1 carriers: a nationwide prospective study in Japan. Blood. 2010; 116: 1211-9.

5) 厚生労働科学研究補助金（成育疾患克服等次世代育成基盤研究事業）「HTLV-1 母子感染予防に関する研究: HTLV-1 抗体陽性妊婦からの出生児のコホート研究」（研究代表者: 板橋家頭夫）HTLV-1 母子感染予防対策マニュアル. 2016. 〈http://htlv-1mc.org/news/#post-id-3074〉

6) 厚生労働科学研究補助金（成育疾患克服等次世代育成基盤研究事業）「HTLV-1 母子感染予防に関する研究: HTLV-1 抗体陽性妊婦からの出生児のコホート研究」（研究代表者: 板橋家頭夫）. 平成 24 年度総括研究報告書.

7) Moriuchi H, Masuzaki H, Doi H, et al. Mother-to-child transmission of human T cell lymphotropic virus type 1. Pediatr Infect Dis J. 2013; 32: 175-7.

〈板橋家頭夫〉

症例 1　尖圭コンジローマ，20 歳の初回妊婦

症例解説

症例 1 尖圭コンジローマ，20 歳の初回妊婦

〈1-④　尖圭コンジローマ　494 頁参照〉

　妊娠 16 週に不明熱のため内科で精査を行い，妊娠中に全身性エリテマトーデス（SLE）の診断となった．SLE の治療については，妊娠中は疼痛コントロールなど対症療法のみであった．妊娠 29 週の妊婦検診時に，外陰部および腟壁に乳頭状隆起性病変を散在性に認め，尖圭コンジローマと診断した．腟壁まで病変があるため，外科的治療の方針として，妊娠 30 週の時点で麻酔下に病変部を CO_2 レーザー蒸散で加療した．以後妊娠中はコンジローマ病変の再燃なく，妊娠 37 週に正常頭位経腟分娩した．児にも呼吸器乳頭腫症の発症はなかった．

　産褥すぐに SLE に対してエンドキサンパルス療法，ステロイド治療を開始した．産褥 1 カ月検診の時点で腟壁，外陰部，肛門周囲にコンジローマ病変の再燃を認め，外陰部病変に対してはイミキモド 5％クリーム塗布を行ったが，腟壁も含めて病変は残存していた．そのため産褥 4 カ月の時点で再度麻酔下にコンジローマ蒸散術を行った．しかし，蒸散術後 1 カ月の時点で腟壁，外陰部，肛門周囲に病変が再燃したため，外陰部病変のみイミキモド 5％クリームで加療を継続した．

　産褥 7 カ月の時点で SLE に対するエンドキサンパルス療法が終了し，ステロイドも漸減する方針となった．プレドニゾロンが 30 mg から 10 mg に減量された時点の産褥 10 カ月に，再度麻酔下に腟壁，外陰部，肛門周囲のコンジローマ病変に CO_2 レーザー蒸散術を行った．以降は定期的に外来で診察をしているが，4 年間病変の再燃を認めていない．

〔II 各論〕6. 感染症と免疫

> **症例 2** 妊娠中の初感染妊婦からの症候性先天性 CMV 感染児例，30 歳，女性，未経産

〈2-③ サイトメガロウイルス 509 頁参照〉

30 歳の未産婦．妊娠 11 週の CMV IgG 陽性，IgM 陽性，低 IgG アビディティー（愛泉会日南病院疾病制御研究所で測定）図1 であり妊娠中の初感染が疑われた．妊娠 37 週に経腟分娩となった女児は出生体重が 2,244 g（14 パーセンタイル），頭囲 29.5 cm（1 パーセンタイル）であり，低出生体重，小頭症，脳 MRI 異常，新生児聴覚スクリーニング要再検を含む聴覚異常を認めた．新生児尿・末梢血・髄液・乾燥臍帯 CMV DNA 陽性であり症候性感染児と診断された．6 週間のガンシクロビル投与に引き続く 18 週間のバルガンシクロビル投与による治療が行われた．1 歳時点において片側の高度難聴を認めている．

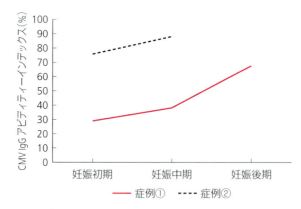

図1 症例 2，3 の CMV IgG アビディティーの推移
症例 2（妊娠中の初感染）では低アビディティーから高アビディティーに変化しているが，症例 3（非初感染）では高アビディティーのままである．

症例 3 　非初感染妊婦からの症候性先天性 CMV 感染児例，26 歳，女性，1 産婦

〈2- ③ 　サイトメガロウイルス　509 頁参照〉

26 歳の 1 産婦．妊娠 14 週の CMV IgG 陽性，IgM 陽性，高 IgG アビディティー図1（552 頁）であり非初感染と考えられた．妊娠 18 週に胎児腹水が出現し，妊娠 20 週に腸管高輝度エコーが出現した．胎児腹水穿刺により胎児腹水 CMV DNA 陽性であったことから，胎児腹水の原因は先天性 CMV 感染と考えられた．最終的には人工流産となった．児の病理解剖では甲状腺，肺，肝，腎に核内封入体を認めた．免疫染色の追加によりこれらの臓器以外にも大脳，胸腺，心，脾，膵，副腎にも陽性細胞を認めた．全身臓器への CMV 感染が子宮内で起こっていたことが確認された．

〔Ⅱ 各論〕6. 感染症と免疫

症例4 肝炎ウイルス，21歳，女性，5経妊0経産

〈2-④ 肝炎ウイルス 515頁参照〉

【既往歴】	20歳：混合性不安抑うつ障害
【家族歴】	特記事項なし
【生活歴】	未婚，タバコ：20本/日，アルコール：なし
【内服薬】	Chlorpromazine hydrochloride-Promethazine hydrochloride-Phenobarbital（ベゲタミンA®配合錠），Flunitrazepam（ロヒプノール®錠），Triazolam（ハルシオン®錠），Fluvoxamine maleate（デプロメール®錠），Etizolam（デパス®錠），Lorazepam（ロラゼパム®錠）
【アレルギー】	小児喘息
【現病歴】	自然妊娠にて妊娠成立し，精神疾患合併のため妊娠12週に当院紹介受診となった．前医で妊娠10週時に施行された妊娠初期検査では，HBs抗原，HCV抗体およびHIV抗体いずれも陰性であった．妊娠18週時に性器出血および下腹部痛のため数日入院管理を行ったが，その他妊娠経過は概ね良好で，児の発育も順調であった．妊娠34週4日に前期破水のため入院となった．
【入院後経過】	**妊娠34週4日**：前期破水のため入院．腟培養未検であったため，GBS感染予防のため抗菌薬点滴開始．母体発熱や羊水混濁は認めず，また血液検査でも炎症反応上昇なく，破水後24時間は自然陣痛発来待機の方針としていた．
	妊娠34週5日：破水後24時間以上経過しており，今後，緊急帝王切開となる可能性もあるため術前検査（血液検査，輸血前感染症検査，心電図，胸部X線検査）を行った．以下に輸血前感染症の結果を示す．なお，肝酵素の上昇は認めなかった． 　HBs抗原：陰性，HBs抗体：陰性，HBc抗体：陰性 　HCV抗体：陰性，<u>HCVコア抗原：5996 fmol/L</u> 　HIV抗体 ：陰性 HCV抗体陰性でHCVコア抗原が陽性であることから，直近1〜2週間以内の感染が疑われた．ご本人にこの結果を踏まえ問診を行ったところ，数日前にHCV感染者との間でピアスの使い回しをしたとのことであった． 現状および今後の方針に関して，ご本人・ご家族に下記のとおり説明した． ①HCVの母児感染は約10％に起こること． ②特に血中HCV-RNA高値の場合，母児感染のリスクが高いこと． ③現在，HCV-RNA定量検査を行っているが，結果が出るまでに3〜4日を要し，それまでに分娩となる可能性が高いこと．

554

症例 4　肝炎ウイルス，21 歳，女性，5 経妊 0 経産

④分娩方法に関しては，破水前・陣痛発来前の選択的帝王切開で母
　児感染を予防できるとする報告もあるが，帝王切開を勧めるだけ
　の根拠はなく，ご本人・ご家族の意思を尊重すること.

　話し合いのうえ，経腟分娩を選択された．同日，自然陣痛発来し
経腟分娩に至った．児は 2038 g の男児で Apgar score 8/9 点（1
分値 /5 分値）であった.

　提出されていた血中 HCV-RNA 定量検査は 6.9×10^6 copies/
mL との結果であり，母児感染ハイリスク群であったが，出生児に
HCV 感染は成立していなかった.

7/ 腫瘍免疫

1/ HPV（ヒトパピローマウイルス）ワクチン

A HPV 感染

HPV（human papillomavirus）には 100 種類以上のタイプ genomic type（遺伝子型）が同定されている．HPV は，感染する部位が皮膚と粘膜で棲み分けがあり，粘膜に感染する HPV を粘膜型 HPV という．粘膜型 HPV は，性的接触によって生殖器粘膜や外陰部皮膚に感染する．HPV は皮膚や粘膜に微細な傷がつくと，重層扁平上皮の基底層まで侵入することができ，初めて感染が成立しうる[1]．HPV 感染の特徴は，ウイルス血症を起こすことはなく，重層扁平上皮内だけで生活環が完結し，かつ感染に伴う顕在化した炎症反応を引き起こすことがないという点である．感染状態で自覚症状を呈することはなく，イボや腫瘍を形成した場合にのみ自覚される．推定では，少なくとも 70〜80％の女性が HPV に感染していると推定される[1, 2]．近年は性活動の多様化によって，HPV が子宮頸部，腟壁，陰茎，外陰のみならず肛門，咽頭など上半身の粘膜にも感染し，そこにがんを形成することがわかっている．

粘膜型 HPV は関連する疾患によって大きく 2 つに分けられる．子宮頸癌をはじめとする HPV 関連がんから検出される HPV をハイリスク（high-risk）HPV とよび，16, 18, 31, 33, 35, 39, 45, 51, 52, 56, 58, 66, 68 型が代表的なハイリスク HPV である[1]．尖圭コンジローマなどの良性乳頭腫から検出される HPV をローリスク（low-risk）HPV とよび，HPV6, 11, 42, 43, 44 があげられる．ハイリスク HPV，ローリスク HPV の自然史，疫学，関連疾患は異なる[2-4]．

B 子宮頸癌と尖圭コンジローマを予防する意味

1 日本における子宮頸癌の現状

　HPV感染に関連する疾患の中で，最も関連性が深くかつ罹患者数が多いのは子宮頸癌である．子宮頸癌の現状につき，国内では，年間約10000人が子宮頸癌（上皮内癌を含）に罹患し，その3人に1人に相当する約3000人が死亡する．日本全国で1日に約10人の女性が子宮頸癌で死亡していることになる．死亡に至らないまでも治療により妊孕能を失っている生殖年齢の女性が多くを占める．一方，HPV感染者は全世界で年間3億人ずつ増加し，そのうち53万人が子宮頸癌を発症する[3]．HPV16, 18型による子宮頸癌は，全体の約70%程度であるが，若年発症の子宮頸癌ではHPV16, 18型の頻度が高い．これらはがんへの進展速度が速く，他のハイリスクHPVよりもがんまでの期間が短い．近年，全世界的にHPV16, 18型による20代，30代の子宮頸癌が増加している．さらに日本では，女性の約83人に1人が子宮頸癌を発症すると推定され，しかも2000年以降，日本の子宮頸癌罹患率は増加の一途をたどっている．

　近年は，咽頭癌（扁桃癌など）もHPVの関与がクローズアップされている．その大部分はやはりHPV16, 18型が原因ウイルスである．HPV関連がんのうち，咽頭癌，肛門癌は90%近くがHPV16, 18型に起因する．

2 尖圭コンジローマと母子感染症

　4大性感染症の1つである尖圭コンジローマは，ローリスクHPVのHPV6型・11型が原因ウイルスである．尖圭コンジローマは年間約40000人（男性約20000人，女性約20000人）が罹患し，女性では10歳代，20歳代に罹患のピークがある．HPV6, 11型に感染するとその70%以上が数カ月以内に尖圭コンジローマを発症する．外陰部，陰茎，肛門，腟内，子宮頸部と外性器のどこにでもイボを形成する．またHPV6, 11型感染者が妊娠した場合，尖圭コンジローマは産道に病変を形成し，そこから大量のウイルスを排出する．産道感染による母子感染症が発症することがある．若年性再発性呼吸器乳頭腫症（juvenile-onset recurrent respiratory papillomatosis: JORRP）といい，発症年齢

〔Ⅱ 各論〕7. 腫瘍免疫

表1 **18～24 歳女性における HPV 感染率（オーストラリア）**（Tabrizi SN, et al. Lancet Infect Dis. 2014; 14: 958-66[6]）

	HPV 感染率（%）		
	ワクチン導入前 （2005～2007）	ワクチン導入後 （2010～2012）	
HPV16	21.3	4.2	−80%
HPV18	8.4	1.9	−77%
HPV6	5.5	0.9	−84%
HPV11	1.5	0.4	−74%
HPV52	7.4	8.2	0
HPV58	5.5	3.4	−38%
HPV31	5.0	4.0	−20%
HPV33	4.0	1.5	−63%

は中央値で2歳（生後6カ月～7歳くらい）であり，小児の良性咽頭・喉頭腫瘍の中では最も多い疾患で，小児の嗄声の原因の第2位である[4]．尖圭コンジローマ合併妊婦の145人に1人くらいの頻度でJORRP が発症する[5]．出生児に JORRP が発症すると，難治性で度重なるレーザー蒸散治療は，特に気管切開に至り，大きな問題である．時に窒息によって致死的な状態になる．尖圭コンジローマの根絶によって母子感染による JORRP がなくなることは明らかであろう．

C 現行の HPV ワクチンによる疾患（CIN2-3）減少

　豪州では2007年から4価 HPV ワクチンの集団接種を12～13歳の学童女子に行い，さらに13～26歳の女性に2年間の無料接種キャンペーンを実施した．その結果，ワクチン接種対象となった18～24歳の女性におけるワクチンタイプの感染者数は，導入前（2005～2007）と比べて，導入後（2010～2012年）には約80%の減少率になった[6]　**表1**．スコットランドでは2価 HPV ワクチンを接種しているが同様にワクチンタイプの感染者が社会から減少してきた[7]．米国 CDC が公表した全米のデータによると，14～19歳では，HPV ワクチン導入前の2003～2006年と比べて，HPV ワクチン導入後の2007～2010年の HPV ワクチンタ

イプの HPV6, 11, 16, 18 の 4 つのタイプの HPV 感染者が減少している[8].

2011 年には HPV ワクチンによる子宮頸癌前がん病変（CIN2-3）罹患数の減少が豪州から初めて報告された. 18 歳以下の CIN2-3 罹患数が 2007 年の HPV ワクチン導入以降, 有意に減少し始めたという[9]. 国をあげて HPV ワクチンの集団接種を開始した豪州, スコットランド, デンマークでは, ワクチン接種開始後 3〜4 年の時点ですでにワクチン接種世代の CIN2-3 罹患数（HPV タイプ無関係にすべての CIN2-3）が約 50％減少している. CIN2-3 の約 40％が HPV16/18 に起因することから, HPV ワクチンによる 50％減少という数は, 期待以上の減少率となった.

このように, HPV ワクチンを導入した国家では, 導入後たった 4 年で子宮頸癌が社会からなくなる兆候がみえてきている. 現在, 日本では HPV ワクチン接種の積極的勧奨を中止しているため, 子宮頸癌の発生頻度は, 海外先進国との差が益々広がっている. 国内では, この 10 年で子宮頸癌の増加率が加速している[10]. 本ワクチンに対する姿勢が海外と国内で正反対であり, 結果的に国内の女性に将来にわたって影を落とすようなことは避けなければならない.

D HPV ワクチン接種後の「多様な症状」の検討結果と対応

国内では, 2013 年 4 月からハイリスク HPV 関連疾患が A 類感染症となり, HPV（子宮頸癌予防）ワクチンが定期接種化された. 国内では中 1〜高 1（一部では小 6〜）の女子が定期接種対象となり, すべての自治体で公費助成のもと接種されることが基本となった. しかし, 2013 年 3 月頃の HPV ワクチンの副反応に関するマスメディアの報道以降, HPV ワクチンの安全性について見直す動きとともに, 定期接種でありながら, 接種の積極的勧奨を中止するという異例の事態となっている.

表2 では, HPV ワクチンの有害事象に関して, 国内外で再調査によってわかってきた接種後副反応の転帰についてまとめられている. 国内において, 約 890 万回接種のうち, 副反応疑い報告が 2584 人（延べ接種回数の 0.03％）であり, そのうちの約 90％が回復または軽快し通

〔Ⅱ 各論〕7. 腫瘍免疫

表2 HPV ワクチン接種後副反応の転帰（2015 年 9 月 17 日 第 15 回厚生科学審議会予防接種・ワクチン分科会副反応検討部会　資料 4-1[11] より）

		接種人数に対する割合	発症日・転帰等の把握できた人数に対する割合
予防接種人数	約 3,380,000 人	100.00%	
副反応疑い報告のあった全人数	2,584 人	0.08%	
うち発症日・転帰などの把握できた人数	1,739 人	0.05%	100.00%
内訳 死亡症例※	3 人	0.00%	0.2%
内訳 回復した / 軽快・通院不要	1,550 人	0.05%	89.1%
内訳 回復せず	186 人	0.005%	10.7%

※ 3 件の死亡症例の死因内訳は，①自殺，②心室頻拍および③骨肉腫とされており，いずれもワクチンの安全性への懸念となるものではないとされている.
【参考】死亡症例の部会報告日　①平成 25 年 5 月 16 日，②平成 25 年 9 月 12 日，③平成 25 年 10 月 28 日

院不要となった. 未回復の方は 186 人（延べ接種回数の約 0.002%）である[11]. つまり，10 万接種あたり 2 人だけが未回復の症状を呈する頻度である.

一方，2015 年 8〜11 月にかけて，欧州の健康当局（欧州医薬品局：EMA）による大規模な安全性プロファイルの再調査が行われ，報道などで問題となっていた CRPS（複合性局所疼痛症候群）および POTS（体位性起立性頻拍症候群）の発生率は，本ワクチン接種者と一般集団で差がみられないこと（10 万人あたり 15 人）が示された[12]. 本邦の厚生労働省班研究（祖父江班）において HPV ワクチン接種後の「多様な症状」を呈した症例の全国調査を行った. これによると，12〜18 歳の女子で，HPV ワクチン接種歴がない女子でも一定数のワクチン接種後と同様の「多様な」症状を呈する女子が存在することが明確となった[13]. このような症状が，本ワクチン接種後に発生しうる特殊な症状ではないことを意味する.

さらに，この 3 年間に，HPV ワクチン接種後に生じた症状に対する診療体制・相談体制，専門機関が整った. その診療の手引きも 2015 年 8 月に発刊され，現場で対応にあたる医療機関に配布されている[14]. さらに，不幸にして健康被害にあわれた方への救済も開始している. この

1/HPV（ヒトパピローマウイルス）ワクチン

ように本ワクチン接種に関して，社会として十分な体制が整ってきたと考える．社会としての体制が整っている状況で，このまま本ワクチンの積極的な接種を控え続けることは，科学的な観点から適切ではない．また，HPV ワクチン接種に不安を感じつつも，がん予防の利益を受けようと接種を希望する一般市民の方たちに対して，体制が整ったことを広く説明し，接種することが推奨される旨を伝える義務がある．

◀文献▶

1) zur Hausen H. Papillomavirus and cancer: from basic studies to clinical application. Nat Rev Cancer. 2002; 2: 342-50.
2) Bosch FX, de Sanjosé S, et al. Human papillomavirus and cervical cancer-burden and assessment of causality. J Natl Cancer Inst Monogr. 2003; 31: 3-13.
3) The current status of development of prophylactic vaccines against human papillomavirus infection. Report of a technical meeting. Geneva. 16-18 February, 1999.
4) Larson DA, Derkay CS. Epidemiology of recurrent respiratory papillomatosis. APMIS. 2010; 118: 450-4.
5) Shah KV. A case for immunization of HPV6/11-infected pregnant women with the quadrivalent HPV vaccine to prevent juvenile-onset laryngeal papilloma. J Infect Dis. 2014; 209: 1307-9.
6) Tabrizi SN, Brotherton JM, Kaldor JM, et al. Assessment of herd immunity and cross protection after a human papillomavirus vaccination programme in Australia: a repeat cross-sectional study. Lancet Infect Dis. 2014; 14: 958-66.
7) Kavanagh K, Pollock KG, Potts A, et al. Introduction and sustained high coverage of the HPV bivalent vaccine leads to a reduction in prevalence of HPV 16/18 and closely related HPV types. Br J Cancer. 2014; 110: 2804-11.
8) Markowitz LE, Hariri S, Lin C, et al. Reduction in human papillomavirus (HPV) prevalence among young women following HPV vaccine introduction in the United States, National Health and Nutrition Examination Surveys, 2003-2010. J Infect Dis. 2013; 208: 385-93.
9) Brotherton J, Fridman M, May CL, et al. Early effect of the HPV vaccination programme on cervical abnormalities in Victoria, Australia: an ecological study. Lancet. 2011; 377: 2085-92.
10) 国立がん研究センターがん対策情報センター．がん対策推進基本計画中間評価報告書（平成 27 年 6 月 1 日）．
11) 第 15 回厚生科学審議会予防接種・ワクチン分科会副反応検討部会（平成 27 年 9 月 17 日開催）資料 4-1.
12) European Medicine Agency (EMA), Pharmacovigilance Risk Assessment Com-

〔II 各論〕7. 腫瘍免疫

mittee（PRAC）. Review concludes evidence does not support that HPV vaccines cause CRPS or POTS, 5th November, 2015.

13) 第 23 回厚生科学審議会予防接種・ワクチン分科会副反応検討部会. 全国疫学調査〔子宮頸がんワクチンの有効性と安全性の評価に関する疫学研究（祖父江班）〕.（2016 年 12 月 26 日開催）資料

14) 公益社団法人　日本医師会・日本医学会. HPV ワクチン接種後に生じた症状に対する診療の手引き. 2015.

〈川名 敬〉

2／分子標的治療薬

A はじめに

　腫瘍免疫寛容に重要な役割を果たす因子として近年注目されているインドールアミン 2,3-ジオキシゲナーゼ（indoleamine 2,3-dioxygenase：IDO）と，免疫寛容をターゲットとした分子標的治療薬として世界的に開発競争が行われている IDO 阻害薬について概説する．なお古典的 IDO は，新規ホモローグ（IDO2）との区別のために IDO1 とよばれることもある．本項では，活性が低く腫瘍免疫に関する機能が不明な IDO2 については言及しないことから，IDO1 を従来通り IDO と表記する．

B IDO とその機能

　IDO は，必須アミノ酸であるトリプトファンの代謝律速酵素である．トリプトファンはタンパク質合成やグルタル酸経路を介したエネルギー産生に利用される他，脳の松果体が分泌するメラトニンへも代謝されるが，95％以上は IDO を介してキヌレニン経路を経て代謝される．IDO は細胞質に存在する 45 kDa のヘムタンパク質であり，ヒトを含む哺乳類の胎盤，肺，胸腺，小腸，脾臓などさまざまな組織で生理的に発現している．1963 年に IDO が発見された後，マウス肺炎モデルで肺の炎症病巣に強い IDO 活性があることが報告された．またインターフェロン（IFN）γ で刺激された細胞で IDO が強く発現することが観察された．これらのことから IDO と免疫能との関連が示唆された．その後，主要組織適合遺伝子複合体の異なる同種異系を掛け合わせた妊娠マウスに，IDO 阻害薬を投与したところ妊娠継続率が低下することが報告され，母子間免疫寛容との関連も注目されている．

C IDO と腫瘍免疫

　腫瘍免疫においてはエフェクター T 細胞とナチュラルキラー（NK）

JCOPY 498-06088

563

〔Ⅱ 各論〕7. 腫瘍免疫

細胞が重要な役割を果たしている．これらの細胞はトリプトファン欠乏に脆弱であり，容易にその機能が抑制される．またトリプトファンの代謝物であるキヌレニンも制御性 T 細胞を活性化させ，さらに NK 細胞機能を障害する．このことから腫瘍細胞の IDO 発現は，トリプトファン欠乏およびキヌレニン蓄積により，エフェクター T 細胞や NK 細胞による免疫監視機構からの回避をもたらすと考えられている．臨床的には IDO は前立腺癌，大腸癌，膵臓癌，胃癌，などの悪性腫瘍で高頻度に発現が認められている．婦人科領域においても，子宮頸癌，子宮体癌，卵巣癌で発現が認められており，またその発現と予後との関連が報告されている．

D 治療標的としての IDO

　我々はこれまで，婦人科悪性腫瘍における IDO の機能と治療標的としての可能性を基礎的に検討してきた．その成果を述べる．まず初めに，IDO 低発現卵巣癌細胞を対象に，遺伝子導入により IDO を強制発現させた細胞株を樹立し検討した．その結果，IDO 強制発現は *in vivo* における腫瘍増殖，腹膜播種を促進した[1]．次に IDO 高発現卵巣癌，子宮頸癌，および子宮体癌細胞を対象に，IDO を標的とした短ヘアピン RNA 発現ベクターを用いて，IDO 発現阻害の効果を検討した．その結果，IDO 発現阻害は *in vivo* における腫瘍増殖を抑制した．さらに IDO 発現阻害は *in vitro* で 腫瘍細胞の NK 細胞への感受性を増強させ，*in vivo* で NK 細胞の腫瘍間質への集積を促進した[2,3]．すなわち IDO の発現阻害は，腫瘍への免疫担当細胞の集積を促すことにより腫瘍増殖を抑制したと考えられた．以上より，婦人科悪性腫瘍は IDO を高発現することによって免疫寛容を獲得し進展することが示され，IDO を標的とした免疫療法の可能性が示唆された．

E IDO 発現調節機構

　腫瘍細胞は IFNγ の刺激によって IDO を発現することから，IDO 発現調節は IFNγ のレセプターとその下流の JAK/STAT 経路で行われている可能性がある．最近，免疫チェックポイント阻害薬である抗 PD-1

564

抗体や抗 CTLA-4 抗体に対する耐性機序として，IFNγ シグナル伝達経路の異常が相次いで報告された．すなわち，免疫チェックポイント阻害薬によりエフェクター T 細胞や NK 細胞などの免疫担当細胞の腫瘍への集積が促進されても，IFNγ 下流の経路に異常がある腫瘍細胞に対しては，免疫担当細胞が産生する IFNγ が殺細胞効果を発揮できないため，効果が減弱するとしている．これらのことから，IDO 発現抑制を目的に IFNγ とその下流の経路を遮断した場合，免疫チェックポイント阻害薬の効果を減弱させる可能性が危惧される．我々は最近，卵巣癌細胞を用いた研究から，IDO の発現調節は PI3K-AKT 経路を介しており，この経路の遮断によって卵巣癌の IDO 発現を抑制できることを発見した[4]．本経路を標的とする治療戦略であれば，免疫チェックポイント阻害薬との併用も問題ないと考えられる．

F IDO の血管新生促進作用

我々は先に述べた IDO 強制発現卵巣癌細胞の検討において，IDO の血管新生促進作用を観察した[1]．最近他の研究機関から，マウスの乳癌転移モデルと酸素誘導網膜症モデルを用いた検討から，IDO の血管新生促進作用が確認され，さらに IDO 阻害薬により血管新生抑制を介した治療効果がみられたとの報告がなされた．IDO の血管新生促進作用の機序は現時点で不明であるが，IDO を標的とした治療戦略は，免疫寛容と血管新生といった腫瘍進展に必須な 2 つの重要な因子を阻害できる可能性が期待される．

G IDO のバイオマーカー

担がん患者においては，腫瘍の IDO 高活性により血漿中のキヌレニン値（またはキヌレニン / トリプトファン比）が上昇することが知られており，キヌレニン値と予後との関係も報告されている．さらに，IDO を標的とした治療において，血中キヌレニン値は IDO 阻害効果を簡便にスクリーニングできるバイオマーカーとして期待されている．IDO を標的とした治療は，キヌレニン値の測定により早期の効果判定が可能であり，無効例に対して漫然と長期投与がなされ難い点から，こ

〔II 各論〕7. 腫瘍免疫

のようなバイオマーカーが存在しない血管新生抑制療法や免疫チェック
ポイント阻害薬に比べて，医療経済効率的に優れているかもしれない．

H IDO 阻害薬

　IDO 阻害薬としては，1-メチルトリプトファン（1-MT）が基礎研
究に用いられてきた．我々の検討でも，IDO を強制発現させた卵巣癌
細胞の腫瘍増殖，腹膜播種が，1-MT の経口投与により抑制されること
を確認した[1]．現在，D 体の 1-MT が製剤化され〔Indoximod（NLG-
8189）〕，抗がん剤や免疫チェックポイント阻害薬などの分子標的薬との
併用による第 I / II 相臨床試験が複数行われている．

　エパカドスタット〔Epacadostat（INCB024360）〕は Incyte 社が開発
した，経口投与が可能な IDO 選択的低分子阻害薬である．最近，第 I
相臨床試験（NCT01195311）の結果が報告された．用量制限毒性は，
300 mg×2/ 日投与における gread 3 の放射線肺臓炎と，400 mg×2/ 日
投与における gread 3 の疲労で，高頻度にみられた副障害は疲労，嘔
気，食欲低下，嘔吐，便秘，腹痛，下痢，呼吸困難，背部痛，咳嗽だっ
た．血漿キヌレニン値およびキヌレニン / トリプトファン比は全症例で
低下が観察された．奏効例はなかったものの，16 週間以上持続した安
定例が 52 例中 7 例みられた．現在，抗がん剤や免疫チェックポイント
阻害薬などとの併用による第 I ～III 相臨床試験が多数行われている．

I おわりに

　IDO は腫瘍免疫寛容に重要な役割を果たし，その阻害薬の開発と臨
床応用が期待されている．IDO は血管新生促進作用をもち，その阻害
薬には血管新生抑制効果も期待できる．血中キヌレニン値が腫瘍の
IDO 活性を反映し，IDO 阻害薬の早期の効果判定バイオマーカーとし
て利用できる．

2/ 分子標的治療薬

◀文献▶

1) Nonaka H, Saga Y, Fujiwara H, et al. Indoleamine 2,3-dioxygenase promotes peritoneal dissemination of ovarian cancer through inhibition of natural killercell function and angiogenesis promotion. Int J Oncol. 2011; 38: 113-20.

2) Wang D, Saga Y, Fujiwara H, et al. Indoleamine-2,3-dioxygenase, an immuno-suppressive enzyme that inhibits natural killer cell function, as a useful target for ovarian cancer therapy. Int J Oncol. 2012; 40: 929-34.

3) Sato N, Saga Y, Fujiwara H, et al. Downregulation of indoleamine-2,3-dioxygenase in cervical cancer cells suppresses tumor growth by promoting natural killer cell accumulation. Oncol Rep. 2012; 28: 1574-8.

4) Wang D, Saga Y, Fujiwara H, et al. The hepatocyte growth factor antagonist NK4 inhibits indoleamine-2,3-dioxygenase expression via the c-Met-phosphatidylinositol 3-kinase-AKT signaling pathway. Int J Oncol. 2016; 48: 2303-9.

〈嵯峨 泰　藤原寛行〉

〔Ⅱ 各論〕7. 腫瘍免疫

3 / 免疫チェックポイント阻害薬

A はじめに

　　免疫チェックポイント阻害薬は，T細胞の活性化を抑制する免疫チェックポイント機構を阻害し，がんに対する免疫能を増強させる薬剤である．なかでも，免疫チェックポイント分子であるCTLA-4（cytotoxic T-lymphocyte-associated antigen 4）やPD-1（programmed cell death 1）/PD-L1（programmed death-ligand 1）に対する阻害薬が開発され，すでにさまざまながん種で標準治療に組み込まれている．婦人科がん領域においても，本阻害薬の保険収載に向けた取り組みが急ピッチで進められている．

　　本項では，婦人科がんに対して臨床応用が試みられている薬剤を中心に，その作用機序と治療の現状について概説する．

B 免疫チェックポイント機構

　　近年の研究から，がんおよびその微小環境が細胞傷害性T細胞（cytotoxic T lymphocyte：CTL）を主体とした免疫の攻撃にブレーキをかけていることが明らかになった 図1 ．このがん免疫逃避機構を抑制することで効果的ながん免疫反応が誘導されると考えられている．特に，がん免疫逃避機構の中心的役割を担っているB7/CTLA-4経路とPD-1/PD-1リガンド（PD-L1, PD-L2）経路は，免疫チェックポイント経路とよばれ治療標的として注目されている．現在国内では，主に抗CTLA-4抗体と，抗PD-1抗体，抗PD-L1抗体の開発が進められている．これらの阻害抗体は，すでに悪性黒色腫や非小細胞肺癌などの治療薬として承認を受けており，さらに多くのがん腫での効果が期待されている．

C B7/CTLA-4経路阻害薬

　　T細胞は，主にリンパ節で樹状細胞などの抗原提示細胞からがん抗原

3/ 免疫チェックポイント阻害薬

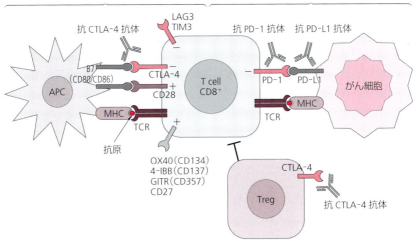

図1 免疫チェックポイント阻害薬
APC: antigen-presenting cells, MHC: major histocompatibility complex, TCR: T cell receptor, Treg: regulatory T cell, CTLA-4: cytotoxic T lymphocyte-associated antigen 4, PD-1: programmed cell death protein 1, PD-L1: programmed death-ligand 1, LAG3: lymphocyte activation gene 3 protein, TIM3: T cell immunoglobulin and mucin domain-containing 3, ＋：促進型の補助シグナル，－：抑制型の補助シグナル（免疫チェックポイント）．

の提示を受けると，T細胞受容体を介してがんを認識する（第1シグナル）図1．抗原提示の際，種々の補助シグナル（第2シグナル）によりT細胞の機能が促進あるいは抑制される．促進型の補助シグナルでは，樹状細胞が補助刺激分子であるB7（B7-1：CD80，B7-2：CD86）を介してT細胞のB7受容体（CD28）を刺激し，T細胞を活性化する．一方，刺激されたT細胞は，別のB7受容体であるCTLA-4（CD152）を発現し，過剰な活性化を防いでいる．B7がT細胞のCTLA-4受容体に結合すると，抑制型の補助シグナル（免疫チェックポイント）が働き，T細胞はがん抗原を認識するが，がん細胞を攻撃できなくなる．また，CTLA-4は末梢での免疫寛容に関わる制御性T細胞（regulatory T cell: Treg）上にも高発現しており，樹状細胞のB7とCD28との結合を制御し，T細胞の活性化を抑制する．

〔Ⅱ 各論〕7. 腫瘍免疫

B7/CTLA-4 経路阻害薬としては，CTLA-4 免疫チェックポイント阻害薬である抗 CTLA-4 抗体（ipilimumab，tremelimumab）が臨床応用されている．抗 CTLA-4 抗体は，CTLA-4 と B7 との結合を阻害することで活性化 T 細胞における抑制的調節を遮断し，細胞傷害活性を増強する．また，Treg の機能低下と数の減少により腫瘍免疫反応を亢進させると考えられている．一方，これらの阻害薬による自己免疫疾患発症の可能性も示唆されており，その使用に際しては注意が必要である．

1 イピリブマブ（ヤーボイ®）

イピリブマブは，CTLA-4 に対するヒト IgG1 モノクローナル抗体である．切除不能または転移性悪性黒色腫を対象とした第 III 相試験において，イピリブマブ単独投与群は糖蛋白 100（gp100）ペプチドワクチン単独投与群と比較して有意な全生存期間（overall survival：OS）の延長を示した（OS 中央値：10.1 カ月 vs 6.4 カ月）[1]．薬物有害反応としては，grade 3 の下痢（4.6%）と大腸炎（5.3%）が多くみられた．この成績から，2011 年 3 月に米国で切除不能または転移性悪性黒色腫の適応で承認された．日本では，2013 年 3 月に悪性黒色腫に対して希少疾病用医薬品に指定され，2015 年 7 月に同疾患の治療薬として承認された．

婦人科がんでは，再発卵巣癌や転移性・再発子宮頸癌に対する第 II 相試験が進行中であり，その効果が期待されている 表1．また，再発卵巣癌や進行子宮平滑筋肉腫を対象として，抗 PD-1 抗体であるニボルマブとイピリブマブとの併用による第 II 相試験が実施中である．

2 Tremelimumab

Tremelimumab は，CTLA-4 に対するヒト IgG2 モノクローナル抗体である．プラチナ製剤抵抗性進行悪性中皮腫 29 症例を対象とした第 II 相試験において，部分奏効 1 例（3%）と不変 11 例（38%）が得られた[2]．進行悪性中皮腫に対する有効な治療法がないことから，この結果により米国では 2015 年 4 月に本疾患に対して希少疾病用医薬品に指定された．また，非小細胞肺癌に対して，抗 PD-L1 抗体であるデュルバルマブとの併用効果が期待されている[3]．

婦人科がんでは，再発子宮体癌に対してデュルバルマブとの併用による第 II 相試験が進行中である 表1．また，再発卵巣癌を対象として，

3/ 免疫チェックポイント阻害薬

表1 婦人科がんに対する進行中の抗 CTLA-4 抗体を用いた主な臨床試験

薬　剤	対　象	Phase	主要評価項目	副次的評価項目
Ipilimumab (NCT01611558)	プラチナ製剤感受性再発卵巣癌	2	安全性	奏効率
Nivolumab [a] ± Ipilimumab (NCT02498600)	再発卵巣・卵管・腹膜癌	2	腫瘍縮小効果	OS, PFS, 安全性
Nivolumab [a] ± Ipilimumab (NCT 02428192)	進行子宮平滑筋肉腫	2	奏効率	薬物有害反応, PFS など
Ipilimumab (NCT 01693783)	転移性・再発子宮頸癌	2	薬物有害反応, 奏効率	腫瘍縮小効果, PFS など
CCRT → Ipilimumab (NCT01711515)	子宮頸癌	1	用量規制毒性, 薬物有害反応	慢性毒性, 再発部位, OS, PFS, 奏効率
Durvalumab [b] ± Tremelimumab (NCT 03015129)	再発子宮体癌	2	奏効率	―
Tremelimumab ± Olaparib [c] (NCT02485990)	再発卵巣・卵管・腹膜癌	1〜2	安全性	―
Olaparib [c] ± Tremelimumab (NCT02571725)	BRCA 関連再発卵巣・卵管・腹膜癌	1〜2	推奨用量, 安全性	PFS

a) 抗 PD-1 (programmed cell death 1) 抗体
b) 抗 PD-L1 (programmed cell death ligand 1) 抗体
c) PARP (poly ADP-ribose polymerase) 阻害薬
CTLA-4: cytotoxic T-lymphocyte-associated antigen 4, **CCRT**: concurrent chemoradiotherapy, **OS**: overall survival, **PFS**: progression free survival.

　　　PARP (poly ADP-ribose polymerase) 阻害剤であるオラパリブとの併用による第 I〜II 相試験が実施中である.

D PD-1/PD-L1 経路阻害薬

　　　PD-1 (CD279) は，CD28 ファミリーに属する抑制型の免疫補助シ

〔Ⅱ　各論〕7. 腫瘍免疫

グナル受容体であり，活性化 T 細胞の表面に発現している．そのリガンドである PD-L1（B7-H1：CD274）と PD-L2（B7-H2：CD273）は，B7 ファミリーに属する抑制型の免疫補助シグナルであり，PD-L1 は抗原提示細胞や血管内皮，心筋，上皮細胞など体内に幅広く発現している．PD-1/PD-L1 経路は，主に末梢組織で働き，異物やがんの免疫抑制に関わっている 図1．PD-L1 が活性化 T 細胞表面の PD-1 に結合すると，その活動が抑制される．

PD-1/PD-L1 経路阻害薬としては，抗 PD-1 抗体（ニボルマブ，ペンブロズマズ）や抗 PD-L1 抗体（アテゾリズマブ，アベルマブ，デュルバルマブ）が臨床応用されている（詳細は他項を参照）．

E　おわりに

免疫チェックポイント阻害薬はその有効性が明らかとなりつつあり，婦人科がん領域においても標準的治療の 1 つとなり得るであろう．しかしながら，費用対効果の面からも至適薬剤や対象患者の選択が必須であり，有用な biomarker やコンパニオン診断薬の早期開発が望まれる．一方，放射線治療や抗がん剤，分子標的薬との併用による複合免疫療法の効果が報告されている．今後のさらなる展開が期待される．

◀文献▶

1) Hodi FS, O'Day SJ, McDermott DF, et al. Improved survival with ipilimumab in patients with metastatic melanoma. N Engl J Med. 2010; 363: 711-23.
2) Calabro L, Morra A, Fonsatti E, et al. Efficacy and safety of an intensified schedule of tremelimumab for chemotherapy-resistant malignant mesothelioma: an open-label, single-arm, phase 2 study. Lancet Respir Med. 2015; 3: 301-9.
3) Antonia S, Goldberg SB, Balmanoukian A, et al. Safety and antitumour activity of durvalumab plus tremelimumab in non-small cell lung cancer: a multicentre, phase 1b study. Lancet Oncol. 2016; 17: 299-308.

〈板持広明　杉山 徹〉

4 / 免疫療法

A 免疫療法とは

　がんに対する免疫療法とは，何らかの方法で宿主（この場合がん患者）が本来もっている免疫能を惹起あるいは強化することによって抗腫瘍効果を期待したり，QOL（quality of life）を維持する目的で行う治療法である．がん免疫療法は古くからその存在が知られてきたが，その効果に関してはこれまで一定の評価がなく，がん治療としてのエビデンスは近年の免疫チェックポイント阻害薬の登場になってようやく認知されるようになってきた．がん免疫療法はこれまでの化学療法を中心とする薬物療法とは根本的にその作用機序が違い，それを理解するには，がんの生物学的な特性のみならず，宿主免疫に対する理解も必要である．

B がん免疫療法の歴史

　おそらく最も歴史の古いがん免疫療法の1つは膀胱癌に対するBCG（ウシ型弱毒結核菌）注入療法である．これは1930年頃から西欧を中心に広く行われてきた．その後しばらく，免疫療法の大きな発展がなかった．がん免疫療法の大きな疑問点として，果たして「宿主の免疫は自己から発生したがん細胞を非自己として認識できるのか？」，ということがあげられる．この答えとして，1991年にがん患者自己のT細胞が，がん抗原を介して自己のがん細胞を認識していることが証明された[1]．この報告によってこの分野の研究がその後一気に進むこととなった．新規のがん抗原の探索や特異的がん免疫療法についての研究が飛躍的に増加することになり，ペプチドなどを用いたがんワクチンや活性化リンパ球移入療法など多くの免疫療法の臨床試験が行われてきたが，残念ながら十分な成果は得られなかった[2]．しかし，がんワクチンを受けた患者の多くでは抗原特異的なT細胞の誘導が確認されており，がん免疫療法への期待は続いた．そして近年遂に免疫チェックポイント阻害薬の登場によりがん治療としての位置づけが確固たるものとなり，今後より多くのがん種においてがん免疫療法の適用が広がりつつあると考えられる．

C がん免疫療法の種類

　がん免疫療法はそのターゲット，作用機序，あるいは手法から考えていくつかに分類される．例えば，がんワクチンのようにある特定の分子のみをターゲットとする特異的免疫療法に対して，サイトカインやBCGのように免疫全体を底上げするような非特異的免疫療法などがある．そのほかに重要な分類法としては作用機序による分類がある．これは生体内で免疫を誘導させる免疫療法と，生体外で強化したものを生体内に戻す免疫療法に分類される．前者を能動的免疫療法とよび後者を受動的免疫療法とよぶ．能動的免疫療法とは，ペプチド，タンパクや腫瘍ライセートなどのがん抗原や免疫刺激物質を用いて，生体内でがん特異的な免疫を誘導する方法である．ペプチドや樹状細胞などを利用したがんワクチンなどがこれにあたる 図1 ．一方，受動的免疫療法とは細胞療法を中心としたもので，T細胞などを生体外で特定の分子に対する免疫を強化，増幅させ，それを直接生体内に戻す方法である 図2 ．

　いずれもがんに対する免疫を増強させる方法であるが，抗原や細胞の選び方などさまざまなバリエーションが存在する．

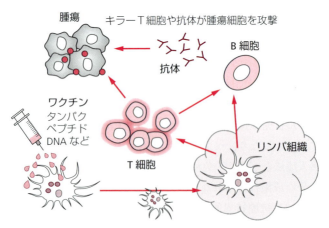

図1　がんワクチン

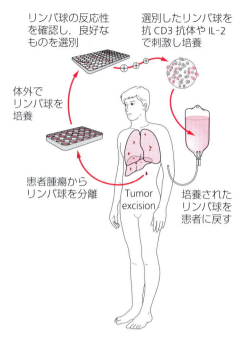

図2 細胞移入療法
(Dudley ME, et al. Science. 2002.
Dudley ME, et al. JCO 2005 より改変)

D がん免疫療法と抑制性免疫環境

　がんに対する免疫を強化するだけの免疫療法では十分な抗腫瘍効果を得ることが難しいことがわかってきた．これは腫瘍や腫瘍微小環境らの免疫抑制因子や腫瘍のもつ免疫逃避機構が関わっているためと考えられる．制御性T細胞（regulatory T cell：Treg），腫瘍関連マクロファージ（tumor associated macrophages：TAM），やミエロイド由来免疫抑制細胞（myeloid-derived suppressor cells：MDSC）などが関与している．他にもTGFβ，VEGF，プロスタグランディンE_2などの液性因子も抗腫瘍効果の減弱に関与している．さらに腫瘍におけるMHC class Iの発現低下や，PD-L1の発現もT細胞の抗腫瘍効果を減弱させる要因である．これらの因子が複雑に絡みあい，腫瘍に対する免疫反応を減弱させているため，効果的な免疫治療を計画するには免疫を増強させるだけ

〔Ⅱ 各論〕7. 腫瘍免疫

でなく，これらの免疫抑制因子を減弱あるいは解除するような複合的な
アプローチが必要である．

E 新しい免疫療法のアプローチ

　近年新たな免疫療法としていくつかのアプローチが注目されている．
その1つがキメラ抗原受容体（chimeric antigen receptor：CAR）やT
細胞抗原受容体（T cell receptor：TCR）を利用した遺伝子改変T細胞
移入療法である．もう1つには，ウイルスのもつ細胞障害性能や免疫賦
活能を利用したウイルス療法（oncolytic virotherapy）があげられる．
がんワクチン療法や免疫チェックポイント阻害薬は体内での免疫を活性
化させるため，効果が発現するまでに時間を要する場合も多い．また
bulky腫瘍に対しては効果が限定的であると考えられている．そこで，
遺伝子改変技術により，強力ながん抗原特異的なキラーT細胞を作り
出す手法が開発されている．この技術はウイルスベクターなどを利用し
て，T細胞表面上に，CARやTCRとよばれる受容体を強制的に発現さ
せ，抗原を発現するがん細胞を特異的に障害する．抗CD19単鎖抗体
を組み込んだ遺伝子改変T細胞（CAR-T細胞）を慢性リンパ性白血病
患者に投与し，完全寛解を得たと報告されている[3]．卵巣癌に対して
は，メソテリン（mesothelin）や葉酸レセプターα（FRα）をター
ゲットにしたCAR-T療法が開発段階にある[4]．一方，腫瘍溶解性ウイ
ルス療法とは抗腫瘍効果を備えもち，なおかつがん特異的に増殖するし
くみをもったウイルスを用いた治療法の総称である．ウイルスが標的細
胞への感染，増殖を通して細胞障害性を発揮するが，腫瘍細胞において
より効率的にこのプロセスが起こる何らかの仕組みをもつ．現在まで
に，ヘルペスウイルス，麻疹ウイルス，コクサッキーウイルスなどさま
ざまなウイルスを用いた臨床試験が行われている．ウイルス療法は，直
接的な細胞障害性による抗腫瘍効果のみならず，結果的にがん患者の免
疫を惹起し，抗腫瘍免疫を発揮するきっかけとなるため，近年では免疫
療法の一つとしてとして捉えられている．2015年にはメラノーマに対
する治療薬としてヘルペスウイルスをベースに開発されたtalimogene
laherparepvec（IMLYGIC®）がすでにFDAで承認されており，婦人科
がん領域でも，再発，再燃卵巣癌患者に対する弱毒麻疹ウイルス株を用

4/ 免疫療法

いた開発が行われており[5]，今後の卵巣がん治療への応用が期待される．

F おわりに

がん免疫療法は，近年の抗CTLA4抗体や抗PD-1/PD-L1抗体の登場により，手術療法，化学療法，放射線療法に続く，第4のがん治療法としてようやくその役割を果たすようになってきた．しかし，適応となるがんは限定的で，今後はバイオマーカーあるいは既存療法や免疫療法どうしの併用療法の検討が必要と考えられる．また，CAR-T細胞療法やウイルス療法に対する研究も今後ますます活発になり，その評価が期待される．

◀文献▶

1) van der Bruggen P, Traversari C, Chomez P, et al. A gene encoding an antigen recognized by cytolytic T lymphocytes on a human melanoma. Science. 1991; 254: 1643-7.

2) Rosenberg SA, Yang JC, Restifo NP. Cancer immunotherapy: moving beyond current vaccines. Nat Med. 2004; 10: 909-15.

3) Grupp SA, Kalos M, Barrett D, et al. Chimeric antigen receptor-modified T cells for acute lymphoid leukemia. N Engl J Med. 2013; 368: 1509-18.

4) Kandalaft LE, Powell DJ Jr, Coukos G. A phase I clinical trial of adoptive transfer of folate receptor-alpha redirected autologous T cells for recurrent ovarian cancer. J Transl Med. 2012; 10: 157.

5) Galanis E, Atherton PJ, Maurer MJ, et al. Oncolytic measles virus expressing the sodium iodide symporter to treat drug-resistant ovarian cancer. Cancer Res. 2015; 75: 22-30.

〈長谷川幸清　藤原恵一〉

〔Ⅱ 各論〕7. 腫瘍免疫

5 / PD-1/PD-L1 経路阻害薬

A 概説

　がんの微小環境では，がん細胞がさまざまな方法で免疫細胞の攻撃から逃れる「がん免疫逃避機構」の存在が明らかとなっている．そのなかで生殖免疫でも重要な働きをする免疫抑制性補助シグナル（免疫チェックポイントシグナル）PD-1/PD-L1 経路（PD-1 経路）とその阻害薬が注目されている．PD-1 経路阻害薬は，世界中の製薬会社や研究施設によって 30 種類以上の固形腫瘍や血液腫瘍の患者を対象に臨床試験（治験）が行われている．本邦ではこれまでに悪性黒色腫，非小細胞肺癌，腎癌，頭頸部癌などが続々と薬事承認され，新たながん治療戦略となっている．しかしながら，多くの固形腫瘍に対する PD-1 経路阻害薬の奏効率は約 10～30% 前後と非常に高いとまではいえず，さらに高額の薬価に対する医療費高騰は社会問題にも発展しつつあり，最適な患者を選択するバイオマーカー（コンパニオン診断薬）の確立が求められている．さらにこれまでの抗がん薬とは全く異なる免疫関連の副作用や生殖免疫にかかわる注意事項もあり，新薬としての真の価値（Value）が問われている．そこで本項目では，免疫チェックポイント PD-1 経路阻害薬の基礎的背景から国内外での臨床試験の動向と今後の展望と課題について概説する．

B PD-1/PD-L1 経路

　programmed cell death-1（PD-1, CD279）分子は，CD28 ファミリーに属する T 細胞性免疫抑制性補助シグナル（免疫チェックポイントシグナルともよばれている）受容体であり，活性化した T 細胞，B 細胞および骨髄系細胞に発現し，そのリガンドとの結合によって，抗原特異的に T 細胞活性を抑制する[1, 2] 図1 ．さらに近年，末梢性免疫寛容やその破綻からくる自己免疫疾患，移植免疫，妊娠免疫，後天性免疫不全症候群 AIDS，エボラ出血熱ウイルス感染そしてがん免疫（抑制）と多岐にわたり中心的役割を担う分子であることが示されている．PD-1 のリ

5/PD-1/PD-L1 経路阻害薬

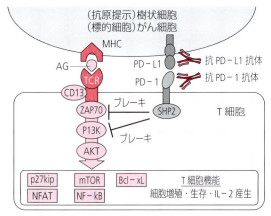

図1 T細胞活性化シグナルとPD-1経路による免疫抑制メカニズム（著者作成）
AG: antigen, MHC: major histocompatibility complex, TCR: T cell receptor, ZAP70: 70-kDa z chain-associated protein of a member of the Syk family of tyrosine kinases, PI3K: Phosphoinositide 3-kinase, AKT: serine/threonine kinase, SHP2: SH2 domain containing protein tyrosine phosphatase, p27kip: Cyclin-dependent kinase inhibitor 1B, mTOR: mammalian target of rapamycin, Bcl-xL: B-cell lymphoma-extra large, NFAT: Nuclear factor of activated T cells, NF-kB: nuclear factor-kappa B.

ガンドには，免疫補助シグナルB7ファミリーに属するPD-L1（CD274, B7-H1）とPD-L2（CD273, B7-H2）があり，PD-L1は樹状細胞ほか血管や心筋，肺，胎盤などに幅広く発現しているが，PD-L2は樹状細胞にのみ発現する．このようにPD-1/PD-1リガンド経路は，自己への免疫反応や炎症反応を鎮静化することから，免疫系の安定・恒常性に関わる重要なシグナルであり 図1 [1]，これまでの基礎実験にて，PD-1ノックアウトマウスへのマウスメラノーマ細胞接種による抗腫瘍作用や，PD-1/PD-L1経路遮断抗体による腫瘍拒絶効果が示された[2] 図2．さらに臨床検体を用いた検討にて，腎癌，悪性黒色腫，食道癌など多くのがん細胞がPD-L1を高発現しており，予後不良と関わっているものが多く[2,3]，当科でも卵巣癌の腫瘍摘出標本を用いてPD-L1発現

〔II 各論〕7. 腫瘍免疫

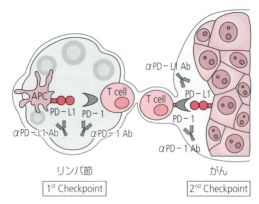

図2 がんにおける PD-1 経路と PD-1 経路阻害薬
(Hamanishi J, et al. Int J Clin Oncol. 2016; 21: 462-73[4] 一部改変)

が患者予後に関与し，独立予後不良因子であることを報告した[3]．これらの臨床研究を背景に，PD-1/PD-L1 経路を標的とした抗体医薬の開発が進み，抗がん治療の実用化が進められていった[4]．

C PD-1 経路を標的とした臨床試験（治験）

　2012 年に，非小細胞肺癌，メラノーマ，腎細胞癌の計 296 例を対象としたニボルブマブを用いた第 I 相試験の奏効率はそれぞれ（平均）18～28％と報告された．また薬剤関連の有害事象については，発疹 12%，下痢 11%，瘙痒が 9%の順に多く，grade 3/4 の有害事象は，下痢，肝機能異常，肺炎が 1%の患者でみられた．特に肺炎によって 3 人の死亡が報告され，免疫学的副反応について注意喚起された[5]．その後，PD-1 経路阻害薬（抗 PD-1 抗体，抗 PD-L1 抗体）は，数多くの治験が進み，これまでに本邦では悪性黒色腫，非小細胞肺癌，腎癌，頭頸部癌に対して薬事承認され 表1，その他に，食道癌，胃癌，大腸癌の一部，卵巣癌，肝臓癌，肺小細胞癌，乳癌などさまざまながん種に対しても一定の抗腫瘍効果が報告されており，それぞれ検証試験の段階に入っている．そしてこれら単剤，あるいは他のがん治療（化学療法や放射線治療など）との併用療法の開発や，周辺領域の基礎・臨床研究も活発に

5/PD-1/PD-L1 経路阻害薬

表1 PD-1 経路阻害薬の薬事承認状況

標的	抗体名	IgG サブクラス	製薬企業	薬事承認	卵巣癌に対する 単剤での奏効率
PD-1	ニボルマブ (オプジーボ®, BMS-936558, MDX1106)	Human IgG4	Bristol-Meyers Squibb/Ono	悪性黒色腫: U, E, J 非小細胞肺癌: U, E, J 腎細胞癌: U, J Hodgkin リンパ腫: U, E, J 頭頸部扁平上皮癌: U, J 尿路上皮癌: U	15% (CR 2 例 PR 1 例 / 計 20 例)
	ペンブロリズマブ (キートルーダ®, MK-3475, lambrolizumab)	Humanized IgG4	Merck	悪性黒色腫: U, E, J 非小細胞肺癌: U, E, J 頭頸部扁平上皮癌: U MSI-H, dMMR 固形腫瘍: U	11.5% (CR 1 例 PR 2 例 / 計 26 例)
PD-L1	BMS-936559 (MDX1105)	Human IgG4	Bristol-Meyers Squibb		5.9% (PR 1 例 / 計 17 例)
	アテゾリズマブ (テセントリク®, MPDL3280A)	Human IgG1k	Roche	尿路上皮癌: U 非小細胞肺癌: U	20% (PR 2/10 例)
	アベルマブ (バベンシオ®, MSB0010718C)	Human IgG1	Merck Serono/Pfizer		9.7% (PR 12 例 / 計 124 例)
	デュルバルマブ (インフィンジ®, MEDI4736)	Humanized IgG1k	MedImmune/AstraZeneca		

進んでいる[4, 6].

D 婦人科腫瘍に対する PD-1 経路阻害薬の臨床試験（治験）

1 卵巣癌に対する PD-1 経路阻害薬

　　これまでに婦人科がんのなかでも卵巣癌が最も先行して治験が行われており，すでに複数の製薬会社が承認を目指して激しく競争している．著者らは，抗 PD-1 抗体ニボルマブを用いて，プラチナ抵抗性再発卵巣癌を対象に第 II 相医師主導治験を行い，完全奏効（CR）2 例，部分奏効（PR）1 例を含む奏効率 15%，疾患制御率 45%と報告した 表1 図2 [7].

〔Ⅱ 各論〕7. 腫瘍免疫

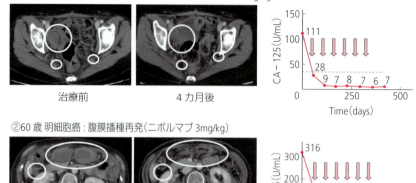

図3 ニボルマブにて完全奏効した卵巣癌の2症例 （Hamanishi J, et al. J CLin Oncol. 2015; 33: 4015-22[7] 一部改変）

　生存解析にてOS中央値は20.0カ月とプラチナ抵抗性卵巣癌に対する治療としては良好な結果であり，特にCRの2例はいずれも1年間の治験薬投与期間が終了してもなお無治療にて2年以上無再発生存しており長期の治療効果を示している 図3 ．本成績を基に，ニボルマブの適応拡大を目指して2015年よりプラチナ抵抗性卵巣癌を対象にニボルマブと2次化学療法とのランダム化比較第Ⅱ相試験（NINJA試験；JapicCTI-153004）を国内多施設共同研究として展開している．

　また抗PD-L1抗体は4社が競合しており，BMS-936559，アベルマブ，デュルバルマブ，アテゾリズマブなどがそれぞれ既治療再発卵巣癌に対しても単剤，併用とさまざまな治験が行われている 図1 ．いずれも単剤での奏効率は10％前後と決して高くはないが併用療法を中心に新たな治療戦略への波及効果が期待されている．そのなかでアベルマブは再発症例900例とともに，1次治療と併用する初発症例900例を対象としてそれぞれ，2次および1次標準的化学療法との併用および維持療法の有効性を検証するランダム化第Ⅲ相試験を国際共同治験として開始している．現在，これらのPD-1経路阻害薬は，他がん種同様，卵巣癌

に対しても前述のように30種類以上の多彩な併用療法の治験（臨床試験）へと展開している[4, 8].

2 子宮体癌に対するPD-1経路阻害薬

これまでにPD-L1陽性の進行性固形がんのうち子宮体癌コホート26例を対象にしたペンブロリズマブを用いた第Ⅰb相試験の中間解析にて奏効率13%（PR3例），1年全生存率は51%と報告され，そのなかでも子宮体癌の10～20%を占めるDNAミスマッチ修復（MMR）遺伝子やDNAポリメラーゼイプシロン（POLE）遺伝子異常をもつ患者に著効を示すことが報告されている．これまでに免疫チェックポイント阻害薬の治療効果が，がんゲノムにおける遺伝子変異数に相関するとされており，遺伝子変異数が非常に多いMMR欠損（dMMR）の症例への治療効果が期待されていた．2015年にMMRを層別化因子として，主に大腸癌を対象とした先行試験においてdMMR大腸癌症例では，ペンブロリズマブの奏効率が62%，dMMR非大腸癌症例でも60%であったが，MMR正常な症例では0%であった．その後，同様の5つの臨床試験成績を基に，米国食品医薬品局（FDA）はペンブロリズマブを，MMR変異や高頻度のマイクロサテライト不安定性（MSI-H）に異常を有するあらゆる固形腫瘍に対しても適応承認した．今後はこのようにがん種を超えたバイオマーカーが判明すれば，ある特定の集団に対するPD-1経路阻害薬を含む個別化治療が急速に展開することが期待されている．

3 子宮頸癌に対するPD-1経路阻害薬

子宮頸癌に対しては，前述のペンブロリズマブを用いた第Ⅰb相試験にて進行・再発子宮頸がん24例に対して，奏効率17%，全生存期間中央値9カ月と一定の有効性が示され，子宮頸癌についてもPD-1経路阻害薬の治療効果が期待されている．

4 PD-1経路阻害薬と生殖，妊娠免疫

これまでにマウスを用いた基礎研究において，PD-1経路阻害によって免疫性の流産が増加するとの報告[9]や，ニボルマブの添付文書では，前臨床試験において，妊娠サルを用いた出生前および出生後の発生に関する試験において，妊娠後期における胚・胎児死亡率あるいは出生児死

〔Ⅱ 各論〕7. 腫瘍免疫

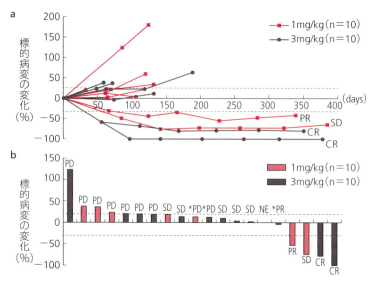

図4 卵巣癌に対するニボルマブの durable response（抗腫瘍効果の長期持続）(Hamanishi J, et al. J CLin Oncol. 2015; 33: 4015-22[7] 一部改変)

亡率の増加が認められており，さらに新生児の血中からも同薬剤が検出されることから，妊娠中や授乳中の使用は原則投与しないこと，また妊娠する可能性のある婦人には適切な避妊法を用いて指導することとなっている．

　また上述のように婦人科腫瘍を含め，あらゆるがん種に対して PD-1 経路阻害薬の臨床応用が進みつつあるなかで，同薬剤の承認疾患がメラノーマや非小細胞肺癌，腎癌，頭頸部癌など比較的中，高年を対象としてきたため，妊娠への毒性，妊孕性への問題についてあまり話題となることが少なかった．しかしながら本年5月に FDA は，前述のように，dMMR 遺伝子異常または MSI-H を有する固形がん対象にキイトルーダを承認したが，そのなかには MSI-H の脳腫瘍をもつ小児患者に対しては，安全性は確立されていないとしながらも，同薬剤の治療対象となってくる．これまでは，肺癌やメラノーマ，腎癌など妊孕能を考慮しなくてもよい年齢の患者が対象となっていることが多かったが，今後はこのような若年者にも PD-1 経路阻害薬が使用される可能性がある．そ

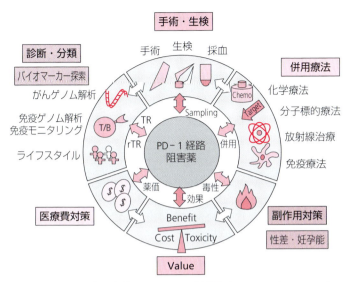

図5 **PD-1 経路阻害薬をととりまく課題** (Hamanishi J, et al. J CLin Oncol. 2015; 33: 4015-227) 一部改変)
TR: translational research
rTR: reverse translational research

こで自己免疫を惹起させる可能性のある同薬剤については，その後の妊孕性や妊娠への影響についても長期的な追跡調査が必要ではないかと思われる．また偶発的に妊婦への投与などの可能性もあることから，今後このような症例について症例を蓄積し，総括して報告・管理できるようなシステムが望まれる．

E 最後に

これからの婦人科腫瘍において，PD-1 経路阻害薬の臨床応用が進むためには，卵巣癌における乳癌関連遺伝子（BRACA）変異や子宮体癌における MMR，POLE 遺伝子変異など，がん種や組織型だけでなく患者個人によって変化する変異を，ゲノムワイドな解析などにて予測し，有効な患者を選択できるようなバイオマーカーやコンパニオン診断薬開発が求められている．またさらに奏効率を向上しかつ副作用を考慮した最適な組み合わせによる併用療法の検討が求められている 図4 [4, 6, 8]．

〔Ⅱ 各論〕7. 腫瘍免疫

また一方で免疫関連副作用への対策も急務であり，臨床の現場での周知のみならず，同薬剤特異的な副作用の予測や早期発見に繋がるバイオマーカーの開発や，ステロイドに変わる選択的な中和薬開発など，単に治療効果だけを追求するのではなく，患者への身的・経済的負担がより少なく，また婦人科医としては，妊孕性や妊娠への影響も考慮した長期的な安全管理を目指した研究・開発が進むことを期待したい 図4 [4, 6].

◀文献▶

1) Keir ME, Butte MJ, Freeman GJ, et al. PD-1 and its ligands in tolerance and immunity. Annu Rev Immunol. 2008; 26: 677-704.

2) Okazaki T, Honjo T. PD-1 and PD-1 ligands: from discovery to clinical application. Int Immunol. 2007; 19: 813-24.

3) Hamanishi J, Mandai M, Iwasaki M, et al. Programmed cell death 1 ligand 1 and tumor-infiltrating CD8[+] T lymphocytes are prognostic factors of human ovarian cancer. Proc Natl Acad Sci U S A. 2007; 104: 3360-5.

4) Hamanishi J, Mandai M, Matsumura N, et al. PD-1/PD-L1 blockade in cancer treatment: perspectives and issues. Int J Clin Oncol. 2016; 21: 462-73. Review.

5) Topalian SL, Hodi FS, Brahmer JR, et al. Safety, activity, and immune correlates of anti-PD-1 antibody in cancer. N Engl J Med. 2012; 366: 2443-54.

6) Iwai Y, Hamanishi J, Chamoto K, et al. Cancer immunotherapy targeting PD-1 signaling pathway. J Biomed Sci. 2017; 24: 26. Review.

7) Hamanishi J, Mandai M, Ikeda T, et al. Efficacy and safety of anti-PD-1 antibody (Nivolumab: BMS-936558, ONO-4538) in patients with platinum-resistant ovarian cancer. J Clin Oncol. 2015; 33: 4015-22.

8) Hamanishi J, Mandai M, Konishi I. Immune checkpoint inhibition in ovarian cancer. Int Immunol. 2016; 28: 339-48.

9) Guleria I, Khosroshahi A, Ansari MJ, et al. A critical role for the programmed death ligand 1 in fetomaternal tolerance. J Exp Med. 2005; 202: 231-7.

〈濵西潤三　万代昌紀〉

8/ 移植免疫

1/ 臓器移植と HLA

A はじめに

　臓器移植におけるドナーとレシピエントとの間での human histocompatibility leukocyte antigen（HLA）型の適合度は，レシピエント免疫系による拒絶の強度，ひいては移植の成否を決定する重要な因子である．HLA 型の不一致が存在すると，レシピエントの T 細胞によりドナーの組織に発現する HLA が非自己として認識され攻撃される．さらに，HLA 以外のタンパク質のドナー由来とレシピエント間でのアミノ酸配列の差異も，マイナー組織適合抗原としてレシピエント T 細胞により認識される．そのため，HLA が完全に一致する場合でも，アロ移植においては拒絶反応が発生する．このような T 細胞によるドナー由来アロ抗原の認識に加えて，ドナー抗原に反応する抗体も移植臓器に対する拒絶反応の原因となる．

B HLA の構造および発現

　HLA には，クラス I として HLA-A，B，C，クラス II として HLA-DR，DP，DQ があり，その遺伝子は第 6 染色体短腕上の HLA 遺伝子領域に散在する．HLA クラス I 領域には，HLA クラス I の α 鎖（重鎖）の遺伝子が存在する．HLA クラス I は，α 鎖タンパクが β_2 ミクログロブリン（遺伝子は 15 番染色体に存在する）と会合して形成される 2 量体である．クラス II の DR，DP，DQ は，各々の α 鎖と β 鎖が会合して形成される 2 量体であり，α 鎖と β 鎖の遺伝子はすべて HLA 遺

JCOPY 498-06088

587

〔Ⅱ 各論〕8. 移植免疫

伝子領域内に存在する．DRα以外の HLA の各遺伝子座には，数十から数百種類の対立遺伝子が存在し，きわめて高度の多型性を示す．各 HLA 対立遺伝子およびハプロタイプの頻度などの情報については，日本組織適合性学会ホームページに掲載されている．

HLA クラスⅠ分子は，すべての有核細胞および血小板に発現している．すなわち，赤血球以外のすべての細胞が HLA クラスⅠ分子を発現している．これに対し，HLA クラスⅡの恒常的発現は，抗原提示細胞と総称されるマクロファージ，樹状細胞，および，Bリンパ球に限定して認められる．さらに，活性化 T 細胞やインターフェロンによる刺激を受けた血管内皮細胞などが HLA クラスⅡ分子を発現する．

C HLA による T 細胞への抗原提示

T 細胞が発現する抗原レセプター（T 細胞レセプター）は，HLA とオリゴペプチドの複合体をリガンドとして認識する．HLA 分子の本来の機能は，T 細胞に抗原ペプチドを提示することにある．CD8+細胞傷害性（キラー）T 細胞は，HLA クラスⅠ分子とペプチドの複合体を，CD4+ヘルパー T 細胞は，クラスⅡ分子と非自己抗原ペプチドの複合体を認識する．HLA クラスⅠには，細胞質内あるいは核内に存在するタンパク質が，プロテアソーム（細胞質および核内に存在するプロテアーゼ複合体）により分解された結果生じたペプチド断片（8-10 アミノ酸長）が提示される．HLA クラスⅡに提示されるペプチドは，細胞外からエンドソームへ取り込まれたタンパク質，あるいはリサイクリング機構により細胞内に取り込まれた細胞膜タンパク質が小胞内のプロテアーゼ（カテプシン）により分解された結果生じたペプチド断片（12－20 アミノ酸長）が提示される．拒絶反応において，CD8+細胞傷害性 T 細胞は，移植臓器中の細胞を直接攻撃（傷害）し，CD4+ヘルパー T 細胞は，さまざまなサイトカインを産生し，局所の免疫応答を誘導する．

D T 細胞のレパトアと HLA 不適合における強い拒絶反応のメカニズム

胸腺における T 細胞レセプター遺伝子の再構成により，哺乳動物の体内には非常に膨大な T 細胞のレパトア（体内に存在する T 細胞群が

発現するレセプターの多様性）が形成される（計算上 10^{14} 以上の多様性をもちうるといわれる）．T 細胞レセプター遺伝子の再構成を終えた T 細胞は，正の選択（Positive Selection）により，自己の HLA と何らかのペプチドの複合体を認識できる T 細胞が選別される．この過程は，胸腺内に発現する自己 HLA と自己ペプチドの複合体に対して弱い親和性を有するレセプターを発現する T 細胞が生き延びて分化する（親和性が全くない T 細胞は死滅）というものである．ちなみに，親和性が強い T 細胞は自己反応性 T 細胞であり，このような T 細胞も死滅する（負の選択：Negative Selection）．正の選択においてリガンドとの親和性が弱い（ゆるい）レセプターを発現する T 細胞が選択されるため，非自己（アロ）HLA とペプチドの複合体を認識する T 細胞もこの過程をくぐり抜けて分化する．この結果，体内の T 細胞レパトア中にかなり（数％？）の割合で非自己 HLA と何らかのペプチドの複合体を認識する T 細胞群が含まれることになる．

　臓器移植においてドナーとレシピエントの間で HLA 不適合がある場合，移植片の細胞上にはレシピエントからみて非自己となる HLA にさまざまなペプチドが結合した複合体群が存在している．これらの多様な構造を有する非自己 HLA-ペプチド複合体群を認識する T 細胞群もまた多様（多数）である．例えば，感染性微生物に由来する特定のペプチドを認識する T 細胞と比較すると膨大な数の T 細胞が移植片上の非自己（不適合）HLA とペプチド複合体群を認識する．このため，多数の T 細胞が移植片攻撃に参加することになり，結果として強い拒絶反応が生じることとなる．

E　マイナー抗原

　前述した機序により，HLA 型の不一致は T 細胞による非常に強い拒絶反応を引き起こす．しかし，ドナー-レシピエント間で HLA が完全に一致している場合であっても，遺伝的背景が完全に同じでない限り，他のタンパク質のアミノ酸配列の多型が，T 細胞に認識されうる．すなわち，HLA により提示されるペプチドのアミノ酸配列のドナー-レシピエント間での差異がレシピエント T 細胞に認識される．このようなアロ抗原は，マイナー組織適合抗原（mHA）と称され，すべてのタン

〔Ⅱ　各論〕8. 移植免疫

パク質が mHA のソースとなりうる．大部分の mHA は，一塩基置換（single nucleotide polymorphism：SNPs，一塩基多型）に由来する単一のアミノ酸の違いに由来する．ヒトのゲノム上には，膨大な種類のSNPs が存在するため，mHA を認識する T 細胞群もまた多様（多数）である．このため，HLA が完全に一致している場合でも，T 細胞による拒絶反応が起こりうる．

F　拒絶反応と抗原提示細胞

　アロ抗原を認識する T 細胞の多くは，ナイーブ状態，すなわち，リガンドとなる抗原に曝露されていない T 細胞である．ナイーブ T 細胞は，反応するための抗原刺激の閾値が高く，その活性化には，強力な T 細胞活性化能力を有する樹状細胞による刺激が必要である．ドナー体内において移植臓器中に存在していて，移植に際して移植臓器とともにレシピエント体内に移行した樹状細胞は，passenger leukocyte とよばれる．このような樹状細胞は，移植後にレシピエントのアロ反応性 T 細胞を活性化し，拒絶の原因となる．さらに，移植後にレシピエント由来の抗原提示細胞が移植臓器内に浸潤し，移植臓器が発現するタンパク質を取り込み，それに由来するペプチドを提示して T 細胞を活性化し，拒絶を引き起こすという機序も存在する．レシピエント由来の抗原提示細胞により刺激される T 細胞は，mHA 反応性 T 細胞である．

G　抗 HLA 抗体に起因する移植片拒絶

　ドナー HLA に対する抗体も拒絶反応の原因になる．輸血，過去の移植，あるいは，妊娠により，レシピエントがアロ HLA に感作され，移植時に，レシピエント体内にアロ HLA に対する IgG 抗体が存在する場合がある．例えば，妊娠に際して産生される抗 HLA 抗体は，胎児が発現する HLA 上のエピトープのうち母体からみて非自己となるすべてのエピトープに対して抗体が産生されうる．このため，産生された抗HLA 抗体は，胎児が発現する（父親由来の）HLA 型だけでなく，エピトープを共有する他の HLA 型に対しても反応する可能性がある．このため，レシピエントに妊娠の経験がある場合は，特に，ドナーが発現す

1/ 臓器移植と HLA

る HLA に反応する抗体を有しているかどうか調べておくことが推奨されている.

さらに，移植や妊娠の経験がなくても，IgM クラスのアロ抗原に反応性を示す自然抗体を有するレシピエントが存在する．また，移植後の感作によって抗 HLA 抗体が産生される場合もある．細胞表面に発現するアロ抗原に結合した抗体は，補体の活性化による補体依存性細胞傷害作用（complement-dependent cytotoxicity：CDC），あるいは，NK 細胞やマクロファージの表面に発現する Fc レセプターへの結合による当該細胞の活性化を介した抗体依存性細胞媒介性細胞傷害作用（antibody dependent cell-mediated cytotoxicity：ADCC）などにより，移植細胞の破壊を誘導する．また，移植片内のアロ抗原を発現した血管内皮細胞に抗体が反応し，局所の炎症により血栓形成や血管内膜の肥厚などが生じた結果，血流が途絶えて移植片拒絶の原因になることもある．抗体によるアロ認識においては，もちろん，HLA 以外の多型性を有するタンパク質も標的となる.

〈千住 覚〉

〔Ⅱ 各論〕8. 移植免疫

2/ 臓器移植と免疫抑制療法

A 概説

　当初，移植医療が特殊な医療とされてきた時代には，患者の生存や移植臓器の生着が最大の課題であったので，臓器移植後の妊娠・出産は二の次で，妊娠を禁ずる場合もあった．1997年の臓器移植法（臓器の移植に関する法律）が施行され，さらに2010年には改正臓器移植法が施行され，脳死ドナーからの心臓移植，肺移植，肝臓移植，膵臓移植，腎臓移植，小腸移植が行われ，臓器移植が一般医療となりつつある．

　その状況で，臓器移植後患者から

　　「移植後に妊娠しても心配ないですか？」

　　「妊娠中に注意することは？」

　　「免疫抑制剤の赤ちゃんへの影響はありますか？」

　と質問されたときにどのように答えるのがよいか，を考えたい．

B はじめに

　すでに，本邦でも腎臓移植後に500名以上，肝臓移植後に30名以上，膵臓移植後に2名が妊娠・出産を経験している[1]．日本移植学会では，臓器移植後妊娠・出産ガイドラインを作成中である．現時点での詳細は，その進捗状況の報告を参照されたい[1]．

　臓器移植後の妊娠・出産には，免疫抑制剤をはじめとする薬剤の問題，母体への影響，児への影響，出産後の問題などがある．つまり，臓器移植後の妊娠・出産においては，母体に対するリスク，児に対するリスク，移植臓器に対するリスクをそれぞれ考慮すべきである．

C 「移植後に妊娠しても心配ないですか？」

a. 腎移植後妊娠・出産は安全か？

　前述のように腎移植後の妊娠・出産例が最も多い．妊娠による循環血液量の増加により，移植腎は hyperfiltration の状態がさらに亢進し，母

592

2/ 臓器移植と免疫抑制療法

体の高血圧症，子癇，耐糖能異常，帝王切開のリスクが上昇する．腎移植後の妊娠・出産に関していくつかのガイドラインが作成されてきた．このたび「腎疾患患者の妊娠診療ガイドライン2017」が刊行された[2]．そのなかにクリニカルクエッション（CQ）「腎移植患者の妊娠は合併症のリスクが高いか？」があり，ステートメントとして「腎移植患者の妊娠合併症のリスクは正常妊婦よりも高いが，腎機能が安定している状態であれば，移植後1年以上経過すれば妊娠は比較的安全である」とされている．

腎移植後後の妊娠・出産に関しては既に多くの報告があり，システマティックレビューもある[3]．合併症の頻度は，一般人口よりも高い．妊娠のアウトカムは妊娠年齢が低いほど良好であり，腎移植と妊娠の期間が短い方が合併症が多い．本邦からの報告では妊娠中の腎機能の低下が19.2%でみられ，その30%が出産後も低下し，移植腎の廃絶に至った症例もあった[4]．つまり，妊娠中の拒絶が移植腎廃絶の原因となる可能性がある．

以上より，腎機能が安定している腎移植患者の妊娠は，一般人口より合併症の頻度は高いものの，生児を得る確率も高く，出産後も移植腎機能は保持される．しかし，Cr上昇例や高血圧例では，妊娠経過中あるいは出産後に腎機能の低下をきたす場合があり，注意が必要である．

移植し2年たつと拒絶のリスクは低く，腎機能も安定するという理由で，その間は妊娠を避けるとされてきた．しかし，2年という間に妊娠期間を逃してしまうこともあり，拒絶がなく，腎機能が安定し，感染症や催奇形性のある薬剤の使用がなく，免疫抑制剤も維持量の患者に対しては，移植後1年でも妊娠は安全との見解もある[5]．

b. 肝移植後の妊娠・出産は安全か？

肝移植後の妊娠・出産に関して日本肝移植研究会での調査結果が発表されている[6]．すべて生体肝移植後で，妊娠の経過は，30例で38回のうち，人工流産3例3回，自然流産4例4回で出産例は25例31回であった．妊娠合併症は27例35回に認め，子宮内発育不全6例7回（20%），妊娠高血圧症候群5例6回（17%），肝機能障害4例（急性拒絶2例），腸閉塞1例であった．母体の出産後経過では，急性拒絶3例，呼吸不全1例，産褥熱1例がみられ，児の経過では，低出生体重児（＜

〔Ⅱ 各論〕8. 移植免疫

表1 腎移植患者の妊娠と管理は？

推奨
1. 移植後1年以上経過し，妊娠前の移植腎機能が安定していれば妊娠を許可する．（グレードB）
2. 妊娠前の移植腎機能が血清クレアチニン（Cr）>2.2 mg/dlの場合，腎機能予後は不良で子宮内胎児発育遅延，低出生体重児の頻度が高い．（グレードB）
3. 血圧管理を厳重に行う．（グレードB）
4. 免疫抑制剤の血中濃度を治療域に維持する．（グレードB）
5. 血算，生化学，尿検査を2-4週ごと，胎児モニタリング，超音波検査を行う．（グレードB）
6. 新たな血圧上昇を認めた場合，妊娠高血圧腎症を念頭に置き，入院管理とする．（グレードB）
グレードB；（実施すること等が）勧められる

（日本妊娠高血圧学会，編．妊娠高血圧症候群の診療指針2015 -Best Practice Guide-）

2500 g）12例（39%），超低出生体重児（＜1500 g）4例であり，ファロー四徴症1例，尿道下裂1例であった．

肝移植から妊娠までの期間（3年未満または3年以上）で比較検討すると，肝移植から妊娠まで3年未満で，子宮内発育不全，妊娠高血圧症候群，超低出生体重児（＜1500 g）の頻度が有意に高かった．さらに妊娠高血圧症候群の頻度が33歳以上で高かった．したがって，移植後3年未満で，特に妊娠時33歳以上では合併症に注意が必要である．

c. 心臓・肺移植後の妊娠・出産は安全か？

腎移植と異なり心臓移植および肺移植では移植臓器の廃絶は致死的で，より慎重な管理が必要とされる．拒絶反応は腎移植，肝移植後はまれであるが，心臓移植後21%，肺移植後27%と高率で，出産2年以内の臓器廃絶が心肺移植で33%，肺移植で21%と報告されている[7]．

D 「妊娠中に注意することは？」

妊娠高血圧症候群の診療指針2015 Best Practice Guide-[8]でも腎移植後患者の妊娠と管理に関してCQが設けられている **表1**．推奨にある

ように，血圧管理を正常血圧レベルで十分に行い，血算，生化学検査，尿検査，胎児モニタリング，超音波検査を2〜4週ごとに行う．妊娠高血圧腎症のみならず，サイトメガロウイルス，トキソプラズマ，ヘルペスなどの感染症にも留意する．

また，細胞外液量が変動するため，免疫抑制剤の血中濃度モニタリングも必要で，cyclosporine, tacrolimus を治療域に調節する．

E 「免疫抑制剤の赤ちゃんへの影響はありますか？」

免疫抑制剤の児への影響に関して，特に mycophenolate mofetil のような代謝拮抗剤には催奇形性があり，妊娠初期の投与は問題となる．産婦人科診療ガイドライン産科編2014[9] によると，CQ104-2「添付文章上いわゆる禁忌の医薬品のうち，特定の状況下では妊娠中であっても投与が必須か，もしくは推奨される代表的医薬品は？」にて，azathioprine, cyclosporine, tacrolimus は特定の状況下では妊娠中であっても投与が必須か，もしくは推奨されている．azathioprine, cyclosporine は，ヒトでのデータは限られているものの移植後妊娠においては，維持量で投与されていることが妊娠許可基準に含まれており，投与の有益性が危険性を上回るといえる．Tacrolimus も胎児への有害作用は証明されておらず，その維持量投与が妊娠許可の基準の一つである．一方，mycophenolate mofetil では，mycophenolate mofetil 製剤に曝露した妊娠97例の転帰は，自然流産48例（49%），死産2例であった．生産48例のうち11例（23%）に先天奇形を認めた．11例のうち4例は多発奇形のために死亡した[7]．

したがって，mycophenolate mofetil は妊娠前6週間には中止する．

F おわりに

腎移植，肝移植後では生児獲得率は通常と同様といえるが，合併症の頻度は高いと言わざるを得ない．今後は，妊娠可能年齢であれば，免疫抑制剤の調整を含めての計画妊娠指導の必要がある．

〔Ⅱ 各論〕8. 移植免疫

◀ 文献 ▶

1) 剣持 敬, 福嶌教偉, 肥沼 幸, 他. 臓器移植後妊娠・出産ガイドライン. 移植. 2014; 49: 393-401.

2) 日本腎臓学会学術委員会腎疾患患者の妊娠・診察の手引き改訂委員会, 編. 腎疾患患者の妊娠診療ガイドライン 2017. 東京: 診断と治療社. 2017.

3) Deshpande NA, James NT, Kucirka LM, et al. Pregnancy outcomes in kidney transplant recipients: a systematic review and meta-analysis. Am J Transplant. 2011; 11: 2388-404.

4) Toma H, Tanabe K, Tokumoto T, et al. Pregnancy in women receiving renal dialysis or transplantation in Japan: a nationwide survey. Nephrol Dial Transplant. 1999; 14: 1511-6.

5) Josephson MA, McKay DB. Women and transplantation: fertility, sexuality, pregnancy, contraception. Adv Chronic Kidney Dis. 2013; 20: 433-40.

6) Kubo S, Uemoto S, Furukawa H, et al. Pregnancy outcomes after living donor liver transplantation: results from a Japanese survey. Liver Transpl. 2014; 20: 576-83.

7) Coscia LA, Constantinescu S, Moritz MJ, et al. Report from the National Transplantation Pregnancy Registry (NTPR): outcomes of pregnancy after transplantation. Clin Transpl. 2009; 103-22.

8) 日本妊娠高血圧学会, 編. 妊娠高血圧症候群の診療指針 2015-Best Practice Guide- 東京: メジカルビュー社. 2015.

9) 日本産科婦人科学会, 日本産婦人科医会, 編. 産婦人科診療ガイドライン産科編 2014. 2014.

〈波多野悦朗〉

3/ 子宮移植

3 子宮移植

A はじめに

　生殖補助医療技術の発展により多くの不妊夫婦に福音をもたらしてきたが，子宮自体の異常が原因である子宮性不妊の女性が，自らのお腹で児を育て，出産することは不可能である．これらの女性が児を得るには代理懐胎や養子制度などの選択肢が残されるが，代理懐胎に関しては多くの倫理的・社会的・法学的問題点を抱えていることによりわが国では認められていないのが現状であり，諸外国においても同様な状況である国が多い．最近これらの患者が自らの児を得るために，「子宮移植」という新たな生殖補助医療技術が考えられるようになってきた．

B 子宮性不妊症の現状

　子宮性不妊症は子宮自体の何らかの異常による不妊や子宮が存在しない，もしくは存在しても子宮が機能しないことによる不妊があげられ，先天性と後天性に大別され 表1 ，先天性子宮性不妊症は Mayer-Rokitansky-Küster-Hauser（MRKH）症候群，子宮低形成，子宮奇形などがあげられ，後天性子宮性不妊は子宮悪性腫瘍，良性疾患（子宮筋腫や子宮腺筋症など），産後の大量出血などで子宮摘出を余儀なくされた場合があげられる．近年若年女性の子宮悪性腫瘍（特に子宮頸癌）は増加傾向であり，子宮頸癌検診やワクチン接種の普及など対策が講じられているが，わが国においては諸外国と比して十分といえないのが現状で

表1 **子宮性不妊症**

先天性	後天性
・MRKH 症候群	・子宮良性疾患（子宮筋腫，子宮腺筋症など）
・子宮低形成	・子宮悪性疾患（子宮頸癌，子宮体癌など）
・子宮奇形	・産後出血
	・子宮内癒着（Asherman 症候群）
	・放射線照射後

〔Ⅱ 各論〕8. 移植免疫

ある．わが国において生殖年齢（20〜40 歳）における子宮性不妊患者は約 6〜7 万人以上存在すると推計され，これらの子宮性不妊女性が子どもを得るのは困難な状況にあるといえる．

C 子宮移植とは

　近年の移植技術，微小血管吻合技術，組織保存技術の向上や免疫拒絶のメカニズムの解明，免疫抑制剤の開発に伴い，これらの子宮性不妊患者が児を得るための解決策の 1 つの選択肢として「子宮移植」という新たな生殖補助医療技術が考えられるようになった．子宮移植は，ドナーからの子宮の提供で，子宮の移植を受けたレシピエントの妊娠および出産が目的である．従来の臓器移植と大きく違う点は，他の生命維持臓器の移植と異なり，生命に関わらない臓器移植，いわば QOL 向上のための臓器移植ともいえる．

　子宮移植の流れは，まず夫婦の受精卵を事前に凍結保存しておき，レシピエントにドナーの子宮を移植する（卵巣の移植は行わない）．次に移植された子宮がレシピエントに生着したのを確認し，夫婦の受精卵を子宮に戻す（胚移植）．その後，妊娠した場合は厳重な妊娠管理のもと，児を帝王切開で出産する．出産後は移植された子宮を摘出することも考慮される．出産後に子宮を摘出した場合は，レシピエントは免疫抑制剤の服用を中止することができ，一時的な移植ともなり得る 図1 ．

D 海外の臨床応用の現状

　子宮移植の世界初の臨床応用は，2000 年にサウジアラビアにおいて生体間で行われた[1]．レシピエントは産後出血にて 6 年前に子宮摘出された 26 歳の女性で，ドナーは 46 歳の両側卵巣嚢腫を有した女性であった．移植後，2 度の月経が認められたが，移植子宮の骨盤内での固定が不十分であったことから，移植後 99 日目に子宮が腟内へ逸脱し，血管内に血栓が生じ，子宮は壊死したため摘出された．当時は基礎実験が十分に行われていなかったことから，この報告を機に基礎実験が急速に進められるようになった．

　その後，さまざまな動物で基礎データが蓄積され，2011 年 8 月トル

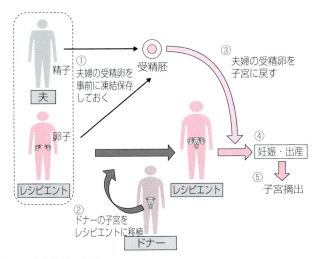

図1 子宮移植の流れ
①夫婦の受精卵を事前に凍結保存しておく
②ドナーの子宮をレシピエントに移植する（卵巣は移植しない）
③子宮がレシピエントに生着した後，夫婦の受精卵を子宮に戻す
④妊娠・出産を目指す
⑤出産後に子宮を摘出することにより免疫抑制剤服用は中止できる

コで，世界で初めて脳死ドナーからの子宮移植が実施された．ドナーは22歳の交通事故による脳死患者で，レシピエントは2年前に空腸を用いて造腟術を施行した21歳のMRKH症候群の患者であった．術後20日目に月経が再開し，著明な拒絶反応を認めず，周期的な月経がみられ，2013年4月に凍結融解胚移植による妊娠が報告された[2]．残念ながら，妊娠初期で2度の流産に至ったが，現在も次の妊娠を計画中である．

2012年9月には，トルコを追随するようにスウェーデンにおいて世界で3例目の子宮移植が報告された．その後，スウェーデンのグループは2013年春までに計9例の生体間の子宮移植を施行している[3]．9例の対象者の内訳は，レシピエントは8例がMRKH症候群，1例が子宮頸癌術後の患者であった．ドナーは5例が母親で，姉，義母，おば，友人がそれぞれ1例ずつであった．平均年齢はレシピエントが31.5歳（27〜38歳），ドナーが53.0歳（37〜62歳）であり，ドナーのうち5例は

〔Ⅱ　各論〕8. 移植免疫

閉経後であった．9例中2例に術後に子宮が摘出された．原因は各々繰り返す子宮内感染と血管内血栓による血流不全であった．他7例に対しては，軽度な拒絶反応は認めたものの，いずれも加療により回復し，2014年10月に世界で初めて子宮移植後の出産例が報告された[4]．レシピエントは35歳のMRKH症候群の患者で，ドナーは61歳の閉経後の知人であった．1回の胚移植にて妊娠に至り，妊娠中に軽度の拒絶反応を認めたもののすぐに脱却し，胎児の発育も順調であった．妊娠31週5日に母体に妊娠高血圧症候群を認め，帝王切開により児（1775 g）を出産した．早産ではあったものの，母児ともに経過は良好であった．2017年5月までに同グループは，計6例の出産を報告している．この他，諸外国においても子宮移植の臨床応用の準備が進められており，世界では子宮移植の臨床応用が急速に展開され始めつつある．

E　わが国の子宮移植研究の現状

　子宮移植には議論すべき医学的，倫理的，社会的課題が内包されている．わが国においても子宮移植の臨床応用の可能性を模索するために，基礎実験や倫理的・社会的課題への取り組みがなされている．

　基礎実験においては，我々は非ヒト霊長類動物であるカニクイザルを用いて，子宮移植に関する未解決な医学的課題（子宮血流動態，移植手術技術，虚血許容時間，臓器灌流手技）を検証するためにさまざまな基礎実験を行っている．ヒトと解剖生理学的に類似するカニクイザルはヒトにたとえると新生児の大きさであり（体重約3 kg），出血量が多いと致命的となるため，移植手術には繊細な手術技術が求められる．我々はまず子宮移植の手術手技を確立することを目指して子宮自家移植実験を行い，6例目の手術で術後の移植子宮で自然妊娠させ，帝王切開にて児を出産することに成功した．その後，現在は免疫抑制剤を使用しながら子宮同種移植モデルの作製を行い，同種移植手技，灌流方法，子宮の抗原性や免疫機構の解析を含めた未解決の課題の検証に取り組んでいる．また，脳死・心停止ドナーからの提供を考慮した場合，臓器の搬送方法や搬送時間の観点から臓器の虚血許容時間は重要であり，これまでの検証から子宮の虚血許容時間は現在のところ比較的長時間の虚血に耐えうる臓器ではないかと推測している．

3/子宮移植

倫理的・社会的課題に対しては，各国での社会的宗教的背景は異なる
ものであり，独自の国の背景を鑑みながら十分に議論されるべきであ
る．特に生まれた子の福祉の尊重，ドナー・レシピエントの選択基準，
ドナー・レシピエント・児のリスク，生命に関わらない臓器の移植の許
容，臓器売買やその幹旋などが主な論点としてあげられる．2014年3
月にはこれらの社会的論議を深める場の提供や一般社会への情報提供と
社会的コンセンサスの形成を目的として日本子宮移植研究会が設立さ
れ，議論が行われ始めている．

F 子宮の移植免疫

子宮が他の生命維持臓器と比較して，拒絶されやすい臓器かされにく
い臓器か，という抗原性は現時点では不明である．子宮はもともと妊娠
により第三者を受容できる点から免疫寛容を得られやすい臓器であると
の意見が多い．一方で子宮は腟を通じて外界に接する臓器であるため，
肺や小腸同様に拒絶反応を生じやすい臓器ではないかとの意見もある．
実際にこれまでの海外の子宮移植の臨床研究の報告によると，免疫抑制
剤はカルシニューリン阻害薬，代謝拮抗薬，副腎皮質ホルモン剤を使用
するケースが多く，腎移植に似た免疫抑制を行っている．スウェーデン
グループが行った子宮移植後の経過としては，子宮頸部組織生検で一時
的に軽度の拒絶反応を認める症例が多く報告されているが，いずれも改
善し妊娠まで到達している[5]．また同グループより子宮における拒絶反
応の病理診断クライテリアが確立されつつある[6]．しかしながら，子宮
は子宮頸部，子宮体部に分類されるため，いずれの部位を生検すべきな
のかは明白ではなく，さらには子宮内膜と子宮筋層の両者においても免
疫機構が異なることも考えられ，今後の課題として議論が必要である．
さらには，臓器移植におけるHLAとの関連や血液型不適合間での移植
についても不透明な段階であり，今後の臨床研究を通じて解明されてい
くことが期待される．

G おわりに

子宮移植は，子宮性不妊症に対する治療の1つの選択肢として考えら

〔Ⅱ　各論〕8. 移植免疫

れるようになり，世界では臨床応用が実現している．現在は臨床研究と
してのいわば実験段階の位置付けであり，その安全性や有効性は不透明
ではある．しかしながら，この新たな技術は子宮性不妊女性に大きな福
音をもたらすことが多いに期待され，今後新たな生殖医療および臓器移
植医療として臨床展開されていく可能性を秘め，それに伴い子宮という
臓器の移植免疫機構が解明されていくと考えられる．

◀文献▶

1) Fageeh W, Raffa H, Jabbad H, et al. Transplantation of the human uterus. Int J Gynaecol Obstet. 2004; 76: 245-251.
2) Erman Akar M, Ozkan O, Aydinuraz B, et al. Clinical pregnancy after uterus transplantation. Fertil Steril. 2013; 100: 1358-63.
3) Brännström M, Johannesson L, Dahm-Kähler P, et al. First clinical uterus transplantation trial: a six-month report. Fertil Steril. 2014; 101: 1228-36.
4) Brännström M, Johannesson L, Bokström H, et al. Livebirth after uterus transplantation. Lancet. 2015; 385: 607-16.
5) Johannesson L, Kvarnström N, Mölne J, et al. Uterus transplantation trial: 1-year outcome. Fertil Steril. 2015; 103: 199-204.
6) Mölne J, Broecker V, Ekberg J, et al. Monitoring of human uterus transplantation with cervical biopsies: A provisional scoring system for rejection. Am J Transplant. 2017; 17: 1628-36.

〈木須伊織　阪埜浩司　青木大輔〉

4 / 腎移植と妊娠

- 腎移植医療の進歩，生着率の向上に伴い，腎移植後の妊娠出産症例は増加が予想される．
- 「移植」と「妊娠」の2つの特殊な免疫状態に対するより深い理解が必要となる．
- 腎移植後の妊娠出産において，移植腎機能の保護と胎児の安全性確保が重要な問題である．
- 妊娠適応基準を順守した計画的対応により，腎移植後も安全な妊娠出産が可能である．

A はじめに

　近年の腎移植医療の進歩，生着率の向上に伴い，腎移植後の妊娠出産症例は増加してきており，今後もさらなる増加が予想される．しかしながら，臓器移植後妊娠・出産の詳細なガイドラインは現在作成中であり，現時点では施設ごとの経験で行っているのが現状である．腎移植後は免疫抑制剤をはじめとする多くの薬剤を服用していること，易感染性であること，単腎で大多数の患者で腎機能が正常を下回っていること，子宮に近接する骨盤腔に移植腎が存在するために物理的にも影響を受けやすいこと，児への影響など多くの特殊状況が存在する．腎移植後の妊娠出産において，いかにレシピエントの移植腎機能を保護し，胎児の安全性を確保するかが非常に重要な問題である．

　免疫学的観点から，「移植」と「妊娠」は各々が非常に特徴的なイベントであるが，それらがリンクする経産婦の移植や移植後の妊娠について，移植医の観点からも論述したい．

B 妊娠出産による同種免疫感作

　アロの抗体である抗HLA抗体は，主に輸血，妊娠，過去の移植によって感作されることで産生されることが知られているが，近年は輸血歴のない腎移植患者が多いことから，主な感作の原因は妊娠出産である

〔Ⅱ 各論〕8. 移植免疫

と考えられる．したがって，特に夫をドナーとした妊娠歴のある妻への夫婦間生体腎移植では，ドナー HLA に対する既存抗体が存在していれば移植直後に超急性拒絶反応が発症し，腎廃絶に至るリスクが高くなる．その場合には，移植前に抗体を可能な限り除去し，拒絶反応の発症を抑制するための脱感作療法が求められる．

妊娠による抗 HLA 抗体の獲得率が高いことは，経産婦女性由来の輸血用血液が原因となり発症する輸血関連急性肺障害（TRALI）においても課題とされており，日本赤十字社では経産婦からの献血における HLA 抗体の測定など，対応を検討中である．

C CKD 患者と妊娠出産リスク

女性 CKD 患者の不妊の原因は，高プロラクチン血症，低エストロゲン血症，低プロゲステロン血症による排卵障害が主である．下垂体 - 卵巣機能異常は，腎移植後に回復しほぼ正常化するといわれているが，それでも妊孕率は健常人に比べると 1/10 ほどしかなく，胎児死亡，加重型妊娠高血圧腎症，子宮内胎児発育不全，早産のリスクも健常人と比べると増加する[1]．一方で腎移植患者では，透析患者と比較すると妊娠成立率が高く，母体および胎児合併症が少ないことから，挙児希望のある腎移植患者が後述する妊娠適応基準を満たしている場合，積極的に妊娠を勧めてもよい．

D 腎移植後の妊娠適応基準

本邦において，腎移植後の妊娠出産の詳細なガイドラインは現在作成中であり，妊娠適応基準として現時点ではアメリカ移植学会の基準が広く用いられている 表1 [2]．移植腎機能については，血清クレアチニンが 1.5 から 2.0 mg/dL 以下で安定していることとされており，軽度の腎機能障害患者（妊娠前の血清クレアチニンが 1.4 mg/dL 以下）においては，妊娠による腎機能悪化の危険性は 1〜3% と低く，妊娠予後も比較的良好と報告されている．しかしながら，中等度から高度の腎機能障害患者（妊娠前の血清クレアチニンが 1.4 mg/dL 以上）においては，高率に腎機能悪化を認め，不可逆性の変化も 10〜31% に生じると報告され

元 4/ 腎移植と妊娠

表1 腎移植後の妊娠適応基準（アメリカ移植学会基準より引用）

- 生体腎移植後 1 年以上，死体腎移植後 2 年以上経過していること
- 移植腎機能が安定（血清 Cr＜1.5〜2.0 mg/dL）していること
- 直前の急性拒絶反応から少なくとも 6 カ月以上経過していること
- 超音波検査上腎杯の拡張がないこと
- 免疫抑制剤が最小維持量となっていること
- 24 時間蓄尿による尿蛋白排泄量が 0.5 g/ 日未満であること
- 血糖のコントロールが良好であること
- アンジオテンシン変換酵素阻害薬，アンジオテンシンⅡ受容体拮抗薬を使用せずに，血圧が 140/90 mmHg 未満で管理できていること

表2 免疫抑制剤の FDA 薬剤胎児危険度分類基準（2008 年 FDA 警告より改変）

	動物生殖試験	妊娠カテゴリー
Corticosteroids	Yes	B
Azathioprine	Yes	D
Cyclosporine	Yes	C
Tacrolimus	Yes	C
Antithymocyte globulin	No	C
Mycophenolate mofetil	Yes	C → D
Basiliximab	Yes	B
Sirulimus	Yes	C

ている[3]．たとえ腎機能良好な症例であっても，やはり腎移植患者の妊娠はハイリスク妊娠として，周産期管理に厳重な注意が必要であると考えられる．

E 妊娠時における免疫抑制剤の選択

米国 FDA（米国食品医薬品局）は薬剤の胎児へ与える危険性の観点から，薬剤をカテゴリーA，B，C，D，X の 5 段階に分類している **表2**[4]．産婦人科診療ガイドライン産科編 2014 で，azathioprine（AZ），tacrolimus（TAC），cyclosporine（CSA）は各々特定の状況下では妊娠中であっても投与が必要か，もしくは推奨される（グレード B）とされている[5]．

〔Ⅱ　各論〕8. 移植免疫

　各薬剤の添付文書では，妊婦への methylprednisolone（MPR）は，低用量の場合，胎盤で代謝・減退され胎盤通過性が乏しいため使用可能とされている．tacrolimus（TAC），cyclosporine（CSA），mycopheno-late mofetil（MMF），mizoribine（MIZ），azathioprine（AZ）の投与については，胎児への影響からいずれも禁忌とされている．

　しかしながら，妊娠した移植患者に対し禁忌薬をすべて中止した場合，拒絶反応の発症リスクは上昇し，移植腎機能低下などの深刻な問題へと発展して妊娠を維持できなくなる恐れが強くなる．したがって実臨床においては，比較的安全度の高い薬剤に限り投与を継続し，移植腎と胎児の双方を維持するように妊娠中の免疫抑制剤は慎重に選択する必要がある．カルシニューリン阻害薬（TAC・CSA）は妊娠経過中に広く用いられており，その使用に問題ないものと考えられている．また，AZ は長期の安全性のデータから，妊娠を希望する腎移植患者には投与可能であり，催奇形性があるとされている MMF や MIZ 投与症例では，AZ へ変更を行うのが一般的である．

　ガイドラインにも記載があるように，添付文書に準じた処方を行わずに提訴された場合，薬剤を処方した医師側が負けると考える場合も多いが，医師には裁量権があり，投与のメリット，デメリットを考慮し，患者に説明したうえで処方することは認められている．

F　胎児リスク

　腎移植後の妊娠出産に関するデータベースとしては，米国の The National Transplantation Pregnancy Registry（NTPR）が行った 709 例の報告と，英国の UK Transplant Registry（UK）が行った 188 例の移植後妊娠出産に関する報告が広く知られている[6, 7]．妊娠 37 週未満での早期産の頻度は NTPR で 48～54%，UK で 50% であり，健常人での 5% と比較して高率であることがわかる．2500 g 未満の低出生体重児の割合も，NTPR で 43～48%，UK で 54% と，本邦 2013 年度の 9.6% と比較してやはり高率に起こっており，胎児においてもハイリスクであることは明らかである．児への影響についての各国のデータをみると，世界的にも低出生体重児が 30～58.5% と高率にみられたが，奇形は 0～4% と低率であった 表3[8]．

606

4/ 腎移植と妊娠

表3 **腎移植後妊娠・出産における児への影響**（臓器移植後妊娠・出産ガイドラインより引用）

項目	米国	英国	カナダ	ブラジル	日本	スペイン
時期	1991 ～2005	1994 ～2001	1988 ～1998	2001 ～2005	1984 ～2003	1978 ～1994
妊娠数	1097	193	44	52	53	50
生産	71～79%	79%	72.72%	98.08%	100.00%	84.00%
流産	1～24%	11%	18.18%	0%	0%	16.00%
新生児死亡	1～2%	2%	9.09%	1.92%	0.00%	16.00%
早産	52～54%	50%	34.09%	38.40%	59%	30.00%
満期出産	46～48%	39%	52.28%	38.40%	41.50%	54.00%
低体重出生	46～50%	52%	0%	29.60%	58.50%	32%
先天性奇形	4%	0%	2.27%	0%	1.88%	2%

G 母体リスク

　NTPR，UK の報告では，腎移植患者は健常人と比べ，妊娠中の高血圧や子癇，帝王切開の割合が高かったとされている[6, 7]．腎移植後の妊娠の病態は，腎移植後の hyperfiltration に妊娠による循環血液量の増加が加わり，さらに hyperfiltration が増大する．その結果，母体への影響として高血圧，子癇があげられる．慢性腎臓病症例（CKD）では糸球体毛細血管壁障害，近位尿細管障害が存在し，妊娠高血圧腎症の high risk 群であるともいわれている[9]．腎移植後症例も CKD と同じ病態であることを考えると，実際妊娠高血圧症候群（PIH）の発症率は腎移植後症例では約 30% と，健常妊婦の 2～10% と比較して高率であることも報告されていることから[3]，妊娠前の慎重なインフォームドコンセントが必要である．

H 移植腎機能

　妊娠中に腎機能が悪化する要因としては，妊娠により循環血漿量が増加し，1 つの移植腎に対し過負荷がかかること，増大子宮による尿管や移植腎の物理的圧迫，黄体ホルモンによる尿管蠕動の抑制などが考えられる．移植腎は，体格・年齢・血圧などドナーと異なる環境下で働かな

〔Ⅱ 各論〕8. 移植免疫

表4 腎移植後妊娠・出産における移植腎への影響 （臓器移植後妊娠・出産ガイドラインより引用）

項目	米国	英国	カナダ	ブラジル	日本	スペイン
時期	1991〜2005	1994〜2001	1988〜1998	2001〜2005	1984〜2003	1978〜1994
妊娠数	1097	193	44	52	53	50
タンパク尿	nr	nr	nr	nr	91.30%	10.25%
拒絶反応	2〜4%	0%	nr	0%	0%	7.69%
移植腎機能低下	0%	20%	nr	44.20%	35.80%	12.82%
妊娠中の移植腎廃絶	0%	0%	nr	1.90%	0%	2.56%
移植腎2年生着率	87〜96%	94%	nr	98.10%	95.65%	84.61%

ければならないこと，免疫抑制剤も含め薬剤による腎毒性のリスクがあること，などの特殊性があり，正常腎に比べ妊娠による負担の影響を受けやすいと推測される.

移植腎生着に関して，NTPRでは出産後2年以内に移植腎廃絶に至った頻度は8〜11%，UKでは6%であり，対象群とで有意差はなかったと報告されている[7]．長期的な移植腎機能に関して，2009年のLevidiotisらの報告があり，298例の妊娠例と120例の非妊娠例を比較し，15年後腎機能保持率（56.5% vs 55.7%）と生存率（89.6% vs 86.8%）のいずれにも差がないことが示されている[1]．移植腎への影響についての各国のデータをみると，タンパク尿の出現や腎機能低下の頻度は高いが，拒絶反応は少なく，出産後の腎生着率も良好である 表4 [8]．

一方，The United Kingdom Transplant Pregnancy Registryからの報告によると，妊娠前および妊娠中に降圧薬治療を要する高血圧合併症例において，有意に移植腎生着の予後が不良であった[7]．拒絶反応発症率に関しては，一般的に妊娠中は免疫学的寛容状態にあるため非妊娠時と比較して有意差はないと考えられているが，妊娠中には重篤な拒絶反応が6%に認められた報告もある[9]．

このように，妊娠出産が移植腎機能に与える影響について，一定の傾向はなく意見が分かれている．近年の本邦報告例では，長期的な影響はないとの意見が多くみられるが，妊娠前から高血圧，タンパク尿，腎機能低下のあるレシピエントについては，移植腎機能予後の危険因子とな

4/ 腎移植と妊娠

る可能性が示唆されており[10], 腎機能の厳重な評価・管理が重要であると考える.

I おわりに

挙児を希望する末期腎不全患者にとって, 腎移植は唯一の希望となっている. 妊娠が母体と胎児に及ぼす影響は決して小さいものではないが, 腎移植患者においても一定の適応基準を順守し, 計画的に妊娠出産を行うことで, リスクを最小限にとどめることができ, 安全に妊娠出産が可能である. 周産期の腎機能および血圧の評価・管理において, 移植医と産科医そして腎臓内科医との密な連携が重要であると思われる.

◀文献▶

1) Levidiotis V, Chang S, McDonald S. Pregnany and maternal outcomes among kidney transplant recipients. J Am Soc Nephrol. 2009; 20: 2433-40.
2) Mckay DB, Josephson MA, Armenti VT, et al. Reproduction and transplantation: report on the AST Consensus Conference on Reproductive Issues and Transplantation. Am J transplant. 2005; 5: 1592-99.
3) 松田義雄. 腎疾患合併妊娠. 産科と婦人科. 2005; 72: 1505-13.
4) Armenti VT, Daller JA, Constantinescu S, et al. Report from the National Transplantation Pregnancy Registry: outcomes of pregnancy after transplantation. Clin Transpl. 2006; 57-70.
5) 日本産婦人科医会, 編. 産婦人科診療ガイドライン産科編 2014. 2014.
6) Coscia LA, Constantinescu S, Moritz MJ, et al. Report from National Transplantation Pregnancy Registry (NTPR) : outcomes of pregnancy after transplantation. Clin Transpl. 2009; 103-22.
7) Sibanda N, Briggs JD, Davison JM, et al. Pregnancy after organ transplantation: a report from the UK Transplant pregnancy registry. Transplantation. 2007; 83: 1301-7.
8) 剣持 敬, 福嶌教偉, 肥沼 幸, 他. 臓器移植後妊娠・出産ガイドライン. 移植. 2014; 49: 393-401.
9) Williams D, Davison J. Renal disease. Maternal Fetal Medicine 6th ed. Philadelphia: Saunders; 2009. p.905-25.
10) 丹波優莉, 加藤紀子, 伊藤 聡, 他. 当院における腎移植後妊娠 60 例の検討. 日本周産期・新生児医学会雑誌. 2015; 51: 1142-9.

〈中西裕佳子　山田祐介　野島道生　山本新吾〉

〔Ⅱ　各論〕8. 移植免疫

症例解説

症例 1 腎移植，41 歳，女性．

〈4　腎移植と妊娠　603 頁参照〉

　　IgA 腎症を原疾患とする終末期腎不全に対し，2009 年 8 月に血液透析導入，2011 年 6 月に母親をドナーとする血液型適合生体腎移植術を施行した．免疫抑制剤は TAC，MMF，MPR，basiliximab（BXM）の 4 剤併用療法で導入した．

　　2012 年 12 月よりニューモシスチス肺炎のため MMF を中止，再開を考慮していたところ 2013 年 9 月に挙児希望あり，中止のまま経過をみる方針となった．

　　2013 年 8 月に第 1 子を妊娠，2014 年 3 月（36 週）に子宮内胎児発育不全の疑いで緊急帝王切開．低出生体重児であったが母子ともに健康であり，移植腎機能は非妊時と変化はなかった．

　　さらに同年 8 月に予定外に第 2 子を妊娠．約 1 カ月前の移植腎生検にて拒絶反応の所見を認めず，産婦人科医とも相談のうえ妊娠許可となるも，同年 10 月（10 週）に稽留流産と診断された．

　　現在も血清 Cre 値は 0.9〜1.0 台と，移植腎機能は良好である．

症例2 腎移植，32歳，女性.

〈4　腎移植と妊娠　603頁参照〉

　慢性糸球体腎炎を原疾患とする終末期腎不全に対し，2003年8月に血液透析導入，2011年7月に姉をドナーとする血液型適合生体腎移植術を施行した.

　免疫抑制剤はTAC，MMF，MPR，basiliximab（BXM）の4剤併用療法で導入した.

　同年12月より頻回のCMV感染症，肺炎のためMMFを中止，2012年10月よりeverolimus（EVR・サーティカン）開始となる.

　2012年9月の移植腎生検にて拒絶反応の所見を認めず，同年12月に挙児希望.

　妊娠許可となり，2013年1月よりEVRを中止しAZを開始.

　2013年11月に第一子を妊娠，前期破水を認めたが2014年7月（37週）に自然分娩となった.

　低出生体重児であったが母子ともに健康であり，移植腎機能は非妊時と変化はなかった.

　現在も血清Cre値は0.5〜0.6台と，移植腎機能は良好である.

9 ワクチン

1 避妊ワクチン

A はじめに

　日本を含む先進国では人口減少が問題であるが，世界の人口は2017年現在67億人であり，西暦2050年には100億を超えると推計される．人口増加の抑制は喫緊の課題であり，また望まない妊娠を回避する手段としても，避妊ワクチンは有効であると考えられた．避妊ワクチンには，ホルモンを利用するものと，配偶子の抗原性を利用するものがある．前者は配偶子や胚の形成を阻害し，後者は受精を阻害する．本項ではこれまで開発研究の対象となってきた避妊ワクチンについて述べる．

B ホルモンを抗原とする避妊ワクチン

　hCGを利用するワクチンは，1990年代に研究が推進された．hCGは妊娠の初期に受精卵，および着床後の子宮絨毛から分泌されるペプチドホルモンでα，βの2本鎖からなる．α鎖はFSH, LH, TSHと共通であるがβ鎖のC末端に特異的な抗原性を有する配列があり，これを応用した避妊ワクチン開発が，インドを中心に臨床試験II（ヒトを用いた研究）まで進み，ある程度の効果と副作用がないことが示された[1]．しかし効果にばらつき（60〜80％）があり，避妊ワクチンとしては満足できるものではなかった．その後，さまざまなキャリアタンパクをhCG-βやそのC末端に結合する方法が開発されたが，健康な女性に用いる薬剤として現在受け入れられていない．

　FSHを用いるワクチンとしては，主に男性に用いる避妊ワクチンと

して研究が行われた．サルを用いた実験では，ヒツジの FSH を用いると，LH や TSH と交差性の低い抗体が産生され安全性の面から好ましく，また精子数の減少や不妊が観察された[2]．しかしボランティア男性に免疫した場合は，抗体価が上昇せず精子数の減少もみられなかった．そこで FSH-β の抗原性の高い部分のアミノ酸配列を合成して，抗体価の上昇が試みられたが，やはり精巣機能への影響はなかった．後に，FSH-β や FSH レセプターの発現しない遺伝子改変動物（ノックアウトマウス）の研究から，妊孕性が障害されないことが明らかになり，FSH の避妊ワクチンとしての開発研究は，理論的基盤を失った．

　GnRH は視床下部 - 下垂体経路において重要な，9 個のアミノ酸からなるペプチドホルモンであり，これに対する抗体は生殖腺の機能全体を停止させるので，ヒトに用いるワクチンとしては使えない．作用を緩和するためアナログを用いる方法やさまざまなキャリアタンパク，アジュバントが考案された[3]が，実用に至っていない．ステロイドホルモンを産生するがんに対する治療薬，あるいは動物に用いる避妊ワクチンとしての応用が提案されている．

　LH は排卵を刺激し黄体形成を促進するホルモンであり，他の下垂体前葉ホルモンと同様 α，β 鎖からなる．メスのヒツジを用いた研究では，繁殖シーズンにおいてすべての動物で妊娠が阻害された．作用機序は LH サージの抑制による排卵傷害と考えられた．しかし，抗体による LH の障害は，生殖腺の性ステロイドの全般的な産生抑制につながり，副作用の危険がある．ヒトの避妊ワクチンとしての応用は難しい．

C 配偶子を抗原とするワクチン

1 精子抗原

　精子は女性にとって非自己抗原（同種抗原）を含むので，安全な避妊ワクチンターゲットして注目された．1930 年代には女性に夫の精子を免疫し，避妊効果があったとするという実験が行われているが，真偽のほどはわからない．1980 年代になって女性に存在しない精子特異抗原を特定する方法として，モノクローナル抗体を作成して対応抗原を決定する方法や，タンパク発現型ベクターによる cNDA のクローニング法が開発された．これまでの研究で，避妊ワクチンに応用可能な精子特異

〔II 各論〕9. ワクチン

抗原として研究に用いられた抗原は，20種類をドらない．膜貫通型タンパク，GPIアンカー型タンパク，酵素，シャペロンタンパク，卵子との融合関連タンパクなど存在形式も機能もさまざまである．精巣上体尾部で精子に付加される coating antigen も候補となった．

　不妊症の中に抗精子抗体が原因となる症例があるが，これに着目し患者由来の抗体をモノクローナル抗体として樹立する研究が行われ，ヒト精子に特異的に反応する「ヒト型モノクローナル抗体（H6-3C4）」が樹立された[4]．対応抗原の分析により，H6-3C4 は射出精子と男性生殖組織に特異的な CD52 の N-結合型糖鎖に反応することが明らかになった．さらに，この抗原は精巣上体から分泌され，精子の最終的な成熟の過程で GPI アンカーを介して精子に結合していた．この分子の機能は，精子を被覆することにより，女性生殖器官内を通過する間にその免疫的攻撃から精子を守ることと考えられた[5]．避妊ワクチンへの応用については，抗原特異性の点からは有望であったが，認識エピトープが糖鎖であったため，構造の解析と合成が困難であり，避妊ワクチンとしての開発は断念せざるを得なかった．

　近年，直接ヒト抗体遺伝子をスクリーニングする phage display technology が開発された．これは抗体を有する患者の末梢リンパ球を精子抗原で刺激し，抗原に反応した B 細胞から cDNA を調製し，VH（variable heavy chain）と VL（variable light chain）に基づくプライマーを用いて PCR で増幅した後，ヒト scFv（single chain variable fragment）抗体ライブラリーを作成するものである．精子に特異的に反応するクローンを直接スクリーニングすることができる．ヒトに用いる精子抗原ワクチンとして，モノクローナル抗体や scFv を殺精子剤として用いるpassive immunization に応用可能かもしれない．

2　透明帯タンパク

　透明帯は受精周辺で重要な役割を担う（II章 1-6 参照）．この機能を障害することで避妊を誘導する研究は，1970年代より発案されていた．一方，特に健康上問題のない女性が子どもに恵まれない原因不明不妊において，抗透明帯抗体が検出される頻度が高いと報告された．抗透明帯抗体が不妊原因になるのであれば，避妊ワクチンに応用できるのではないか，また透明帯は卵巣に特異的に存在するので安全なワクチン開発に

つながるのではないかと考えられ，今日に至るまで多くの研究が実施された．

当初，比較的大量に入手が可能なブタ透明帯が用いられた．透明帯は3〜4種の糖タンパクしか含まないので，ワクチン開発は容易かと思われた．しかし，動物が不妊になった場合，卵巣傷害が起こった．抗透明帯自己抗体による不妊の原因は精子の透明帯への結合阻害ではなく，自己の卵巣傷害であった．安全な不妊ワクチン開発のため，卵巣傷害のない抗原の単離に力が注がれた．卵巣傷害が回避できないのは，透明帯は卵巣内の卵母細胞周囲に形成されることから当然ともいえるが，当時は免疫に用いた抗原への体細胞成分の混入がその原因と考えられ，透明帯タンパクの高度な精製に努力が払われた．透明帯タンパクは糖タンパクであることから，糖鎖を除去したタンパク抗原も調製された．また遺伝子組換えタンパクの合成も行われた．結果として，これらの抗原を動物に免疫して作成された抗体は，in vitro で受精を阻害したが，in vivo ではやはり卵巣傷害が起こった．次に，希望する受精阻害作用と，副作用としての卵巣傷害を切り離すため，エピトープレベルの合成ペプチドを用いた研究が行われた．しかし，短いペプチド抗原は抗体産生能が低く，受精阻害効果も弱いというジレンマに陥ることになった．これを解決するため，人工的なキャリアタンパクと結合したポリペプチド抗原や，複数のペプチドを連結した人工抗原が合成され，さらに抗原が免疫動物の体内で自己複製するウイルス DNA ワクチンも検討されたが，実用には至っていない．現在，透明帯の避妊ワクチンは，1970 年代から使われているブタ透明帯を野生動物または動物園で飼育されている動物に適用するにとどまっている．

D おわりに

避妊ワクチンには，高い避妊効果，使用における簡便性，低いコスト，妊孕能の可逆性が要求される．さらに最近は人を対象とした臨床研究において厳しいコンプライアンスも課せられている．現在，商品開発が進んでいるのは，ペットを含む動物への応用を目的とした GnRH，精子抗原，透明帯抗原に関連したものである[6]．これらは将来ヒトへの応用が可能になるポテンシャルも潜在的に含んでいる．

〔Ⅱ 各論〕9. ワクチン

◀ 文献 ▶

1) Talwar GP, Singh O, Pal R, et al. A vaccine that prevents pregnancy in women. Proc Natl Acad Sci U S A. 1994; 91: 8532-6.

2) Murty GS, Rani CS, Moudgal NR, et al. Effect of passive immunization with specific antiserum to FSH on the spermatogenic process and fertility of adult male bonnet monkeys (Macaca radiata). Reprod Fertil Suppl. 1979; 26: 147-63.

3) Hannesdóttir SG, Han X, Lund T, et al. Changes in the reproductive system of male mice immunized with a GnRH-analogue conjugated to mycobacterial hsp70. Reproduction. 2004; 128: 365-71.

4) Isojima S, Kameda K, Tsuji Y, et al. Establishment and characterization of a human hybridoma secreting monoclonal antibody with high titers of sperm immobilizing and agglutinating activities against human seminal plasma. J Reprod Immunol. 1987; 10: 67-78.

5) Hasegawa A, Shigeta M, Shibahara H. Sperm immobilizing antibody and its target antigen. In: Krause WKH, et al. Editors. Immune Infertility. Springer International Publishing; 2017. p.173-84.

6) Naz RK, Saver AE. Immunocontraception for Animals: Current Status and Future Perspective. Am J Reprod Immunol. 2016; 75: 426-39.

〈長谷川昭子〉

2/ クラミジア・トラコマティス感染予防ワクチンの現況

2/ クラミジア・トラコマティス感染予防ワクチンの現況

A はじめに

　Chlamydia trachomatis（Ct）は近年世界的に最も頻度が高い STI（sexually transmitted infections）病原体で[1]，卵管性不妊症，異所性妊娠や骨盤腹膜炎の発生と密接に関係[2, 3]し，その蔓延はわが国でも社会的な問題となっている[4]．また発展途上国では出産時の眼感染による失明の原因ともなる深刻な感染症である[5]．WHO は特に発展途上国で骨盤内炎症性疾患とその後遺症予防のためのワクチン開発が重要との見解を示している[6]．ところが，1960 年代より Ct 死菌を使った不活化ワクチンの開発が試みられてはいたが，1 年ほどで効果がなくなるばかりか，ワクチン接種後の Ct 感染が重篤化した症例があるということが知られており，これまでのところ有効なワクチンは存在しない．本項では Ct 感染予防ワクチン開発の現況を解説する．

B Ct 感染に対するワクチン開発の歴史

1 Ct 感染と不妊症

　Ct 感染と不妊症とは密接な関係がある．卵管上皮に感染したクラミジアは細胞質内に封入体を形成し，線毛細胞を破壊する結果，線毛運動による配偶子や胚の輸送能が障害される．さらに卵管炎が持続すると炎症は上皮から深部へと波及し，やがて間質が線維化する．この線維化により卵管壁が硬化し，蠕動運動による卵管の輸送能も障害され，卵管内腔は狭窄あるいは閉塞する．炎症が卵管外にまで波及すると卵管周囲に膜状癒着を生じ，卵管采による卵子の pick up 障害の原因となったり，一部では卵管留水腫を形成することがある．これらの卵管傷害は Ct 感染の治療後も不可逆性に残存し，難治性の卵管性不妊症の原因となる．

　卵管傷害以外にも Ct 感染と不妊症との関係は深く[7]，着床前期における着床障害，着床後期における自然流産[8]，体外受精による胚発生障害など[9, 10]とも関連すると報告されている．これらのように Ct が持続感染へと移行する場合に，Ct に特異的な chlamydial heat shock protein

JCOPY 498-06088

617

〔II 各論〕9. ワクチン

60（cHSP60）[11] に対する宿主の免疫応答活性化が深く関与することが知られている．cHSP60 は遅延型過敏反応を起こし，感染部位に自己免疫反応が起きる．これらが局所の慢性炎症，卵管傷害の原因となると考えられている[12, 13]．

前述のように Ct による広範な炎症には，cHSP60 に対する宿主の免疫応答の活性化が深く関与する．Ct 持続感染では Ct 菌体は増殖しないが，免疫原性の高い cHSP60 は産生され続け，cHSP60 に対する宿主であるヒトの免疫応答活性化により，再感染の際の遅延型過敏反応を惹起する．この遅延型過敏反応が Ct 持続感染の際の広範な炎症に関与する．また Ct 感染後の卵管性不妊症や異所性妊娠例では抗 cHSP60 抗体が高頻度に検出され，抗 cHSP60 抗体の卵管障害発症への関与が示唆されている[14]．

2 Ct 感染の治療法

一般的に Ct 感染の治療にはマクロライド系，テトラサイクリン系，ニューキノロン系を選択する．クラミジア菌体には細胞壁がないので，細胞壁合成阻害薬であるペニシリン系やセフェム系などの β ラクタム系薬剤は無効である[15]．

卵管性不妊症例には外科的方法，あるいは体外受精が適応となる．かつては開腹あるいは腹腔鏡下に行うマイクロサージャリーも行われたが，体外受精が臨床応用されて以来，次第に体外受精を選択する傾向が高まった．一方，卵管鏡の登場により，卵管鏡下に再疎通術を行う卵管鏡下卵管形成法（falloposcopic tuboplasty：FT）も行われている．FT の適応となる卵管病変部は卵管間質部，卵管峡部の近位部が対象になるが，Ct 感染の影響を受けやすい卵管膨大部や卵管采などの遠位部の病変は FT の適応とはならない．遠位部も治療をする場合は腹腔鏡手術と FT を併用することとなる．しかしながら Ct 感染が原因である場合，卵管の開口術を行っても卵管内膜自体が障害を受けているため，再閉鎖や異所性妊娠（卵管妊娠）の発生も危惧される．したがって Ct 感染による卵管組織傷害を予防するためにも早急なワクチン開発が切望されてきた．

2/ クラミジア・トラコマティス感染予防ワクチンの現況

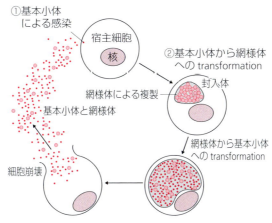

図1 クラミジア・トラコマティス感染症の感染様式

3 Ct 感染予防ワクチン

　Ct は一般細菌とは異なり自らエネルギー産生ができず，宿主細胞のATP を利用する偏性細胞内寄生微生物である．図1 に示すようにその増殖過程は特異的で，感染力を有する基本小体が宿主の細胞内に取り込まれることにより宿主に感染し 図1-①，細胞質内に封入体を形成し 図1-②，代謝が活発な大型の網様体に変化する．この網様体は分裂能を有するが感染能をもたない．網様体は分裂を繰り返し増殖した後，再び基本小体に変化し，感染後 48～72 時間で宿主細胞の崩壊に伴い細胞外に放出され，感染を繰り返す．この特異的なライフサイクルがワクチン作成を困難にする一因である．また，この特殊な増殖サイクルは宿主の細胞内で行われるため，宿主免疫を逃れ炎症症状が現れにくく，自覚症状の乏しい無症候感染が多いのも Ct 感染の蔓延を助長している．

　これまで Ct 感染に対するさまざまなワクチン開発が試みられてきた．1960～1970 年代は Ct 菌体を免疫に用いた不活化ワクチンが主流であったが，これは cHSP60 が関与する遅延型過敏反応により，ワクチン接種により感染の際にかえって重症化したり[16-18]，あるいは動脈硬化などを悪化させる可能性が報告されている．

　1990 年代後半以降は，特定の抗原を免疫に用いたワクチンが主流となった．すなわち Ct 外膜構成タンパクの約 60％を占めるタンパクMOMP（major outer membrane protein）に対する抗体が中和抗体とし

619

〔II 各論〕9. ワクチン

て働くことが判明し，これを用いたワクチン，あるいはその他の Ct 外膜構成タンパク質ファミリー，III 型分泌系タンパク質，封入体膜タンパク質，cHSP60 などに対するワクチン開発が試みられた．また病原体由来の遺伝子を発現ベクターに組み込んで，その DNA を筋肉注射などで体内に導入して体内で発現した遺伝子産物に対する抗体を産生させることで免疫機能を高め，病原体に対する抵抗力を向上する DNA ワクチンも試みられている．しかしながら，Ct に対するワクチン開発の研究において，持続性の防御作用を有する免疫応答を増幅するような効果的 vaccine delivery system や，ヒトと互換性をもつ adjuvant はいまだ開発途上である[19]．

C 新たな Ct 感染予防ワクチンの開発

1 粘膜免疫とは

　免疫応答には全身性免疫（systemic immunity）と局所免疫（local immunity）がある．ウイルス血症を発症するような急性感染では，全身性の免疫応答が主体となる．一方，侵入した粘膜面に留まり血液中に移行しない Ct 感染をはじめとする性感染症の場合には，局所免疫が中心的な役割を担う．特に Ct 感染における局所とは主として性器管粘膜であるため，粘膜免疫（mucosal immunity）が感染防御の主体となる．粘膜免疫は生体防御の最前線として，病原微生物をはじめとする数多くの異物（食物，アレルゲン，粘膜常在細菌，発がん物質）と対峙し，生体のホメオスタシスの維持に寄与する人体最大の免疫システムであることが近年明らかになってきた．粘膜免疫では，抗原特異的分泌型 IgA 応答や細胞障害性 T 細胞（cytotoxic T lymphocyte：CTL）を誘導する．各粘膜は共通粘膜免疫機構（common mucosal immune system：CMIS）により関連をもち，ある粘膜組織で誘導された IgA 産生細胞や CTL は他の粘膜組織にも帰巣（ホーミング）する．特に分泌型 IgA 産生細胞は，腸管関連リンパ組織（gastrointestinal-associated lymphoid tissue：GALT），鼻咽頭関連リンパ組織（nasal-associated lymphoid tissue：NALT）および気管支関連リンパ組織（bronchus-associated lymphoid tissue：BALT）などの誘導組織（inductive site）で誘導され，実効組織（effector site）である腸管粘膜固有層，呼吸器粘膜固有層，

620

乳腺，涙腺，唾液腺，泌尿生殖器にホーミングする．抗原により直接曝露された粘膜組織において最も強いホーミングが起こり，強い免疫応答がみられ，それに準じた免疫応答が隣接する粘膜組織でみられる．このようにして侵入したウイルス，細菌，細菌毒素，アレルゲンなどと免疫結合体を作り，これらの異物を排除する．

2 粘膜ワクチン

　多くの粘膜経由の感染症に対する最適な防御は，粘膜面と全身系で免疫を誘導することである．従来の注射によるワクチンでは，血中 IgG 抗体価で代表される全身系の免疫は誘導できるものの，分泌型 IgA に代表される粘膜面での免疫は効果的に誘導できない．つまり粘膜面より侵入する病原体を水際で防ぐ粘膜免疫の誘導が弱く，感染防御という点で必ずしも至適な方法とはいえない．これに対して，腸管や鼻咽頭などの粘膜面をターゲットとして経口あるいは経鼻的な経粘膜に投与されたワクチン，いわゆる「粘膜ワクチン」では，粘膜面での感染侵入防止と全身系免疫での防御の両方が誘導できる．一般に，上気道・消化器などの粘膜免疫系は，病原体侵入部位ごとに粘膜上皮下に存在して IgA 産生前駆細胞を誘導する粘膜関連リンパ組織や所属リンパ節と，誘導された前駆細胞がホーミングする粘膜免疫実行組織からなる．例えば，経鼻ワクチンによって気道に侵入した抗原に対して，NALT・BALT と所属リンパ節（頸部リンパ節，縦隔リンパ節，傍気管リンパ節など）が，IgA や IgG の実行組織であり，そこで誘導された IgA 産生形質芽細胞はリンパ・血液循環を介して抗原侵入部位である気道の粘膜，すなわち，粘膜免疫実行組織（上皮細胞と粘膜固有層からなる）にホーミングする．そこでヘルパー T 細胞の補助で分化した形質細胞により多量体の IgA 抗体が産生され，ポリ Ig レセプターを介して上皮細胞内を輸送され，気道の粘膜上皮に分泌される．分泌型 IgA 抗体は多量体であるため変異病原体の交差感染阻止にも働く．また例えば経口ワクチンによって腸粘膜に侵入した抗原に対しては，侵入部位の GALT（パイエル板，孤立リンパ小節，腸間膜リンパ節など）が IgA や IgG 抗体産生細胞の誘導組織であり抗原侵入部位である腸管の粘膜組織が粘膜免疫実行組織である．しかし例外があり，経鼻ワクチンによって気道の粘膜関連リンパ組織で誘導された IgA 産生前駆細胞が，遠隔の生殖器粘膜を

〔Ⅱ 各論〕9. ワクチン

粘膜免疫実行組織として抗原の排除に働くことが知られている．これにより HIV[20] などの STI の経鼻ワクチンも着目されている．

現在 Ct をはじめとするさまざまな感染症に対して多くの粘膜ワクチンの開発が進められている．Stary ら[21] は効果的な Ct 粘膜ワクチンを報告している．彼らは紫外線で不活化した Ct 死菌ワクチンをマウスの子宮粘膜に投与したところ，$CD11b^-CD103^+$ の樹状細胞がリクルートされ，Ct に対する制御性 T 細胞が誘導された．その結果免疫寛容が成立し，以前の報告通りその後の Ct 感染をかえって増悪させるという結果になった[16-18]．そこで Toll like receptor 7 および 8（TLR7/8）を活性化する adjuvant である resiquimod を混合してもやはり免疫寛容が誘導されたため，ワクチンを取り込んだ樹状細胞を直接活性化する目的でワクチンに resiquimod からなるナノ粒子を直接結合させた製剤を開発し用いたところ，$CD11b^+CD103^-$ 樹状細胞がリクルートされ，クラミジア特異的 $CD4^+$ エフェクター T 細胞を主とする長期の免疫記憶が惹起され，感染防御免疫を誘導することができた．ワクチンの効果は平均して約 6 カ月持続した．エフェクター T 細胞の由来の検討から，ナノ粒子結合ワクチンが 2 波の Ct 特異的 $CD4^+$ エフェクター T 細胞を動員し，感染防御免疫を誘導したことが明らかになった．第 1 波目はワクチン投与後に粘膜面に移動し，その後ほとんど組織から移動しない $CD4^+$ tissue-resident memory T 細胞を構成し，第 2 波目は Ct 感染に応答して粘膜面に移動する $CD4^+$ circulating long-lived memory T 細胞となることが判明した．またナノ粒子結合ワクチンを粘膜面ではなく皮下投与した場合には，この第 2 波目に相当する免疫応答しか誘導されず，その結果十分な感染防御免疫は誘導されなかった．以上により粘膜投与による第 1 波目の Ct 特異的 $CD4^+$ tissue-resident memory T 細胞の粘膜面への動員と構成が感染防御に重要という結論に至った 図2 ．この分子メカニズムは今後のワクチンのデザイン戦略に大きな進歩をもたらし，Ct 感染予防ワクチンが完成してヒトへの応用が期待されている．

D おわりに

Ct 感染予防ワクチンの現況について述べた．Ct 感染やほかの STD に罹患していると，局所の傷害のために HIV を伝播しやすくなるとと

2/ クラミジア・トラコマティス感染予防ワクチンの現況

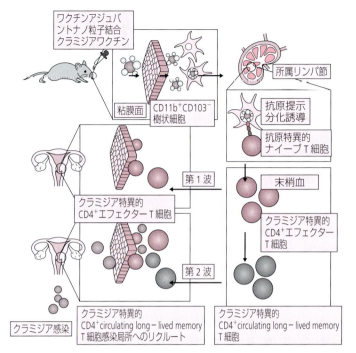

図2 クラミジア・トラコマティス粘膜ワクチンによる感染防御免疫の誘導機序
(Stary G, et al. Science. 2015; 19; 348[21] より改変)

もに，感染を受けやすい状況になる[22]．

　Ct 感染予防ワクチンの開発は卵管性不妊症の予防はもちろん，HIV など他の STD 感染予防にも寄与するため，早急な開発が期待される．

◀文献▶

1) World Health Organization. Global Prevalence and Incidence of Selected Curable Sexually Transmitted Infections: Overview and Estimates (World Health Organization, Geneva, 2001).
2) den Hartog JE, Morre SA, Land JA. *Chlamydia trachomatis*-associated tubal factor subfertility: Immunogenetic aspects and serological screening. Hum Reprod Update. 2006; 12: 719-30.
3) Peipert JF. Cinical practice. Genital chlamydial infections. N Engl J Med. 2003; 349: 2424-30.
4) 熊本悦明，塚本泰司，利部輝雄．日本における性感染症（STD）サーベイランス 2001

〔Ⅱ 各論〕9. ワクチン

年度調査報告. 日本性感染症学会雑誌. 2002; 13: 147-67.

5) Hu VH, Holland MJ, Burton MJ. Trachoma: protective and pathogenic ocular immune responses to *Chlamydia trachomatis*. PLoS Negl Trop Dis. 2013; 7: e2020.

6) WHO. Sexually transmitted infections (STIs) ; 2015.

7) Ault KA, Statland BD, King MM, et al. Antibodies to the chlamydial 60 kilodalton heat shock protein in women with tubal factor infertility. Infect Dis Obstet Gynecol. 1998; 6: 163-7.

8) Ostaszewska-Puchalska I, Wilkowska-Trojniel M, Zdrodowska-Stefanow B, et al. *Chlamydia trachomatis* infections in women with adverse pregnancy outcome. Med Wieku Rozwoj. 2005; 9: 49-56.

9) Spandorfer SD, Neuer A, LaVerda D, et al. Previously undetected *Chlamydia trachomatis* infection, immunity to heat shock proteins and tubal occlusion in women undergoing in-vitro fertilization. Hum Reprod. 1999; 14: 60-4.

10) Neuer A, Mele C, Liu HC, et al. Monoclonal antibodies to mammalian heat shock proteins impair mouse embryo development in vitro. Hum Reprod. 1998; 13: 987-90.

11) LaVerda D, Kalayoglu MV, Byrne G. Chlamydial heat shock proteins and disease pathology: new paradigms for old problems? Infect Dis Obstet Gynecol. 1999; 7: 64-71.

12) 竹村由里, 西井 修. クラミジア感染症. 産婦人科の実際. 2014; 62: 471-7.

13) LaVerda D, Kalayoglu MV, Byrne G. Chlamydial heat shock proteins and disease pathology: new paradigms for old problems? Infect Dis Obstet Gynecol. 1999; 7: 64-71.

14) Tiitinen A, Surcel HM, Halttunen M, et al. *Chlamydia trachomatis* and chlamydial heat shock protein 60-specific antibody and cell-mediated responses predict tubal factor infertility. Hum Reprod. 2006; 21: 1533-8.

15) 日本性感染症学会. 性器クラミジア感染症. 性感染症診断・治療ガイドライン 2011. 日本性感染症学会誌. 2011; 22: 60-4.

16) Grayston JT, Woolridge RL, Wang S. Trachoma vaccine studies on Taiwan. Ann N Y Acad Sci. 1962; 98: 352-67.

17) Nichols RL, Bell SD Jr, Haddad NA, et al. Studies on trachoma. VI. Microbiological observations in a field trial in Saudi Arabia of bivalent rachoma vaccine at three dosage levels. Am J Trop Med Hyg. 1969; 18: 723-30.

18) Rockey DD, Wang J, Lei L, et al. Chlamydia vaccine candidates and tools for chlamydial antigen discovery. Expert Rev Vaccines. 2009; 8: 1365-77.

19) Schautteet K, De Clercq E, Vanrompay D. *Chlamydia trachomatis* vaccine research through the years. Infect Dis Obstet Gynecol. 2011; 2011: 963513.

20) Hiroi T, Goto H, Someya K, et al. HIV mucosal vaccine: nasal immunization with rBCG-V3J1 induces a long term V3J1 peptide-specific neutralizing immunity in

Th1- and Th2-deficient conditions. J Immunol. 2001; 167: 5862-7.
21) Stary G, Olive A, Radovic-Moreno AF, et al. VACCINES. A mucosal vaccine against *Chlamydia trachomatis* generates two waves of protective memory T cell. Science. 2015; 348: aaa8205.
22) 松田静治. 性感染症の細菌の動向. 臨床婦人科産科. 2009; 63: 110-5.

〈平野由紀　柴原浩章〉

10 治療経験

1 不妊症

① 異好抗体

A 概略

　臨床検査では，ホルモン測定の大部分に免疫学的測定法が利用され，種々の動物由来の抗体が用いられている．例えば，サンドイッチ酵素免疫測定法では，固相抗体に結合した検体中の抗原に酵素標識抗体を結合させ，酵素基質と反応した発色を，吸光度測定することで，検体中の抗原量を定量する．異好抗体は測定系の種々の動物抗体に対し，非特異的に反応する抗体であり[1]，測定系の抗体に結合することで，測定結果に影響する[2] 図1．異好抗体の測定系への干渉のため，各種腫瘍マーカーやホルモン値が異常値となった報告が散見され[3]，hCG偽陽性のため絨

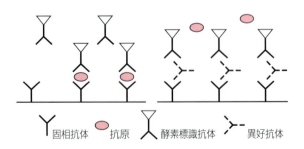

図1　免疫学的測定法と異好抗体による干渉

毛性疾患を疑われ，手術・化学療法が施行された症例も報告されている[4]．

今回，異好抗体の干渉がエストラジオール（E2），プロゲステロン（P）の測定系に影響したと考えられた1例を経験したので報告する．

B 症例

1 測定原理あるいは使用抗体の異なる測定法

当院では，E2，P の測定を酵素免疫競合法（EIA 法）により行っている．そこで本症例の血清3検体を EIA 法と電気化学発光免疫法（ECLIA 法）を用いて測定した．E2 については EIA 法（抗 E2 rabbit monoclonal 抗体）と ECLIA 法（抗 E2 rabbit polyclonal 抗体），P については EIA 法（抗 P rabbit polyclonal 抗体）と ECLIA 法（抗 P mouse monoclonal 抗体）の測定結果を比較した．E2 では EIA 法に比べ，ECLIA 法の測定値は低値であった（EIA/ECLIA: 753/25，671/20，1343/448 pg/mL）．また P も EIA 法に比べ，ECLIA 法では低値であった（EIA/ECLIA: 22.7/0.3，15.6/0.2，31.4/0.7 ng/mL）．E2，P とも他の測定系では異常値を示さなかった．

2 PEG 処理

PEG の脱水作用により異好抗体の溶解度が低下し，異好抗体が析出・沈殿する．本症例の血清3検体を PEG 処理し，E2，P の残存率を測定した．E2，P 共に，PEG 処理後の残存率は対照検体に比べてきわめて低値であった 図2．異好抗体の結合が取れたことで，測定系への干渉が減少したためと思われる．

3 異好抗体吸収剤の増量

現在，多くのアッセイキットには異好抗体を吸収する阻止試薬が含まれているが，抗体力価が強い場合や抗体量が多い場合は，異好抗体の影響を回避できない．本症例の検体において，異好抗体吸収剤未添加・1倍・10倍添加した試薬を用いて P を測定した．対照検体では測定値に変化はないが，本症例の検体では吸収剤の増加に伴い，P は低下した

〔Ⅱ 各論〕10. 治療経験

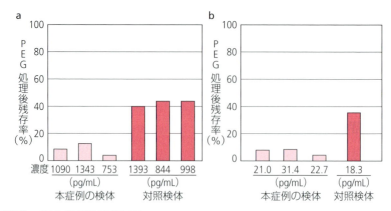

図2 PEG処理後の残存率
a: エストラジオール，b: プロゲステロン

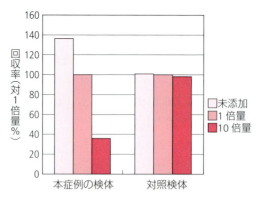

図3 異好抗体吸収剤増量試薬による測定

図3．

　以上の結果より，本症例は異好抗体の干渉を受けていたと考えられた．

C 結語

　異好抗体の影響で検査結果が異常値を呈した場合，患者に不要な検査や治療を施行することになりかねず，注意が必要である．臨床経過と検査結果が乖離した場合には，異好抗体の存在を念頭に置くべきである．

1/ 不妊症

◀文献▶

1) Boscato LM, Stuart MC. Heterophilic antibodies: a problem for all immunoassays. Clin Chem. 1988; 34: 27-33.

2) Bolstad N, Warren DJ, Nustad K. Heterophilic interference in immunometric assays. Best Pract Clin Endocrinol Metab. 2013; 27: 647-61.

3) Kricka LJ. Human anti-animal antibody interferences in immunological assays. Clin Chem. 1999; 45: 942-56.

4) Rotmensch S, Cole LA. False diagnosis and needless therapy of presumed malignant disease in women with false-positive human chorionic gonadotropin concentrations. Lancet. 2000; 355: 712-5.

〈白蓋雄一郎　杉野法広〉

〔Ⅱ 各論〕10. 治療経験

② 精巣腫瘍と無精子症

A 概説

　集学的治療によりがん患者の治癒率は飛躍的に向上し，近年妊孕性温存がますます着目されている．精巣腫瘍は比較的若年に好発するため，妊孕性温存を念頭においた治療戦略が望まれる．精巣腫瘍に対し手術療法・化学療法・放射線治療が広く行われ，すべての治療において乏精子症や無精子症に至る可能性があるにも関わらず，治療前の精子保存が多くの症例でなされていないのが現実である．また精巣腫瘍では診断時の精液検査ですでに無精子症に至ることもあり，高位精巣摘除術と同時に精巣より精子を採取する精巣精子採取術を考慮する必要がある．本項では精巣腫瘍と妊孕性温存あるいは無精子症に至るさまざまなケースについて実際の診療経験と文献考察を交え概説する．

B 精巣腫瘍について

　精巣腫瘍は 20〜40 歳代に発生する固形がんの中で最も頻度が高いがん腫である．米国において精巣腫瘍の発生率は過去 20 年間で増加傾向であると報告されている[1]．この増加の背景には遺伝的あるいは環境的要因があるとされ，兄弟に精巣腫瘍患者がいた場合の発症リスクは 8〜10 倍といわれている．精巣腫瘍の治療として，原則的にまず高位精巣摘除術が施行され，術後に全精巣腫瘍患者の約 20％において科学療法が必要とされている[2]．また stage Ⅰ のセミノーマであれば予防的に放射線治療が勧められ，転移性精巣腫瘍あるいは腫瘍マーカーが高値であれば化学療法が行われる．これらの治療は精巣毒性を有し，一時的あるいは永続的な造精機能障害を引き起こす．化学療法施行後も後腹膜リンパ節腫大が残存した場合には後腹膜リンパ節郭清術（retroperitoneal lymph node dissection: RPLND）が施行されるが，射精障害に至る可能性がある．50 年前，転移性精巣腫瘍と診断された患者の 90％は 1 年以内に死亡していたが，これらの治療の進歩により今や 80％の患者で治癒が期待できるようになった[3]．そのため前述のように治療により妊

630

1/ 不妊症

孕性が大きく失われる可能性があるため，常に念頭におき，治療にあたらなければならない．がんの根治性のみならず妊孕性温存などの QOL が重要視されている．

C 精巣腫瘍における妊孕性治療戦略

本邦の精巣腫瘍診療ガイドラインでは，両側発生例や精巣摘除術後に化学療法もしくは放射線療法施行予定の場合，治療前の精子凍結保存に関する説明が推奨されている[4]．放射線療法や化学療法を行った場合，無精子症が遷延することがあり，治療前に精子保存を行うことは挙児希望のある患者にとって必須である．しかしながら放射線治療や化学療法をしない患者でも，妊孕性の希望があるならば十分な説明を行ったあと精液検査を行い精子保存しておくことはとても重要である．というのも精巣腫瘍患者の術前精液検査で 10〜15％に無精子症を認め，50％以上の症例で乏精子症を呈することが報告されている[5, 6]からである．そのため無精子症であった場合は高位精巣摘除術と同時の精巣精子採取術（onco-Testicular sperm extraction: onco-TESE）あるいは健側の顕微鏡下精巣精子採取術（microdissection-TESE: micro-TESE）を行わなければならない．また，対側の精巣にがんが再発し両側の精巣を失うことになったとしても精子凍結保存を事前に行っていれば，妊孕性を損なうことはない．

D 化学療法と無精子症

転移性精巣腫瘍の場合，高位精巣摘除術に引き続いて化学療法を行う．一般的に精巣腫瘍に対する化学療法の 1st line はシスプラチンを中心とした EP 療法あるいは BEP 療法である．Loren らの報告では BEP 療法の不妊リスクは中リスクに分類されている 表1．シスプラチンには精巣毒性があり，400 mg/m^2 の総投与量や 2〜4 コースの BEP 療法は一時的あるいは不可逆的な無精子症を引き起こす[7]．そのため術前および化学療法前に必ず精子凍結保存を行うことを推奨する．もし，術前に精子保存をしておらず，不可逆性の無精子症に陥ってしまった場合には，micro-TESE を行う．しかしその精子採取率は約 52％と報告され，約

631

〔Ⅱ 各論〕10. 治療経験

半分の症例では精子採取することができず，挙児を諦めざるをえない[8].

表1 抗がん剤および放射線治療による不妊のリスク

高リスク	アルキル化剤＋全身放射線照射，アルキル化剤＋骨盤あるいは精巣放射線照射
	シクロホスファミド総量 > 7.5 g/m^2
	プロカルバジンを含むプロトコル：MOPP > 3 サイクル，
	BEACOPP > 6 サイクル
	テモゾロミドあるいは BCNU＋全脳照射　【脳腫瘍】
	精巣放射線照射 > 2.5 Gy（成人），> 6 Gy（小児）　【精巣腫瘍】
	全身放射線照射　【造血幹細胞移植前の前処置】
	全脳放射線照射 > 40 Gy　【脳腫瘍】
中リスク	プラチナ製剤を含むプロトコル
	BEP 2-4 サイクル，シスプラチン総量 > 400 mg/m^2,
	カルボプラチン総量 > 2 g/m^2
	精巣放射線被曝線量 1〜6 Gy
低リスク	ABVD，CHOP，COP　【ホジキンリンパ腫，非ホジキンリンパ腫，白血病】
	精巣放射線被曝線量 < 0.2〜0.7 Gy
	アントラサイクリン系＋シタラビン　【白血病】

高リスク：治療後，一般的に無精子症が遷延，持続する
中リスク：治療後，無精子症が遷延することがある
低リスク：一時的な造精機能低下

表2 放射線治療の造精機能に与える影響

精巣被曝線量（gray）	結果
0.15〜0.3	一過性の乏精子症をきたす
0.3〜0.5	全症例で照射後に一過性無精子症となるが 2 年以内に全例で造精機能は回復する
0.5〜1	全症例で照射後に一過性無精子症となる 照射後 1〜20 カ月で造精機能の回復が始まる
1〜2	全症例で照射後に一過性無精子症となる 照射後 8〜38 カ月で造精機能の回復が始まる
2〜3	全症例で照射後 2 カ月で無精子症となる 造精機能の回復には数年を要し，永久的な無精子症となる可能性がある
>8	ほとんどの症例で永久的な無精子症となる

E 放射線治療と無精子症

　高位精巣摘除術に引き続きセミノーマに限り放射線療法を行うことがあり，線量に応じ不妊リスクは上昇する 表2 ．その適応は対側の精巣上皮内腫瘍の精巣への直接照射，stage I に対する傍大動脈領域予防照射および stage IIA に対する傍大動脈領域予防照射＋患側総腸骨動脈領域への照射がある．精巣は放射線感受性が最も高い臓器の1つである．精細胞の中でも精祖細胞の感受性は高く，対側への高容量放射線直接照射は高率に無精子症をきたす[9]．また傍大動脈領域への放射線照射であっても対側への放射線飛散があり，治療前の精子保存は重要となるが，近年放射線照射技術が進み妊孕性を損なうことはほとんどないと示された[10]．

F 両側精巣腫瘍と無精子症

　両側発生例の精巣腫瘍は全体の精巣腫瘍のうち0.6％とまれではあるが，異時性の両側精巣腫瘍に関しては約3％と報告されている[11]．つまり片側性の精巣腫瘍患者でも後に健側に精巣腫瘍を発生する確率は意外と高く，挙児希望のある患者では初発の段階で精子保存を行うことで後に問題となる可能性は低くなる．精子凍結保存をせずに健側の精巣に再発した場合，精液検査を行っても高度乏精子症あるいは無精子症に至る

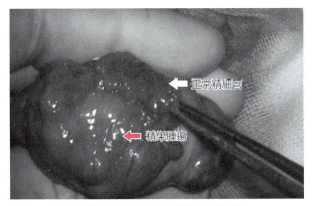

図1　高位精巣摘除術と同時の精巣精子採取術

〔Ⅱ 各論〕10. 治療経験

可能性は高い．そのため精液検査を行っても十分に精子保存ができずに高位精巣摘除術と同時の onoco-TESE が必要となる 図1．また腫瘍サイズが大きくなればなるほど onco-TESE を行った場合の精子採取率が少なくなると報告されており[12]，早期発見のため健側精巣への超音波検査は妊孕性を温存するうえできわめて重要であるといえる．熟練した泌尿器科医師でも，健側精巣の超音波検査をしていなければ，小さい腫瘍を見逃しやすく，造精機能障害となり，再発を指摘されることもある．

◀文献▶

1) Nigam M, Aschebrook-Kilfoy B, Shikanov S, et al. Increasing incidence of testicular cancer in the United States and Europe between 1992 and 2009. World J Urol. 2014.

2) Jacobs LA, Vaughn DJ. Hypogonadism and infertility in testicular cancer survivors. J Natl Compr Canc Netw. 2012; 10: 558-63.

3) Hanna NH, Einhorn LH. Testicular cancer discoveries and updates. N Engl J Med. 2014; 371: 2005-16.

4) 日本泌尿器科学会，編．精巣腫瘍診療ガイドライン 2009 年版．東京: 金原出版; 2009.

5) Williams DH 4th, Karpman E, Sander JC, et al. Pretreatment semen parameters in men with cancer. J Urol. 2009; 181: 736-40.

6) Fraietta R, Spaine DM, Bertolla RP, et al. Individual and seminal characteristics of patients with testicular germ cell tumors. Fertil Steril. 2010; 94: 2107-12.

7) Fertile Hope. Personal accounts of cancer and infertility. Cancer Treat Res. 2007; 138: 243-55.

8) Shin T, Kobayashi T, Shimomura Y, et al. Microdissection testicular sperm extraction in Japanese patients with persistent azoospermia after chemotherapy. Int J Clin Oncol. 2016; 21: 1167-71.

9) Shalet SM. Effect of irradiation treatment on gonadal function in men treated for germ cell cancer. Eur Urol. 1993; 23: 148-51.

10) Abouassaly R, Fossa SD, Giwercman A, et al. Sequelae of treatment in long-term survivors of testis cancer. Eur Urol. 2011; 60: 516-26.

11) Fosså SD, Chen J, Schonfeld SJ, et al. Risk of contralateral testicular cancer: a population-based study of 29,515 U.S. men. J Natl Cancer Inst. 2005; 97: 1056-66.

12) Suzuki K, Shin T, Shimomura Y, et al. Spermatogenesis in tumor-bearing testes in germ cell testicular cancer patients. Hum Reprod. 2015; 30: 2853-8.

〈鈴木啓介　岡田 弘〉

2／合併症妊娠

① 本態性血小板血症

　本態性血小板血症（essential thrombocythemia：ET）は多能性造血性幹細胞のクローン異常による疾患で，WHO分類では慢性骨髄増殖性腫瘍に分類される．診断基準を 表1 に示す．発症率は年間10万に対し0.38〜1.7人とまれである．発症年齢の平均は50〜60歳で，第1のピークは60歳代，第2のピークは30歳代（とくに女性に多い）といわれている．合併症には血栓症や出血があげられるが，無症状で経過している症例も少なくない．

表1 **本態性血小板血症の診断基準**（2008年WHO分類）

(1) 血小板数が45万/μL以上

(2) 大きく成熟した巨核芽球の増生がある一方，骨髄球系，赤芽球系の増生はほとんど認めない

(3) 除外基準
　1. 真性多血症の所見がない
　　循環赤血球量正常．あるいはHb＜18.5 g/dL（男性），Hb＜16.5 g/dL（女性）．
　　骨髄鉄染色標本で鉄を認める．あるいは血清フェリチン正常またはMCV正常．
　2. 慢性骨髄性白血病の所見がない
　　フィラデルフィア染色体陰性．*BCR-ABL* 融合遺伝子陰性．
　3. 骨髄線維症の所見がない
　　骨髄生検で骨髄線維化を認めない．
　4. 骨髄異形成症候群の所見がない
　　染色体異常を認めない〔5q-, t(3;3), inv(3)〕．

(4) JAK2V617Fか他のクローナル異常が示されているもしくは2次性血小板血症の根拠を認めない

〔Ⅱ 各論〕10. 治療経験

A ET と周産期合併症

ET 患者が妊娠した場合，一般リスクと比べ胎盤の血栓梗塞が生じやすく，自然流産・死産・胎児発育不全・早産の発症率は高いとされる．Randi らが 158 人の ET 合併妊娠（237 妊娠）の周産期予後を調査した結果，ET 合併妊娠の 36％で周産期合併症を発症していた[1]．その内訳は fetal loss が 29％，母体合併症が 7％であり，fetal loss の 87％は 1st trimester での流産であった．ET は fetal loss，特に 1st trimester の流産の要因となることは明らかであり，不育症患者を精査する際には念頭にいれるべき疾患である．若年の ET 患者は無症状であることが多いため，その多くは ET と診断されないまま妊娠する可能性が高いと思われる．血小板数が 45 万 / μL 以上の不育症患者に対しては血液内科医による精査が推奨される．

表2 **本態性血小板血症合併妊娠のリスク分類**（Griesshammer M, et al. Blood Rev. 2008; 22: 235-45[2] より改変）

Low risk	次の 4 つのすべてを満たす
	1. 本態性血小板血症関連合併症がない
	2. 遺伝的血栓性素因がない
	3. 35 歳未満
	4. 血小板数 100 万 / μL 未満
High risk	次のうちいずれか 1 つを満たす
	1. 微小循環障害の既往がある
	2. 2 つ以上の遺伝性血栓性素因がある
	3. これまでの妊娠で，重症な合併症（1st trimester での 3 回以上の流産，2nd もしくは 3rd trimester での 1 回以上の fetal loss，5 パーセンタイル以下の胎児発育不全，子宮内胎児死亡もしくは死産，死産もしくは妊娠 37 週未満の termination を要する preeclampsia，妊娠に関与するさまざまな合併症の増悪）を認めた
	4. 血小板数 100 万 / μL 以上
	5. 35 歳以上
Highest risk	次のうちいずれか 1 つを満たす
	1. 6 カ月以内に血栓症を発症，もしくは血栓症の症状を認めた
	2. これまでの妊娠で，血栓症もしくは出血性の合併症を認めた

2/ 合併症妊娠

Planning pregnancy and preconception phase

・リスクの評価〔thrombophilia screen（LAC, factor V leiden, prothrombin mutation, protein C and S, AT, MTHFR mutation）, family & personal history〕
・催奇形性のある薬剤の中止（妊娠の 3～6 カ月前の中止が望ましい）
・血液内科医と産科医との連携

妊娠中
基本的な管理法
・妊娠 24 週までは 4 週毎, それ以降は 2 週毎に血算検査(血小板は 100～150 万/μL を超えないようにする)
・毎回血圧測定と尿検査
・LMWH を使用している場合は, 2～3 カ月毎に抗 Xa 活性を測定
・妊娠 12, 20, 26, 30, 38 週に超音波検査
・妊娠 20 週と妊娠 24 週に子宮動脈ドプラー検査(notch の有無や RI 値の計測)
・妊娠中～産後 6 週間は弾性ストッキングを着用

＋

Highest risk
・アスピリン 50～100mg/日＋インターフェロンα
・上記薬剤は妊娠反応が陽性となった時点で開始
・妊娠中の LMWH の使用を考慮したほうがよい場合がある
・アスピリン＋インターフェロンαでも合併症を発症, もしくは妊娠中に新たな ET 関連合併症を発症した場合は LMWH を追加

High risk
・アスピリン 50～100mg/日
・妊娠中の LMWH の使用を考慮したほうがよい場合がある
・上記薬剤は妊娠反応が陽性となった時点で開始
・アスピリン＋LMWH でも合併症を発症, もしくは妊娠中に血小板数が 100 万/L 以上に増加した場合はインターフェロンαの使用を考慮

Low risk
・アスピリン 50～100mg/日

分娩時
・分娩 1～2 週間前にアスピリンを中止し, LMWH に切り替える
・LMWH を分娩 12 時間前(予防的の場合)～24 時間前(治療的投与の場合)に中止

分娩時
・妊娠中に投与していた LMWH やアスピリンを再開する(6 週間)
・血小板数が増加しないようにする

図1 **本態性血小板血症合併妊娠の管理方針**（Griesshammer M, et al. Blood Rev. 2008; 22: 235-45[2)] より改変）

B ET 合併妊娠の管理方針

　ET の根本的な治療法はいまだ確立していない．よって現在の管理は合併症である血栓症・出血の予防が中心である．一般的な管理法には，経過観察，アスピリン，ヒドロキシウレア（代謝拮抗薬に分類される抗腫瘍薬），インターフェロン，アナグレリド（マウスで催奇形性のあることが確認されており，妊婦は禁忌），血小板吸着療法などがあげられる．これらのなかで妊娠中でも比較的安全に使用できるのはアスピリンとインターフェロンのみである．ET 合併妊婦に対する適切な管理法はいまだ確立していないため，症例毎に管理方針を検討する必要がある．若年女性 ET 患者が妊娠を希望した場合は，1st trimester での流産の要因となることを考慮し，妊娠成立前から血液内科医と産婦人科医が協働で管理することが望ましい．その際には，Griesshammer らが提案して

〔II 各論〕10. 治療経験

いる妊娠ET患者におけるリスク分類 表2 と管理方針 図1 を参考にするとよい[2]. 筆者の経験した症例（後述）の経過より，妊娠前に血小板数を80万/μL以下に，可能であれば妊娠中は50万/μL以下にコントロールすることを推奨する.

不育症の精査でETと診断され，血液内科医と産婦人科医で協働して管理した結果，生児を得た症例を提示する.

◀ 文献 ▶

1) Randi ML, Bertozzi I, Rumi E, et al. Pregnancy complications predict thrombotic events in young women with essential thrombocythemia. Am J Hematol. 2014; 89: 306-09.

2) Griesshammer M, Struve S, Barbui T. Management of Philadelphia negative chronic myeloproliferative disorders in pregnancy. Blood Rev. 2008; 22: 235-45.

〈小出馨子　関沢明彦〉

2/ 合併症妊娠

② 全身性エリテマトーデス

　全身性エリテマトーデス（SLE）は，生殖年齢女性にみられることが多い疾患である．基本的に妊孕性には影響を及ぼさないと考えられているが，ひとたび妊娠すると母体にも児にも重大な影響を及ぼしうる．妊娠高血圧腎症，胎児発育不全や早産のリスクが高く，腎炎など臓器障害を合併した妊娠の場合により多い．抗リン脂質抗体が陽性であることもしばしばあるが，抗リン脂質抗体の有無で妊娠への影響がさらに重大となるかどうかは明らかでない[1]．また，抗 SS-A 抗体陽性の場合に，移行抗体により胎児房室ブロックを生じることがある．理想的には，半年以上，SLE の活動性が落ち着き，病勢の増悪なく落ち着いた状態で妊娠に臨むことが望ましい．腎炎などの臓器障害がある場合や，プレドニゾロンを 30 mg/ 日以上必要としている場合には，母児双方のリスクが高い．

　一方，SLE は通常，妊娠中に寛解するケースは少なく，3 分の 1 から半数くらいは妊娠中に悪化し，さらに 20％くらいは妊娠を契機に発症するとさえいわれる．妊娠中の治療としては，プレドニゾロンが広く用いられており，胎盤通過性が低く胎児への影響は少ないが，母体の血糖上昇，血圧上昇や，破水・早産との関連が知られている．そのほかの免疫抑制剤は，ヒドロキシクロロキン，アザチオプリンなどが安全に用いられ，シクロスポリン，タクロリムスも使用は可能である．メトトレキサート，シクロホスファミドは，胎児毒性が知られており用いるべきでない[1]．また，抗 SS-A 抗体による胎児房室ブロックに対し，胎盤通過性のより高い副腎皮質ステロイドであるベタメタゾンによる治療が有効である可能性があるが，副作用として胎盤血流の低下の可能性があり，慎重に行う必要がある．

◀文献▶

1) Bermas BL, Smith NA. Pregnancy in women with systemic lupus erythematosus. In: UpToDate, Post TW（Ed), UpToDate, Waltham, MA（Accessed on June 14, 2017).

〈兵藤博信　久具宏司〉

〔Ⅱ 各論〕10. 治療経験

③ 抗リン脂質抗体症候群

A 疾患の概要

　抗リン脂質抗体症候群（antiphospholipid antibody syndrome：APS）は，抗リン脂質抗体存在下で血栓症，妊娠合併症を主徴とする症候群である．2006 年に発表された国際的な APS 分類基準では，妊娠合併症として習慣流産，妊娠中後期の子宮内胎児死亡，妊娠高血圧腎症などが含まれており[1]，生殖から周産期領域にわたって臨床上重要な疾患概念である．

1 診断法

　APS の診断には，APS 分類基準の少なくとも 1 つの臨床基準と検査基準を満たす必要がある 表1 [1, 2]．検査基準の判断は，血清を用いた ELISA 法による抗体検査もしくはループスアンチコアグラント（lupus anticoagulant：LA）を検出する凝固検査により行われるが，両者とも種々の検査法が行われ陽性基準も必ずしも統一はされていないため，実際の APS の診断は非常に複雑になっている[2]．

a. ELISA 法による抗体検査

　近年，抗リン脂質抗体の真の抗原エピトープはリン脂質に結合し構造変化した血漿タンパク上に出現することが明らかとなっている[3]．カルジオリピン（CL）に結合する血漿タンパクが β_2 glycoprotein I（β_2 GPI）であり，APS 分類基準で明記される抗体検査は抗 CL 抗体と抗 β_2 GPI 抗体である．抗 CL 抗体は，CL そのものだけでなく CL に結合したウシ血清中に含まれる β_2GPI を含む血漿タンパクを認識する抗体である．一方で，抗 β_2GPI 抗体は CL 非存在下で構造変化させたヒト β_2 GPI を認識する抗体である[3]．後者の方が特異度は高いことも期待されるが，現状では本邦において臨床検査として行うことはできない．その代用として本邦では，β_2GPI 存在 / 非存在下で抗 CL 抗体を測定する β_2GPI 依存性抗 CL 抗体検査が行われている[4]．β_2GPI 非依存性抗体は，感染症，腫瘍性疾患で陽性となる場合がある[2, 4]．

2/ 合併症妊娠

表1 抗リン脂質抗体症候群の改訂分類基準[1, 2]

少なくとも1つの臨床基準と少なくとも1つの検査基準を満たす場合，抗リン脂質抗体症候群と診断する．

【臨床基準】

1. 血栓症
   1回以上の動脈，静脈あるいは小血管血栓症
   （血栓症は画像検査や病理検査で確認され，血管壁の炎症による閉塞を除く）

2. 妊娠合併症
   a. 1回以上の妊娠10週以降の原因不明子宮内胎児死亡
      （胎児形態異常なし）
   b. 1回以上の子癇，重症妊娠高血圧腎症や胎盤機能不全[※]による妊娠34週未満の早産
      （新生児形態異常なし）
   c. 3回以上の連続した妊娠10週未満の原因不明習慣流産
      （子宮形態異常，内分泌異常，夫婦染色体異常は除く）

   ＊胎盤機能不全としては，胎児低酸素症を疑わせる胎児心拍数パターン異常，ドップラー血流速度波形異常（臍帯動脈拡張期血流途絶など），羊水過少，10パーセンタイル未満の light for gestational age 児が含まれる）

【検査基準（12週以上の間隔で2回以上陽性）】

1. ループスアンチコアグラント（LA）陽性
   （国際血栓止血学会のガイドラインに基づいた測定法により検出）

2. 抗カルジオリピン（CL）抗体 IgG または IgM が中高力価で陽性
   （標準化された ELISA 法で，40GPL/40MPL 以上，または99パーセンタイル以上）

3. 抗 β_2GPI抗体 IgG または IgM が陽性
   （標準化された ELISA 法で，99パーセンタイル以上）

表2 ループスアンチコアグラント（LA）の診断[2, 7]

1) リン脂質依存性凝固時間の延長（スクリーニング）
2) 正常血漿添加によっても凝固時間延長が是正されない
3) 過剰リン脂質添加により凝固時間延長が是正される
4) ヘパリン添加や特定の凝固因子に対するインヒビターの存在を除外

　　　CL以外のリン脂質として注目されるのは，ホスファチジルセリン（PS），ホスファチジルエタノラミン（PE）であり，各々対応する血漿タンパクはプロトロンビン（PT）[5]，キニノーゲン[6]となるが，これらに対する抗体検査の有用性に関しては確立されているわけではない[2]．

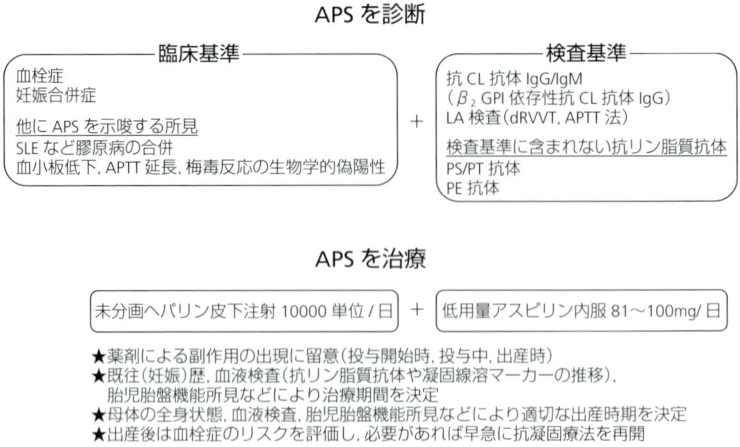

〔Ⅱ 各論〕10. 治療経験

APS を診断

┌─────── 臨床基準 ───────┐
血栓症
妊娠合併症

他に APS を示唆する所見
SLE など膠原病の合併
血小板低下, APTT 延長, 梅毒反応の生物学的偽陽性
└────────────────────┘
　　　　　　　　＋

┌─────── 検査基準 ───────┐
抗 CL 抗体 IgG/IgM
（β₂ GPI 依存性抗 CL 抗体 IgG）
LA 検査 (dRVVT, APTT 法)

検査基準に含まれない抗リン脂質抗体
PS/PT 抗体
PE 抗体
└────────────────────┘

APS を治療

┌ 未分画ヘパリン皮下注射 10000 単位 / 日 ┐ ＋ ┌ 低用量アスピリン内服 81～100mg/ 日 ┐

★薬剤による副作用の出現に留意 (投与開始時, 投与中, 出産時)
★既往 (妊娠) 歴, 血液検査 (抗リン脂質抗体や凝固線溶マーカーの推移),
　胎児胎盤機能所見などにより治療期間を決定
★母体の全身状態, 血液検査, 胎児胎盤機能所見などにより適切な出産時期を決定
★出産後は血栓症のリスクを評価し, 必要があれば早急に抗凝固療法を再開

図1 産科における APS 診療の実際

b. LA 検出のための凝固検査

　LA は国際的なガイドラインに従って診断される **表2** [2, 7]. スクリーニングとしてのリン脂質依存性凝固時間の測定は, 希釈ラッセル蛇毒試験（dilute Russell's viper venom time: dRVVT）と APTT（activated partial thromboplastin time）の 2 経路で行うことが推奨されている [1, 2, 7, 8]. dRVVT ではラッセル蛇毒により X 因子が直接活性化されるため, 上位の凝固因子の影響を受けずに LA 検出が可能で, 感度・特異度は高い. APTT は内因性凝固時間であるが, 試薬により LA 検出感度に差があるため注意が必要である. スクリーニングにより延長が認められた場合は, 混合試験（正常血漿添加）, 確認試験（過剰リン脂質添加）へと進むことになるが, 実際の臨床では混合試験が省略されたり, 被験血漿に正常血漿を添加後の確認試験のみで判断されることも多い.

2 治療法

　APS 分類基準の臨床基準と検査基準により APS と診断された場合は治療の適応となる. 治療の基本はヘパリンとアスピリンの併用療法である **図1** [8]. ヘパリンは海外では低分子ヘパリンが副作用軽減のために頻用されるが, 本邦では保険適用の問題から未分画ヘパリンが用いられて

いる．その作用機序は明確ではないが，抗リン脂質抗体は胎盤形成の早期から影響する可能性もあり，妊娠確認後速やかに治療を開始するのが一般的である．用量は血栓症を合併しない場合は，予防的投与量である10000 単位 / 日（皮下注射：5000 単位 2 回 / 日）で行われる．アスピリンも妊娠前（排卵後）あるいは妊娠確認後から，低用量である 81〜100 mg/ 日の内服が行われる．投与中止時期に関して明確な基準はないが，治療の適応となった臨床基準や妊娠経過に応じて判断されるのが望ましい．初期流産を繰り返した不育症患者に対しては，アスピリンの使用は本邦で禁忌とされる妊娠 28 週以降は慎重になるべきであり，ヘパリンに関しても後期まで継続する意義は不明である．一方で，妊娠後期に子宮内胎児死亡などの既往があった場合は，出産間際まで慎重に治療を継続すべきである．

　ヘパリンとアスピリンによる標準治療が無効であった症例に対しては，APTT を延長させる治療域のヘパリン療法や大量ヒト免疫グロブリン療法，血漿交換療法なども試みられている[8]．いずれも明らかな有用性は証明されていないが，症例によっては考慮する必要がある．ステロイド製剤も使用される場合があるが，早産や妊娠糖尿病などの副作用も危惧され有用性も不明であり[8]，その使用は SLE などを合併しその治療が必要な場合に限られる．

　また妊娠中は妊娠高血圧腎症や血栓症の発症に留意した母体の管理と慎重な胎児モニタリングが重要であり，母児にとって適切な娩出時期を見きわめる必要がある．

3　留意点と今後の展望

　現在の APS 分類基準は発表されてから既に約 10 年が経過しており，臨床基準と検査基準のいずれも今後の見直しが必要であることは否めない．臨床基準では，現在の基準に合致しない病態（反復流産，反復着床不全，胎盤早期剝離，後期発症妊娠高血圧腎症など）を含めるべきかどうか，また検査基準に関してはどの検索法を選択し，どのように陽性基準を設定すべきかなどを明らかにしていくことが今後の課題である[9]．そのうえで，APS に対する診断や治療法がさらに確立されることが期待される[2]．

〔Ⅱ 各論〕10. 治療経験

◀ 文献 ▶

1) Miyakis S, Lockshin MD, Atsumi T, et al. International consensus statement on an update of the classification criteria for definite antiphospholipid syndrome (APS). J Thromb Haemost. 2006; 4: 295-306.

2) 不育症の検査・診断，（2）抗リン脂質抗体. In: 日本生殖医学会，編. 生殖医療の必修知識. 東京: 日本生殖医学会; 2017. p. 415-21.

3) Matsuura E, Igarashi Y, Yasuda T, et al. Anticardiolipin antibodies recognize beta 2-glycoprotein I structure altered by interacting with an oxygen modified solid phase surface. J Exp Med. 1994; 179: 457-62.

4) Matsuura E, Igarashi Y, Fujimoto M, et al. Heterogeneity of anticardiolipin antibodies defined by the anticardiolipin cofactor. J Immunol. 1992; 148: 3885-91.

5) Atsumi T, Ieko M, Bertolaccini ML, et al. Association of autoantibodies against the phosphatidylserine-prothrombin complex with manifestations of the antiphospholipid syndrome and with the presence of lupus anticoagulant. Arthritis Rheum. 2000; 43: 1982-93.

6) Sugi T, McIntyre JA. Autoantibodies to phosphatidylethanolamine (PE) recognize a kininogen-PE complex. Blood. 1995; 86: 3083-9.

7) Brandt JT, Triplett DA, Alving B, et al. Criteria for the diagnosis of lupus anticoagulants: an update. On behalf of the Subcommittee on Lupus Anticoagulant/Antiphospholipid Antibody of the Scientific and Standardisation Committee of the ISTH. Thromb Haemost. 1995; 74: 1185-90.

8) 「抗リン脂質抗体症候群合併妊娠の治療及び予後に関する研究」研究班，編. 抗リン脂質抗体症候群合併妊娠の診療ガイドライン. 東京: 南山堂; 2016.

9) Levy RA, Dos Santos FC, de Jesus GR, et al. Antiphospholipid Antibodies and Antiphospholipid Syndrome during Pregnancy: Diagnostic Concepts. Front Immunol. 2015; 6: 205.

〈小澤伸晃〉

> 2/ 合併症妊娠

④ 分類不能型免疫不全症（CVID）

A 定義

「分類不能型免疫不全症（common variable immunodeficiency：CVID）とは，2歳以上（多くは10代以降）で発症する低γグロブリン血症で，同種血球凝集素（血液型試験裏試験）の欠損，あるいはワクチンへの低反応を示し，既知の免疫不全症ではない疾患（ヨーロッパ免疫不全症学会）」と定義されている．

B 概念

CVIDは低γグロブリンのため細菌感染症を繰り返す原発性免疫不全症である．多くは10歳以上で発症し，20〜40代に繰り返す上下気道感染症で診断される．女性の妊孕性のある時期と重なる．名前の通り（common）症例数が多く，かつ多彩な（variable）臨床症状を示す．抗体欠乏を主とする原発性免疫不全症の中では最も患者数が多く，血清免疫グロブリンは著明に減少する．B細胞数は基本的には正常であるが，減少例の報告もある[1]．抗体産生異常を主体とする先天性免疫不全症であるが，症例が多く，多彩な臨床症状を呈し，原因が不明という点から除外診断にて診断する暫定的に分類された疾患群である．自己免疫疾患や悪性腫瘍などの合併頻度も高い．その原因としてTNF-TNF receptorファミリー分子の異常やTACI欠損症など原因が明らかとなっているものもあるが，そのほかにもさまざまな原因が存在すると推測されている[2]．

日本においても2009年に，厚生労働省難治性疾患克服事業において，「分類不能型免疫不全症に関する研究班」が立ち上がり，全国調査や検査が行われた．研究班は，CVIDを「成熟Bリンパ球，特に記憶B細胞，および抗体産生細胞である形質細胞への分化障害による低γグロブリン血症を認め，易感染性を呈する先天性免疫不全症候群」と提唱した．

645

〔II 各論〕10. 治療経験

C 症状・特徴

「分類不能型免疫不全症に関する研究班」の報告によれば，CVID は X 連鎖無γグロブリン血症（X-linked agammaglobulinemia：XLA）と同様に反復する細菌感染症を主徴とするが，XLA に比し，重症感染症は比較的少なかった．また XLA と異なる点として，脾腫，リンパ節腫脹，肉芽腫性病変，自己免疫疾患，悪性腫瘍をときどき合併することがあげられる．感染症としては低γグロブリン血症による上下気道感染症が多いが，EBV 感染症，CMV 感染症，パピローマウイルス感染症，真菌感染症など T 細胞機能不全を疑わせる症例も散見される．

身体的特徴としては肝脾腫を呈する症例が比較的多いこと，皮疹（アトピー様，乾癬様，多型滲出性紅斑様など），神経症状，発達遅滞などの合併も認める自己免疫疾患を合併するものは全体で 19％，40 歳以上で 36％，悪性腫瘍の合併は全体で 10％，40 歳以上で 19％であった．自己免疫疾患として最も多いのは，自己免疫性溶血性貧血や血小板減少症であるが，関節リウマチ，炎症性腸疾患，多発筋炎などさまざまな疾患を認める．悪性腫瘍ではリンパ系悪性腫瘍が多いが，甲状腺腫瘍，子宮頸癌，消化器系腫瘍も散見される．

D 診断

一般的な免疫学的スクリーニングに加え，同種血球凝集素や特異抗体の測定は必須である．除外診断であることから，既知の免疫不全症の除外が重要である．CVID ではすべての免疫グロブリン値が著減するが，末梢血 B リンパ球数はリンパ球の 1％以上である．末梢血 B リンパ球はナイーブ B 細胞とメモリー B 細胞に分けることができ，臍帯血 B 細胞はほとんどナイーブ B 細胞で占められるが，健常者では一部がメモリー B 細胞へと分化していることが報告されている．典型的な CVID 患者ではメモリー B 細胞が欠如している[3]．CVID は原因遺伝子が特定されることは少ない．染色体異常に合併するものや抗腫瘍薬投与後などの続発性免疫不全症をまず除外し，XLA その他の抗体産生不全症に属する原発性免疫不全症を鑑別すべきである．悪性腫瘍，感染症，低栄養，代謝疾患，薬物（例：化学療法薬，免疫抑制剤）などに伴う二次性

2/ 合併症妊娠

免疫不全症を除外することも重要である.

E 治療法

　基本的治療は XLA と同じく免疫グロブリン定期補充療法である. 200
〜600 mg/kg の免疫グロブリンを 3〜4 週間毎に投与し，IgG トラフ値
を少なくとも 500 mg/dL 以上に保つようにする. 海外では在宅での皮
下注療法や高濃度（10%）製剤による補充療法も行われており，患者
QOL の向上が得られている[4]. わが国においても在宅皮下注療法の治
験が始まっており，近い将来に利用可能になると思われる. 感染症に対
する適切な抗菌薬投与，自己免疫疾患や悪性腫瘍に対する検索，経過
フォローおよび適切な治療も適切に行われるべきである.

◀文献▶

1) Moratto D, Gulino AV, Fontana S, et al. Combined decrease of defined B and T cell subsets in a group of common variable immunodeficiency patients. Clin Immunol. 2006; 121: 203-14.
2) Romberg N, Chamberlain N, Saadoun D. CVID-associated TACI mutations affect autoreactive B cell selection and activation. J Clin Invest. 2013; 123: 4283-93.
3) Resnick ES, Moshier EL, Godbold JH, et al. Morbidity and mortality in common variable immune deficiency over 4 decades. Blood. 2012; 119: 1650-7.
4) Liese JG, Wintergerst U, Tympner KD, et al. High-vs low-dose immunoglobulin therapy in the long-term treatment of X-linked agammaglobulinemia. Am J Dis Child. 1992; 146: 335-9.

〈熊澤恵一　木村 正〉

〔Ⅱ 各論〕10. 治療経験

⑤ ヘパリンカルシウム療法と好酸球

A はじめに

　我々は不育症，特に抗リン脂質抗体症候群合併妊娠などに対する抗凝固療法（低用量アスピリン＋ヘパリン自己注射併用療法）の有用性と安全性について検証してきた．抗リン脂質抗体症候群合併妊娠に対する有用性は明らかになってきているが安全性については今なお検討中である．この治療法の高頻度に現れる副作用には，血小板低下と肝機能上昇がある．ヘパリン自己注射を行った血栓性素因をもつ妊婦 317 例を対象とした後ろ向き調査において，AST（GOT）・ALT（GPT）上昇 13.2％，注射部位掻痒感 10.1％，注射部位腫脹 3.8％，刺入部位以外の出血 1.3％，刺入部位出血 0.3％，骨量減少 0.3％が認められたことが報告されている[1]．

　実際に治療中に患者が自覚症状で訴えるのはヘパリンカルシウム注射部位の発赤とかゆみである 図1 ．症状は注射開始 2〜4 週間後に現れることが多く，症状に一致して採血で好酸球の増多を認めることが多い．製品の添加物はグルコン酸カルシウム水和物 2 mg，トロメタモール 1.2 mg，塩酸 適量，水酸化ナトリウム 適量であり，それぞれに薬物ア

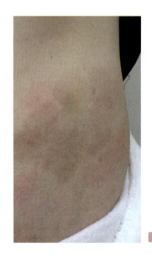

図1　ヘパリンカルシウム注射部位の発赤

レルギーの報告はない．我々はこれまでヘパリンカルシウム使用症例で血中好酸球の上昇が認められることを報告した[2]．

B 好酸球増多症候群について

好酸球増多症候群（hypereosinophilic syndrome：HES）は原因不明の骨髄での好酸球増殖亢進に伴う持続性の好酸球増多症を特徴とし，しばしば臓器浸潤を伴う疾患の総称である hepereosinophilia は，一般に好酸球数が 1,500/μL を超える末梢血好酸球数と定義されており，組織損傷と関連する可能性がある．Eosinophilia は末梢血の好酸球絶対数＞500/μL と定義される[3-6]．

C 治療方法

当院を受診した不育症患者で，抗凝固療法が必要と診断した症例に十分なインフォームドコンセントのうえ，妊娠可能性のある黄体期中期よりアスピリン 100 mg 内服開始し，妊娠判明時より 3 日間の教育入院の後，ヘパリンカルシウム 5000 単位を 12 時間ごとに皮下に自己注射し以後外来管理で行った．

D ヘパリンカルシウム療法と好酸球増多

ヘパリンカルシウム導入初期から血液像を測定し得た 29 例中で，19例で好酸球が上昇開始した（65.5％）．上昇開始時期はヘパリンカルシウム自己注射導入後，2 週間から 1 カ月の間であった．図2 に 4 回流産後ヘパリンカルシウム＋低用量アスピリン療法にてはじめて挙児に至った症例の好酸球数の変動を示す．妊娠 17 週ごろをピークとし，最高値は 21870/μL と，HES の基準値を超えていた．なお好酸球数が最も上昇した例では好酸球数が 45％（5850/μL）に達し，他のほとんどが30％（2500/μL 程度）に達した．ほとんどの例では好酸球数は徐々に低下し，分娩終了後の断薬後速やかに正常に復した．一方，治療中全く好酸球数の変動のない症例が存在したが，症状出現の有無の予測因子は知られていない．次回妊娠時に再度治療した症例でもやはり初回同様好

〔II 各論〕10. 治療経験

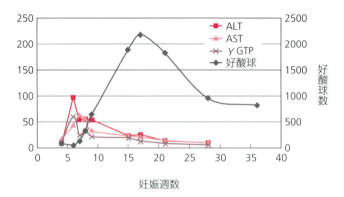

図2 妊娠週数と好酸球数，肝機能の変動

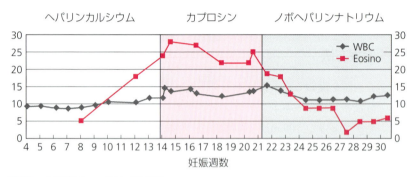

図3 3種類のヘパリン使用例
1例は，切迫早産で入院になり，塩酸リトドリンの持続点滴開始に伴い，ヘパリンカルシウム皮下注射をヘパリンナトリウム持続点滴に変更したところ，速やかに好酸球は低下した．また，他の分娩終了した症例では，分娩終了後7日目に血液像を測定したところ，好酸球はほぼ正常化していた．

酸球の増多をみたが，前回よりも軽度の場合が多かった．
　1例は，切迫早産で入院になり，塩酸リトドリンの持続点滴開始に伴い，ヘパリンカルシウム皮下注射をヘパリンナトリウム持続点滴に変更したところ，速やかに好酸球は低下した．また，分娩終了した症例では，分娩終了後7日目に血液像を測定したところ，好酸球はほぼ正常化していた（図3）．当院の好酸球の正常上限の6%を超えた時点で，各患者よりかゆみの訴えがあった．今回の治療経過中，肝機能，APTT，PT，血小板数に大きな変動を認めなかった．胎盤病理所見で好酸球の増加は認められなかった．また新生児にアレルギー症状は認めなかった．

2/ 合併症妊娠

E 結論

　　好酸球増多は通常アレルギーやアトピー性疾患，寄生虫感染（主に蠕虫）薬剤への過敏症で起こるとされている．好酸球増多症候群は慢性好酸球性白血病，白血病（急性骨髄性白血病，B 細胞性 ALL），リンパ腫（Hodgkin, T/B 細胞性）と関連するといわれており，長期の好酸球増多状態は，臓器に異常をきたす可能性もある．ヘパリンカルシウム療法施行時は好酸球の測定と，皮膚症状のチェックが必要と考えるが，今後も症例の集積と原因の究明が必要である．

◀ 文献 ▶

1) 齋藤　滋，丸山哲夫，田中忠夫，他．血栓性素因のある不育症に対するヘパリンカルシウム自己皮下注射の安全性についての検討．日本産婦人科・新生児血液学会誌．2011; 21: 9-13.

2) Itoh M, Ota K, Katsumata Y, et al. The eosinophilic leukocytosis of a heparin calcium treatment (the 2nd report). J Reprod Immunol. 2014; 106, 5.

3) Roufosse F, Weller PF. Practical approach to the patient with hypereosinophilia. J Allergy Clin Immunol. 2010; 126: 39-44.

4) Valent P, Klion AD, Horny HP, et al. Contemporary consensus proposal on criteria and classification of eosinophilic disorders and related syndromes. J Allergy Clin Immunol. 2012; 130: 607-12.

5) Gotlib J. World Health Organization-defined eosinophilic disorders: 2014 update on diagnosis, risk stratification, and management. Am J Hematol. 2014; 89: 325-37.

6) Gotlib J. World Health Organization-defined eosinophilic disorders: 2015 update on diagnosis, risk stratification, and management. Am J Hematol. 2015; 90: 1077-89.

〈伊藤理廣〉

〔Ⅱ 各論〕10. 治療経験

3 / その他

① TSS（Toxic Shock Syndrome）

A 疾患の概略

TSS（Toxic Shock Syndrome）とは，*Staphylococcus aureus* や Group A *Streptococcus*（GAS）感染に伴う外毒素により高熱，皮疹，低血圧，多臓器不全になる症候群である[1]．外毒素がスーパー抗原として，抗原提示細胞を介さず MHC class Ⅱ に直接作用することで，T 細胞全体の 5〜30％が一気に活性化される[1-3]．外毒素としては，toxic shock syndrome toxin-1（TSST-1），Staphylococcal enterotoxin（SE）A, B, C, D, E, H が知られている[2-4]．月経関連が 50％を占め，女性においては重要な病態である[2, 3]．月経関連では，TSST-1 がスーパー抗原として働き，非月経関連では，TSST-1 および SEB，SEC が関連することが多い[2]．月経 2〜3 日目にタンポンの *Staphylococcus aureus* は最も多くなる．TSST-1 は，月経血のついていない部分に多く，血液が *Staphylococcus aureus* による TSST-1 産生を抑制しているものと考えられている[2]．非月経関連の原因疾患としては，術後，産後感染症，熱傷・皮膚病変，副鼻腔炎，インフルエンザ後が知られている[3]．非月経関連の場合，菌血症の合併が多く，早期診断治療が予後を左右する鍵となる．

◀文献▶

1) Lappin E, Ferguson AJ. Gram-positive toxic shock syndromes. Lancet Infect Dis. 2009; 9: 281-90.
2) Spaulding AR, Salgado-Pabon W, Kohler PL, et al. Staphylococcal and streptococcal superantigen exotoxins. Clin Microbiol Rev. 2013; 26: 422-47.
3) Low DE. Toxic shock syndrome: major advances in pathogenesis, but not treatment. Crit Care Clin. 2013; 29: 651-75.
4) Murray RJ. Recognition and management of Staphylococcus aureus toxin-mediated disease. Intern Med J. 2005; 35 Suppl 2: S106-19.

〈石丸直人〉

3/ その他

② STSS/TSLS

A はじめに

　劇症型A群溶連菌感染症（*Streptococcal* toxic shock syndrome：STSS，または Toxic shock-like syndrome：TSLS）は，ショックや播種性血管内凝固症候群（disseminated intravascular coagulation：DIC），多臓器不全（multiple organ failure：MOF）を伴う劇症型感染症として近年注目されている疾患である．病態は黄色ブドウ球菌害毒素により引き起こされる毒素性ショック症候群（toxic shock syndrome：TSS）と類似しているが，起因菌はA群β溶血性レンサ球菌（Group A *Streptococcus*）または化膿レンサ球菌（*Streptococcus pyogenes*）とよばれるグラム陽性球菌で，死亡率は30〜50%ときわめて高い．

　本項では STSS の診断と治療について概説するとともに，A群溶連菌を起因菌とする骨盤腹膜炎（pelvic inflammatory disease：PID）を契機として発症した STSS の自験例の治療経過について述べる．

B 疾患概念，疫学，診断

　STSS はA群溶連菌を起因菌として急激な敗血症性ショック，DIC，多臓器不全を含む重篤な病態に至る疾患である．1987 年に TSS に類似した臨床像を呈する重症A群溶連菌感染症の2症例として初めて米国から報告され，日本では 1993 年に初めて報告された[1, 2]．現在は感染症法における5類感染症（全数報告）に指定され，2015 年には全国で 415 症例が報告されている[3]．

　STSS の診断基準は 1993 年に米国疾病予防管理センター（Centers for Disease Control and Prevention：CDC）によって発表され，日本でも厚生省研究班が CDC 版をもとに作成した診断基準が 1998 年に公表されている 表1 [4]．そのポイントは，①A群溶連菌による敗血症，②低血圧，③多臓器不全であるが，病態の進行が急激であることも加味された診断基準となっている．A群溶連菌が腹水や血液など本来無菌的な検体から検出されれば確定的であり，咽頭や腟など常在細菌叢が存在す

JCOPY 498-06088

653

〔II 各論〕10. 治療経験

表1 STSS の診断基準

診断基準案

Ⅰ項: A 群溶連菌の分離検出

    A. 正常ならば無菌部（血液，脳脊髄液，胸水，腹水，生検組織，手術創など）から検出.

    B. 正常でも菌の存在する部位（咽頭，痰，腟，皮膚表面など）から検出.

Ⅱ項: 臨床症状

    A. 成人では収縮期圧が 90 mmHg 以下の低血圧. 小児では各年齢の血圧正規分布で下側確率分布 5％に相当する値以下.

        および

    B. 以下の 2 項目以上を満たす臨床所見.

      1. 腎障害. クレアチニンが成人では 2 mg/dL 以上，小児では各年齢の正常上限より 2 倍以上の増加. 腎不全の既往がある症例では従来値の 2 倍以上の増加.

      2. 凝固障害. 血小板が 10 万 /mm^3 以下で，凝固時間延長，フィブリノーゲン減少およびフィブリン分解産物の検出で診断される播種性血管内凝固症候群（DIC）.

      3. 肝障害. SGOT，SGPT または総ビリルビン値が各年齢の正常上限より 2 倍以上の増加. 肝不全の既往がある症例では従来値より 2 倍以上の増加.

      4. 成人型呼吸窮迫症候群（ARDS）. 急激に発症するびまん性の肺浸潤および低酸素血症で診断される ARDS. ただし心不全，急性に発症した毛細血管透過性亢進による全身性浮腫，または低アルブミン血症による腹水，胸水を否定すること.

      5. 落屑を伴う全身性の紅斑様皮膚発赤疹.

      6. 軟部組織壊死. 壊死性筋膜炎および筋炎を含む.

      7. 精神および中枢神経症状. 他の原因のない不安，興奮，混迷などの精神症状または痙攣などの中枢神経症状.

STSS を「突発的に発病し，急激にショックから多臓器不全または死に至る A 群レンサ球菌による敗血症病態」と定義する. 原則として免疫不全をきたす可能性のある状態で発病した症例，または多臓器不全の進行が緩徐な症例は除外する. 本疾患の診断基準を以下に定める.

  Ⅰ項 A およびⅡ項を満たし，免疫不全をきたす基礎疾患のない者に発症し，おおむね 24 時間以内にⅡ項症状をきたした症例を確定例とする.

  Ⅰ項 B およびⅡ項を満たし，他の疾患を否定した症例，またはⅠ項 A およびⅡ項を満たすが，免疫不全をきたす基礎疾患を有する症例，またはⅡ項をきたすまでに 24 時間以上を経過した症例は疑い例とする.

る部位から検出された場合は疑い例とする．なお本疾患では通常の培養検査によるＡ群溶連菌の検出を待つだけの時間的余裕がない場合が多いため，グラム染色によるレンサ球菌の確認と迅速抗原検査陽性によって治療が開始される．

STSS 発症の原因となる感染巣は咽頭や筋膜が多く，骨盤腹膜炎（pelvic inflammatory disease：PID）を契機として発症した STSS の報告は比較的少ない．Ａ群溶連菌による骨盤腹膜への感染経路については定説がなく，咽頭や筋膜からの血行性感染，不顕性性器感染からの上行性感染，結腸や直腸からの直接的波及などの経路が想定されるものの，早期診断は必ずしも容易ではない．初発症状は発熱と腹痛であり，STSS に特異的な初期症状は知られていないが，STSS による PID は腹膜炎症状に加えてインフルエンザ様の感冒症状（突然の高熱，頭痛，下痢，四肢疼痛）を伴っているとの報告もある[5]．PID としての初期治療に対して抵抗性で，敗血症性ショックや DIC など全身状態の急速な悪化を認める際には本症を疑うべきである．

C 治療

STSS の治療は適切な抗菌薬の投与とドレナージを行い，並行して敗血症性ショックと DIC に対する全身管理を行う．抗菌薬はペニシリン系とクリンダマイシン（ダラシン®）の投与が有効である[6]．重症例に対して免疫グロブリン製剤の投与やエンドトキシン吸着療法の併用が有効であったとの報告もある．壊死性筋膜炎を認める場合は外科的介入（デブリードメント）の要否を検討する．ショックと DIC に対する全身管理としてはカテコラミンを使用した循環管理と抗凝固療法を行う．

D まとめ

急速に重症化する PID では STSS を鑑別に入れて治療すべきである．

◀文献▶

1) Cone LA, Woodard DR, Schlievert PM, et al. Clinical and bacteriologic observations of a toxic shock-like syndrome due to Streptococcus pyogenes. N Engl J

〔Ⅱ 各論〕10. 治療経験

Med. 1987; 317: 146-9.

2) 清水可方, 五十嵐英夫, 村井貞子, 他. 本邦における劇症型 A 群 レンサ球菌感染症の現況と診断基準案の提示. 感染症誌. 1998; 72: 258-65.

3) 国立感染症研究所. 発生動向調査年別報告数一覧（全数把握）五類感染症. ⟨https://www.niid.go.jp/niid/ja/survei/2085-idwr/ydata/6563-report-ja2015-30.html⟩. Accessed July 11, 2017.

4) The working group on severe Streptococcal infections. Defining the group A Streptococcal toxic shock syndrome. JAMA. 1993; 269: 390-1.

5) 池上 淳, 沼田雅裕, 坂本育子, 他. 若年健康女性に発症した劇症型 A 群溶連菌感染症による原発性腹膜炎の 1 例. 産科と婦人科. 2015; 82: 697-701.

6) Stevens DL. Streptococcal toxic-shock syndrome: spectrum of disease, pathogenesis, and new concepts in treatment. Emerg Infect Dis. 1995; 1: 69-78.

〈片倉雅文　谷口智子　森田峰人〉

3/ その他

③ 非典型溶血性尿毒症症候群

A 疾患概念

　非典型溶血性尿毒症症候群（atypical hemolytic uremic syndrome：aHUS）は，全身諸臓器の微小血管血栓と血管内皮障害を呈する血栓性微小血管症（thrombotic microangiopathy：TMA）のうち，志賀毒素産生性病原性大腸菌による溶血性尿毒症症候群（Shiga toxin-producing *Escherichia coli*-HUS：STEC-HUS），血栓性血小板減少性紫斑病（thrombotic thrombocytopenic purpura：TTP），および二次性 TMA を除いたものである[1] 表1 .

表1 　非典型溶血性尿毒症症候群（aHUS）の診断基準

1) 2015 年現在で判明している 7 種類〔CFH, CFI, CD46（MCP），C3, CFB, THBD, DGKE〕の補体関連因子の遺伝子異常.
2) 抗 H 因子抗体陽性の後天性 aHUS.
3) TMA を呈し，STEC-HUS, TTP，二次性 TMA が否定的で，前記既知の遺伝子異常は認められないが，臨床的に aHUS が疑われる.

B 頻度

　海外における aHUS の発症頻度は成人 100 万人当たり 2 人，小児 100 万人当たり 3.3 人とされる．本邦では 2015 年度現在で約 100 から 200 例が aHUS と診断されていると推定されるが詳細は明らかでない.

C 病因・病態

　補体 C3 の分解によって生じた C3b を起点とした膜侵襲複合体は病原体の溶菌，細胞膜融解を惹起するが，自己の細胞には H 因子，CD46 などを介した C3b 不活化機構が存在して細胞膜を保護している．aHUS では C3b の不活化因子に変異があるため，血管内皮細胞や血小板の細胞膜傷害がもたらされる．妊娠中は母体血中の補体価が上昇するととも

〔Ⅱ 各論〕10. 治療経験

に胎盤由来の C3b 不活化因子も増加して補体の過剰な活性化を制御している。分娩後は炎症などにより補体が活性化される一方で胎盤由来因子による抑制がなくなるために aHUS を発症しやすい可能性がある。

D 診断

　aHUS は感染などを契機として発症することがある[2]。aHUS の三徴候は、微小血管症性溶血性貧血（Hb 10 g/dL 未満）、血小板減少（15 万 /μL 未満）、急性腎障害で、中枢神経症状、心不全、呼吸障害、腸炎、高血圧などの多臓器症状を伴うこともある。溶血性貧血は Hb 値低下に加えて血清 LDH の上昇、血清ハプトグロビンの著減、末梢血塗抹標本での破砕赤血球の存在をもとに診断する。急性腎障害は、小児例では年齢・性別による血清クレアチニン（Cr）基準値の 1.5 倍以上、成人例では急性腎障害の診断基準を用いて判定する。

E 鑑別診断

　まず TMA 以外の貧血や血小板減少症などを鑑別し、次に STEC-HUS、TTP、二次性 TMA を除外する[3]。

　STEC-HUS は小児における TMA の約 9 割を占める。約 8 割に血便を認め、超音波断層法にて上行結腸を中心とした壁の著明な肥厚とエコー輝度の上昇が特徴的である。便培養検査、便中の志賀毒素直接検出法などで STEC 感染を証明する。TTP では a disintegrin-like and metalloproteinase with thrombospondin type 1 motifs, member 13 (ADAMTS13) 酵素活性が 10% 未満に著減している。ADAMTS13 に対する中和抗体が陽性であれば、後天性 TTP と診断する。二次性 TMA としては、薬剤性、感染、臓器移植後、コバラミン代謝異常、自己免疫性疾患・膠原病、悪性疾患、そしてとくに妊婦においては HELLP 症候群を鑑別する。

　前述した補体関連因子の遺伝子変異、および抗 H 因子抗体の存在は aHUS を確定診断しうる所見だが、遺伝子変異が同定できる症例は約 6 割にとどまる。

658

3/ その他

F 治療

　輸液療法，血圧管理，急性腎機能障害に対する支持療法を含めた全身管理を開始する．治療の主体は，異常な補体関連タンパクや抗 H 因子抗体を除去し，正常補体関連タンパクを補充することを目的とした血漿交換療法であったが，近年開発されたヒト型遺伝子組換え抗 C5 モノクローナル抗体製剤であるエクリズマブは膜侵襲複合体の産生を抑制し，急性期の病態および腎の長期予後を改善することが報告されている．抗 H 因子陽性例では，免疫抑制剤・ステロイドを併用することにより予後の改善が期待できる．貧血に対する赤血球輸血は必要最小限とする．血小板輸血も基本的には禁忌である．

G 予後

　急性期の死亡率は 25% とされる．急性期を乗り切った場合でも数カ月から数年の経過をもって進行性に腎不全に至ることが多い．

◀文献▶

1) 非典型溶血性尿毒症症候群診断基準改定委員会，日本腎臓学会，日本小児科学会，他. 非典型溶血性尿毒症症候群（aHUS）診療ガイド 2015. 日腎会誌. 2016; 58: 62-75.
2) Johnson S, Stojanovic J, Ariceta G, et al. An audit analysis of a guideline for the investigation and initial therapy of diarrhea negative (atypical) hemolytic uremic syndrome. Pediatr Nephrol. 2014; 29: 1967-78.
3) 加藤秀樹，吉田瑶子，南学正臣. 補体・凝固関連 aHUS の病態. 日腎会誌. 2014; 56: 55-64.

〈値賀正彦　大場 隆〉

〔Ⅱ　各論〕10. 治療経験

④ 家族性地中海熱

A　はじめに

　　免疫疾患の主なものとして，免疫不全症や自己免疫疾患などの他，自己炎症疾患がある．自己免疫疾患は獲得免疫（抗体など）による自己への攻撃があるが，自己炎症疾患は自然発生的に炎症が起きる症候群である[1]．家族性地中海熱（familial mediterranean fever：FMF）は自己炎症疾患に属し，遺伝性周期熱症候群の中で代表的な疾患である．無菌性漿膜炎（胸膜炎・腹膜炎）発作と寛解を繰り返す周期性発熱発作を特徴とする[1,2]．ユダヤ系の民族を中心にアルメニア，トルコ，アラブ人に多い[1]．患者数は世界で10万人以上と推定され，日本での患者数は2009年時点で約300人と推定されている[3]．発症年齢は5歳以下が60〜70％，20歳以下が90％であるが，高齢で発症する例も報告されている[1]．症状は発熱（93〜100％）漿膜炎による胸痛（40〜87％）・腹痛（82〜96％）が主体となり関節痛（37〜77％）を認めることも多い[3,4]．腹痛は腹部全体に広がり，腹部膨満，腸音減弱，筋性防御，反跳痛を認めるため，消化管穿孔との鑑別が困難なこともある．その結果，緊急開腹術が施行されることもある．発作は急激に発症し，数日間持続した後，速やかに消失する[4]．炎症発作を誘発するものとして精神的ストレス，身体的疲労，高脂肪食などがあり，女性発症例では症状が月経に一致することがある[1,4]．

B　家族性地中海熱（FMF）について

1　診断

　　原因不明の周期性発熱をきたし，他の明らかな疾患（炎症性腸疾患，膠原病，痛風など）が否定される場合， 表1 に示す基準に基づいて診断される[3,4]．血液検査では好中球の増加，CRP上昇，赤沈亢進を認めるが，非特異的である．診断基準を満たす典型例の他，所見が非典型的な不全型FMF（非典型例）の存在も知られている[3,4]．鑑別診断としては，他の周期性発熱症候群があげられる．FMFと同様に遺伝性を示す

3/ その他

ものとして，cryopyrin 関連周期性症候群（CAPS），TNF 受容体関連周期性症候群（TRAPS），メバロン酸キナーゼ欠損症（MKD）などがある[1,2]．遺伝性を示さないものとして，周期性発熱アフタ性口内炎咽頭炎リンパ節炎症候群（PFAPA）などがある[1,2]．

2 原因・発症機序

FMF は第 16 番染色体に存在して pyrin タンパク（86 kDa）をコードする *MEFV* 遺伝子の突然変異で引き起こされる常染色体劣性遺伝疾患である．FMF に認められる変異は exon10（M694V, V726A, M694I, M680I）に集中し，exon2 の E148Q も報告されている[4,5]．これら 5 つの変異のいずれかが FMF 患者の 74% に認められる[1]．ユダヤ系の民族では M694V の頻度が高く，アミロイドーシスを伴って症状も激しいことが多い[5]．日本でのこれまでの報告例は E148Q か M694I を含んでい

表1 **FMF の診断基準**（家族性地中海熱診療ガイドライン 2011 より抜粋）

FMF 典型例の診断基準

必須項目

12 時間から 3 日間続く 38 度以上の発熱を 3 回以上繰り返す．

補助項目

1. 発熱時の随伴症状として，
   a 非限局性の腹膜炎による腹痛
   b. 胸膜炎による胸背部痛
   c. 関節炎（股関節，膝関節，足関節）
   d. 心膜炎
   e. 精巣漿膜炎
   f 髄膜炎による頭痛
   a～f のいずれかを伴う．
2. 発熱時に CRP や血清アミロイド A（SAA）など炎症検査所見の著明な上昇を認めるが，発作間歇期にはこれらは消失する．
3. コルヒチンの予防内服によって発作が消失あるいは軽減する．

● **必須項目と，補助項目のいずれかを 1 項目以上認める場合に診断．**
（感染症，自己免疫疾患，腫瘍などの発熱の原因となる疾患を除外する）

● FMF 典型例においては遺伝子診断が有用であり，*MEFV*（Mediterranean Fever）遺伝子変異を 90% 以上に認める．

〔Ⅱ 各論〕10. 治療経験

ることが多い[1, 2, 5]. 不全型 FMF では exon10 の変異は少ないとされている[4].

3 治療・予後

コルヒチンが特効薬であり，その効果の確認が診断基準の項目の1つでもある[1, 3, 5]. 微小管に作用して好中球および血管内皮細胞における接着分子の発現を抑制し，顆粒球の遊走やサイトカインの放出を抑制していると考えられている[1, 5]. FMF の予後を最も左右するのはアミロイドーシス合併の有無である. 臓器としては腎臓が最も多く，腎アミロイドーシスを合併すると7〜8年で慢性腎不全に至る. アミロイドーシスに至る症例は M694V を有することが多く，若年期から発症する例が多い[4].

C 結語

FMF は問診の重要性を再認識させられる疾患である. 原因不明の発熱を認める場合には周期性について考慮し，女性では月経周期との関連がある場合には本疾患を鑑別診断にあげる必要がある. FMF は知らない限り診断ができない. 2015年には指定難病となっており，診療科にかかわらず認識しておくべき疾患である.

◀文献▶

1) 山崎崇志，増本純也，上松一永. 家族性地中海熱の分子メカニズムと臨床像. 日本小児科学会雑誌. 2008; 9: 1358-68.
2) 右田清志，古賀智裕，和泉泰衛，他. 自己炎症性疾患—家族性地中海熱を中心に—. IRYO. 2009; 63: 363-9.
3) 「家族性地中海熱の病態解明と治療指針の確立」研究班. 家族性地中海熱診療ガイドライン 2011. 厚生労働科学研究費補助金　難治性疾患克服研究事業. 2011.
4) 右田清志，上松一永. 家族性地中海熱の臨床. Jpn J Clin Immunol. 2011; 34: 355-60.
5) 山崎和子，山崎崇志，増本純也，他. 自己炎症性疾患としての家族性地中海熱. 臨床病理. 2009; 57: 371-81.

〈前川 亮　杉野法広〉

3/ その他

⑤ 抗 NMDA 受容体脳炎

A 疾患の概略

抗 NMDA（N-methyl-D-aspartate）受容体脳炎は，若年女性に好発する重篤かつ特徴的な臨床経過をとる自己免疫性辺縁系脳炎で，近年卵巣奇形腫関連傍腫瘍性脳炎として注目を集めている．

1997 年，卵巣成熟奇形腫（以下，卵巣奇形腫）に合併する傍腫瘍性脳炎の若年女性症例が報告された[1, 2]．その後，同様の臨床的特徴をもつ症例が多数報告され，2007 年，Dalmau らより，神経細胞の細胞膜抗原である NMDA 受容体に対する自己抗体が卵巣奇形腫に合併する傍腫瘍性脳炎に特異的に存在することが報告された[3]．その後，この抗NMDA 受容体脳炎は重篤かつ特徴的な臨床経過をとり，適切な治療により回復可能な辺縁系脳炎として認知されるようになった．

本疾患の発生頻度は不明とされている[3, 4]．発症年齢は 8 カ月〜85 歳（中央値 21 歳）であり，45 歳以上は 5%と稀である．81%を女性が占めている．腫瘍合併率は 38%（女性 46%，男性 6%）であり，女性では12〜45 歳に好発している．腫瘍の 94%は卵巣奇形腫である[5]．

本疾患の病態は，液性免疫が主体の自己免疫疾患である．腫瘍合併例では，先行感染を契機に免疫応答が賦活化し，腫瘍内部の神経組織に発現している NMDA 受容体に対して自己抗体が産生され，これが辺縁系脳炎を引き起こす．臨床的に腫瘍摘出術や免疫療法が奏効することから，抗 NMDA 受容体抗体が原因となるシナプスの機能障害によると考えられている[6]．

診断には髄液・血液中の抗 NMDA 受容体抗体の同定が重要となる．しかし，現在本邦でこれらの検査ができる施設は限られているため，確定診断には数カ月を要する．

本疾患の典型的な臨床症状は，前駆期，精神病期，無反応期，不随意運動期および緩徐回復期の 5 つのステージに分けられる 表1 [7]．前駆期では，感冒症状が先行することが多く，数日から 2 週間以内に精神症状が出現する（精神病期）．病初期には感情障害が出現するが，その後に統合失調様症状が急速に進行する．意識障害が進行すると，無反応期と

〔Ⅱ 各論〕10. 治療経験

表1 抗 NMDA 受容体脳炎の臨床像

stage	症状
前駆期	発熱，頭痛，倦怠感，悪心，嘔吐，下痢，上気道炎などの非特異的な感冒症状
精神病期	感情障害（無気力，無感動，抑うつ，不安，孤独など），統合失調様症状（興奮，幻覚，妄想，パラノイアなど）
無反応期	意識障害の進行に伴う無反応・自発呼吸低下・中枢性低換気症，呼吸抑制，嚥下障害，唾液分泌亢進
不随意運動期	不随意運動（口部ジスキネジア，手指のアテトーゼ，ジストニア運動，振戦，ミオクローヌス，舞踏病様運動など），自律神経症状（体温上昇，頻脈，徐脈，血圧上昇，発汗過多など），痙攣発作
緩徐回復期	ゆっくりと意識回復・認知機能回復

なる．無反応期では，自発呼吸も弱くなり，低換気状態となり，人工呼吸管理や気管切開が必要となる症例もある．意識レベルの低下により不随意運動が出現する（不随意運動期）．不随意運動期は，本疾患に最も特徴的な神経症候を示し，数週から1年程度持続する．不随意運動が落ち着いてくると，意識はゆっくりと回復する（緩徐回復期）．長期間にわたり無反応状態があっても緩徐に回復する可能性があるのが本疾患の特徴である．

　治療は，腫瘍合併例では腫瘍切除と免疫療法の併用が推奨されている．現在提唱されている治療アルゴリズム[4, 6]では，免疫療法の第一選択治療（ステロイドパルス療法，大量免疫グロブリン，血漿交換療法のうち1つまた複数の併用）と，第二選択治療（リツキシマブおよび/もしくはシクロホスファミド）に分けられる．第一選択治療開始後10日以内に改善が認められない場合は，第二選択治療に踏み切ることが推奨される．

　本疾患の予後は，501例を対象とした Titulaer らの報告によると，第一選択治療または腫瘍摘出を行った472例のうち251例（53%）で治療4週以内に改善を認め，24カ月後の時点では97%で改善を認めた．第一選択治療で効果が得られなかった症例のうち57%が第二選択治療を受け，第二選択治療を受けなかった群より予後は良好であった．無治療29例のうち6例（21%）は数週間で自然寛解が得られた[5]．また，腫瘍

3/ その他

合併例では発症後 4 カ月以内に腫瘍摘出術を施行した症例の方が，それ以降に腫瘍摘出術を施行した症例あるいは腫瘍摘出術を施行しなかった症例と比較し，早期に神経症状の改善がみられ有意に予後が良好であったと報告されている[8]．

　抗 NMDA 受容体脳炎は治療が奏効しなければ生命に関わる重篤な疾患である．腫瘍摘出術は予後を大きく規定する重要な治療選択肢である．しかし，卵巣腫瘍が術前に指摘できない場合に試験的卵巣摘出術を推奨する根拠はなく[9]，治療方針の決定に苦慮する．特に若年患者の場合，妊孕性に対する配慮も必要となる．抗 NMDA 受容体脳炎の治療としての卵巣嚢腫摘出術や付属器摘出術は，通常とは異なる手術適応を考慮する必要がある．関連科で治療指針を確立し，婦人科として迅速かつ適切に対応していくことが望まれる．

◀ 文献 ▶

1) Nokura K, Yamamoto H, Okawara Y, et al. Reversible limbic encephalitis caused by ovarian teratoma. Acta Neurol Scand. 1997; 95: 367-73.
2) Okamura H, Oomori N, Uchitomi Y. An acutely confused 15-year old girl. Lancet. 1997; 350: 488.
3) Dalmau J, Tuzun E, Wu HY, et al. Paraneoplastic anti-N-methyl-D-aspartate receptor encephalitis associated with ovarian teratoma. Ann Neurol. 2007; 61: 25-36.
4) Dalmau J, Lancaster E, Martinez-Hernandez E, et al. Clinical experience and laboratory investigations in patients with anti-NMDAR encephalitis. Lancet Neurol. 2011; 10: 63-74.
5) Titulaer MJ, McCracken L, Gabilondo I, et al. Treatment and prognostic factors for long-term outcome in patients with anti-N-Methyl-D-Aspartate (NMDA) receptor encephalitis: an observational cohort study. Lancet Neurol. 2013; 12: 157-65.
6) Suzuki S, Seki M, Suzuki N. Recent concept of limbic encephalitis: progress in anti-NMDA receptor encephalitis. Jpn J Clin Immunol. 2013; 36: 86-94.
7) Iizuka T, Sakai F, Ide T, et al. Anti-NMDA receptor encephalitis in Japan. Long-term outcome without tumor removal. Neurology. 2008; 69: 504-11.
8) Dalmau J, Gleichman AJ, Hughes EG, et al. Anti-NMDA-receptor encepjalitis: case series and analysis of the effect of antibodies. Lancer Neurol. 2008; 7: 1091-8.
9) Iizuka T, Ishima D, Nishiyama K, et al. Clinical spectrum and treatment strategy in anti-NMDA receptor encephalitis: current status and issues. Clin Neurol. 2014; 54: 1098-102.

〈筒井建紀　大八木知史〉

〔Ⅱ 各論〕10. 治療経験

⑥ 抗ロイコトリエン受容体拮抗薬

A はじめに

　月経随伴性気胸（catamenial pneumotholax：CPT）は女性気胸の約5%を占める比較的まれな疾患である．CPTは胸膜，横隔膜に子宮内膜様組織を認める稀少部位子宮内膜症である．CPTの患者の多くで，横隔膜に子宮内膜症が確認されている．

　我々はCPTに対する外科的治療後の再発予防に，子宮内膜症の疼痛軽減や進展抑制の可能性がある抗ロイコトリエン受容体拮抗薬（モンテルカスト）を投与し，経過が良好であった一例を経験したので報告する（症例は695頁に掲載）．

B CPT成因とその治療法

　CPTの発生機序については諸説ある．
①逆行性月経で，子宮内膜組織の腹膜から横隔膜生着貫通の後に，二次性に播種する[1]．
②血行性・リンパ行性に子宮内膜が直接肺転移する経路[1]．
③臓側胸膜子宮内膜が月経時に脱落し，臓側胸膜に欠損孔を作り，気胸の誘因となる[2]．
④月経時に血中でprostaglandin $F_2\alpha$が増加し，肺血管，気管支を収縮させる．その結果肺胞破裂が生じ，気胸の誘因となる[3]．

　CPTの治療は一般的に病変部分切除が行われている[1]．術後の再発率は30%程度と報告されている[4,5]．AlifanoらはCPTの再発手術例を検討し，多くの症例で初回手術時の病変の見逃しが再発の原因であったと報告している[6]．しかし，顕微鏡的な微小病変を術中に認識することは困難であり，術中に胸腔内に異常所見を確認できなかった場合，術中の癒着療法の併用や，術後ホルモン療法が考慮される．

666

C CPTと抗ロイコトリエン受容体拮抗薬

骨盤外子宮内膜症では子宮内膜と類似の組織が骨盤外に発育し，エストロゲンの影響を受け増殖・分泌・崩壊し，局所に障害を示すことがある．また子宮内膜症の発症や進展にはさまざまな免疫学的機構の関与が示唆され，その病態は気管支喘息と同様，慢性炎症性増殖性疾患とも捉えられている．

ロイコトリエン受容体拮抗薬は気管支喘息に対しては症状の軽減以外にも，慢性炎症による病巣の進展を抑制する．同様な疾患モデルとして考えられる子宮内膜症に対して，疼痛軽減以外に子宮内膜症の発症・進展を抑制する可能性が示唆されている．子宮内膜症の疼痛増悪因子であるロイコトリエンの受容体拮抗薬であるモンテルカストは，近年子宮内膜症による疼痛のコントロールを目的に処方されるようになった（詳細はⅡ章3子宮内膜症と免疫7ロイコトリエン受容体を参照）．

D おわりに

これまでに本症例のような難治性のCPTに対する非観血的治療として，モンテルカスト投与例の報告はない．

GnRH agonistと異なり長期投与でも副作用が少なく，また治療中にも性周期が維持できるモンテルカストが有用となる可能性が示唆された．

◀文献▶

1) Alifano M, Trisolini R, Cancellieri A, et al. Thoracic endometriosis: current knowledge. Ann Thorac Surg. 2006; 81: 761-9.
2) Lillington GA, Mitchell SP, Wood GA. Catamenial pneumothorax. JAMA. 1972; 219: 1328-32.
3) Rossi NP, Goplerud CP. Recurrent catamenial pneumothorax. Arch Surg. 1974; 109: 173-6.
4) Channabasavaiah AD, Joseph JV. Thoracic endometriosis: revisiting the association between clinical presentation and thoracic pathology based on thoracoscopic findings in 110 patient. Medicine. 2010; 89: 183-8.
5) Bagan P, Le Pimpec Barthes F, Assouad J, et al. Catamenial pneumothorax:

〔II 各論〕10. 治療経験

retrospective study of surgical treatment. Ann Thorac Surg. 2003; 75: 378-81.

6) Alifano M, Legras A, Rousset-Jablonski C, et al. Pneumothorax recurrence after surgery in women: clinicopathologic characteristics and management. Ann Thorac Surg. 2011; 92: 322-7.

〈平野由紀　柴原浩章〉

症例1　異好抗体，35歳，女性

症例解説

症例1　異好抗体，35歳，女性

〈1- ①　異好抗体　626 頁参照〉

【主訴】	無月経，挙児希望
【既往歴】	気管支喘息，橋本病
【月経歴】	初経 14 歳
【産科歴】	G0P0
【生活歴】	ウサギを 9 年間飼育
【現病歴】	30 歳時より無月経となり，ホルモン療法で月経を誘発していた．32 歳時に結婚，挙児希望を主訴に前医を受診した．前医の内分泌検査 で LH 40 mIU/mL，FSH 90 mIU/mL，E2 25 pg/mL 未 満，Anti-Mullerian hormone 1.0 pmol/L 未満であり，早発卵巣不全の診断にてエストロゲン療法（結合型エストロゲン 1.25 mg/ 日内服）による排卵誘発を開始された．卵胞発育を認め，体外受精胚移植を施行するも妊娠に至らず，当院紹介受診となった．当院での内分泌検査では LH 39.7 mIU/mL，FSH 89.9 mIU/mL，E2 140.6 pg/mL，P 1.7 ng/mL，PRL 12.8 ng/mL，TSH 0.5μIU/mL，fT4 1.2 ng/dL であった．早発卵巣不全に対して，エストロゲン療法による排卵誘発を行い，体外受精胚移植を施行する方針となった．
【治療経過】	消退性出血 3 日目より結合型エストロゲン（プレマリン錠 0.625 mg 2 錠 / 日）投与を開始した．10 日目に卵胞発育を認めたが，E2（639 pg/mL），P（23.1 ng/mL）が高値を示したため，排卵後あるいは早期黄体化を疑い，経過観察とした．以後無月経が持続 し，E2，P は 29 日 目（753 pg/mL，22.7 ng/mL），58 日 目（671 pg/mL，15.6 ng/mL）と高値が持続した．原因検索のため MRI 検査を行ったが卵巣に器質的異常は認めず，内分泌検査でも視床下部・下垂体・副腎系の異常を認めなかった．そこで測定系における非特異的反応の影響が疑われた．
【対処方法および結果】	異好抗体による非特異的反応が疑われる場合の対処方法として，測定原理や使用抗体の異なる測定法を用いることや，ポリエチレングリコール（PEG）処理，異好抗体阻止試薬による異好抗体の除去を行う方法がある[※]．

※）　石橋みどり．腫瘍マーカー測定における非特異反応とその対応. Med Technol. 2010; 38: 805-11.

〔Ⅱ 各論〕10. 治療経験

症例

症例 2 化学療法後遷延する無精子症, 36 歳, 男性

〈1-② 精巣腫瘍と無精子症 630 頁参照〉

10 年前に他院にて右精巣腫瘍のため高位精巣摘除術を施行. CT にて傍大動脈リンパ節に転移があり化学療法を計 4 コース施行. その後結婚し挙児希望にて当院受診. 2 度の精液検査にて無精子症と診断. micro-TESE を施行するも精子採取できず Sertoli cell only と診断. 後に artificial insemination by donor（AID）を希望された.

【症例検討】 精巣腫瘍により, 高位精巣摘除術を施行した. さらに転移性精巣腫瘍のため化学療法を施術後, 無精子症に至った症例である. micro TESE を行ったが残念ながら精子採取はできず挙児は望めなかった. 化学療法前に精液検査を施行せずさらに精子保存を行わなかったためこのような結果となってしまった. 熟練した泌尿器科医でも精子保存を行わないことはよくあるケースであり, 精子凍結ネットワークの構築ならびに啓蒙が大切である.

症例3　異時性両側精巣腫瘍，37歳，男性

症例3　異時性両側精巣腫瘍，37歳，男性

〈1-②　精巣腫瘍と無精子症　630頁参照〉

　3年前に他院にて左精巣腫瘍を疑われ高位精巣摘除術を施行．その後精液検査を施行し高度乏精子症であったため当院受診．健側精巣は硬結し超音波検査にて対側の精巣腫瘍と診断．腫瘍の最大径は4 cmと比較的小さかった．精子保存を試みるも精液検査では遠心後全視野数匹であり，十分な精子を保存できず．高位精巣摘除術と同時にonco-TESEを行い十分な精子保存を行うことができた．その後顕微授精を行い，現在奥様妊娠中である．

【症例検討】　異時性に発生した両側精巣腫瘍患者で，十分な精子保存ができずonco-TESEまで行った症例である．onco-TESEを経験している施設は少なく，施行するのであれば男性不妊治療を専門としたリプロダクションセンターが併設されている施設が望ましい．今回のケースでは腫瘍サイズは比較的小さくonco-TESEにて十分な精子採取が可能であったが，発見が遅れていれば腫瘍は増大し，残存する精細管はほとんどなくなってしまう．そうなる前に健側の超音波検査や患者自身でのセルフチェックにて，早期発見することが重要である．

〔Ⅱ 各論〕10. 治療経験

症例 4 本態性血小板血症，22 歳，女性

〈2- ① 　本態性血小板血症 　635 頁参照〉

【既往歴】 0 歳 腸重積で手術歴あり．血栓症の既往歴なし．

【家族歴】 父 – 脳梗塞・心筋梗塞，祖父 – 脳梗塞・胃癌．

【現病歴】 　21 歳に自然妊娠が成立するも自然流産（他院で管理されたため詳細不明）．22 歳で 2 回目の自然妊娠が成立し当院を受診．最終月経より 8 週時に経腟超音波検査にて子宮内に胎囊，卵黄囊を認めたが胎芽は確認できず，稽留流産と診断．子宮内容除去術の方針であったが手術前に自宅にて自然完全流産となった．絨毛組織の染色体検査は施行できなかった．術前検査目的で施行した血液検査で血小板数 89 万 / μL と高値であった．

　流産後 2 カ月経過するも血小板数は依然として 90 万 / μL 前後であったため当院血液内科に精査・管理を依頼した．検査結果を表1,2に示す．本態性血小板血症の診断基準（本項2. ①（表1）（635 頁））をすべて満たしており，本態性血小板血症（ET）と診断した．

　一般的な不育症の原因精査を行ったが血小板数以外の異常所見は認めなかったことより，過去 2 回の自然流産は ET が原因である可能性が高いと判断した．挙児を希望されたため，アスピリン 100 mg/ 日の内服を開始した．血小板数は 100 万 / μL 前後で推移した状態で 23 歳時に自然妊娠が成立するも再び妊娠 6 週に自然流産となった．この経過よりアスピリン内服のみでは効果不十分と判定し，インターフェロンαを併用する方針とした．アスピリン 100 mg/ 日の内服に加え，インターフェロンαを 1800 万 IU/ 週まで漸増したところ，血小板数は 60〜80 万 / μL まで低下した．

　その後，インターフェロンαを 600 万 IU/ 週まで漸減したが，血小板数は維持された．この条件下で 4 回目の妊娠に至ったところ，流産することなく妊娠を継続することができた．周産期管理方針は血液内科医と産婦人科医で協議し，分娩までは，

①妊娠 36 週 0 日でアスピリンを中止，

②インターフェロンαは分娩まで継続，

③血小板数が 50 万 / μL 以上となった場合は低分子ヘパリンの投与を開始する，分娩時は，

①間欠的空気圧迫法を施行，

②分娩 2 時間後からアスピリン内服を再開，

③入院時の血小板数が 50 万 / μL 以上であった場合は分娩 2 時間後に低分子ヘパリンを投与，

と決めた．

　本症例の血小板数を図1に示す．分娩前後とも血小板数は 50 万 / μL 以下で推移したため低分子ヘパリンを投与せず管理した．既存の報告に

症例 4　本態性血小板血症，22 歳，女性

あるような胎児発育不全や妊娠高血圧症候群の合併を認めることなく経過し，妊娠 40 週 2 日に経腟分娩となった．児は男児で 3157 g（0.08SD），Apgar score は 8/10 点．胎盤は 630 g で肉眼的に異常所見はなかった．産褥期はアスピリン内服のみで血栓症や異常出血を認めることなく経過した．

　第 2 子妊娠はしばらく希望しないとのことで，分娩後はアスピリン内服のみで経過を観察しているが，インターフェロン中止 3 カ月後の血小板数は 86 万 /μL，7 カ月後には 97.5 万 /μL と，血小板数は増加傾向である．第 2 子を希望する際には血液内科主治医に事前に相談し，インターフェロン α による治療を追加し血小板数の減少傾向を確認後に計画的に妊娠するよう指導している．

表1　血液検査結果

WBC（/μL）	8100	血小板機能検査	
RBC（×10⁴/μL）	498	血餅収縮能（%）	55
Hb（g/dL）	15.1	粘着率（%）	9
Ht（%）	44.9	ADP 凝集率（%）	91
Plt（×10⁴/μL）	90.3*	コラーゲン凝集率（%）	89
		自然凝集	+
PT（%）	73		
APTT（sec）	43.1	TSH（μIU/mL）	0.86
Fib（mg/dL）	208	F-T3（pg/mL）	3.1
FDP（μg/mL）	1.67	F-T4（ng/dL）	1.02
D ダイマー（μg/mL）	0.61	PRL（ng/mL）	10.1
AT-III（%）	106.9	カルジオリピン IgM 抗体	<5
プロテイン C 抗原（%）	80	ループスアンチコアグラント（APTT）	1.18
プロテイン S 抗原（%）	58*		
第 VIII 因子活性（%）	46.6*	*BCR-ABL* 融合遺伝子	陰性
vW 因子活性（%）	43*	JAK2V617F 変異	陽性*

*は異常値を示している

表2　骨髄検査所見

染色体検査（G-band）: 46, XX
病理検査: 有核細胞数はほぼ正常であるが赤芽球が減少し，顆粒球が増加している．赤芽球，顆粒球に形態的異常なし．巨核球は増加し血小板産生能も旺盛．血小板凝集塊が散見される．

JCOPY 498-06088

〔II 各論〕10. 治療経験

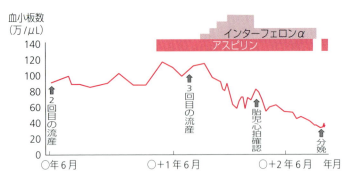

図1 血小板数の推移

症例 5　全身性エリテマトーデス，31 歳，女性，3 経妊 1 経産

〈2-②　全身性エリテマトーデス　639 頁参照〉

初期の人工流産が 2 回．25 歳時に，浮腫，ネフローゼ症候群から，ループス腎炎と診断された．ANA2560 倍，抗 SS-A 抗体は陽性で，抗 ds-DNA 抗体，抗リン脂質抗体は陰性であった．第 1 子の妊娠は 29 歳時で，プレドニゾロンで病勢は落ち着いており，臓器障害はなかった．プレドニゾロンは 4〜7.5 mg/ 日まで増量されたものの，母体の臓器症状やプレドニゾロンの副作用はみられず，胎児異常はなく発育良好で，妊娠 38 週に分娩停止のため帝王切開，児出生体重は 2598 g であった．分娩後，プレドニゾロンは 5 mg/ 日で落ち着き，2 年後に第 2 子を自然妊娠した．第 1 子時と同様にプレドニゾロン 5 mg/ 日の内服を続けていたが，妊娠 18 週にⅡ度の胎児房室ブロックを認め 図2，抗 SS-A 抗体よるものと考え，母体へのステロイド投与をベタメタゾン 4 mg/ 日に変更した．胎児心不全徴候はみられず，妊娠 20 週には胎児房室ブロックは消失した．ベタメタゾンの内服は再燃防止のため継続した．その後，胎児房室ブロックはみられないままだったが，胎児発育が次第に緩慢となり，妊娠 26 週には−1.6SD，妊娠 30 週以降にはほとんど発育がみられなかった．妊娠 31 週に入院管理としたところ，胎動は活発であったが，羊水過少が顕著に進行したため，妊娠 31 週 5 日に帝王切開で分娩とした．児は 968 g，Apgar スコアは 4（1 分）8（5 分）であった．胎盤の病理所見では，絨毛膜間のフィブリン沈着が著明で，胎盤内の血管に陳旧的な血栓がみられた．

抗リン脂質抗体の有無にかかわらず胎児発育不全は起こりうる[*1]．ベタメタゾン投与でも胎児発育に影響を及ぼすことがあるが，胎盤の病理所見からは，梗塞やフィブリン沈着など抗リン脂質抗体症候群にもみられるような所見があり，何らかの自己免疫の異常により生じた胎盤の異常で胎児発育不全となった可能性がよりもっともらしい．

胎児房室ブロックは 18〜24 週頃に発生することが多く，この時期の妊婦健診が通常 4 週毎であるところを 1〜2 週毎に観察することで，異変を早期にみつけることが可能となる．早期にみつけて，胎盤通過性のあるステロイドにより，治癒もしくは増悪抑制の可能性があるが，エビデンスがあるとまではいえない．胎児房室ブロックは超音波で簡単にとらえられるが，ブロック発症の前段階として房室伝導の延長をとらえることも可能である．胎児の心房に近い上大静脈では心房収縮時に逆流波がみられるので，上行大動脈が隣接するところで両者のドップラー信号を同時に得ると，心室収縮時の上行大動脈の順行波とともに，心電図でいうところの P 波と QRS 波のような形状となるので，「PR 間隔」を測定できる[*2]．上大静脈の逆流波を得るのは難しいかもしれないが，心房の収縮をみながら，それにあった心房周辺の血流をみつけられれば，上行大動脈の順行波は容易に得られるので，心房─心室の収縮の時間差を測定することは可能である 図2．

〔II 各論〕10. 治療経験

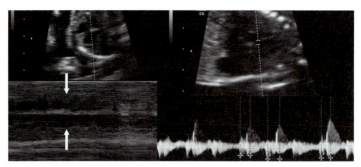

図2 胎児房室ブロック発症時の超音波所見
右房-左室のMモード（左）およびドップラー波形（右）．Mモードでは，心房の動き（↓）に対応する心室の動き（↑）がみられない．ドップラー波形は右房内の血流が基線の下に，上行大動脈の順行波が基線の上にみられ，これを基に心房心室収縮時間がブロックがないときでも0.15〜0.18秒に延長していることがわかった．

※1) Bermas BL, Smith NA. Pregnancy in women with systemic lupus erythematosus. In: UpToDate, Post TW（Ed）, UpToDate, Waltham, MA（Accessed on June 14, 2017）.
※2) 根木玲子．不整脈の診断．臨婦産．2010; 64: 691-5.

症例6 全身性エリテマトーデス，30 歳，女性，1 経妊 0 経産

〈2-② 全身性エリテマトーデス 639 頁参照〉

　16 歳のときに発熱および関節炎から SLE と診断された．自己抗体は，抗核抗体，抗 dsDNA 抗体，抗 SS-A 抗体が陽性で，抗リン脂質抗体は陰性であった．28 歳時には，無菌性髄膜炎，汎血球減少，神経炎，血管炎などがみられ，プレドニゾロンは最大 50 mg/ 日，タクロリムスも用いられ落ち着いた．プレドニゾロンを 7.5 mg/ 日まで減量できたところで妊娠した．このときは，タクロリムスを中止し，プレドニゾロンを 12.5 mg/ 日まで増量し SLE の増悪はみられなかったが，初期流産に終わった．プレドニゾロンは 8.5 mg/ 日まで減量しヒドロキシクロロキンの導入を予定されていたところ，次回の妊娠となった．増悪予防のためプレドニゾロン 10 mg まで増量したが，妊娠 8 週で，全身紅斑，頭痛，咽頭炎などを呈し，妊娠を契機とした SLE の増悪と考えられた．プレドニゾロン 30 mg/ 日まで増量し症状は軽快したが，再燃を懸念しプレドニゾロンを 25 mg/ 日まで減量したところ（妊娠 19 週）で，ヒドロキシクロロキン 200 mg/ 日を開始した．その後は，プレドニゾロンは 20 mg/ 日まで漸減維持，ヒドロキシクロロキンは 200 mg/ 日で維持し，以降，SLE の症状増悪はみられなかった 図3 ．胎児発育はやや小さめながらも良好で，胎児房室ブロックはみられなかった．妊娠 33 週に前期破水となり，陣痛発来後，胎児機能不全のため帝王切開で分娩とした．児は 1692 g，Apgar スコア 8（1 分）9（5 分）で，胎盤病理検査で絨毛膜羊膜炎を認めなかった．

　SLE は，妊娠を契機に増悪することがあり，プレドニゾロンの増量や他の免疫抑制剤も必要とすることがある．プレドニゾロンは胎盤通過性が低く，胎児への影響が少ないとされてはいるものの，早産や前期破水の頻度が高まったり，15 mg/ 日以上では口唇口蓋裂の発生頻度が高まったりする影響が知られている[※)]．しかしながら母体の状態を安定させることが大前提として必要であるため，総合的に検討しくも増悪時のプレドニゾロンの増量はやむを得ないところである．ヒドロキシクロロキンの使用によりプレドニゾロンの減量・中止が可能となれば，プレドニゾロンによる副作用が減ることにつながる．今のところ，ヒドロキシクロロキンの妊娠への悪影響は知られておらず，有用性はさらに高いかもしれない．個々の病態によっては，どの免疫抑制剤が効果的か，ばらつきがあるかもしれないが，妊娠前に，プレドニゾロンやヒドロキシクロロキンに変更して，病勢を落ち着けることができて，さらには増悪時にそれらの増量で効果が期待できれば，安全な妊娠管理につなげることができる．

[※)] 山下隆博，藤井知行，兵藤博信，他．不育症に対するステロイド・アスピリン療法の評価，特にステロイドの安全性について．周産期新生児誌．2009; 45: 1152-4.

〔Ⅱ 各論〕10. 治療経験

症例

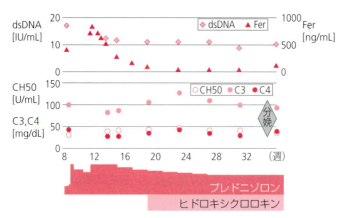

図3 妊娠経過中の SLE 病勢の推移
本症例においては，補体の変化より血清フェリチンの変化が，より実態を反映していた．

症例7　抗リン脂質抗体症候群，35 歳，女性

症例 7　抗リン脂質抗体症候群，35 歳，女性

〈2-③　抗リン脂質抗体症候群　640 頁参照〉

【月経歴】　28 日周期

【既往歴】　特記事項なし

【家族歴】　特記事項なし

【妊娠歴】　1 回目（28 歳）　早産　女児 1340 g（10 パーセンタイル未満）
　　　　　　30 週〜高血圧 140〜150/90，タンパク尿＋＋認められる
　　　　　　32 週　血圧コントロール不良，FGR，羊水過小，臍帯動脈血流拡張期逆
　　　　　　　　　流を認め，緊急帝王切開術を施行する
　　　　　　2 回目（30 歳）　自然流産
　　　　　　7 週　胎嚢のみで，胎児認めず
　　　　　　3 回目（32 歳）　子宮内胎児死亡
　　　　　　16 週　胎児心拍確認できず（児は 14 週相当）

【現病歴】　　抗 CL 抗体 IgG 高値陽性 /IgM 正常，β2GPI 依存性抗 CL 抗体正常，
dRVVT 法 /APTT 法で LA 陽性のため，4 回目の妊娠では妊娠確認後より
ヘパリン皮下注射（5000 単位 2 回 / 日）と低用量アスピリン内服
（81 mg/ 日）による治療を行った．母児ともに経過は良好であったが，妊
娠 32 週より FGR 傾向となり，35 週で発育停止が疑われたためアスピリ
ン内服を中止し，36 週でヘパリン注射 12 時間後に選択的帝王切開術施行
し出産となった（男児 2130 g）．手術時より間欠的空気圧迫法を行い，止
血が確認できた術後 6 時間でヘパリン注射を再開し，手術翌日には離床を
促した．

Point 1：既往歴，妊娠歴より APS の臨床基準に合致する臨床所見がある
　　　　　かどうか判断する
　　　→ 1．3 回目の妊娠転帰は各々臨床基準に合致する

Point 2：抗リン脂質抗体の有無を検索する
　　　→抗 CL 抗体 IgG，LA 陽性である

Point 3：抗リン脂質抗体陽性の場合は，妊娠時に治療を行う
　　　→妊娠確認後よりヘパリン＋低用量アスピリンによる標準治療を行った
　　　（妊娠後期まで）

Point 4：出産時期を決定する
　　　→胎児発育不良が疑われたため，妊娠 36 週で選択的帝王切開術施行し
　　　た

Point 5：出産後の血栓症を予防する
　　　→術中より間欠的空気圧迫法を行い，術後早期にヘパリン治療を再開し
　　　た

〔Ⅱ　各論〕10. 治療経験

症例 8 分類不能型免疫不全症（CVID），34歳，女性，1回経妊0回経産

〈2-④　分類不能型免疫不全症（CVID）　645頁参照〉

26歳時結婚，28歳時，自然妊娠したが妊娠5週，胎嚢確認されたものの流産．33歳時，繰り返す肺炎の罹患後の精査にて免疫内科にて低γグロブリン血症の診断（IgG 112 mg/dL, IgA 20 mg/dL, IgM 22 mg/dL）．合併する自己免疫疾患はなし．γグロブリン補充療法開始（20 g/4週毎）．また，感染予防にクラリスロマイシンを200 mg/日の内服処方されていた．28歳以降，妊娠しなかったため，不妊を主訴に34歳時，当科初診．4回目の人工授精で妊娠成立した．クラリスロマイシンの内服は妊娠中も継続した．妊娠経過中，感染を認めず，妊娠41週5日，予定日超過の適応で分娩誘発を行い，胎児心拍異常の適応で吸引分娩を行った（3028 g，女児，Apgar Score 6/7）．児に明らかな先天奇形はなく，産褥経過も母児ともに感染を認めなかった．CVID患者の妊娠経過報告は少なく，今後症例の集積が期待される．

症例9 毒素性ショック症候群，30歳，女性

〈3-① TSS 652頁参照〉

【主訴】 頭痛

【現病歴】 前日より頭痛，嘔吐，下痢あり，動けず救急搬送された．

【来院時現症】 来院時意識レベル GCSE1V1M1 SBP40 mmHg HR130 bpm BT 39℃ RR 40回/分 SpO₂ 90％（室内気） 四肢は冷たく網状皮斑あり 図4

【来院時検査所見】 血液検査では乳酸アシドーシス・DIC・AKI・肝障害 蘇生輸液で SBP70 mmHg となり，四肢は温かく，全身に熱傷様皮疹 図5 が出現した．

【診断方法】 TSSの診断基準を 表3 に示す．臨床基準4/5項目の場合，疑診例となり，確診例には落屑を含む臨床基準5/5項目を満たす必要がある．血液培養が陽性となることは5％程度であり，臨床的診断が診断の基本である[2]．血液検査としては，血算（分画含む），電解質，糖，肝酵素，尿素窒素，クレアチニン，アルブミン，血清乳酸，動脈血血液ガス，凝固検査，アミラーゼ，リパーゼを提出する．血液培養を2セット提出し，尿検査と尿培養，気道症状がある場合には喀痰グラム染色と喀痰培養を提出する．口咽頭，腟粘膜，手術創，産褥創などに感染源が疑われる場合には，これらの組織から塗抹および培養検体を提出する[2,3]．

【鑑別診断】 鑑別診断としては，STSS，ツツガムシ病，ロッキー山脈紅斑熱，梅毒，レプトスピラ，麻疹，デング熱，薬疹，髄膜炎菌感染症，他の敗血症がある[3]．特に，STSSとの鑑別は難しいことが多いが，侵入門戸，診断基準，臨床徴候，合併症，予後の観点から鑑別のポイントを 表4 に示す．TSSでは，月経関連が多いのに対し，STSSでは皮膚からの侵入が半数弱を占める[3]．また，STSSにおいては，家庭内，院内アウトブレイクの報告もある[4]．
診断基準においては，びまん性斑状紅皮症，血圧低下，腎機能低下，

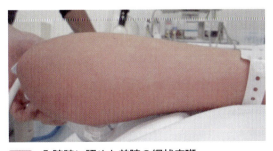

図4 入院時に認めた前腕の網状皮斑

〔Ⅱ 各論〕10. 治療経験

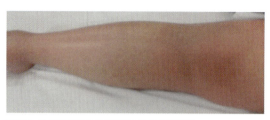

図5　入院後認めた下肢の熱傷様皮疹

肝機能異常，血小板減少が共通する項目である[5]．一方で，TSS では，発熱，嘔吐下痢といった消化器症状，筋症状，粘膜充血，意識障害が診断基準に含まれるが，STSS では，ARDS と軟部組織壊死を伴う[5]．月経関連 TSS では，月経 3〜4 日目の発症が多く，これは腟の pH が中性化すること，タンポンからの酸素供給が原因と考えられている[1, 3]．非月経関連 TSS は症状進行が速く，院内発症が多い[4]．

表3　TSS 診断基準　2011CDC 基準

臨床基準

- 体温 >38.9℃
- びまん性斑状紅皮症
- 落屑：発症後 1〜2 週間に発生（特に手掌や足底）
- 血圧低下：SBP<90 mmHg
- 以下の 3 つ以上の多系統病変
  ⇒消化器：発症時の嘔吐または下痢
  ⇒筋肉：重度の筋肉痛または CPK> 正常上限の 2 倍
  ⇒粘膜：腟，口腔咽頭または結膜の充血
  ⇒腎臓：BUN または Cre > 正常上限の 2 倍，または無症候性膿尿
  　　　（> 白血球 5/HPF）
  ⇒肝臓：血清総ビリルビンまたはトランスアミナーゼ値 > 正常上限の 2 倍
  ⇒血液：血小板 <100,000/mm^3
  ⇒中枢神経系：見当識障害または意識障害

検査基準

- 血液・髄液培養陰性
- ロッキー山脈紅斑熱，レプトスピラ症，麻疹に対する検査陰性

疑診例：臨床基準 4/5 項目
確診例：落屑を含む臨床基準 5/5 項目

症例 9　毒素性ショック症候群，30歳，女性

それに対して STSS は，発熱，咽頭痛など非特異的症状で始まり，即座にショック，多臓器不全となるため，死亡率は高い[6]．両者とも発熱，筋肉痛，皮疹を高率に伴うが，TSS では嘔吐やめまい，頭痛が多いのに対して，STSS では下痢や浮腫，関節痛が多いのが特徴である[4, 7]．

【治療方針】　蘇生輸液，昇圧薬，強心薬に加え，広域経験的抗菌薬が治療の基本となる．広域経験的抗菌薬としては，クリンダマイシン＋バンコマイシンを用いる[8]．MSSA に対しては，バンコマイシン使用例よりもペニシリンあるいはセファゾリン使用例の方が治療失敗は少ないという報告[9] もあり，セファゾリン併用を考慮してもよい．抗菌薬投与期間は 7〜14 日間であるが，血液培養陽性例では 14 日間の治療が必要となる．クリンダマイシンは，TSST-1 産生を阻害する[10]．STSS が否定できない場合は，免疫グロブリン静注療法（IVIG）の併用を考慮する．

表4　TSS と STSS の鑑別

	TSS	STSS
侵入門戸	月経関連は 50% 非月経関連 術後 産後感染症 熱傷・皮膚病変 副鼻腔炎 インフルエンザ後	皮膚 45% 腟 10% 咽頭 10% 家庭内・院内アウトブレイクの報告あり
診断基準	発熱・消化器・筋肉・粘膜・中枢神経	ARDS・軟部組織
臨床徴候	月経関連は月経 3〜4 日目に多い 非月経関連は症状進行が速く院内発症が多い 発熱 100% 皮疹 100% めまい 97% 筋肉痛 88% 嘔吐 89% 頭痛 84%	発熱・咽頭痛など非特異的症状で始まり，即座にショック・多臓器不全 発熱 100% 下痢 64% 皮疹 90% 低血圧 100% 筋肉痛 82% 関節痛 72% 浮腫 100%
菌血症	多い	少ない
死亡率	月経関連 1.8% 非月経関連 5%	45%

〔Ⅱ 各論〕10. 治療経験

症例

観察研究で，STSS 症例においては，IVIG により死亡率が低下する可能性がある[※11]．副腎皮質ステロイドの TSS 症例における有益性は示されていない．
処方例を以下に示す．
クリンダマイシン 600 mg 6 時間毎点滴静注
バンコマイシン 15〜20 mg/kg 8〜12 時間毎点滴静注
セファゾリン 1 g 6 時間毎
月経関連 TSS においては，生理用品除去を行い，非月経関連 TSS では，創部のデブリドメントを行う．

【治療経過】患者は発症前日にプールに入水したことが判明した．この際，患者は，月経 5 日目であったため，タンポンを使用していた．全身管理・クリンダマイシン含む抗菌薬・IVIG 治療後，全身状態が改善した．腟分泌物培養より *Staphylococcus aureus*, *Streptococcus anginosus* を検出した．2 週間後手掌に落屑を認めた 図6．

【予後，再発の可能性】死亡率は，月経関連 TSS よりも進行の速い非月経関連 TSS の方が高い[※12]．TSS 既往患者は再発リスクがある．妥当性は証明されていないが，数カ月間タンポン使用を控えること，月経時の抗菌薬投与，ピルによる月経予防といった予防法が提案されている[※3]．本例においても，タンポン使用を控えるよう薦めた．

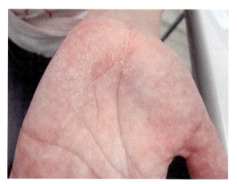

図6 2 週間後に認めた手掌の落屑

※1) Spaulding AR, Salgado-Pabon W, Kohler PL, et al. Staphylococcal and streptococcal superantigen exotoxins. Clin Microbiol Rev. 2013; 26: 422-47.
※2) Low DE. Toxic shock syndrome: major advances in pathogenesis, but not treatment. Crit Care Clin. 2013; 29: 651-75.
※3) Murray RJ. Recognition and management of Staphylococcus aureus toxin-mediated disease. Intern Med J. 2005; 35 Suppl 2: S106-19.

症例9 毒素性ショック症候群, 30歳, 女性

※4) Stevens DL, Tanner MH, Winship J, et al. Severe group A streptococcal infections associated with a toxic shock-like syndrome and scarlet fever toxin A. N Engl J Med. 1989; 321: 1-7.

※5) Case definitions for infectious conditions under public health surveillance. Centers for Disease Control and Prevention. MMWR Recomm Rep. 1997; 46 (RR-10): 1-55.

※6) Hasegawa T, Hashikawa SN, Nakamura T, et al. Factors determining prognosis in streptococcal toxic shock-like syndrome: results of a nationwide investigation in Japan. Microbes Infect. 2004; 6: 1073-7.

※7) Davis JP, Osterholm MT, Helms CM, et al. Tri-state toxic-shock syndrome study II. Clinical and laboratory findings. J Infect Dis. 1982; 145: 441-8.

※8) Stevens DL, Bisno AL, Chambers HF, et al. Practice guidelines for the diagnosis and management of skin and soft tissue infections: 2014 update by the infectious diseases society of America. Clin Infect Dis. 2014; 59: 147-59.

※9) McConeghy KW, Bleasdale SC, Rodvold KA. The empirical combination of vancomycin and a beta-lactam for Staphylococcal bacteremia. Clin Infect Dis. 2013; 57: 1760-5.

※10) van Langevelde P, van Dissel JT, Meurs CJ. Combination of flucloxacillin and gentamicin inhibits toxic shock syndrome toxin 1 production by Staphylococcus aureus in both logarithmic and stationary phases of growth. Antimicrobial agents and chemotherapy. 1997; 41: 1682-5.

※11) Linner A, Darenberg J, Sjolin J, et al. Clinical efficacy of polyspecific intravenous immunoglobulin therapy in patients with streptococcal toxic shock syndrome: a comparative observational study. Clin Infect Dis. 2014; 59: 851-7.

※12) Hajjeh RA, Reingold A, Weil A, et al. Toxic shock syndrome in the United States: surveillance update, 1979 1996. Emerg Infect Dis. 1999; 5: 807-10.

〔Ⅱ 各論〕10. 治療経験

症例 10 劇症型 A 群溶連菌感染症，46 歳，女性，0 経妊 0 経産

〈3-②　STSS/TSLS　653 頁参照〉

　4 年前から子宮腺筋症に伴う月経困難症のため低用量ピルを内服していた．下腹部痛と 38℃台の発熱のため近医を経由して当院に救急搬送された．来院時体温：38.0℃，脈拍数：112 回 / 分，血圧：101/53 mmHg でショックインデックスは 1 を超えるものの，血圧は保たれており意識も清明であった．診察の結果，子宮腺筋症および骨盤腹膜炎の診断で緊急入院となった．入院時血液学的検査 表5 は，高度の炎症所見と貧血，凝固線溶系の亢進を認めた．腹部 CT 検査，血液培養，腟分泌物培養検査を行い，絶食，補液およびセフトリアキソン（ロセフィン®）2.0 g/ 日での治療を開始した．

　翌日未明に収縮期血圧が 60 mmHg に低下し，血液学的検査で炎症反応の上昇，貧血の進行，軽度腎機能障害の出現，凝固線溶系の亢進を認めた 表5 ．経過から敗血症性ショックを考え中心静脈カテーテルを挿入し，免疫グロブリンの投与と循環作動薬の投与を開始，抗菌薬をメロペネム水和物（メロペン®）3.0 g/ 日に変更した．貧血に対して濃厚赤血球 8 単位を輸血した．同日の胸部 X 線で両側肺野の浸潤影，胸部 CT で胸水の貯留を認め血液ガス検査所見とともに急性呼吸窮迫症候群（acute respiratory distress syndrome：ARDS）と診断した．第 3 病日に血液培養陽性であることが判明し，グラム染色にてレンサ球菌が疑われた．A 群溶連菌に対する迅速抗原検査を行ったところ陽性のため STSS を考え，抗菌薬をアンピシリン（ビクシリン®）12 g/ 日およびクリンダマイシン（ダラシン®）1800 mg/ 日に変更した．これにより全身状態は徐々に改善した．

　第 5 病日に施行した骨盤部 MRI で子宮の腫大とダグラス窩の液体貯留を認め，骨盤内膿瘍の形成が疑われたため，ドレナージ目的で緊急開腹術を行った．開腹時に多量の膿性腹水と骨盤腹膜の炎症性肥厚・癒着を認め，子宮・両側卵管は腫大し表面に膿苔の付着を認めた．単純子宮全摘・両側付属器切除術と腹腔内洗浄ドレナージを行った 図7 ．術後炎症反応は著明に改善し，全身状態は安定した．術後 4 日目に皮下血腫が生じたため血腫除去術を行ったが，その後は順調に経過し術後 15 日目に退院となった．

　摘出物の病理検査にて子宮腺筋症および両側卵管炎と診断され，骨盤腹膜炎を契機に STSS を発症したと考えられた．なお手術中に採取した腹水と卵管内容液の細菌検査では A 群溶連菌は検出されなかった 表6 ．

症例 10　劇症型 A 群溶連菌感染症，46 歳，女性，0 経妊 0 経産

表5　血液生化学検査所見

		搬送時 12:30			第 2 病日 2:00	
〈生化学〉	CRP	12.8	(mg/dL)	CRP	18.8	(mg/dL)
	TP	7.5	(g/dL)	TP	5.1	(g/dL)
	ALB	3.6	(g/dL)	ALB	2.4	(g/dL)
	Cr	0.52	(mg/dL)	Cr	0.90	(mg/dL)
	AST	12	(IU/L)	AST	8	(IU/L)
	ALT	7	(IU/L)	ALT	4	(IU/L)
	LDH	183	(U/L)	LDH	150	(U/L)
	CK	40	(IU/L)	CK	26	(IU/L)
〈血算〉	WBC	21300	(/μL)	WBC	22500	(/μL)
	Hb	7.5	(g/dL)	Hb	5.3	(g/dL)
	PLT	46.3	(10^4/μL)	PLT	37.5	(10^4/μL)
〈凝固・線溶系〉	PT	16.2	(秒)	PT	18.2	(秒)
	PT-INR	1.4		PT-INR	1.6	
	APTT	25.3	(秒)	APTT	27.7	(秒)
	フィブリノゲン	694	(mg/dL)	フィブリノゲン	577	(mg/dL)
	FDP	7.4	(μg/mL)	FDP	9.1	(μg/mL)

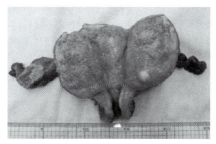

図7　摘出した子宮と両側付属器
子宮腺筋症と卵管の腫大を認める．

表6　各種培養検査結果

入院時血液培養検査	*Streptococcus pyogenes*（GAS）
入院時腟分泌物培養検査	培養陰性
手術摘出検体（卵管）	*Staphylococcus capitis*
開腹時膿性腹水	培養陰性

〔II 各論〕10. 治療経験

症例 11 非典型溶血性尿毒症症候群，24 歳，女性，未経妊

〈3- ③ 非典型溶血性尿毒症症候群　657 頁参照〉

　症例は 24 歳の未経妊女性である．既往歴・家族歴に特記事項はない．自然周期で妊娠成立し，前医で妊娠管理を受けていた．妊娠経過に特記すべき異常はなく，妊娠 41 週 1 日に児頭骨盤不均衡の診断で帝王切開術を施行された．術前検査では肝逸脱酵素，腎機能に異常はなく，手術経過ならびに児の経過にも異常はなかった．産褥 2 日目より収縮期血圧が 140〜160 mmHg 台に上昇し，妊娠高血圧症候群の診断でカルシウム拮抗薬が開始された．産褥 3 日目の血液検査にて貧血の進行と血小板減少がみられ，産褥 5 日目には AST（77 U/L）と LDH（2,583 U/L）の上昇が認められたため 表7 ，HELLP 症候群を疑われて当施設に搬送された．

　本症例は HELLP 症候群の三主徴を満たしていたが，産褥期に発症したこと，外出血のない進行性の貧血と高度の急性腎不全を伴っていたこと，さらに AST 値と LDH 値に乖離がみられたことから TMA を疑い，血液内科および腎臓内科と共診して精査を開始した．まず耳朶血の直接塗抹標本で破砕赤血球を確認できたことから TMA と診断し，搬送の 9 時間後には血漿交換療法を開始した．治療開始前の ADAMTS13 活性は入院後 8 日目に正常であることが判明し，TTP は否定された．また経過を通じて消化器症状はみられず，便培養検査で STEC は陰性であったため，aHUS と診断した．

　産褥 10 日目（入院後 6 日目）までに 5 回の血漿交換療法を行った．濃厚赤血球の輸血は避けていたが，産褥 7 日目に Hb 5.3 g/dL まで低下したため，濃厚赤血球 2 単位を投与した．産褥 12 日目には血小板数および血清 Cr 値の改善傾向がみられた．血中 Cr 値は産褥 55 日目の退院時には正常範囲となり，発症後 2 年経過した現在も正常値を維持している．その後の精査で，本症例には C3 に遺伝子変異が認められた．C3 に遺伝子変異を有する場合の aHUS の再発率は 40〜50％とされており，今後の妊娠の有無に関わらず aHUS の再発に注意した管理が必要である．

　本症例はエクリズマブを使用することなく寛解が得られた．エクリズマブ投与の遅れが不可逆的な腎不全の進行につながることがある一方で，いったんエクリズマブ投与を開始すると投与終了が難しく，投与に踏み切る判断は今後の課題である．

症例 11　非典型溶血性尿毒症症候群，24 歳，女性，未経妊

表7 本症例の入院時所見および経過

	C/S 3 日前	C/S 当日	産褥 1 日目	産褥 2 日目	産褥 3 日目	産褥 5 日目 前医 / 搬送時	
白血球数（μL）	6,900	7,500	9,600	11,500	10,300	7,200	8,100
ヘモグロビン （g/dL）	11.1	11.0	11.5	10.5	9.4	8.3	7.7
血小板（/μL）	14.1 万	11.0 万	10.7 万	7.9 万	3.2 万	2.1 万	2.4 万
クレアチニン （mg/dL）	0.57	—	—	—	—	2.24	2.29
総ビリルビン （mg/dL）	0.56	—	—	—	—	1.46	1.70
AST（U/L）	17	—	—	—	—	77	74
LDH（U/L）	226	—	—	—	—	2,583	2,766
尿タンパク		+	+		2+	3+	3+

〔Ⅱ 各論〕10. 治療経験

症例 12 月経に一致する周期性発熱を認めた 1 例，36 歳，女性

〈3- ④ 家族性地中海熱 660 頁参照〉

【主訴】	周期的な発熱とリンパ節腫脹
【産科歴】	1 経産
【月経周期】	28〜35 日周期
【既往症】	特になし
【家族歴】	周期性発熱の家族歴なし
【アレルギー】	ハウスダスト（+） 猫（+）
【現病歴】	それまでは特に問題なく生活していた．ある日突然に有痛性の頸部リンパ節腫脹と 37℃台の微熱，腹痛，倦怠感が出現した．改善がないため 6 日後に近医を受診したところ，咽頭炎を疑われて抗菌薬で加療されたが改善を認めなかった．症状出現後 9 日目から 39℃台の発熱が約 1 週間持続したが，その後はリンパ節腫脹とともに自然に改善した．同様の周期的な症状がその翌月，翌々月にも生じた．膠原病や慢性扁桃腺炎，感染症が疑われ，諸検査を受けたが有意な所見は認めなかった．精査のため当院を紹介受診したところ，問診により，微熱とリンパ節腫脹は月経開始前約 1 週間に生じ，高熱と腹痛は月経開始とほぼ同時（1〜2 日以内）に生じていることがわかった．また，それらの症状は月経の終了とともに改善していた．周期性発熱症と考えられ，月経との関連から家族性地中海熱が疑われた．
【身体所見（発熱時）】	身長 153 cm，体重 44 kg，体温 38.9℃（平熱は 36℃台）．発熱，頸部リンパ節腫脹・圧痛，腹部圧痛，下肢筋肉痛あり．胸部痛なし．
【血液検査（発熱時）】	WBC 8100/ug（好中球 72.5 % ↑，リンパ球 16 % ↓，単球 10 % ↑），CRP 1.35 mg/dL ↑，赤沈 18 mm/h ↑，血清アミロイド A 273μg/mL ↑，IL-6 15.9 pg/mL ↑．各種感染症（EBV，梅毒，トキソプラズマ，CMV，HIV，パルボウイルス B19 など），各種自己抗体（抗核抗体抗 SS-A 抗体，抗 SS-B 抗体など）は陰性．
【CT（発熱時）】	両側頸部に多数のリンパ節腫脹あり．他の頭頸部や胸腹部に特記すべき異常所見なし．
【遺伝子検査】	*Mediterranean Fever*（*MEFV*）遺伝子の Exon 2 において E148Q のヘテロ変異あり．
【診断・治療】	月経に一致した諸症状，および非発作時には改善する血液検査の炎症所見から FMF を疑い，コルヒチン（1 mg/ 日）による加療を開始した．完全な解熱には至らなかったが，発熱は 37℃台まで低下し，頸部リンパ節腫脹・腹痛症状は軽減傾向を示した 図8 ．コルヒチンに対する反応性を含めて，FMF の診断が確定した（本項 3 ④（表 1）661 頁参照）．

症例12 月経に一致する周期性発熱を認めた1例，36歳，女性

コルヒチンによる治療効果

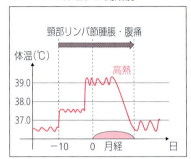
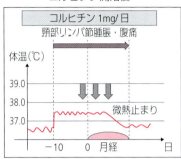

図8 当症例での治療経過

コルヒチンによる治療開始後，月経中の発熱は軽減し，リンパ節腫脹，頭痛，腹痛は軽減傾向を呈した

〔Ⅱ　各論〕10. 治療経験

症例

症例 13 抗 NMDA 受容体脳炎，25 歳女性，未婚，未経妊，既往歴・家族歴に特記すべきことはなし

〈3- ⑤　抗 NMDA 受容体脳炎　663 頁参照〉

発熱，頭痛，悪心を主訴として近医受診した．感冒薬を処方されるも症状は改善せず，その 4 日後に項部硬直が出現した．このため当院神経内科に紹介受診となった．

来院時体温 37.9℃ の発熱および項部硬直を認めたが，その他特記すべき異常所見は認めなかった．血液検査および頭部 CT 検査でも特記すべき異常所見を認めなかった．髄液検査では単核球優位の細胞増加を認めた．以上より，無菌性髄膜炎を疑い入院加療を開始した．

抗ウイルス薬（アシクロビル 250 mg×3/ 日），利尿薬（グリセリン 200 mL/ 日）を投与開始した．開始後に解熱し頭痛などの症状の改善傾向を認めたため，入院後 7 日目に点滴加療を一旦終了した．しかし，同日夜間に突然辻褄の合わない会話や不穏行動が出現し，その後徐々に意識レベルの低下を認め，入院後 9 日目には痙攣発作も出現した．頭部 CT，頭部 MRI 検査では異常を認めなかったが，臨床経過から脳炎の可能性が高いと判断し，入院後 10 日目よりステロイドパルス療法を開始し，抗ウイルス薬の投与も再開した．しかし症状はさらに進行し，中枢性無呼吸発作の出現を認めた．このため ICU に入室のうえ，人工呼吸管理を開始した．臨床経過から抗 NMDA 受容体脳炎を疑い，腰椎穿刺および胸部〜骨盤単純 CT 検査を施行した．採取した髄液は国立静岡てんかん・神経医療センターに抗 NMDA 抗体検査を依頼した．CT 検査では，両側卵巣は径約 3 cm 大であったが，囊胞性変化を認めたため，入院後 13 日目に婦人科へ紹介となった．経腟超音波では，左卵巣は 46×31 mm 大であり，小囊胞数個に加え最大 34×25.5 mm の囊胞性病変を認めたが，ほぼ均一な無エコーな囊胞であり，機能性囊胞を疑った．同日より血漿交換療法（3 回 / 週）も開始したが症状改善は認めず，不随意運動の出現も認めた．骨盤単純 MRI 図9 でも左卵巣には最大径 33 mm 大の囊胞性病変を認めた．T1 強調画像で内部にごくわずかな高信号領域を認めたが，脂肪抑制で明らかな脂肪成分は指摘できなかった．また腫瘍マーカーは，CEA: 1 ng/mL，AFP: <1 ng/mL，CA19-9: 26 U/mL，CA125: 28 U/mL と，いずれも上昇を認めなかった．左卵巣囊胞は機能性囊胞と診断し，婦人科的に直ちに手術をする適応はないと判断した．また，ステロイド療法・血漿交換を開始した直後であったため経過観察の方針としたが，23 日間の保存的加療にもかかわらず症状の改善が認められなかった．左卵巣囊胞に変化は認めなかったが，典型的な抗 NMDA 受容体脳炎の臨床症状（本項3- ⑤（表 1）（664 頁）・症例 13 表8 （694 頁）参照）であり，かつ，微小な卵巣奇形腫の存在の可能性を否定できなかったため，入院後 36 日目に左付属器摘出術を施行した．

腹腔内を観察したところ，左卵巣は約 5 cm 大に腫大していたが，右卵巣は肉眼的に明らかな異常を認めなかった．左卵巣囊胞に対し，左付属器摘出術を施行した．長径約 3 cm の囊胞性病変を切開したところ，その内容液は

692

症例 13　抗 NMDA 受容体脳炎，25 歳女性，未婚，未経妊，既往歴・家族歴に特記すべきことはなし

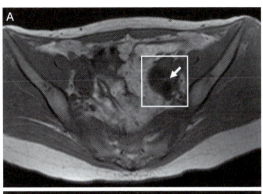

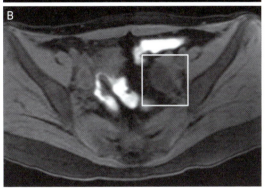

図9　骨盤単純 MRI
A．T1 強調画像　B．脂肪抑制 T1 強調画像
左卵巣は最大径 33 mm 大の囊胞性病変を認めた（A, B 四角）．T1 強調画像で内部にごくわずかな高信号領域を認めたが（A 矢印），脂肪抑制で明らかに脂肪成分を指摘することはできなかった（B）．

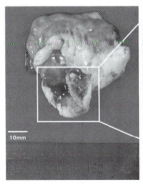
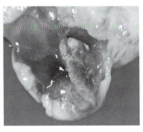

図10　摘出標本
左卵巣は約 5 cm で，囊胞性に腫大していた．多房性で，約 2 cm 大の囊胞性病変の内部に脂肪・毛髪成分を認めた．

〔Ⅱ 各論〕10. 治療経験

漿液性であった．さらにその嚢胞の内側に約 2 cm 大の嚢胞を認めたため切
開したところ，内部に脂肪・毛髪成分を認めた 図10．これは，MRI T1 強調
画像にてごくわずかな高信号領域と指摘された部位にほぼ一致すると考えら
れた．

　術後 2 日目より免疫グロブリン療法も開始し，症状は徐々に改善した．
入院後 77 日目には髄液中の抗 NMDA 受容体抗体は陽性との結果が得ら
れ，臨床経過および検査結果から抗 NMDA 受容体脳炎と診断された．入院
後 79 日目に人工呼吸器管理から離脱し，意識状態も徐々に改善を認めた．
リハビリ療法を施行により，自力歩行も可能となり，認知面もほぼ発症前の
状態まで改善を認め，入院 114 日目に退院となった．発症後約 3 年経過す
るが明らかな後遺症・再発は認めていない．

表8 入院後経過

日	症状	stage	神経内科	婦人科
−4	感冒症状の出現	前駆期		
1			入院 無菌性髄膜炎として加療 開始	
7	辻褄の合わない会話が 出現	精神病期		
	徐々に意識レベル低下 無呼吸発作	無反応期	頭部 CT・MRI 異常なし 人工呼吸管理	
10			ステロイドパルス療法 胸部～骨盤 CT	
13			血漿交換療法	婦人科受診
17	不随意運動の出現	不随意運動期		骨盤 MRI
36				手術
38			免疫グロブリン療法	
79			人工呼吸器離脱	
	意識レベルは徐々に改善 自力歩行も可能となる 認知面も改善	緩徐回復期	リハビリ継続	
114			退院	

症例 14　月経随伴性気胸の再発予防に抗ロイコトリエン受容体拮抗薬が奏効した 1 例，未経妊

症例 14 月経随伴性気胸の再発予防に抗ロイコトリエン受容体拮抗薬が奏効した 1 例，未経妊

〈3-⑥　抗ロイコトリエン受容体拮抗薬　666 頁参照〉

これまでの CPT の発症経過を 表9 に示す.

31 歳で月経に随伴する 1 回目の右自然気胸を発症し，胸腔ドレナージを施行した．9 カ月後に月経時の右自然気胸が再発し，胸腔鏡下ブラ切除術を施行した．術中所見は右肺尖部に広範なブラを認め，ブラ切除を施行した.

その後も月経時の気胸の再発を反復し，保存的治療を続けた．CPT の初発後 20 カ月目に 7 回目の気胸を再発し，胸腔鏡下横隔膜部分切除術を施行した．術中所見より異所性子宮内膜症と診断された．手術所見は線維性の胸膜癒着 図11 や，炭紛着（黒色の内膜症様病変）を認め 図12，横隔膜には腹腔内の肝臓が透見できるような 5 mm 程度の小孔を複数認めた 図13.

このように初発から約 1 年半の間に 7 回にわたる月経随伴性の気胸を発症後，33 歳時に骨盤内精査と挙児希望で近医を受診したところ，両側卵巣子宮内膜症性嚢胞の診断で自治医科大学産科婦人科生殖医学センターに紹介となった.

MRI による診断は両側卵巣子宮内膜症性嚢胞（右 5 cm，左 3.5 cm）で，悪性所見なく不妊治療を優先した．初診時よりの治療経過を 図14 に示す.

AIH による不妊治療を開始後 1 年で気胸を再発し，不妊治療を休止し保存的に GnRH agonist による偽閉経療法を 6 カ月間施行した.

不妊治療を再開し，約 2 年後に体外受精による不妊治療を計画中に気胸を再発した．このときも不妊治療を休止し，2 回目の GnRH agonist 療法を 6 カ月間行った．GnRH agonist 療法治療終了後にモンテルカスト（シングレア® 10 mg/ 日）の内服治療を開始した.

モンテルカスト内服開始より約 4 年間継続した段階で気胸の再発および月経困難症はなく，卵巣腫瘍径や血中 CA125 値も安定し副作用も認めていない.

表9 月経随伴性気胸の発症経過

31 歳 1 カ月	1 回目の右自然気胸→胸腔ドレナージ施行
32 歳 1 カ月	2 回目の右自然気胸再発⇒胸腔鏡下ブラ切除術施行
32 歳 5 カ月	3 回目の右自然気胸再発
32 歳 7 カ月	4 回目の右自然気胸再発
32 歳 8 カ月	5 回目の右自然気胸再発
32 歳 9 カ月	6 回目の右自然気胸再発
32 歳 11 カ月	7 回目の右自然気胸再発⇒胸腔鏡下横隔膜部分切除術施行 術中所見より異所性子宮内膜症と診断

〔Ⅱ 各論〕10. 治療経験

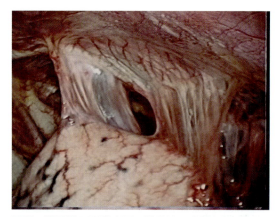
図11 横隔膜と肝臓表面の線維性の癒着

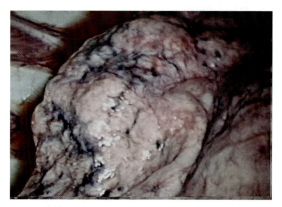
図12 胸膜，横隔膜表面に観られる内膜症様病変

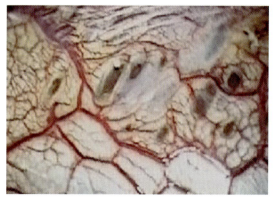
図13 胸腔鏡で横隔膜を介して小孔から透けてみえる肝臓

症例 14　月経随伴性気胸の再発予防に抗ロイコトリエン受容体拮抗薬が奏効した 1 例，未経妊

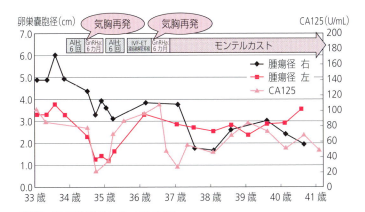

図 14　月経随伴性気胸の治療歴

モンテルカスト使用開始後，内膜症症状の増悪は認めない．

索 引

●あ

アシクロビル	521
アスピリン	324, 637
アダリムマブ	70
アディポネクチン	159
アテゾリズマブ	572
アナフィラキシー反応	3
アバタセプト	70
アビディティ	501
アベルマブ	572
アポトーシス	230
アルツハイマー病	470
アレルギー反応	3
アンチトロンビン	324

●い

異好抗体	626
移行抗体	130
一塩基多型	175
一次リンパ組織	3
遺伝子改変マウス	75
遺伝子ノックアウトマウス	193
イピリムマブ	570
イムノスフェア®	239
イムノビーズテスト	239
インターフェロン	38, 637
インターロイキン	5, 270
インドールアミン 2,3- ジオ キシゲナーゼ	503
イントラリピッド	349
イントラリポス®	350
インフラマソーム	36
インフリキシマブ	70

●う

ウイローム	33
ウエスタンブロット法	547
薄い子宮内膜	89, 90

●え

液性免疫	2, 10
エストロゲン	143
エタネルセプト	70
炎症性腸疾患	67

●お

オートファジー	230
夫リンパ球移植療法	363

●か

化学物質	234, 238
隔絶抗原	227
獲得免疫	2, 34
家族性地中海熱	660
カドミウム	234
カニクイザル	600
顆粒球	4
顆粒膜細胞内	87
カルシニューリン阻害薬	54
肝移植	593
管腔側区画	217
関節リウマチ	61
感染脆弱性	44
感染性乳腺炎	435
肝脾腫	646
がん免疫監視機構	24
がん免疫編集	25
がん免疫療法	23
がんワクチン	574

●き

帰巣	620
既存抗体産生	51
基底側区画	217
機能の重複性	7
機能の多様性	7
ギャップジャンクション	174

索 引

キャリア妊婦	547
急性アルコール中毒	230
急性白血病	467
凝固第 VIII 因子	324
凝固第 V 因子ライデン変異	324, 325
凝固第 XII 因子	324, 329
凝固第 XII 因子低下	327
共刺激分子	98
拒絶反応	47, 466

● く

クラミジア	478
グローバル化	45
クロスプレゼンテーション	39

● け

頸管熟化	124
血液 - 精巣関門	217, 225, 234
血液型不適合妊娠	383
血液細胞	466
月経	660
月経関連 TSS	682
月経随伴性気胸	666
血栓性素因	324, 330
ケモカイン	138
原発性免疫不全症	645
顕微授精法	75

● こ

抗 HLA 抗体	51
抗 IgA ビーズ	241
抗 IgG ビーズ	241
抗 IgM ビーズ	241
抗 NMDA 受容体脳炎	663
抗 PDIK1L 自己抗体	308
抗 SS-A 抗体	66, 639
抗 syntaxin5 自己抗体	308
抗 TNF-α 抗体	372
抗 TNF-α 抗体製剤	372
抗核抗体	179
抗菌ペプチド	34, 398
抗菌薬耐性化	487
抗原提示細胞	588
好酸球増多症候群	649
口唇ヘルペス	519

抗精子抗体	168, 220, 239, 244, 614
抗セントロメア抗体	179
酵素免疫測定法	308
抗体依存性細胞媒介性細胞傷害作用	591
抗体依存性の感染増強	44
抗体医薬	44
抗体関連拒絶反応	51
抗体産生異常	645
好中球	139
公的バンク	469
抗透明帯自己抗体	175, 176, 615
高ホモシステイン血症	324, 325
抗ミュラー管ホルモン	88
抗卵巣抗体	163
抗リン脂質抗体	312, 353, 411, 639
抗リン脂質抗体症候群	66, 332, 336, 341, 347, 353, 403, 640
抗リン脂質抗体陽性不育症	355
抗ロイコトリエン受容体拮抗薬	297, 666
骨髄	465
骨盤腹膜炎	486
ゴリブマブ	70
コルヒチン	662

● さ

再活性化	500, 519
細菌性腟症	391
再生医療	470
臍帯血幹細胞	465
臍帯血バンク	465
サイトカイン	5, 138, 235, 236, 521, 588
サイトメガロウイルス	403, 509
細胞移入療法	575
細胞傷害性 T 細胞	41
細胞性免疫	2, 10, 369
細胞内寄生菌	45
細胞壁合成阻害薬	485
柴苓湯	353
殺精子剤	614
ザフィルルカスト	300
産褥熱	430
産道感染	520

700

索 引

●し

シアル酸	223
シェーグレン症候群	66
ジカウイルス	90, 91, 531
自家造血幹細胞移植	466
子宮 NK 細胞	188, 277, 278
子宮移植	597
子宮機能回復	419
子宮頸管炎	396, 486
子宮性不妊症	597
子宮内胎児死亡	328
子宮内膜	193
子宮内膜刺激胚移植法	207
子宮内膜症	137, 281, 286, 305
子宮卵管移行部	79
シクロスポリン	71
シクロホスファミド	70, 445
自己炎症疾患	660
自己抗体	239
自己免疫	159
自己免疫異常	88
自己免疫寛容	3
自己免疫疾患	3, 439, 445
自己免疫性精巣炎	225
自己免疫性溶血性貧血	646
死産	354
歯周組織	425
歯周病	425
自然免疫	2, 34
自然リンパ球	2
市中肺炎急性呼吸切迫症候群	484
私的バンク	469
自閉症	470
若年性再発性呼吸器乳頭腫症	495
遮断抗体活性	364
習慣流産	363
周期性発熱発作	660
重症妊娠高血圧症候群	354
絨毛細胞	93
樹状細胞	4, 140, 588
受精障害作用	240
受精能獲得	75
主要組織適合遺伝子複合体	2
主要組織適合抗原	94
主要組織適合複合体	186
腫瘍免疫学	23
上行性感染	399
上下気道感染症	645
常在ウイルス叢	33
常在菌叢	33
小頭症	90, 533
小児難聴	470
腎移植	594, 603
新型出生前診断	439
心筋梗塞	470
人工抗原	615
新生児一過性甲状腺機能亢進症	133
新生児一過性重症筋無力症	134
新生児受動免疫性血小板減少症	134
新生児低酸素性虚血性脳症	470
新生児ヘルペス	519
新生児ループス	67, 134
心臓移植	594
陣痛発来	124

●す

ステロイド	341
スルファサラジン	68

●せ

精液アレルギー	146
精管結紮	227
性感染症	45
性器ヘルペス	519
制御性 T 細胞	281
精細管	215
精子形成	215
精子形成障害	225
精子抗原	220
精了細胞膜タンパク	244
精子凍結	91
精子不動化抗体	168
精子不動化試験	239
精子無力症	240
生殖細胞移植	252
生殖補助医療	75, 179
成人 T 細胞白血病	543, 544
精巣移植	254
精巣外傷	227

索 引

精巣虚血	227
精巣縦隔	215
精巣腫瘍	630
精巣組織移植	254
精巣捻転	227
精巣捻転症	247
性の自由化	45
成分ワクチン	44
生理的なリモデリング	408
セルトリ細胞	216, 234, 235, 236
セルトリ細胞移植	253
セルトリズマブペゴル	70
前期破水	412
尖圭コンジローマ	557
染色体異常	403
全身性エリテマトーデス	63, 445, 639
先体反応	75
先天性トキソプラズマ症	502
先天性房室ブロック	66
先天性免疫不全症	646
潜伏感染	499, 519

●そ

臓器移植	587, 592
早期治療	538
造血幹細胞	465
造血機能	466
早産	45, 106, 419, 426
早発卵巣不全	88, 163

●た

体外成熟	87
胎児水腫	525
胎児発育不全	328, 402
胎児貧血	525
胎児房室ブロック	639
胎内感染	507, 520
胎盤	93
胎盤関門	45
胎盤形成不全	405
胎盤早期剝離	328
大量免疫グロブリン療法	345
タクロリムス	68, 368
多精子進入阻止	175
多前核胚率	179

多臓器不全	521
多胎妊娠	206
脱感作療法	54
脱落膜	96
多能性幹細胞	465
多嚢胞性卵巣症候群	156
多様性を担保	45
短期母乳	548
単球	4
単純ヘルペスウイルス	519
男性不妊症	225, 247

●ち

遅延型過敏反応	226
着床	191
着床障害	185, 191
着床不全歴	330
中枢性免疫寛容	17
超活性化	75
腸管	4
腸管関連リンパ組織	4, 16
調節性 T 細胞	363
直接法（抗精子抗体による受精障害）	
	242

●て

低 γ グロブリン血症	645
低酸素	193
低酸素応答因子	194
低出生体重児	426
ディフェンシン	79
低用量アスピリン・ヘパリン	
併用療法	332, 336
低用量アスピリン療法	353
停留精巣	227
定量的精子不動化抗体価	239
テストステロン	217, 235
デュルバルマブ	570
伝染性紅斑	525

●と

凍結母乳	548
同種血球凝集素	645
同種抗体	239
同種造血幹細胞移植	465

索 引

同種免疫性血小板減少症	135
透明帯	75
透明帯反応	175
トキソプラズマ	403, 498
特発性男性不妊症	228
トシリズマブ	70
トスフロキサシン	485, 487
トファシチニブ	69
トラコマティス	478

●な

ナイーブ B 細胞	646
内部抗原	221
ナチュラルキラー細胞	138, 186
生ワクチン	44

●に

二次リンパ組織	3
ニボルマブ	570
日本さい帯血バンクネットワーク	469
日本赤十字社	469
乳腺炎	435
妊娠高血圧症候群	
	45, 115, 328, 403, 407, 427
妊娠高血圧腎症	115
妊孕性温存	445

●ね

粘膜関連リンパ組織	4
粘膜免疫	396, 620
粘膜ワクチン	621

●の

脳梗塞	470
脳性麻痺	470
ノックアウトマウス	174

●は

肺移植	594
胚移植	206
配偶子あるいは胚の凍結	91
梅毒感染	403
ハイドロキシクロロキン	71
胚盤胞移植	206
曝露前予防薬	540

パターン認識受容体	9
白血球	4
ハムスターテスト	81
反復着床障害	185
反復着床不全	196

●ひ

非感染性乳腺炎	435
非月経関連 TSS	682
微小循環障害	227
ビタミン D	358
非典型溶血性尿毒症症候群	659
ヒト T 細胞白血病ウイルス I 型	543
ヒト栄養膜細胞	186
ヒト白血球抗原	264
ヒトパピローマウイルス	494
ヒトパルボウイルス B19	525
ヒト免疫不全ウイルス	537
ヒドロキシクロロキン	639
病原体関連分子パターン	9
表層顆粒	175
表面抗原	221

●ふ

不育症	332, 336, 353
風疹	403, 504
風疹ワクチン	504
不活化ワクチン	44
不規則抗体陽性妊娠	384
副腎皮質ステロイドホルモン	353
フタル酸ジ -2- エチルヘキシル	234
プラルンカスト	300
プレドニゾロン	68, 342, 639
プロウイルス	543
プロスタグランジン	138
プロテイン C	324
プロテイン S	324, 325, 328
プロテオーム解析	306
プロトロンビン遺伝子多型	324, 325
分割率	179
分子標的薬	44
分類不能型免疫不全症	645

●へ

ヘパリン	324, 353, 440

703

索　引

ヘパリンカルシウム	648
ヘパリン起因性血小板減少症	336, 338
ヘルパー T 細胞	186
ヘルペスウイルス	403
ペンブロズマブ	572

●ほ

ホーミング	620
母子感染	515, 520, 544
母子感染予防のための乳汁栄養法	548
補体	34
補体依存性細胞傷害作用	591
補体の生理活性	11
本態性血小板血症	635

●ま

マイクロバイオーム	34
マイコプラズマ	483
マイコプラズマ肺炎	483
マイナー組織適合抗原	587
マクロファージ	4, 138, 139, 140, 235, 422
マクロライド高耐性化	487
末梢血幹細胞	465
末梢血リンパ球	201
末梢性免疫寛容	17
慢性アルコール中毒	230

●み

未成熟卵	179
ミッシングセルフ仮説	276
ミトコンドリア	230
ミノマイシン®	485

●む

無精子症	630
ムチン	396, 398

●め

メトトレキサート	68
メモリー B 細胞	646
免疫学的拒絶	370
免疫寛容	17, 186, 500
免疫寛容の低下	370
免疫グロブリン A	437

免疫グロブリン療法	351
免疫刺激説	363
免疫自己寛容	281
免疫チェックポイント機構	568
免疫チェックポイント阻害薬	28, 568
免疫逃避機構	568
免疫特権	234
免疫抑制環境	218
免疫抑制薬	54
免疫抑制療法	592
免疫療法	364, 573

●も

モノクローナル抗体	613
モンテルカスト	300

●や

薬剤耐性	45

●ゆ

有核細胞	466

●ら

ライディッヒ細胞	217, 235
ライディッヒ細胞移植	253
卵管性不妊症	617
卵管膨大部	79
卵丘細胞層	75
卵子活性化	82
卵子提供	460, 461
卵巣奇形腫	663
卵巣予備能低下	88
卵胞活性化療法	165
卵胞発育	150

●り

流産	101
リンゴ病	525
リンパ球活性化キラー細胞	186

●る

ループスアンチコアグラント	66, 312

●れ

レクチン	35

索 引

レスピラトリーキノン	485, 487
レニン - アンジオテンシン系	286
レフルミド	69
レボフロキサシン	487

●ろ

ロイコトリエン	297
老化細胞	419

●数字

4T's スコアリング	338
4 類感染症	534

● A〜C

ABO 式血液型不適合妊娠	383
activated Treg	282
adult T cell leukemia：ATL	543, 544
AhR	40
angiotensin II receptor	286
anti-Müllerian hormone：AMH	88
anti-nuclear antibody：ANA	179
anti-ovarian antibodies：AOAs	163
anti-phospholipid syndrome：APS	
	66, 332, 336, 341
antibody dependent cell-mediated	
cytotoxicity：ADCC	591
anticentromere antibody：ACA	179
assisted reproductive technology：ART	
	179, 538
AT1-AA	409
atypical hemolytic uremic syndrome：	
aHUS	657
autoimmune polyglandular syndrome：	
APS	165
autophagy	230
Ｂ 1 細胞	39
B7/CTLA-4 経路阻害薬	568
bacterial vaginosis：BV	391
Barker 仮説	405
Basigin	222
Beta-defensin126	223
Bishop スコア	125
blood-testis barrier：BTB	225, 234
BMP	150
BV	42

B 型肝炎ウイルス	515
B 細胞数	645
B 細胞免疫	2, 10
CA125	305
cadmium chloride：CdCl2	234
capacitation	75
CCR5	537
CD4$^+$/CD8$^+$ T 細胞比	89
CD4 陽性	537
CD52	614
CD56	275
CD56bright	275
CD56^{bright}CD16$^-$	38
CD56dim	275
CdCl2	236, 238
Chlamydia trachomatis：Ct	617
Chlamydial heat shock protein 60：	
cHSP60	617
common variable immunodeficiency：	
CVID	645
complement-dependent cytotoxicity：	
CDC	591
congenital heart block：CHB	67
CRP	156
CTL	41
CTLA-4	28
CXCR4	537
cytomegalovirus：CMV	509
C 型肝炎ウイルス	515

● D〜F

DEFB126	223
defensin	398
dehydroepiandrosterone：DHEA	88
Di-（2-ethylhexyl）phthalate：DEHP	
	234, 236, 238
dienogest	278
diminished ovarian reserve：DOR	88
Direct-IS	242
direct-sperm immobilization test：D-SIT	
	243
DNA ワクチン	615
elafin	398
ELISA	308
EMMPRIN, CD147	222

705

索 引

endometrial receptivity array：ERA 196
EQTN 222
Equatorin 222
ES 細胞 465
fetal growth restriction：FGR 402
FoxP3 40, 282
FSH 受容体 150, 612

● G〜I

G-CSF 療法 90
Gal-1 408
galectin-1 408
GATA3 40
GDF 150
genuine empty follicle syndrome：
　GEFS 177
GnRH 613
granulocyte colony-stimulating factor：
　G-CSF 89
Guillain-Barré syndrome 485
gut associated lymphoid
　tissue：GALT 4
GVHD 466
HAM 543, 545
HBV 515
hCG 201, 612
HCV 515
hemizona assay：HZA 240, 244
high-dose intravenous
　immunoglobulin：HIVIg 345
HIT 336, 338
HIV 感染 257, 495, 537
HIV 胎盤関門 541
HIV 母子感染対策 541
HLA 47
HLA-G 267
HLA 型 50, 466
HPV 494
HPV ワクチン 496, 558
hs-CRP 157
HTLV-1 associated myelopathy 543
HTLV-1 ぶどう膜炎 545
HTLV-1 関連脊髄症 543, 545
HTLV-1 抗体スクリーニング検査 546

HTLV-1 細胞感染率 proviral
　load（％） 543
HTLV-1 母子感染予防対策
　マニュアル 549
HU 545
human leukocyte antigen：HLA
　 264, 587
human seminal plasma（HSP）
　hypersensitivity 146
human T cell leukemia virus type 1 543
hypoxia indycible factor：HIF 193
IL-1 156
IL-10 236
IL-35 235
IL-6 157
IL-8 201
immunobead test：IBT 239
ImmunoSpheres：IS 239, 240
Immunotrophism 363
in vitro activation：IVA 165
in vitro fertilization：IVF 148, 490
in vitro maturation：IVM 87
indoleamine 2,3-dioxygenase：IDO 563
inflammatory bowel disease：IBD 67
interferon（IFN）γ 236, 277
interleukin：IL 270
intrauterine growth restriction：
　IUGR 402
iPS 細胞 465
IZUMO1 81, 222
I 型糖尿病 470

● J〜L

JUNO 82
LAK 細胞 186
LDA 324, 328
LEP 製剤 278
LH 613
LMWH 328
low grade chronic inflammation 156

● M〜O

M1 マクロファージ 4
M2 マクロファージ 5
MALDI TOF-MS 306

索　引

maturation arrest	228
Mayer-Rokitansky-Küster-Hauser 症候群	597
MEFV 遺伝子	661
mono (2-ethylhexyl) phthalate：MEHP	236
MHC	186
mixed antiglobulin reaction：MAR test	239
MN13	222
mucosa associated lymphoid tissue：MALT	4
mucosal immunity	620
Mycoplasma genitalium	486
M 細胞	39
neonatal Fc receptor：Fcrn	131
neutrophil extracellular traps：NETs	37
non-invasive prenatal testing：NIPT	439
NK1/NK2 比	372
NK22 細胞	38
NKp46	277
NKT 細胞	39
NK 細胞	38, 134, 138, 186, 275
NOD	36
OCP	278

● P～S

P.gingivalis	428
PCR 検査	547
PD-1	30
PD-1/PD-L1 経路阻害薬	571, 578
PD-L1	31
personalized ET：pET	196
PIH	427
placental growth factor：PlGF	407
PLC ζ	222
pleiotropism	7
polycystic ovary syndrome：PCOS	156
post-coital test：PCT	243, 244
premature ovarian insufficiency：POI	88, 163
premature rupture of membrane：PROM	490
puerperal fever	430
pyrin	661

quantitative titer of sperm immobilizing antibody：SI_{50}	239
redundancy	7
regulatory T cell：Treg	281
rennin-angiotensin system：RAS	286
ROR γ t	40
SEET 法	207
Sertoli cell-only syndrome	228
sexually transmitted infections：STI	617
signal transducer and activator of transcription：STAT	292
SLPI	398
soluble fms-like tyrosine kinase 1：sFlt-1	407
sperm borne oocyte activating factor：SOAF	82
sperm immobilization test：SIT	239
STSS	681
STSS/TSLS	653
systemic lupus erythematosus：SLE	63, 445, 639

● T～W

T-bet	40
TACI 欠損症	645
Terasaki plate	243
Tfh 細胞	41
Th1/Th2	89, 368, 372
Th17 細胞	40, 186
Th1 細胞	40, 186
Th2 細胞	40, 186
Th 細胞	186
TLR	36
Tlr4	87
TLR4 遺伝子発現	87
TLR4 受容体機能	87
TMA	466
TNF-TNF receptor ファミリー分子	645
TNF-α	156, 277
Toll 様受容体	2, 399
TORCH 症候群	403, 498
Toxic Shock Syndrome：TSS	652
Tr1 細胞	41
treatment as prevention	539

索 引

Treg	363
Treg 細胞	40, 186
tumor necrosis factor（TNF）- α	236
T 細胞	140, 588
T 細胞機能不全	646
T 細胞免疫	2, 10
UFH	328
uNK 細胞	188
Ureaplasma parvum	489
Ureaplasma urealyticum	489
uterotubal junction：UTJ	80
WB 判定保留妊婦	547

WB 法	547
WHO による精液検査マニュアル	239, 242
window of implantation：WOI	196

● X〜Z

X-linked agammaglobulinemia： XLA	646
X 連鎖無 γ グロブリン血症	646
zona-free oocyte	177
γ δ T 細胞	39

実践 臨床生殖免疫学　　　　　　　　　　　　Ⓒ

じっせん　りんしょうせいしょくめんえきがく

発　行　　2018 年 5 月 25 日　1 版 1 刷

編著者　　柴　原　浩　章
　　　　　　しば　はら　ひろ　あき

発行者　　株式会社　　中 外 医 学 社
　　　　　　代表取締役　　青　木　　滋
　　　　　　〒 162-0805　東京都新宿区矢来町 62
　　　　　　電　話　　　（03）3268-2701（代）
　　　　　　振替口座　　　00190-1-98814 番

印刷・製本／横山印刷㈱　　　　　　　　〈MS・YK〉
ISBN978-4-498-06088-3　　　　　　　Printed in Japan

JCOPY　＜(社)出版者著作権管理機構 委託出版物＞

本書の無断複写は著作権法上での例外を除き禁じられています．
複写される場合は，そのつど事前に，(社)出版者著作権管理機構
（電話 03-3513-6969, FAX 03-3513-6979, e-mail: info@jcopy.
or.jp）の許諾を得てください．